现代中医

误诊误治

医案集

主编◎李柳骥　赵　健　陈一凡

U0207179

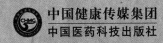

中国健康传媒集团

中国医药科技出版社

内容提要

本书搜集了1949年以来见诸文献报道的各类中医误诊误治医案566例，基本涵盖了现代中医临床各科病证，包括中医内科误案377例、中医外科误案68例、中医妇科误案65例、中医儿科误案27例、中医五官科误案29例，各科下列具体病证、误案及按语，通过分析，为中医临床工作者避免诊误治、获取辨误救误方法提供一定帮助，具有很高的实用价值，适合中医临床大夫阅读参考。

图书在版编目（CIP）数据

现代中医误诊误治医案集/李柳骥，赵健，陈一凡主编.—北京：中国医药科技出版社，2020.9

ISBN 978-7-5214-1923-8

Ⅰ.①现… Ⅱ.①李… ②赵… ③陈… Ⅲ.①中医临床－误诊－医案－现代 Ⅳ.①R249.1

中国版本图书馆CIP数据核字（2020）第133542号

美术编辑 陈君杞

版式设计 南博文化

出版 **中国健康传媒集团** | 中国医药科技出版社

地址 北京市海淀区文慧园北路甲22号

邮编 100082

电话 发行：010-62227427 邮购：010-62236938

网址 www.cmstp.com

规格 710×1000mm $^1/_{16}$

印张 28 $^1/_2$

字数 473千字

版次 2020年9月第1版

印次 2021年12月第2次印刷

印刷 三河市百盛印装有限公司

经销 全国各地新华书店

书号 ISBN 978-7-5214-1923-8

定价 **69.80 元**

获取新书信息、投稿、为图书纠错，请扫码联系我们。

版权所有 盗版必究

举报电话：010-62228771

本社图书如存在印装质量问题请与本社联系调换

编委会

主　编　李柳骥　　赵　健　　陈一凡

副主编　于冰冰　　温佳雨　　付守强　　李晨浩

编　委　李志明　　杨照坤　　武　冰　　崔永丽

　　　　郑晓东　　张芳芳　　马晨曦　　樊懿萱

　　　　王璐瑶　　马　骏　　陈蕾蕾　　梁克玮

　　　　吴炫静　　容志航　　刘莹莹　　陈欣然

　　　　张洁瑜　　刘颖涛　　司亚研

　　误诊是医学科学共有的临床现象，是医生对患者所患疾病的一种错误反应，在中医临床各科中也普遍存在，主要包括诊断错误和诊断疏漏两个方面，建立在误诊基础之上的治疗必然成为误治。误诊现象的发生与发现可追溯到《史记》，其所记载的扁鹊发现并指出"若太子病，所谓'尸厥'者也"是最早的误诊病例，中医历代医家均重视探究误诊的原因从而尽量避免，其他各民族传统医学和西医学亦进行过关于误诊的研究分析。

　　医案是记录病情及诊疗经过的文献，是最为鲜活真实的临床一手资料，是中医学术传承的重要载体，也是获得证治经验的重要线索。从古至今，医家们留下了数不胜数的医案，这其中，绝大多数都是治疗成功的验案。诚然，成功的经验值得学习，然而，"失败是成功之母"，一个医生在临床工作中不可能不犯错误，那么对其来说，充分掌握临床各科疾病常见的误诊误治情况以及解决方法，恐怕更为重要。为数不多的误案，在众多验案中地位就显得尤为突出。

　　古今文献中所载误案较少，且较为分散，水平也参差不齐，习医者欲求一睹全貌颇为不易。鉴于其重要性，尤其是对临床工作的借鉴和警示作用，我们着手对数量相对较多、更具参考价值的现代中医误案进行了系统的收集整理，拟定体例，分门别类，去粗取精，删繁去重，付之梨枣。所收误案，多为各科常见病、多发病、疑难病。其误诊误治的原因，颇具代表性，救误的思路与方法，相信无论是对于尚未悬壶的在校学子，还是临床有年的医教研者，都会有所裨益。

本书共收 567 例误案，涵盖内、外、妇、儿、五官各科，为方便读者阅读学习，我们根据现行中医院校教材所载疾病分类对医案进行编排。所有医案均从 1949 年以来国内期刊文献中采集，经编委会成员分工编选，最后由主编定稿而成。书中部分医案原无按语，对于其中一些尚可展开讨论的医案，我们在参考文献后补充了按语，力求突出重点、讲明问题；其余医案已将问题论述明白，则未做补充。由于部分医案文字有误或表述不准确，从统一全书体例及利于读者理解的角度考虑，我们对部分能够确认的错误和表述进行了修改，倘有不妥之处，谨向原作者致歉。

从构思立意到全书完稿，仅仅一年时间，虽非原创之作，众多资料的搜罗编排整理亦非易事，我们虽然已经十分努力，毕竟水平有限，不妥之处尚祈读者指正，并向所有医案原作者表达最真挚的感谢！本书的出版，得到了中国医药科技出版社的大力支持，特致谢忱！

李柳骥

2019 年 11 月 3 日夜于首都

目录

第二章 中医外科误案 // 279

第四章　中医儿科误案 // 379

第五章　中医五官科误案 // 401

第一章

中医内科误案

第一节 外感病证

一、感冒

案1 风寒感冒过用辛温发散

席某，女，28岁，农民。1950年冬至前夕因寒热两天邀请出诊。

两天前舂糯米粉汗出脱衣，继乃寒热头痛，身疼无汗，咽痛口干不需多饮，自服姜糖汤未出汗。T39.3℃，咽弓充血，舌苔薄白，脉浮紧。诊为寒邪外束，肌腠闭塞，阳郁不宣，广义伤寒之证。给麻黄6g，桂枝5g，杏仁10g，甘草、桔梗各5g，大枣3枚，生姜2片。方后注明"两帖煎服"。未作详细交代匆匆离去。家属配药后，见药味少、体积小，以及方后"注明"，毅然两帖并煎。服药1小时，周身烘热，家属心急，又将二煎给服，并加被重覆，再半小时后，遍身汗出，淋漓不止，衣被为湿。患者精神萎顿，家属以为"安静入睡"未加巡视。及至凌晨，呼之不愿应，望之面如土色，全家惊惶，儿女哭于前，亲友议于后，并再邀我紧急出诊。见患者面色苍白、精神困顿、呼吸微弱、懒于言语、音声嘶嗄、四末不温、脉象沉伏、舌苔嫩淡、体温不升等险象，颇为担心。冷静分析病情，乃汗多亡阳所致，即《伤寒论》所说"坏病"是也。《伤寒论》说："少阴病，脉沉者，急温之，宜四逆汤。""少阴病二三日，咽痛者，可与甘草汤，不瘥，与桔梗汤。"因之急予四逆汤、桔梗汤加党参、白芍，以救逆回阳，益气护阴。药用：熟附子10g，潞党参30g，炙甘草6g，生白芍10g，淡干姜5g，桔梗6g，大枣5枚，亲自煎药给服。药后厥回肢暖，声复脉起，知饥索食，心方安然。经益气和阴、健脾调中等法调治，半月方渐恢复。

按 ①麻黄汤与病情不合。《伤寒论》说："咽喉干燥者，不可发汗。"即麻黄汤证，除寒热头痛、身痛无汗等表实证外，还必须"口中和"。本例有咽痛口干、咽弓充血等症，均非麻黄汤所宜。

②服法错误。麻黄汤方下云："复取微似汗，不须啜粥，余如桂枝法将息。""即出汗不可令如水流漓，病必不除，若一服汗出病瘥，停后服，不必尽剂。"本例不仅两剂并煎，而且连续服下，以致汗多亡阳。

③剂量配伍不当。麻黄汤原方：麻黄三两，桂枝二两，甘草一两，杏仁七十个。麻黄辛温发表，单用未必发汗，必须配桂枝方能出汗，而出汗的多少

又决定于桂枝的用量。本例处方，麻桂用量接近相等，发汗力较强。

④对家属交待不清。凡猛峻方药，必须向患者或家属交待煎法、服法、注意事项，本例除处方注有"两付煎服"外，未作任何交待而匆匆离去。

——陈趾麟.发热病人误诊误治案［J］.江苏中医，1988（1）：18-20.

案2　暑热误用辛温之品

墨某某，男，37岁，1952年8月15日初诊。

病者体素健。一日，田间作业时，忽感头痛恶心，身乏体倦，自以小恙不药可愈，越日病情未减，反而加重，约余诊视。症见：面赤气粗，头痛神疲，恶热多汗，心烦不宁，背脊微微感寒，渴欲饮水，脉浮而有力，察舌略绛，诊为"中风"，遂投予辛温解表之品，药后伏热上逼，而见鼻血，尚谓"热随血去""病情向愈"。未料鼻血不止，灼热烦躁，身热不退，又急易方，投予犀角、生地、丹皮等清热止血之药。然此，反使阳热之邪深入营血，又服承气汤3剂，大便仍未通下，此时变证丛生，病趋沉重。

余已断诊有虑，遂请医友共商其病之治。经会诊，症见：灼热烦躁，烦渴谵语，昼轻夜重。舌绛苔焦，脉象两寸俱无，关尺脉时而迟细，时而紧疾。审证求因，豁然开朗。患者初时恶热心烦，身热多汗，面赤气粗，渴欲饮水，是暑热将入阳明之象，病在卫气之间，治用辛凉之法为顺。明、清以前，夏月暑病，只知仲景"发热而渴，不恶寒者为温病"没有治法，故用辛温之品，死者无计矣；今重走覆辙，乃学识之浅哉。患者头痛呕恶，颇似邪在肌表；但中风、伤寒必无汗或少汗，不会口渴气粗。有恶寒、恶风，不会出现恶热心烦。以症测脉，必属洪大，就算浮而有力，亦属风热之象。尔用辛温，以热济热，背道而驰，误之一也。药后伏热上逼而见鼻血不止，灼热烦躁，身热不退是热入心营，当用清营汤，清营凉血方法为妥，汝不知病机进退，见血止血，杯水车薪，使阳热之邪陷入三阴，误之二也。为今之计，救误之法，只有急下存阴，才能转危为安。举而反三，而三用承气大便不通？思之良久，方悟出，阳邪传入阳分，则承气可以削坚破结，推荡实热；阳邪陷入三阴，则芒硝无能为力，反使阴经之瘀热受阻，不能转出阳分而下泄，必佐以热药，此乃《内经》"寒因寒用，热因热用"之法，借热药为引，引寒药直入阴分，驱除阴经热邪，通利之后急用养阴退阳、扶助脾胃之剂，则病可退。遂书方：生大黄30g，大生地15g，枳实9g，甘草6g，附子3g，果如其想。1剂顿服，大便通下，随易白虎加人参汤加减3剂，竹叶石膏汤5剂，将息半月，康复如初。

按　热结阳明，经证用白虎，腑证用承气，热陷少阴，用犀角、羚羊清透，热入心营，用清营汤清心凉营；此热病分经之大要也。而大黄附子并用，骤见之反谓寒热杂糅，夺血伤阴，阳热已极，焉能再用，岂知寒因寒用，热因热用，以热引寒，直达病所。热药轻，寒药重，而事半功倍。仲景《伤寒论》已有附子泻心汤之先例，彼用三黄，取味轻清，以去上焦之热，附子浓煎以治下焦之寒，热药重而寒药轻。故舒驰远曰：附子泻心汤上用凉，而下用温，泻取轻而补取重，制度之妙，全在神明运用之中。两方互参，贵在辨证施治耳。

——秦书礼.救误案二则［J］.中医药学报，1988（2）：30.

案3 气虚外感误用滋阴

周某，女，38岁，干部，1968年4月初诊。

因感冒发热后咳嗽半个月而来就诊。现干咳无痰，入夜咳更剧，咽干口燥，胸闷不畅，咳引胁痛，就诊片刻，干咳不已，气急而促，身无寒热，纳呆寐差，溲黄便干，舌质淡，舌体胖嫩，舌苔薄白，脉沉细无力。余辨之，热病后伤及肺阴，故干咳无痰，咽干口燥，当属阴虚肺燥无疑。遂以清燥救肺汤化裁：沙参、麦冬、生石膏、炙枇杷叶、桑皮、知母、桔梗、阿胶、甘草。服完5剂后复诊，告曰："大便已畅，干咳不减。"古有明训：邪热易退，阴虚则难以骤复。干咳不减是药力未到，即在前方加大阿胶之量，继服5剂。此后多日不见病者复诊，窃喜其病必愈。1个月后，外出偶遇之，询其病，乃告曰：服药后不仅干咳未减，反致胸闷纳呆更甚，无奈另请某医诊治，3剂补药咳减大半，又3剂病愈矣。

余惊诧不解，遂走访某医，虚心求教。某医告之：周某肺气虚甚，6剂补中汤加五味、乌梅愈之。余急回住所查医书，审病历，反复思之，稍有所悟。热病后之干咳虽阴虚居多，但由于受邪轻重有别，禀赋各异，热邪既可伤阴，亦会耗气，周某既无阴虚之午后烦热，且舌淡不红，脉亦不数，怎能偏执阴虚一端，一误再误！以此为训，验之临床，始发现热病干咳不已确有不少属肺气虚损之证。采用补气敛肺治之，确有良效。后来余治愈不少久咳之症，均受益于这个病例，至今不忘。

——董斌传.误以阴虚论治三则［J］.北京中医，1993（5）：51-52.

案4 阴虚外感误用辛温发汗

谢某，女，45岁，已婚，工人。1981年12月28日初诊。

患者素体阴虚，半月前复感风寒，医者用九味羌活汤治之，大汗出后，即见尿少而灼，尿黄，无尿频、尿急、尿痛，口干而但欲饮水不欲咽。医者以为是膀胱湿热，改投八正散2剂后，证虽有减，但口干加重，咽中发燥，又予2剂，更见尿痛，心下痞满，不饥不食，医者予导赤散加黄连、木香、白茅根、车前草，迭进9剂，上证不解，反而出现头晕欲倒，手足心热，夜间尤甚，目中干涩等。今诊，尚见形体消瘦，眼圈发黑而陷凹，目中微赤，心中烦，不得卧，昨日月经来潮，量少色黑无块，大便微结，舌光如镜，舌体瘦红，脉细而数。此乃阴虚误用单纯发汗及清利而致胃津肾液重伤之证。当先救胃阴，宜用益胃汤合增液汤加味。药用生地18g，沙参、玄参、石斛、谷芽、麦芽各15g，麦冬、玉竹各12g，冰糖少许。

二诊：上方连进2剂，苔萌出少许，痞满微减，饮食稍增，遂令再服上方2剂。

三诊：药后心下痞满消失，饮食恢复正常，苔转薄黄有津，遂改投八仙长寿汤去泽泻，并续服15剂而诸症去，唯仍心中烦，不得卧，故用天王补心丹加熟地、首乌，养心安神，滋补肾阴，数剂而愈。

按 阴虚外感，但用发汗劫阴，此一误也；劫阴而复清利，致阴虚加剧，且见胃燥，此二误也，又复清利，致胃肾阴津重伤，此三误也。病重如此，但由于救治得法，故获良效。

——陈国华.误治挽回案四则［J］.陕西中医学院学报，1992（2）：11-12.

案5 风温夹湿误作寒

李某某，男，16岁。1982年2月22日入院。

患者因劳动松衣，渴而多饮，当晚即感全身不适。次日发热，恶寒，咳嗽，未作治疗。五天后上述诸症加重，来我院门诊，以"上感"收住院治疗。

入院时发热（体温39.6℃），微恶寒，当风则恶寒重，遍身无汗，头晕头痛，双目发胀，渴饮不甚，咳嗽痰白易咯，大便稀溏，小便深黄。颜面发红，目窠微浮，白睛布有血络，舌正红，苔薄白腻，胸腹红疹散在可见，不痛不痒，压之褪色，脉浮数紧。辨为风寒外束，兼有停饮，治以辛温发汗，兼宣肺化痰。方用麻黄汤加味：麻黄10g，桂枝8g，杏仁10g，甘草6g，半夏10g，桔梗8g，厚朴10g，黄芩10g，1剂。水煎取400ml，先服一半，身无汗出。半小时后再服一半。夜间得大汗，体温反升至40.3℃。

次日晨见病人面红耳赤，双目流泪，语言颠倒，掀被躁动，如欲狂之状。胸腹红疹密布，颜面四肢稀疏，疹色深红，舌质红苔浮黄而腻，脉滑数。

细思时值春令，阳气升发，气候温暖多风。叶天士云："风温者，春月受风，其气已温。""温邪上受，首先犯肺。"综观本案脉症，病属风湿无疑。良由风热犯肺，肺热及营，兼有湿邪所致。误投辛温峻汗，致肺热益盛，有"逆传心包"之势。急当宣肺泄热、凉营透疹、兼以化湿。拟银翘散合王氏连朴饮化裁。处方：银花30g，连翘15g，薄荷9g，淡豆豉10g，芦根30g，丹皮20g，黄连6g，栀子10g，厚朴18g，半夏10g，藿香10g，石菖蒲12g，六一散15g，1剂，神识清楚，发热烦躁除，疹渐稀疏。续投5剂，疹消症减，二便正常，食欲大增。后服银翘散3剂，病人痊愈出院。

——丁春年.风温夹湿误汗案［J］.江西中医药，1982（4）：39.

按　初诊辨为风寒外束、兼有停饮，治之体温反升，说明辨证有误，结合时令气候分析，改从风热兼湿论治，方获转机，说明外感病证对病因的分析十分重要。

案6　外感误治成厥

胡某某，男，51岁。

因恶寒发热，不思饮食，经服发汗药后，热仍不退。某中医断为暑热，用栀子、滑石、芩、连之类，服后寒热似疟。改用西药治疟之针剂后又觉四肢酸软无力，手足厥冷，眼神发呆，彻夜不眠；又改服中药附子、干姜、参、芪等益气回阳之剂，服后变为神昏、谵语、发痉，改投麦冬、黄连、黄芪、厚朴、瓜蒌壳、枳壳、菖蒲等药，呕逆不止，头目眩晕，心神恍惚，手足厥冷至肘膝，已4日未大便，病已半月，病势垂危。

来诊时，除上述症状外，且见患者面容惨白，双目无神，舌心黑而干燥，切其脉沉而细微。此乃寒湿不化，元气不收所致。然从其呕逆不止，神气困顿观之，惟恐元气虚脱而莫救。急用下方：公丁香4g，肉桂子6g，柿蒂5g，苏条参15g，白术9g，干姜12g，法夏9g，茯苓15g，砂仁6g，甘草6g。

二诊：服药后至晚8时，呕逆减轻，突然腹痛便急，解下黑色粪便甚多，至夜半呕逆全止。今日来诊，肢倦身软，脉转滑大，舌腻而干，胸闷。此胃浊不化，续前方加附子60g，以助命火。

三诊：服后，胸闷全消，精神转佳，但觉心烦不安，腮肿及牙龈隐痛。处以《伤寒论》枳实栀子豉汤加味：炒枳实6g，焦栀仁9g，淡豆豉9g，苏条参15g。

四诊：服后心烦大减，但腮肿未全消，牙略痛，用自拟方，姜桂苓甘汤化裁：干姜12g，桂枝12g，茯苓15g，胆炒半夏9g。

五诊：前方服1剂，腮肿消，牙痛止，但天明时又现两腿疼痛且浮肿，舌白腻。此因上方之散寒降逆，寒趋于下，故腿现浮肿；总由寒湿未尽，阳不宣达所致。续方如下：麻黄6g，杏仁9g，桂枝9g，白术15g，杏仁15g，甘草6g。

六诊：服后腿痛减，浮肿未全消，继以苓桂术甘汤加附子及四逆汤调理而愈。(《戴丽三医疗经验选》)

按 初起恶寒发热，想必有表证存在，因此服发汗药，药后热势不退，必因解表方法未合证情，或病重药轻，或辨证有误，暑季外感多夹湿，若只发汗不化湿，热固湿留，可能会出现此情。某医又断为暑热，以栀子、滑石、芩、连苦寒清热，冰伏其邪，邪郁少阳则出现寒热如疟，苦寒伤脾阳，益增其湿，则呈四肢酸软、手足厥冷、神呆、不眠等症，医用附子、干姜、参、芪益气回阳，致湿蒙清窍而现神昏、谵语、发痉。于是又杂投养阴、清热、益气、健脾、宽胸化痰、开窍等药，经此一系列误治，苦寒养阴药杂投，病程迁延半月，元气大衰，阳损寒湿愈加不化。寒湿蕴阻中焦，胃失和降，则呕逆不止，寒湿内蕴中焦，清阳之气难升，浊阴之气不降，故头目眩晕，湿浊蒙闭清窍而现心神恍惚；清阳之气不能布流四肢，脾阳欲绝，手足厥冷至膝，虽曾用益气回阳法，但因湿无去路，愈益气则湿愈聚，故而上冒清窍，脾为后天之本、气血生化之源，脾气一衰，气血不能上荣于面，面容惨淡，精血不能上注于目，双目无神。舌心黑而干，证似热极似水，然综观全症，一派阳衰阴寒盛之象，参照脉象沉细而微，绝无热极之象，故属元阳大衰，寒湿不运，津不上承表现。

——冷方南.名医误治挽治案析［J］.吉林中医药，1983（3）：19-21.

案7 阳明伏暑误为太阴寒湿

患者徐某某，女，70岁，李村。初诊日期：1983年10月8日。

患者于8月初，病寒热体痛，脘闷烦渴。后每隔4~5日寒热1次，形如疟疾，热退后，因可勉强支持而忽于治疗。近1月来，每隔两日寒热1次，在当地服止疟药未效而来院求治。症见体倦神疲，口唇干燥，心下结痛，恶心欲吐，舌红无苔，脉象细弦，诊为虚人患疟，正不达邪。用何人饮加青蒿、山萸肉2帖，同时予氯奎片抗疟。

复诊：家属代诉服药后，寒战已解，但寒热依然，五心烦热，口干不欲多饮，拟久疟阴虚，投清骨散加味2帖。

三诊：精神及手足心发热见好，唇焦稍愈，但寒热较往日发作更甚，细察舌根部有黄腻苔，病程缠绵两月之久，服滋阴药物，寒热反剧，断为湿郁化热，邪伏募原，投达原饮加何首乌、党参3付。

四诊：寒热依然同前，隔日一发，轻微恶寒后，即蒸蒸壮热，热时体温高达40℃，溱溱微汗黏手，容色枯憔，神志恍惚，气息俱微，语言謇涩，声细如蜂，心下结痛，时时以手自抚，脉细数而疾，重按无神，舌干而燥，舌尖如镜面。

沉思良久，忽忆先师王玉抱老先生曾治一例阳明伏暑，投大剂白虎汤而愈，思路顿觉开朗，细审此证，发于初秋，寒热类疟，缠绵两月余，心下结痛，口干唇焦，烦闷尿赤，舌红，脉疾，乃阳明伏暑之症，其暑热内蕴，实致病之本，经云："阳明之上，燥气治之，中见太阴。"故本病外现形寒，实太阴寒湿之标象，患者老年阴虚，正虚不能达邪，正邪相争，故每见周期性寒热，后期辨证失误，断阳明伏暑为太阴寒湿，舍本治标，辛燥劫液，更助伏温肆虐，真阴将竭，所幸者，肝风未动，大剂养阴清解，尚可图于万一，乃说服家属，再尽人力，并亲调药饵，予大剂人参白虎汤：西洋参10g，枣皮15g，生石膏100g，知母20g，白粳米30g。2帖。同时，捣生萝卜汁、生蔗汁，嘱频频恣意饮之。

三日后，其子欣然来告，寒热未作，汗出已止，精神爽慧，心下结痛亦除，唯大便1周未解，再以清泄余热、增水行舟法，用玄参、麦冬、生地、石膏、甘草、沙参2帖，嘱食粥静养。旬日后，逐渐康复，至今身体尚健。

按　俞根初《重订通俗伤寒论》云："春夏间伏气温热，秋冬间伏暑晚发，其因虽有伤寒伤暑之不同，而其变蒸为伏火则一，故其证候疗法，大致相同，要诀在先辨燥湿，次分虚实，辨得真方可下手。"本病初诊，症见暑湿之邪，郁于少阳气分，少阳枢机不利，故寒热类疟，缠绵不解，脘痞恶心，脉象细弦。邪郁日久，热渐伤阴，故兼见五心烦热，口燥唇干，舌干红无苔等症。由于笔者对伏暑证的病机体会不深，片面考虑高年体虚，及临床所见的一部分阴虚见症，以致方药杂投而治不中的。至第三诊，始悟及为伏暑，惜未明湿热之偏胜、邪伏之部位，将暑湿郁阻少阳气分断为湿浊邪伏募原，投达原饮辛燥雄烈之品，反使伏温内炽，真阴将匮，几至于不起，特记之，以为临证者鉴。

——王丽初.伏暑辨误［J］.江西中医药，1985（4）：39.

案8　少阳证误用寒凉郁遏

刘某，男，38岁，农民，1984年3月20日诊。

患者旬前因发热伴头痛身疼在当地治疗未解，转某医院西医治疗，经用多种抗菌素及输液，对症治疗3天罔效，查白细胞计数5.8×10^9/L，中粒细胞0.58、淋巴细胞0.42，诊断病毒性感冒，结合中药治疗数日，热仍未退。延诊于余，诊察时发热不已，呈阵发性寒热交作，心胸烦闷，口苦咽干欲饮，纳呆便秘，面红目赤，扪其肌肤灼热，舌红苔黄，脉弦数，体温40.5℃，出示其中药：银花、连翘、菊花、板蓝根、竹叶、生地、玄参、生石膏、大黄等，并加服羚羊角粉1支。详审其证，冥思良久，此乃伤寒非温病也，邪未及时表解，医以温热论治，施之以清热凉血解毒法，并加服凉肝息风之羚羊角粉，邪不得出，热久不退。其时邪尚在少阳，仲景曰："太阳病，过经十余日，反二三下之，后四五日柴胡证仍在者，先与小柴胡汤。"投小柴胡汤加减从少阳之枢逐邪外出：柴胡20g，黄芩15g，北沙参20g，天花粉15g，甘草3g，栀子6g，生姜2片，红枣4枚。2剂，水煎分成四服，每4小时一服。一服知，二服三服热退身爽。

按 本例误在囿于"病毒、高热"而用大剂清热凉血解毒并加服凉肝息风之要药羚羊角粉，致邪被凉遏，热反不退。时医以羚羊角为退热妙药者少乎哉？药之效否全在医也，不分伤寒温病，不求六淫所患，不辨八纲所属，不审经络脏腑，一见高热或热久不退，动辄羚羊角粉，孰知，此三误也，贻误病机，误费经济，误耗药品！

——严肃.治误两则［J］.江西中医药，1991（4）：41.

案9 风寒外感发汗之力不足

刘某某，男，54岁。1986年4月17日初诊。

3天前受凉后乍寒乍热，热后微汗而不畅，日作2~3次。伴头项酸痛，微咳，苔白，脉略紧。与桂枝汤1剂，其症不减，反见面赤身痒。细细揣度，此乃表虚感邪经日不解，邪郁渐甚，表虚嫌麻黄汤之发散太过，邪郁而桂枝汤之力又不及也，是以酌量麻桂二方各半微发其汗。处方：桂枝10g，白芍8g，生姜6g，麻黄6g，杏仁8g，大枣8g，炙甘草5g。1剂后，汗出畅，寒热尽，面赤身痒消失，唯偶感恶风，乃外邪去处卫气不固，遂以桂枝汤2剂而安。

按 中医辨证不仅要判断其症状、体征的有无，还需根据症状和体征的表现程度，确定疾病的性质。如此，才能正确地确定处方用药原则。本案初诊，虽有汗出，但仅热后微汗而不畅，与桂枝汤证汗出有程度的不同，虽有邪郁但仅见汗出不畅尚无面赤身痒，乃桂枝二麻黄一汤证也。由于开始忽视了汗出程度的分析故而误投桂枝汤，而致邪郁更甚面赤身痒，改用桂枝麻黄各半汤后汗出得畅，郁邪得解，遂以桂枝汤调和营卫善后告愈。

——鲜光亚.误治琐谈［J］.成都中医学院学报，1989（1）：34-35.

案10 伤寒少阳证误诊为风温

时值初夏，患者因发热恶风，头后枕部痛，口微渴，不欲饮，鼻鸣，时时欲哕而就诊，某医诊为"温病"，投以辛凉清解之银翘散。服药1剂，后头痛转为两侧痛，神昏欲睡，时发热发冷，心烦呕吐，胸胁胀闷，胃脘隐痛，口苦咽燥。遂邀余诊治。按其脉弦细，舌两边红苔白微腻。据其脉舌症三者合参，认为此非温病，乃伤寒之证。治宜和解少阳法。方以小柴胡汤化裁：柴胡18g，黄芩5g，姜半夏9g，党参9g，生白芍12g，炙草9g，生姜9g，大枣5枚。服药1剂，头痛寒热自止，胸胁胀闷，胃脘隐痛俱减，2剂后，病告痊愈。

按 此患本为太阳中风证，应以桂枝汤调和营卫，营卫和，汗自出，肌腠之邪亦可随之而解。但前医仅抓住发病于温热之季及口渴见症，辨为温病。然本病虽发于初夏，可伤寒之证四时皆有；此患口虽渴，但渴不欲饮。因其以温病论治，投以辛凉之剂，伤其胃气，胃气不化，太阳经邪未解，内传少阳，正邪分争于半表半里，故出现上述诸症。改用和少阳之小柴胡汤治之，药证相符，速获痊愈。

——秦嗣敏.伤寒温病误治辨析［J］.山西中医，1988（4）：33.

案11 阳虚感冒误用辛温峻汗

患者，男，47岁，于1989年9月20日就诊。

患者自述久病之后，体质虚弱，因炎热乘凉，不慎外感风寒，症见发热，恶风寒，头身疼等一派表证之象。笔者诊察之时，求功心切，忽视患者体虚之一面，遂投以麻黄汤以发汗解表，竟大汗不止，头晕目眩，身瞤动，振振欲擗地，小便难，四肢拘急。此系误用峻汗而致阳虚汗出不止之重证。余细观其人神志尚清，脉细微。误汗之后，卫气不固，津液大伤，故汗出不止，肾气亏虚则小便难，津血不营则四肢拘急，阳虚则水气上逆，故振振欲擗地。若不细辨此证，误用桂枝加附子汤，虽能回阳而不镇水，如用苓桂术甘汤，虽能镇水而不固阳，故用真武汤以治阳虚水逆之本证。处方：附子10g（先煎），白术、白芍各12g，云苓25g，生姜10g，连进3剂汗乃止，效不更方，再进3剂，余症皆除，遂投香砂六君子汤以善其后。

按 太阳病当发汗，若汗不如法，或发汗太过，即可产生变证。本病因阳虚感冒误用而致汗出不止，险些丧生，实乃医之过也，以误诊出现的症状而言，既有大汗不止，小便难，四肢拘急之桂枝加附子汤证，又有头晕目眩之苓桂术甘汤证，亦有身瞤动、振振欲擗地之真武汤证，为何选用真武汤，因以上两方只能治阳虚水泛之初期阶段，而患者素虚，又久病误汗，不但阳虚已深，而且阳虚又致水气泛逆于上，故用真武汤以温阳化气，若用轻清，病重药轻，很难奏效。

——程博.太阳病误汗一得［J］.天津中医，1990（4）：4.

案12　伏暑夹湿误用滋阴

熊某，年五十余岁。

仲秋伏暑，冒风而发，寒热交作。医者误投大剂滋阴之药，出现寒甚而热不退，神昏、内闭、遗尿。延余诊治，脉缓而少力。是阴寒过剂使热减湿增，阳气不能无伤，故有神昏内闭遗尿诸症。姑拟扶阳祛湿、开闭和胃之法治之。方用：黄芪4g，党参4g，白术3g，茯神4.5g，远志3g，石菖蒲2g，当归身3g，陈皮2g，半夏3g，炒谷芽3g，炒内金6g。1剂闭开神清，2剂热退食进。连服4剂，即能下床行矣。

按　伏暑发于秋冬，缘于夏令汗泄气虚或摄生不慎，暑邪内袭，未即发病，迫至深秋霜降或立冬前后，为时令之邪引动而发。是案既有暑湿热气内郁，又有时令新邪外侵，改用解表清里、宣泄疏化之法。前医治不得法，妄投大剂滋阴之药，违背治湿热温病初起的三禁原则，致使病情突变。转先生诊，凭脉辨证，认定阴寒过剂，热减湿增，"湿胜则阳微"也。先生选用六君子汤扶中州以渗湿，加入黄芪振奋元气，菖蒲、远志开通心窍，入谷芽、内金醒豁胃气，共成扶阳开闭、祛湿和胃之佳方。由于药证合拍，故4剂而愈，足见先生识病用药，非同寻常，令人叹服。

——余惠民.卉而隐温病救误医案选评［J］.湖北中医杂志，1990（4）：6-7.

案13　湿温误用汗法

黄某，56岁，男，1990年8月诊。

10天前发热39.2℃，头痛，血白细胞计数4.0×10^9/L，中性粒细胞0.75，淋巴细胞0.30。西医诊为外感，用柴胡注射液、青霉素、APC治疗后症状不见缓解。中医见其大汗不止，又以温中补虚、止汗固表法治之，但头痛、胸闷、心烦加重。诊见昏睡不醒，口闭不语，阵发身热，舌质正常，苔薄白脉濡缓。认为外感风热夹湿，即以银翘汤加减治疗（银花、连翘、芦根、荷叶各30g，竹叶、薏苡仁各15g，荆芥、薄荷各6g，秦艽、佩兰各12g），翌日即现头痛如裹，胸闷不饥，周身重痛，苔白厚腻，口淡不渴，午后身热等。再诊为湿温误治后之变证。治以宣肺利气，清利湿热。方用三仁汤。杏仁、制半夏、白蔻仁

（后下）、滑石（包）各10g，薏苡仁30g，通草、竹叶、厚朴各6g。偏热加连翘、黄连、黄芩各10g，银花30g；偏湿加苍术、白术各10g。服20剂痊愈。

1992年，患者又出现怕冷，周身酸痛无力，头晕，胸闷不饥，气短，舌淡苔白微腻，不渴，小便清长，不发热。他医以湿温治疗，病情不见转机。1个月后，笔者根据症状诊断为寒湿，以桂枝姜附汤（桂枝10g，干姜20g，附子35g，白术30g）治疗，服2剂治愈。

按 患者本患湿温病，被诊为外感而汗之。汗伤心阳，湿随辛温发表之药蒸腾上逆，内蒙心窍则神昏，上蒙清窍则耳闭目暝不语。医者见其大汗，则以温中补虚、止汗固表，遂有固结而不可解之势。后用三仁汤轻开上焦肺气，盖肺主一身之气，气化则湿亦化。湿气弥漫，本无形质，以重浊滋味之药治之，愈治愈坏。患者第2次本为寒湿病，属阴邪，寒伤表阳，所以形体怕冷，舌质淡或白滑，不渴，脉象缓慢。湿滞经络，所以有身体经脉拘挛不能屈伸之象，证属阳虚，故用桂枝姜附汤治疗。以姜、附温中祛寒，白术燥湿运脾，桂枝通行表阳，湿去阳振，诸症痊愈。

——蒲梵.湿温初起误治变证治疗体会［J］.实用中医药杂志，2006（3）：173.

案14 风温误用温散

张某，男，年28，住某医院。

春2月，患新感，初起恶风头痛，有汗，身发热而酸，口微渴，咳嗽，舌苔薄白，服温散之剂2日，不解，渴反增，自汗咳嗽，热益升高，高师会诊：症见脉浮数，舌苔薄黄。此风温之证。始宜辛凉轻剂，不需温散，现已由卫及气，当与辛凉平剂之银翘散，去芥穗、豆豉之辛散，加杏仁之苦降，花粉之甘凉，因其经过温散，不需再用辛散，惟本《内经》风淫于内，治以辛凉，佐以苦甘之意可也。银花9g，连翘、苦桔梗、薄荷（后下）各6g，竹叶9g，杏仁、牛蒡子各6g，天花粉9g，甘草4.5g，鲜苇根18g。连服2剂，服后，即热退渴止而愈。

按 温病最忌辛温发散。吴鞠通《温病条辨》云："温病忌汗，汗之不惟不解，反生他患。盖病在手经，徒伤足太阳无益，病自口鼻吸受而生，徒发其表亦无益一也"。初病温，法应辛凉轻剂，轻宣肺卫，驱邪外出，然前医不识，误辨外感寒邪，反投表散温燥之剂，所以不但无效，反增重其病。本例幸得救误及时，且辨证无差，遂予辛凉平剂，取其银、翘、竹叶、薄荷性凉而质轻，轻清宣透，驱除在表之邪热；桔梗、甘草、牛蒡清风热，利咽喉，杏仁以利肺气止咳；苇根、天花粉清热生津以止渴。药中病机，故2剂热退渴止而廖。由此观之，风温与伤寒感邪不一，证候不同，治法有异。此案风温误认伤寒，徒用温散，药不对症，焉能有效。

——王发渭，于有山，薛长连.高辉远教授温病救误案辨析［J］.
辽宁中医杂志，1992（5）：7-9.

案15　太阳中风证过汗

王某，男，67岁。1990年12月8日诊。

自述：半月前因患感冒发热恶风，头痛汗出，鼻鸣干呕。去医院求治，医者用安基比林针、麻黄之类猛发其汗。汗后，病仍不解，反见恶寒发热愈重。刻诊：恶寒喜温，心跳，心悸，健忘不寐，四肢乏力，食少倦怠，面色萎黄，舌淡，苔薄白，脉细数。证属太阳中风误汗而致心脾两虚。治宜益气补血，健脾养心，温阳复脉。速投归脾汤加味。处方：黄芪30g，茯神、白术、龙眼肉、酸枣仁各20g，红参12g（另煎兑服），木香10g，炙甘草、当归、远志（蜜炙）、制附子（先煎）、桂枝各6g。水煎温服，3剂而愈。

按　太阳中风乃为桂枝汤证，方以解肌祛风，调和营卫而为功。如误投大量汗剂，病邪不解，反伤脾土，导致脾气亏虚，气虚及阳，虚寒内生。此证因误汗致虚，病已不在表而在里，速投归脾汤加味以健脾养心，益气补血，兼以温阳复脉，再嘱患者食用高营养又易消化之品，药食共投，加之心理精神治疗，三者相得益彰，共奏健脾养心，复其"气血生化之源"。胃气得昌，诸症自然消失。

——柏廷文.太阳中风误汗一案辨惑［J］.四川中医，1993（3）：34.

案16　风寒外感误补

胡某某，男，62岁，初诊：1993年3月12日。

2天前自觉肢酸乏力，头晕纳差，伴微畏风寒。自认为身体亏虚，用红参1支（15g），分数次服之，遂致全身胀重难忍，脘痞，胸闷，腹胀，太息不止，纳呆不食，烦躁不安，舌苔白微黄，脉浮弦。X光透视，心肺正常，口温37℃，血压18/12kPa，血象无特殊变化。审察病机，认为患者系风寒之邪外侵肌表，形成风寒表实之证，理当祛风散寒，使邪从表解。今患者却自服红参，使表邪因补而壅津闭塞，从而导致肺气郁闷，气机不畅，出现上述诸症。治之之法，仍当以理气解表法，一以宣畅肺气，一以解表祛邪，佐以消导，用香苏饮出入：香附10g，苏梗15g，陈皮10g，羌活10g，独活10g，莱菔子15g，建曲1块。日服1剂，水煎2次，分服。服1剂，即觉全身舒适，2剂后诸症大都已消，仅感胸腹微闷，四肢尚欠有力。再以原方2剂而获愈。

——王家忠.表证误补案［J］.江西中医药，1997（1）：55.

按　风寒外侵肌表，自当祛风散寒，使邪从表解，此医者之常识。奈何病家自作聪明，认实为虚，滥服温补之红参，不仅闭门留寇，且资寇以钱粮，故使邪势鸱张，变症蜂起。百姓喜补恶泻之风自古沿袭至今，有待革除之。

案17　春温误汗伤阴

贺某，女，57岁。1995年3月12日诊。

2周前因患感冒，身热口渴，头痛骨楚，恶寒少汗，遂去医院求治。医者辄用荆、羌、防等药。1剂得汗，身热退清，次剂再进，复热如火，病势迅猛。速转县医院救治，用抗生素、解热类药以治其标，热虽退，复见畏寒，病仍不解。诊见：头痛，头晕，动则干呕，畏寒喜温，心悸不寐，纳差多梦，四肢乏力，舌淡，脉细弱。证属春温误汗伤阴，由表入里，气血受损，心脾两虚，发为眩晕。治宜健脾养心，益气补血，通阳复脉。速投归脾汤加味。处方：黄芪30g，白术（土炒）、茯神、龙眼肉、酸枣仁各18g，天麻、阿胶（烊化）、红参（另煎）各15g，当归12g，炙甘草、远志（蜜炙）、桂枝、木香各6g，红枣6枚，水煎温服，3剂而愈。

按　医者诊病，四诊不参，因技不精，或好利而妄投方药，病者则深受误诊误治之害。本案因冬伤于寒，郁久化热，新感风寒而引动伏热，发为春温而寒热互见。前医不识，遂以伤寒而治之。1剂得汗，身热退清，解其在表之寒，所以热从汗解。此时，宜清泄里热，兼以顾护津液而收全功。可是医者不识，次剂更进，汗过伤阴，引动伏热，其势迅猛。更医治疗，热虽平，他症再生。汗过伤阴，由表入里，更伤气血，累及心脾，导致心脾两虚，变证丛生。速投归脾汤加味以健脾养心，益气补血，兼以通阳复脉。脾胃得运，生化有源，气血得复，诸症平息。

——柏廷文.春温误汗治验［J］.新中医，1996（6）：20.

案18　阳虚外感过汗伤阳

王某，女，36岁，工人。

平素阳气虚弱，动则汗出，易于感冒，大便溏薄。盛夏时节贪凉饮冷，又当风乘凉，感受风寒，致恶寒发热，头痛，周身酸困，无汗，鼻塞喷嚏，口干咽痛。曾用解肌发汗之剂，汗出而热不减。病延1周余，渐至神烦困顿，头眩欲仆，心悸，胸脘满闷，不思饮食，汗出淋漓，身体筋肉阵阵跳动。舌质胖、边有齿痕，苔白滑，脉沉细无力。脉症合参，此乃真阳欲脱，真寒假热之危证。急投真武汤。处方：制附子9g，白术9g，茯苓24g，白芍15g，生姜9g，清半夏9g。2剂后，热退汗敛，神烦已除，心悸得安，食欲渐开，精神爽快。继以温中健脾和胃之剂调理而愈。

按 本例初起为太阳伤寒证，固当用疏表之剂。然患者阳气素虚，而前医不查，径用发汗，汗出过多，表证虽退，而少阴阳气已伤，虚阳外越故仍发热；少阴阳虚，水不化津而泛滥，上凌于心则心悸；上干清阳则头眩；阳虚则筋脉肌肉失去温养故筋肉跳动；中阳素虚，加之火不暖土，故胸脘满闷，不思食饮。方中附子大辛大热，温肾暖土，以助阳气；茯苓健脾利水，尤能安神除烦，故重用之；生姜辛温，既助附之温阳祛寒，又伍茯苓以温散水气；白术健脾益气，助脾之运化；白芍敛阴缓急，使阴平阳秘。诸药相伍，温中有散，利中有化，脾肾双补，药证相符，故收捷效。

——李海建，裴建峰.经方救误验案二则［J］.江苏中医，1996（9）：27.

案19 阳明腑实误用汗法

患者男，47岁。因"发热、头痛10余天"，于1998年12月2日18时30分入院。

症见：发热、头痛、汗多，无呕恶、无眼眶痛及面颈前胸潮红。全身无出血点。自发病以来神志清楚、纳差、寐少，小便正常，大便近1周未解。舌质红苔黄，脉弦。检查：T36.7℃，P72次/分，R18次/分，BP15.5/10.0kPa。心肺（-），腹（-），四肢活动自如。化验：肝功能、血常规正常，尿八联：尿糖（+），蛋白（±）。余正常。中医以辛凉解表为治则，药用银翘散加减；西医予以输液，抗感染，对症治疗。治疗2天，病情毫无缓解，仍发热汗出头痛，头痛重时啼哭号叫。于11月5日8时做脑CT检查无异常发现，又按原方案治疗1天。

会诊勘误：1998年12月5日18时邀余会诊。诊见患者手足头面微微汗出，询及感冒初期恶寒、发热、身痛，数日后恶寒止，汗出发热，午后为甚，头痛以前额为主，重时痛如裂，体温最高38.4℃，大便10日未解。查其腹胀，绕脐压痛，左下腹较硬有串珠感，舌质红，苔黄厚，脉沉实。脉症互参，诊为阳明腑实证。议攻下为治，药用：大黄20g，草决明60g，枳实20g，甘草6g，开水泡30分钟后取汁1次服下，泻后停服，6小时后不泻再服第2次浸泡液，以泻为度。药后在当晚10时大便畅解1次，初硬如珠10余枚，后解溏便，是夜安睡，翌日热未发头未痛，于下午4时痊愈出院。

按 阳明证多由太少二阳证转来，太少二阳证宜发汗解表，和解表里。阳明证宜清宜下。阳明实证是因外邪失治入里化热与肠中燥热相合，伤津耗液，结合燥屎，阻于肠中影响腑气通降，因而产生汗出潮热，腹满便秘而痛，脉沉实，苔黄燥或起芒刺等症。如不排除肠中燥热，必致津枯液竭，而出现神昏谵语，循衣摸床，微喘直视的失下危证。用承气汤类泄热去实，有治病求本、釜底抽薪之妙。

——王猛，王东.外感阳明腑实证病例误治分析［J］.中国乡村医药，2001（11）：42.

案20　阴虚外感误汗

患者，男，62岁，农民，2005年8月6日由乡村转院来诊。

自诉前因劳累大汗感寒，出现恶寒发热，头痛项强，全身拘急等证。就诊村医认为外感诸症俱在，即用解表发散药1剂水煎服。服药后虽然汗出，但诸症不减，医者谓汗出不透又予服药1剂，虽大汗出，但自觉病已加深，故转院诊治。诊见形体瘦弱，头晕耳鸣，腰酸腿软，口渴咽燥，鼻干不眠，微热无汗，尿少而赤，舌红少苔，脉弦数且长。证属阴虚外感，单用表散，大汗损阴，邪渐入里，肾阴不足，肝脾血燥之证。若治用解表则阴损更甚，下之则必成坏证，既非少阳，无需和解。诉渴甚而怯饮。嘱立取矿泉水500ml予饮，至尽尚觉不足，遂再饮1杯方休。药后，遍体微汗出，心静身凉，再次诊脉，脉细数而弦。小腹旁跳跃振手，乃动气也。缘多服表散，令汗出邪去，虚证见矣，予六味地黄汤加味，峻养肝肾。处方：熟地黄24g，山萸肉12g，怀山药12g，泽泻9g，牡丹皮9g，茯苓9g，枸杞子15g，黄精12g，麦门冬12g。每天1剂，水煎服。二诊服药3剂后，诸症好转，述服第一剂药口内有津，二剂药服后鼻润能眠，三剂药服后头晕停且耳鸣止，小便亦清。效不更方，宗原方继服4剂病愈。

按　本案例阴虚外感，最忌单用辛温表散，若妄汗之，则重伤津液，以致阴虚更甚，故病不愈反重。本案例属水亏复汗，阴不济阳，非藉天一之精，无济燃眉之急，故先予水，后用药，法禀于景岳。景岳云"水秉天之一性，甘而不苦，故大能清热解烦，滋阴壮水，凡火盛水涸，大渴便解，营卫热闭，不能作汗者，最宜用之。"今仿先贤临证验之，确有桴鼓之效。等病有转机，改用峻补肝肾之剂，恰能切中病机，故病乃愈。

——朱太平，朱彦昭，蒋丽娜.内伤外感治误救治例析［J］.
中国医学创新，2009，6（28）：153-154.

案21　阳虚外感误汗亡阳

患者，男，62岁，农民，2005年8月转诊来院。

其子诉平素体质虚弱，因劳动后大汗冲凉而病感冒，经当地某医予发汗药大汗后病情一度缓解，但汗止后病情转重，医者认为病重药轻，不能彻底驱邪所致，复用重剂解表发汗。服药后果然大汗淋漓，2小时后出现四肢厥冷，下利清谷等症，故急转本院诊治。诊见面色苍白，精神萎靡，恶寒蜷卧，下利清谷，遍体冷汗，四肢厥逆，舌苔白滑，脉微细。证属原为阳虚之体，发汗太过亡阳。治以回阳益气，救逆固脱，先用隔附子饼艾灸神阙穴，继用四逆加人参汤。处方炮附子24g（先煎），干姜12g，人参9g，炙甘草9g。水煎两次药液合和500ml，分4次温服，每2小时一次，家属不解问病情如此严重，何不一次将药服下使其速愈，而是四次分服，余说正因其病重，才取"重剂缓服"之法，为使药力相继，缓缓振奋阳气而驱散阴寒。若大剂顿服，恐有"脉暴出"之变，家属方服。2剂药用后，下利立止，四肢温回，脉搏有力，清醒如初。后用金匮肾气汤化裁调理1周病愈。

按 《素问·厥论》云："阳气衰于下，则为寒厥。"本案患者，原为阳虚之体，劳作大汗感寒，医者失辨峻发其汗，致使阳气衰微，寒邪深入少阴而为阳虚寒厥证。方以附子大辛大热，温肾壮阳，祛寒救逆为君药。臣干姜与附子相须为用，助阳散寒力尤大，故有"附子无姜不热"之说。佐人参，大补元气，固脱回阳。炙甘草为佐使，性温具补且调和诸药，又可缓姜、附燥烈辛散之性，使其破阴复阳，而无暴散之虞。药味虽省，功专效宏，故能救人于顷刻之间，速达回阳之效，使阳复厥回，病可速愈。

——朱太平，朱彦昭，蒋丽娜.内伤外感治误救治例析［J］.中国医学创新，2009，6（28）：153-154.

案22 气虚外感误用汗法

患者，女，56岁，农民，于2007年4月8日转院来诊。

其女诉3天前病感发热咳嗽，气短而喘，经当地某医用发汗药2剂，虽然大汗已出，但病情不减反重，故转本院诊治。诊见身体瘦弱，面色萎白，气短息微，痰涌辘辘，双手振掉，谵妄撮空，舌苔嫩黄，中间焦燥，脉轻按满指，重按则空。证属气虚外感，误用峻表，致阴被劫而将亡，阳无附而欲脱，治宜救阴摄阳，方用左归饮去茯苓加人参、麦冬、五味子。处方：熟地黄12g，山药9g，枸杞子9g，炙甘草6g，山茱萸9g，人参6g，麦冬9g，五味子6g。大剂浓煎两次药液合和500ml，分早、中、晚3次服完。

二诊：其女述晚上服药后睡眠甚香，至晨7点方醒，于早餐能进米粥一碗。诊见患者喘定痰消，身凉咳止，脉转平和。继予生金滋水饮1剂、养荣汤4剂全瘳。

按 本案例初起为温邪犯肺之证，因前医单用表散，勿视己气大虚，故服药后反致增剧，至阳欲脱，阴将亡，病亦危矣。左归饮合生脉散，大补肾中气阴，有金水相生之效，察虚则补母之法，改法药纯力专救逆颇显力量，药证相合，正胜则邪却，故服药后能获桴鼓之效。

——朱太平，朱彦昭，蒋丽娜.内伤外感治误救治例析［J］.
中国医学创新，2009，6（28）：153-154.

案23 血虚外感误用汗法

患者，女，48岁，农民，于2008年9月24日转院来诊。

自诉半年前开始月经紊乱出血，西医诊断为绝经前期月经紊乱出血。虽然多次用药（药名剂量不详），但病情未能控制，月经仍淋漓不断。近周来始渐发热头痛，烦渴欲饮等症。3天前就诊当地某医，认为受寒感冒，服药1剂病情加重，故更医来诊。诊见面色萎黄，头晕目眩，唇爪色淡，肌热无汗，舌嫩无苔，脉大而虚，重按无力。视曾用处方，乃羌、防、苏、芍等药。综合脉症，乃属血虚误汗致重证。治以补气生血为法，方用当归补血汤。处方：黄芪60g，当归12g，每天1剂煎服。

二诊服药2剂，诸症皆缓，述服完1剂药后，涣然汗出而热除，犹如伏天脱衣，顿觉舒适。2剂药服完，发热头痛、身体烦渴大减。见药已中的，继用5剂，诸症悉除。

按 《伤寒绪论》云："气虚则身寒，血虚则身热。"本案例年近"七七"，天癸将竭而经紊乱，淋漓不尽，以致阴大损。复经误汗重伤阴液，以致血虚阳浮，阴不维阳，故肌热无汗，烦渴引饮等诸症蜂起。脉洪大而虚，重按无力，乃本证辨证之关键，若认洪虚为浮，误用发散之药则病必转剧。治宜补气生血，气旺血生，虚热自止。由于有形之血生于无形之气，故方中黄芪五倍于当归大补脾肺之气，以资气血生化之源则为君药。伍当归甘辛而温，养血和营为臣药。如此则阳生阴长，气旺血生，诸症自消矣。

——朱太平，朱彦昭，蒋丽娜.内伤外感治误救治例析［J］.
中国医学创新，2009，6（28）：153-154.

案24 表虚误用峻汗

谢某，男，39岁。主诉：感冒1天。患者因感触风邪，发热恶风，头痛，汗出。前医以麻黄汤治之，发热虽退，但汗出不止，又增腹中绞痛，四肢厥冷，作呕。诊见：脸色青白，舌淡、苔滑，脉沉微。亡阳之象已然呈现。即取干姜颗粒剂50g，开水冲，顿服，以温固其中州。后再处方：附子、党参、白术、炙甘草各30g，干姜20g，五味子10g。急急煎服，以回阳固脱。次日复诊：腹痛、汗出已止。上方加肉桂（泡服）5g，续服3剂而安。

按 此例患者缘起表虚伤风，本应以桂枝汤轻剂调和营卫，沟通阴阳，取微汗治。但医者因辨证不准，擅用发汗强剂，用麻黄汤攻之，则大汗出而阴竭阳亡。因病情急重，故急取能迅速方便服用的干姜颗粒剂先固中阳，再用附子等回阳救逆，待中阳得复，布达四肢，遂得痊愈。

——龙伟芳.误诊误治3则辨析［J］.新中医，2010，42（7）：155.

案25 阳虚感冒误用寒凉

张某，男，54岁。2013年12月9日初诊。

患者因"咳嗽1月余，加重3天"就诊。1个月前患者因感冒头痛、咽痛，自购"快克"和"三黄片"服后稍安，2日后发热，稍咳嗽，到社区卫生服务站输液消炎，并口服"巴米尔"热退。咳嗽未已，时有恶寒，一直口服快克和罗红霉素。3日前再次受凉，咳嗽加重，伴胸闷心悸，畏寒肢冷，平素易感冒。刻下：面白唇淡，痰色灰白，神疲乏力，思寐，纳少便溏，小便短少，舌淡胖、苔白，脉沉细。体温：36.7℃；心率：106次/分；血常规：白细胞3.2×10^9/L，血红蛋白84g/L；心电图：窦性心动过速。证属咳嗽之心肾阳虚，肺失温煦，宣肃无权。当温中培元，疏风宣肺。方选小建中汤合止嗽散加减，处方：饴糖20ml（兑服），桂枝15g，炙甘草10g，干姜10g，大枣10枚（擘），百部10g，紫菀10g，白前10g，桔梗5g，陈皮10g，荆芥6g，制附子6g，人参6g（另煎），五味子6g，益智仁6g。5剂，水煎服。

2013年12月15日二诊：咳嗽、畏寒、胸闷心悸、精神均好转，肢暖，纳可，二便调。原方减人参、附子，干姜易生姜，桂枝改为6g，续进5剂。后尺肤润，诸症平，嘱其服玉屏风散1个月，并坚持锻炼。1年后随访，其间仅2次感冒，服姜茶而愈。

按 患者年事已高，《素问·上古天真论》曰："丈夫……六八阳气衰竭于上。"患者平素体弱，易感冒，又经汗、下，卫气失固，寒邪直中少阴，心肾阳虚。心肾阳虚则思寐；心肺气虚，故胸闷心悸，神疲乏力，咳嗽加重，痰色灰白；肾阳不足，膀胱气化不利，则小便短少；脾胃虚寒，运化失职，则纳少便溏；生化乏源故血细胞减少；舌淡胖，脉沉细为阳虚见症。方中饴糖调阴阳，建中气，恢复化源；去芍药酸敛，用大剂量桂枝、炙甘草益胸阳；人参、五味子培元气；附子、益智仁温脾肾，助纳化；百部性平，紫菀偏温，二药温而不燥，润而不腻，止咳化痰；桔梗、白前一升一降，恢复肺气宣降；荆芥疏风解表；陈皮理气化痰；甘草配桔梗利咽止咳，又调和诸药。

——徐金诚.小建中汤合止嗽散加减治疗感冒误治后咳嗽验案2则［J］.

江苏中医，2015，47（6）：48-49.

二、痢疾

案1　虚证痢疾误用苦寒通下

张某某，男，65岁，1957年9月5日诊。

痢疾便血月余，初用痢特灵、黄连素、复方新诺明等治疗半月不愈，改求中医诊治。医曰："痢无补法，通因通用，数日可愈。"遂处以白头翁汤加川大黄10g、银花30g，连服10余剂，病情加重。此时患者卧床不起，精神萎靡，不思饮食，大便血水而不能自禁，面色晦滞，形体消瘦，整日欲寝无所苦，语声低微，四肢欠温，腹软稍胀而无压痛，下肢浮肿，舌淡苔白，六脉沉微。此乃寒凉太过，真阳大衰，虚寒欲脱之证。急当温补固涩，用茯苓四逆汤合桃花汤加味：茯苓30g，附子12g，炮姜10g，阿胶15g（烊化），焦术12g，赤石脂24g，诃子9g，木香3g，炙甘草6g，粳米24g，水煎服，服药2剂，自痢稍止，精神好转，欲进饮食，又服2剂，痢止，肿去大半，上方去诃子加党参15g，继服2剂，化验大便常规正常，食养善后。

按　患者年老，痢疾便血已半月之久，药用苦寒通下，必损中阳，故酿成阳衰欲脱之危证。如此失偏在于固执"痢无补法"之说。痢无补法是指痢疾初期，在表之邪未去，在里湿热并重，此时不可滥用收敛补塞之剂。若病程已久，体质虚衰，辨证属虚者，自当用补法为治，绝不可再用苦寒通下之品。

——王进.临床误治二则［J］.中国社区医师，1989（3）：37.

案2　寒湿痢误用寒凉

夏秋湿热郁蒸，患痢因湿热者十居八九，因中阳式微，口腹不正，邪从寒化而病寒湿痢者亦不乏其例，一寒一热，相悬霄壤。1981年9月初，职工王某之妻因其夫昨夜下痢频作，夜不成寐而代请拟方。因获悉病人腹痛，泻下黏冻且不畅，遂拟白头翁汤加木香、当归、赤白芍为方。未料药服1帖，腹痛更剧，痢次更多。于9月2日前来面诊，见患者衣着颇厚，形寒体倦，面色淡滞，诉口不渴而腻，泻下白冻，里急后重。苔薄白润，脉沉细迟。体温36.4℃。是病因热求凉，过食生冷，气为湿滞，血为寒凝，大肠传导失司而作痢，疏方：炮附子、川黄连各5g，炙甘草3g，炒白术10g，炮姜炭4g，地锦草10g。服药2帖后：恶寒罢，痢次减，体温正常，小腹鸣响作痛，食欲欠振。再议附子理连入地锦草温中化湿，加木香、陈皮、当归调气行血，藿梗和中，服3帖而病瘥。

按 《内经》曰："上工欲令其全，非备四诊不可。"本例实误于医者之轻心，四诊未参，寒热未详，执痢证湿热居多而妄投寒凉，足引以为戒。熟读程钟龄之《医中百误歌》，临证定有裨益。

——陆家俊.误治病例三则辨析［J］.中国社区医师，1985（5）：17.

案3 热痢误用温药

胡某，女，84岁，1986年12月就诊。

下痢4~5天，腹痛，里急后重，大便每日7~8次，解稀便并夹白色黏液及少量血丝，老妪年事已高，面色㿠白，形寒肢冷，舌红苔白微腻，脉沉细数。辨证为虚寒痢，用附子理中汤加味：附子、炙草各6g，炒白术、党参、白头翁各12g，木香10g，黑干姜5g，马齿苋15g，水煎服，日1剂。服药后10多分钟即发热，神志昏迷，胡言乱语，查患者身热，面红气粗，神志昏迷，谵妄。测体温39.2℃（腋下），急灌服安宫牛黄丸，肌内注射安乃近针，药后10多分钟后热退，神志清醒。方药改用白头翁汤合葛根芩连汤加减而愈。

按 本例就诊时未四诊合参，去伪存真。被畏寒、肢冷、面色㿠白等一派表面寒象所迷惑。忽略了脉虽沉细但数这一真象。而患者就诊时的畏寒、肢冷，可能是发热之前兆，故投用附子大辛大热药后，危殆立至。

——郑丽娟.误治医案三则［J］.实用中医药杂志，2002（1）：44-45.

小结

外感病证方面，共有误案28例，包括感冒25例、痢疾3例，以感冒居多，其误诊误治的原因主要是：病因病机分析失误，如感冒风温夹湿误作风寒外感、阳明伏暑误为太阴寒湿、阳明腑实误诊风热外感等，寒湿痢误作热痢、热痢误作虚寒痢等；治法处方用药失误，主要包括温病误用辛温发汗、风寒过汗或发汗不足，气虚、阳虚和阴虚外感误用发汗等。可知，外感病证由于其致病邪气多端且常相兼为患、传变迅速，故临床务必全面细致收集四诊信息，不可忽视问诊与患者体质因素，不可凭经验主观用药，辨清寒热虚实、阴阳盛衰、普通感冒与时行感冒，步步为营，方可有望建功。

第二节 肺系病证

一、咳嗽

案1 肺燥肠闭治以润肺之误

李某，男，67岁。1957年10月2日初诊。

半月前喉痒干咳，头痛不适，未予重视。近日咳嗽加重，胸胁牵痛，痰黏难咯，声音嘶哑，咽干鼻燥，舌干红、苔薄而干，脉细数。处方：桑叶、山栀子各6g，杏仁、沙参、贝母各9g，甘草3g。3剂后诸症未减，何也？量小药轻，未能中病，故将原方杏仁、贝母加至12g，续进3剂。谁料叠进辛凉甘润之品，反见呛咳连声，不能平卧，燥象更甚。再度细查详问，方知患者已6日不便，腹胀不适未曾告医。吾骤然醒悟，此肺燥肠闭之证也。五仁橘皮汤化裁：甜杏仁、松子仁各9g，郁李仁12g，桃仁、柏子仁、蜜橘皮各6g，藕节30g，鲜梨1个。又服3剂，诸症皆轻，大便通畅。后续调3剂痊愈。

按 本患由肺燥及肠，肠中乏津，形成肺燥肠闭之候，故用肃肺化痰，润肠通便之五仁橘皮汤收功。初、二诊仅注意到其为秋季发病，肺中燥热，而疏忽于肠燥乏津，腑气不通，故咳嗽益甚。三诊开肺通肠，相互为用，脏腑合治，以竟全功。

——郭选贤，单志群.咳嗽误治案二则简析［J］.新中医，1991（12）：22.

案2 气虚咳嗽误作阴虚

王某某，女，56岁，1982年10月15日就诊。

患者咳嗽无痰，喘息反复发作两年，加重半月，伴食欲不振，恶心欲呕，胃中不适有空感，周身乏力，气短，时头痛，痛时恶心加剧，口淡无味，午后潮热，周身汗出，心悸，大便2~3日1次。两年前曾患肺结核，经治疗而愈。舌正苔白稍厚，脉缓。

处方：太子参10g，白术10g，茯苓10g，山药12g，百合12g，麦冬12g，生地10g，杭芍12g，当归12g，枣仁12g，桔梗12g，龙骨20g，牡蛎20g。服两剂后出现面部及下肢浮肿，又连服两剂，浮肿更甚，面肿如斗，目肿如铃，下肢按之凹陷并有麻木感，咳嗽甚，但仍无痰，舌苔白稍厚滑润，脉缓。后服香砂六君汤加味8剂，诸症消。

按 据咳嗽无痰、午后潮热汗出诊为肺阴亏虚，投百合固金汤加减滋补肺阴。药后不但诸症未减，反而周身浮肿，咳嗽更剧。细察其因：潮热、汗出乃肺卫气虚、浮阳外越之象，并非肺阴亏虚；咳嗽气喘为肺气虚而不敛所致，亦非阴虚为患；干咳无痰乃痰湿聚闭中焦、气虚无力排吐所致。治以滋补肺阴，势必导致寒凉伐其肺气，滋腻助其脾湿。肺脾气虚，水湿失于宣通、运化，溢于肌肤，故致周身浮肿。

对误治病证，应认真分析，吸取教训，引以为戒。从上案体会到：①辨寒热必观舌质的红淡，诊虚实定看舌苔的厚薄、黄白。②干咳无痰未必无痰湿，午后潮热汗出并非皆阴虚。③辨证必须认真，治疗更要谨守病机。

——王玉生.误治案分析［J］.山东中医杂志，1984（3）：49.

案3 热咳误作寒咳

徐某，男，56岁。时值隆冬，喘咳发作已5日。恶寒发热，无汗头痛，周身骨节酸楚，咽干口苦，恶心欲吐，痰多色白，喉中声如曳锯，入夜尤甚，舌苔白腻而滑，脉浮紧兼数。余以风寒外客太阳，引动痰饮为患。师仲景之法，小青龙汤加杏仁、紫菀、款冬、苍术，水煎治之。

服2剂后，寒热，头、身痛，喘咳悉减，唯口苦咽干依然，仍步前意继进2贴，以撤余邪。药未尽剂，口苦加剧，发热微恶风寒，咽痛，喘咳复炽，痰稠色黄，张口抬肩，舌苔腻质露红，脉浮数无紧敛之感。何缘病证初退反进？细思之：一诊凭证投外解风寒，内蠲痰饮之剂，虽无可厚非，然病延五日，证具咽干口苦，岂能无视？再诊前药虽见效，然更置咽干口苦于不顾，复行纯温发表，易犯刻舟求剑之误也。恍悟前治，乃不识《伤寒》真谛，泥常法之弊。故改以宣上和中，三焦寒热并用之法：桂枝3g，浙贝6g，白芍10g，桑叶10g，杏仁10g，黄芩10g，射干3g，姜夏6g，竹茹6g，苍术6g，橘红10g，茯苓10g，银杏肉6枚，桔梗6g，甘草5g，紫石英20g（先煎）。服3帖后，寒热解，咽痛瘥，恶心愈，口苦减，喘咳趋宁，舌苔薄白、质偏红，脉细数。以知柏地黄丸方为汤剂加紫石英，3帖疾瘥。嘱常进金水六君丸以善其后，未再发。

按 诊病之要，务在四诊合参。本案犯了缘木胶柱，泥于《伤寒》的常法，不识《伤寒》与《温病》之变化与统一而误治。可见，学医不识真谛，墨守常法不知变，均能导致临床辨证不贴切，治则必误，此足当戒。

——梁明达.误治救逆验案三则［J］.吉林中医药，1985（6）：23.

案4　内伤咳误为外感咳

吴某某，男，43岁，潮州市文联干部。

主诉：慢性咳嗽，胸闷，动则微气促，咳痰稀少。慢性支气管炎史3年，逢劳倦、抽烟、遇煤气则咳嗽不断，夜间尤甚。

诊治经过：医者只以"咳嗽"一症，处拟桑菊饮加减。桑叶10g，桔梗10g，连翘10g，北杏仁10g，甘草10g，薄荷3g，枇杷叶10g，马兜铃10g。连服6帖，咳嗽不减，喉痒，咳后常吐清涎，自觉胸闷、眩晕。

患者复诊后再行认真的辨证。诊得脉软细微数，舌质红，苔薄白。胸透见肺纹理较粗。再复习其病史，合参可知，患者咳嗽乃为肺气阴两伤之内伤咳嗽。治当益气养阴，敛肺止咳。用补肺汤合止嗽散加减：明党13g，麦冬10g，当归10g，乌梅4枚，紫菀10g，北杏仁10g，百部10g，桔梗10g，枳壳10g，甘草5g，服2帖后，咳嗽大减，胸翳也解，连服上方12帖，症状基本消失。

按　本案为内伤咳嗽，但由于不辨证，用治风热咳嗽之疏风解表宣肺之药治疗，结果其咳益甚，更耗肺气，咳嗽加剧。后用补益肺气，敛肺止咳而取胜，说明见症不辨证，难免发生医误，乃医者之大忌，诚如程国彭在《医学心悟》中"百误歌"所指出的"辨证难"那样，不求辨证，只求医症，错误当然难以避免。所以，每个中医生必须建立正确的疾病诊治思路。未得其证，决不贸然落笔处方。正如《临证指南医案》所云："医道在乎识证、立法、用药，此为三大关键。一有草卒，不堪司命。然三者之中，识证尤为紧要。"

——陈锦荣.中医内科临床医误刍言［J］.广州中医学院学报，1986（1）：27-29.

案5　痰湿咳误作外感咳

曾治某女，55岁，1987年2月19日初诊。

患者素喜食肥甘，体硕。数日前不慎感寒，遂致咳嗽，始微渐重，入夜尤甚，痰黏量多，恶心欲呕，食欲不振，舌淡、苔白，脉弦滑。治以宣肺、化痰、止咳。处方：炙麻黄、五味子各9g，杏仁、款冬花各10g，前胡、桔梗、紫菀各12g，甘草6g，服2剂后咳嗽加剧，呕吐频作，所出物为白色痰涎。二诊更法变方：半夏、干姜、川厚朴各15g，云茯苓30g，苍术、白术各12g，砂仁、降香各9g，甘草6g。服5剂后咳呕俱减，饮食大增。三诊：上方去降香加太子参15g，继服5剂，诸症蠲除。

按　本案由中焦痰湿内阻，复感寒湿之邪上乘于肺而咳。一诊宣肺止咳，更用桔梗、前胡升提之品，故咳呕频作。二诊后采用温中化痰，降逆散寒之法，则咳呕俱止，而收全效。

——郭选贤，单志群.咳嗽误治案二则简析［J］.新中医，1991（12）：22.

案6 寒饮咳喘误用收敛之品

杨某，女，38岁，农民。1989年10月4日入院。

外感后咳嗽2月余，咳则作喘不能平卧1月。曾间断服用中西药治疗不效。否认心脏疾病史。体检：双肺闻及散在干啰音。心率80次/分，律齐，未闻杂音。胸片及心电图均示正常。主症：咳嗽作喘，不能平卧，夜间尤甚，咯白稀兼黄痰。痰出稍安，畏寒肢冷。两颧及口唇紫绀，下肢稍浮肿。纳差乏力，流清涕，舌淡暗。苔薄，脉沉细弱。

诊断：中医为咳嗽合并喘证。西医为喘息性支气管炎。

辨证：风寒外束，肺金虚寒；脾失健运，水气凌心。

治则：宣肺散寒，化饮健脾。

方用小青龙合葶苈大枣泻肺汤化裁：葶苈子、云苓、炙麻黄各15g，干姜、鱼腥草各18g，细辛、桔梗各9g，五味子、生姜各6g，大枣5枚。服药1剂咳喘减，能平卧。继2剂无进展，再2剂后咳喘夜甚，咯白稀痰，量多有咸味，舌稍红苔黄，脉沉细数。按肾精亏虚、痰湿内盛。给金水六君煎加葶苈子、大枣，服3剂彻夜不能平卧，左寸关脉浮细数。双肺广泛干啰音，思及延年半夏丸主证与此相吻，投之效罔。邀师讨论，乃风寒束肺，肺金虚寒，失于宣肃而成，治宜宣肺散寒，温肺化饮。药用：生麻黄、炙百部、苏叶、白芥子、枳实各10g，地龙12g，干姜9g，桂枝6g，细辛3g，两剂毕，咳喘明显减轻，能平卧，双肺啰音明显减少，继3剂。病愈出院。

按 该患系外寒内饮之咳喘，投小青龙汤当属正治而药收小效后病反加剧，笔者误认为辨证不准，后致屡次着眼小症，施方处药，终无效验。纵观全程，乃用药不精，有所偏失，正治易弦，方寸大乱。是方虽内用温化健中重品，而外施宣肺散寒不力。故唯收小验，更况五味子敛肺碍邪，焉有肺司宣肃、病无反剧之理？正如尤氏云："五味子治嗽，若风寒所客，则敛而不去矣。"

——李波.临证误治病例分析三则［J］.河南中医药学刊，1995（1）：50-51.

案7 痰湿咳嗽忽视肺脾气虚之本

李某某，男，81岁，1997年9月7日门诊。

患者半月前因受凉后引起高热、咳嗽、胸痛、咳大量黄白稠痰，某医院X

线摄片诊为大叶性肺炎，经使用抗生素等药物（具体药物不详）治疗，症状缓解，但咳嗽反复，痰多色白，气短乏力，纳呆。曾服中药，以清热宣肺、化痰止咳治之：炙麻黄6g，杏仁10g，桔梗10g，黄芩10g，浙贝15g，瓜蒌皮15g，鱼腥草15g，茯苓10g，陈皮6g，甘草5g。治疗1周，咳嗽仍不止，反见气短乏力加重，脘痞便溏，舌苔白腻，脉细滑，后转诊于余。辨证属肺脾两虚，痰湿内生，治宜补益肺脾，化痰祛湿。处方：白参10g（另煎），炙黄芪30g，焦白术20g，炒莱菔子15g，焦山楂15g，苍术10g，厚朴10g，白果10g（打碎），法半夏12g，陈皮10g，茯苓15g，炙甘草5g。水煎1剂，诸症顿减，继服4剂，咳止纳佳。X线摄片示两肺纹理清晰，未见异常。

按 患者年事已高，素体羸弱，因高热咳嗽，应用抗生素等药后，邪气已却，但肺脾皆虚、痰湿内生所致之胸闷气短、脘痞纳呆诸症未解，此时若仍用清热宣肺化痰止咳之药，必犯虚虚之诫，症当加重。余改用参、芪、术大补肺脾，二陈汤及苍术、厚朴、白果等健脾燥湿化痰，敛肺止咳，是方切合病机，诸症当平。

——曾洪生.外感、内伤病纠误举隅［J］.江西中医药，1999（6）：31.

案8 咳嗽误汗伤津

李某，男，45岁，干部，1997年11月6日初诊。

咳嗽、咳痰伴低热1月余。前医给予发汗、解表、清肺等治疗，热仍不退。诊时身热无汗，咳吐浊唾涎沫，质稠不爽，气急喘促，口燥咽干，舌红无苔，脉虚数。

据此分析：患者咳久伤肺耗气，复感热邪，阴津损伤；又妄用汗法，重亡津液，以致肺之气阴两亏，肺失濡养，肺叶枯萎不用。诊为虚热肺痿。治宜养阴益气清热，润肺化痰止咳。方以沙参麦冬汤加减：生沙参24g，麦冬20g，金银花10g，桑叶12g，贝母10g，瓜蒌皮15g，桔梗6g，太子参12g，生地黄10g。服药7剂后，身热已退，气喘有减，浊唾稀少，舌已转润，思热势已去，津液渐复，当培土生金，上方改金银花6g，加山药10g，进服10剂后，诸症皆去而愈。

按 此为咳嗽误汗、伤津致痿案。盖肺痿一证，无论何因所致，多以损伤肺之气阴而成。《金匮要略》云："肺痿之为病，从何得之……或从汗出，或从呕吐……重亡津液，故得之。"患者久咳伤肺，复感热邪，灼伤阴津；又妄以表散，更伤津液，以致气阴两虚，肺失濡养，肺叶不用，而致肺痿。此病以肺津匮乏为本，救误之要当以生津润肺为则，故用沙参、麦冬、太子参补气生津，以固气阴之本；以金银花、桑叶、生地黄清热解毒，以除邪热之扰；贝母、瓜蒌皮、桔梗以治痰涎咳嗽之标；山药补中运脾，以绝生痰之源。纵观全方，养阴益气与清热润肺并举，辅以化痰止咳降逆。气阴得复，邪热得去，诸症皆平。

——王兴柱.临症救误举隅［J］.河南中医，2001（6）：69–70.

案9　痰热咳嗽忽视肺肾阴虚之本

蓝某，男，70岁，1999年4月11日初诊。

患者因受凉发病，致恶寒，发热，咳嗽，经用大剂量青霉素静脉点滴，恶寒发热虽解，但仍咳嗽，胸闷，自觉胸部灼热。求诊于某医，胸透示肺纹理增强，血常规正常，遂用泻白散加味，5剂后诸症依旧。诊时除上述外，诉咳嗽痰白稍带黄色，量多，自觉痰带咸味，视其舌红苔薄黄，切脉沉细而数。此乃肺肾阴虚，痰湿化热之证，拟滋补肺肾、化痰除湿，兼清肺热，方用金水六君煎加味：熟地（另包，沸水浸渍15分钟后，取汁煎药）40g，当归、山药各30g，葶苈子、陈皮、炙甘草各10g，瓜蒌子、川贝母、法半夏、茯苓各12g。4月16日复诊，诉服药5剂后咳、痰均明显减轻。续服5剂后诸症消失，嘱其胸透复查，肺野清晰。

按　肺纹理增强，并不等于肺热，故不可一见肺纹理增强就投清泄肺热之剂。如本例医者以泻白散加味清泄肺热，不仅诸症依旧，且反有痰湿化热之象。笔者抓住咳嗽痰咸这一主症，且伴舌红，脉细数，认为是肺肾阴虚，痰湿内阻，故治疗时君以金水六君煎。方中大剂量熟地、当归相伍，一开一合，大补气血，顾其老年气血之虚；二陈汤得大剂量熟地、当归化痰理气而不伤阴；大剂量熟地、当归得二陈汤则补而不滞。加山药者，以其肺脾肾三脏并补，增强本方补益脾肾之功。因痰色白黄，胸部灼热，舌红苔黄，知为痰湿化热，故加黄芩、川贝母、瓜蒌子清热化痰。合而用之，痰、虚并治，邪正兼顾。对于大剂量抗菌素治疗后仍咳嗽痰咸，舌红、脉细数者，以此方据证加减，均获满意疗效。焦树德在《从病例谈辨证论治》一书中，结合西医诊断明确的小舞蹈病等五个病例运用中医药治疗成败中指出："中医不要单以西医病名作为治疗依据。""对号入座"的治法，效果不好。强调"中医治疗西医诊断过的疾病时，也要运用辨证论治，才能取得良效，千万不要死板地根据西医病名去论治，要辨证论治"。

——徐云祥，舒鸿飞.从临床纠误谈辨证论治［J］.
湖北中医杂志，2010，32（6）：60–61.

案10　痰热咳嗽忽视胃肠燥热之机

袁某某，男，58岁，2000年3月15日初诊。

患者感冒后咳嗽2月余。血、尿、便各项检查均正常。曾静脉滴注青霉素、先锋Ⅳ等，咳仍不止。刻下诊：咳嗽频作，咯痰黄稠，胸胁胀痛，口苦咽痒，腹胀纳呆，溲黄便结，舌红、苔黄腻，脉弦滑。诊为：木火刑金，痰热蕴肺，肺失宣降。药用：龙胆草15g，柴胡10g，黄芩10g，车前子15g（包），木通8g，杏仁15g，莱菔子30g，白芥子10g，瓜蒌15g，枳壳10g。每日1剂，水煎服。连服5剂，咳嗽仍无明显好转。复诊苔由黄腻转为淡黄。察其形体壮实，细思久咳之症，痰多化热，热移大肠，腑气不通，浊气反上，肺失肃降。改为泻下通腑，清肺化痰。药用：生大黄8g，芒硝6g，桔梗12g，甘草10g，杏仁10g，瓜蒌30g，胆南星10g，牛蒡子9g，枳实10g。每日1剂，水煎服。3剂后，患者自述腹胀诸症大减，咳嗽亦减。继服3剂后，予养阴之品调理而愈。

按　该例治疗始从口苦、胸胁胀满、苔黄腻等症出发，辨为"木火刑金"，"痰热蕴肺"，而忽略了"胃肠燥热"之证：大便干结，腹胀纳呆，舌红苔黄腻等，从而疗效欠佳。改服调胃承气汤加味通腑泄热后，大肠实热得泄，腑气得通，助肺宣肃恢复，收意外之效。

——李聚梅.临证辨误医案3则［J］.山西中医，2001（4）：36.

案11　秋燥咳嗽误作寒湿

汪某某，男，34岁，2002年9月就诊。

从事烹调行业，遇油烟易发咳嗽。近因空调屋内打麻将，遂发咳嗽、气喘、胸闷、痰少，舌质红，苔白腻，脉细紧。今值夏秋之交，疑为寒湿阻肺所为。处方：藿香15g，厚朴5g，薏苡仁30g，苏梗15g，香薷12g，鱼腥草20g，僵蚕15g，浙贝母10g，炙麻黄10g，杏仁10g，法半夏15g，葶苈子15g，茯苓皮30g，六曲10g。5剂。服至2剂时感觉气喘加重，自觉气涌于咽，梗死不舒，用西药解痉平喘方舒一时，察舌苔虽白，然表面不光滑，并带糙，口渴欲饮水，于9月2日复诊，原方去香薷、苏梗加石膏30g、黄芩10g、芦根30g、麦冬20g，3剂，服后症状明显改善，已无梗死感。9月5日再诊，舌质转红，舌苔转黄，脉细滑。原方再加天浆壳12g、桔梗15g、旋覆花15g（包），5剂得瘥。

按　此案患者咳喘，初现寒湿阻肺，肺气不宣，又夏秋之交，在空调屋内打麻将，舌苔白腻，误为寒湿阻肺，用芳香宣化法不效，后察之舌苔见白腻而表面粗糙，咽梗，口渴，转用滋阴清热降气药获效。

——章新亮.3例咳嗽案白苔误辨分析［J］.江西中医药，2007（3）：56.

案12 伏暑咳嗽误作风寒外束论治

黄某某，男，72岁，病发于2003年12月份，交冬，气候多风寒雨水之季。

咳嗽，干咳少痰，咳声频频，稍有鼻塞，舌质淡红，苔中白滑，脉濡缓。初辨为风寒束肺，肺气不宣，痰湿内恋，投茯苓桂枝汤合荆防败毒散。处方：桂枝10g，杏仁10g，苏叶10g，荆芥6g，前胡10g，法半夏12g，云苓12g，柴胡10g，防风10g，浙贝10g。3剂，咳嗽仍频，干咳少痰，舌苔中白滑，脉濡。后思《温病条辨·三十八条》曰："太阴伏暑，舌白口渴无汗者，银翘散去牛蒡、玄参，加杏仁、滑石主之"，方觉属伏暑温证夹湿，虽处冬季，仍予淡渗与清透润肺，处方：桑叶10g，银花15g，连翘10g，马勃6g（包），薏苡仁30g，百部15g，旋覆花15g（包），紫菀12g。3剂。症状明显改善，守方3剂再服得瘥。

按 患者舌苔白滑，辨为风寒束肺，用茯苓桂枝汤合荆防败毒散化裁，以温肺化痰合宣肺解表，药后咳嗽仍频，后辨其伏暑所为，改用淡渗滋润之剂，使湿温之邪从小便而去，表证得解，故病得瘥。

——章新亮.3例咳嗽案白苔误辨分析［J］.江西中医药，2007（3）：56.

二、喘证

案1 虚喘误用豁痰理气法

鄙人曾治五台县大建安村徐妻阎氏一案，颇有曲折。出诊刚到村，便有人说：阎氏昨晚几乎断命，并告诫慎重开方。见病人时，呼吸困难，喘息不得平卧，痰稀量多，心悸，四肢厥冷，饮食不进，大便稀溏，左脉数而似有似无，右脉伏而不见，苔白滑，一派虚寒之象。询及既往，前医屡用豁痰理气之剂不效，后约因体温偏高，脉数而误用仙方活命饮，致病情更重，几乎丧命。合参上述脉证，证属气虚阳衰，急当回阳敛气，始有一线希望。方用真武汤加人参、细辛、五味子，1剂后喘证缓解，3剂则转危为安。

按 如何辨虚实呢？古人谓：在肺为实，在肾为虚；外感为实，内伤为虚，新病为实，久病为虚之别。有以证分，有以脉辨，都有一定道理。但临床上尤有虚而似实，或实而似虚之病，颇为棘手，临证时尚当综合分析，脉症合参，去伪存真，仔细辨别。大抵实喘胸满息粗，声高气涌，以呼出为快，多新病，多外感；虚喘声低息短，慌张气怯，吸气尤难，多久病多内伤。尤须注意者，喘证多伴心悸，脉多数，或虚或实，更当细辨。张景岳有言："凡病喘促，但察其脉息微弱细涩者，必阴中之阳虚也；或浮大弦芤按之空虚者，必阳中之阴虚也。大凡喘急不得卧，而脉见如此者，皆元气大虚，去死不远之候。若妄加攻伐，必增剧而危。"结合本例病人的证治，更知景岳言之可信。

——赵尚华，张俊卿.张子琳谈从误治中挽回危症的经验［J］.
山西中医，1985（1）：25-26.

案2　实喘误用补法

严某某，女，70岁。1972年10月11日诊。

咳嗽气逼，面浮跗肿3日，前医误作高年气虚投补中益气汤2剂，以致病情骤变，肿喘益甚，呼吸困难，痛不欲生，家人见而惊惧，改延余治。患者倚息不得卧，夜以继日，胸闷气憋，张口抬肩，气涌上喘，痰白质稠，咯吐不爽，户外能闻喉中锯声，口唇青紫，遍身水肿，按之凹陷，良久始复，且脘腹饱胀，食后更甚，尿短便秘，大有痰阻肺闭难以支持之势。诊脉滑弦稍数，舌苔白腻。此乃水饮痰浊壅塞胸中，肺气被遏，水道不通，宣肃功能失调使然。急宜泻肺涤饮，顺气化痰。处方：葶苈子3g，大枣15g，桑皮9g，地骨皮9g，麻黄3g，苦杏仁9g，赤小豆30g，厚朴6g，泽泻9g，苍白术各6g，生甘草6g。1剂喘减咳松，肿消大半，再剂气平不喘，身肿全消，病乃痊愈。

按　综观脉症，显示邪气有余，痰饮冲激肺脏，治节无权之实证。无虚而补，令痰饮胶固，肺气益闭，其挽治选用葶苈大枣泻肺汤与泻白散降气泄水，三拗汤宣肺平喘。厚朴、苍白术燥湿除满，赤小豆、泽泻渗湿利尿。一降一宣，一燥一利，使闭路得开，而奏肺宣气顺，饮去痰消之效。

——孙清华.误补挽治两则［J］.江西中医药，1985（4）：38.

案3　阴虚咳喘误辨为痰热阻肺

吴某，女，19岁，学生。1979年3月来诊。

喘促旬日，咳喘抬肩，痰鸣胸闷，夜不得卧，兼恶心、纳呆，服西药罔效。诊见：舌苔白腻，脉浮数，体温37.4℃。按痰热阻肺型喘证，投三子养亲汤加味（苏子、莱菔子、白芥子、陈皮、前胡、生石膏、杏仁、桑白皮），水煎服。次晨，患女喘息加重，动则尤甚，汗出肢冷，烦闷心躁。观舌质淡红、苔白、脉浮大、左尺无力。事出始料，乃询其母，知该女5岁时患麻疹合并肺炎，嗣后每遇外感喘疾必发。此次喘发正值月经来潮3日。思之再三，忽忆景岳云："实喘者，气长而有余；虚喘者，气短而不续……此其一为真喘，一为似喘。真喘者，其责在肺；似喘者，其责在肾。"方悟此乃误治。此女素有宿根，又逢经期，阴血下注，肾阴愈虚，致浮阳上逆，发为痰喘。遂改投都气丸加减：熟地15g、山萸肉15g、山药20g、泽泻10g、五味子15g，加枸杞子15g、补骨脂15g、肉桂10g、麦冬10g、党参25g，水煎服。4剂后，喘促大平，汗止肢温，尺脉有力。守原方继投6剂，喘平疾痊。嘱每日服六味地黄丸2次，每次1丸，连续服用4个月，以拔宿根。3年后追访，每逢感冒亦无喘症复发。

按 喘分虚实，治法迥别，虚实真似，差之分毫，谬以千里。本案一发热、二脉浮数，但忽略问诊，致使病机失之交臂。此足证临证务须四诊合参，审因细辨，知常达变，方不误事。

——王雨亭.真喘似喘误治一案［J］.四川中医，1985（8）：10.

案4 痰热咳喘误补

陈某某，男，54岁，工人。1980年11月25日来诊。

患慢性支气管炎已10余年，近10日因外感风寒致咳喘加剧，某医院诊为慢性支气管炎急性发作，用人参蛤蚧散加减治疗。药后症状有增无减，转我院诊治。诊见身热不解，呼吸气粗，咳吐黄痰，胸闷不舒，心烦口渴，小便短赤，苔黄腻，脉滑数。证属风寒化热，痰热互结，郁遏于肺。拟清泄肺热，止咳平喘，涤痰开结之法。方用麻杏石甘汤合小陷胸汤加味（麻黄、杏仁、甘草、清半夏、瓜蒌仁、黄芩各10g，石膏100g，代赭石、银花各30g，黄连5g），服3剂，身热退，咳喘平，再3剂，诸症均减，恢复工作。

按 咳喘一症，其因有别，治法亦殊。本例慢性支气管炎急性发作，为感外邪导致宿痰加剧，标本合病。综观脉症，系热邪蕴肺。误用补法，反助热邪。根据急则治标的原则，用麻杏石甘汤合小陷胸汤加味清泻肺热而奏效。

——刘浩江.误补及救误病案举隅［J］.吉林中医药，1985（5）：15-16.

案5 表寒里热误用温肺

刘某，男，65岁，1983年11月10日入院。

主诉：慢性咳喘18年，加重伴有心悸、浮肿、尿少一周。入院诊断：慢性支气管炎并感染，肺源性心脏病心衰Ⅰ度。经常规抗感染、强心利尿，未见明显效果，要求中医诊治。四诊所见：形瘦神疲，面色晦暗，短气喘息，不能平卧，痰多清稀，间夹黏稠，周身酸楚，形寒肢冷，脘痞食少，心悸而烦，浮肿尿少，大便时溏，舌质暗淡，舌苔白腻，脉象弦紧。治以温肺化饮，降气平喘，佐以利水。方用苓甘五味姜辛汤合三子养亲汤加车前子。服药3剂，咳喘依然，浮肿加重，改温阳利水，健运脾胃，真武汤合五苓散，再进3剂。药后呼吸更为急促，咳呛时作，痰黏难咯，小腹拘急，尿频量少，渐至滴沥难出，辗转不安，舌苔白腻，舌心微黄，大便3日未解。查体：膀胱隆起，若碗大包块，乃急性尿潴留（癃闭）。遂导尿800ml，留置导尿管，为进一步明确发病原因，急请外科会诊，排除了急慢性前列腺疾病。目前病情更为复杂，解决排尿又成当务之急，辨证为肺热壅盛，不能肃降，通调水道，用清肺饮（《证治汇补》）加减治疗。药用生石膏30g（先煎），黄芩10g，桑白皮15g，炙麻黄10g，桔梗10g，半夏10g，杏仁10g，苏子10g，葶苈子15g，木通10g，茯苓20g，陈皮10g，生大黄6g（后下）。出乎所料，4剂后不仅小便畅通，而且咳喘减轻，浮肿消退大半，精神好转，后以苏子降气汤调治1月，病情稳定出院。

按 首诊患者久病咳喘，痰稀量多，形寒肢冷，舌淡苔白，可知为寒饮伏肺，但间有黏痰夹杂，时有烦躁，说明饮邪已有化热趋势；虽无寒热表证，但周身酸楚，应考虑有表寒存在，因为久病正衰，正不胜邪，正邪交争不著。因此应辨为小青龙加石膏汤证，当以解表化饮，兼清里热，佐以利水。而误用苓甘五味姜辛汤温肺化饮，表邪未解，反而加重肺热，故咳喘未平。二诊：患者上为表寒内饮化热，邪实为主，下为阳虚水泛，凌心射肺，本应标本兼顾，上下同治，而单用温阳利水健脾之法何以取效？以致痰热阻肺，热传大肠，咳呛阵作，痰黏难咯，大便秘结，舌苔转黄。对水肿的辨证只顾及脾肾阳虚、气化失常的一面，忽视了肺失通调在发病中的作用，虽用了大剂利水之品，但水肿未退，变生癃闭。

——李巧英.辨证失误一得［J］.陕西中医函授，1995（2）：48-49.

案6 气虚咳喘误作痰热论治

熊某，女，57岁。1986年2月15日来诊。

主诉：咳喘，痰黄稠，头胀，发热已月余。自述1个月前，有时咳嗽，渐成咳喘，痰亦变稀白为黄稠，头部觉胀闷，时有发热，伴有怕冷，口苦异常，饮食较差，大便秘结，小便色黄，腰重坠，一身骨节酸痛。刻诊：面色稍红，神情烦躁，口臭，苔薄黄而滑，舌尖稍红，脉沉弦。按肺热痰实，痰湿内阻，投以麻杏石甘汤合清气化痰丸（改汤）3剂，不料次日下午，患者提前来诊，并谓昨日服第一剂药后不久，出现严重的畏寒，非卧床重被不可，头胀头痛益甚，以两侧太阳穴处为重，腹绞痛一阵，伴肠鸣，但未腹泻，精神亦差。自认是途中感冒风寒，令家人煎生姜葱头辣椒汤，服后汗出较多，但诸症未减。第一剂药的二煎，因误时未服。今天上午煎服第三剂，服药后不及1小时，上述诸症益加严重，并增头晕头重，体弱不支之感，用毛巾裹头始觉稍舒，还出现恶心欲呕、口唾清涎等症。我即详细询问患者的既往病史，得知原有"慢性支气管炎""胃下垂（中度）""慢性肾盂肾炎"及"缺铁性贫血"史。再重新诊视，发现她虽有咳喘，但咳声不响亮，也不重实，咳喘费力，并额汗出，痰虽黄稠，但量不多，泡沫少，头胀闷却以沉重如裹为主，并伴有轻度昏眩，时有发热，但体温不甚高，周身终日淅淅畏寒，血检白细胞计数不到 5×10^9/L，口苦异常，口臭，但却不欲饮，少饮亦喜热，饮食差为日已久，但平素喜热饮，饮冷、感寒、伤食均会诱发胃脘痛，便秘却腹不胀，尿黄又不灼热，尤其是脉虽沉弦，但如东垣所说，按之绝对无力。诊至此时，不禁面热汗颜。恳言失误，重新处方。拟补中益气汤加味：黄芪15g，当归10g，党参15g，白术10g，陈皮6g，炙草3g，柴胡6g，升麻6g，紫苏10g，鱼腥草15g。1剂。次日来诊，服药后症似有减，尤以精神好转为明显，原方再进3剂。3剂后，咳喘明显减轻，余症亦有改善。后以补中益气汤加减为主，前后共服20余剂，上述症状基本缓解。复查血色素已由6.5g升到9.5g，尿常规检尿蛋白已转阴。嘱其长服补中益气丸巩固。

按 李杲在谈到白虎汤证与当归补血汤证时，十分重视脉诊，脉有力为实，无力为虚，这确是阅历之谈。本人体会：既往病史有助诊断，久病多虚，"肾"病多虚，是有一定规律性的。炎症不一定是实证，消炎也不尽用凉药。

——杨更生.虚热误治一例的教训[J].江西中医药，1987（2）：38.

案7 肾虚作喘未用纳气重镇药

陈某某，女，59岁，工人，初诊日期：1986年11月3日。

咳喘反复发作7年，每逢冬季或感寒后诱发或加重，1月前不慎外感，咳喘又作。刻诊：咳嗽频作，咯痰青黑，喉中痰鸣，胸闷憋气，气喘气急，动则益甚，喘时汗出，口渴不饮，舌质红，苔黄腻，脉细滑。辨证：痰热蕴肺，肺失肃降，治当清热化痰，肃肺平喘。药用：炙麻黄、杏仁、甘草、苏子、葶苈子、制半夏、陈皮、冬瓜仁、桑白皮、炒黄芩、全瓜蒌。3帖。药后咳喘诸症不减，恐药力未到，继服4帖，未效。

按 前后两诊，均未见效，百思不得其解，请教邵性丽老师后方知，本案之误是以偏概全，未能全面分析病情，这是初诊时忽视了喘时汗出、动则喘甚、咯痰青黑等肾虚不能纳气等主症。综合病情，知本病的病机为：痰热蕴肺，肾不纳气，治当清化痰热，纳气平喘，药用：炙麻黄、杏仁、葶苈子、苏子、前胡、浙贝母、桑白皮、炒黄芩、全瓜蒌、紫菀各10g，紫石英25g（先煎），沉香4g（后下）。5帖，咳喘已减，汗出亦少，苔腻化薄，继服7帖，咳喘渐平。特别要指出的是：吾师邵性丽在治疗证属上盛下虚之咳喘时，常用紫石英、沉香二味药。她认为：紫石英有重镇之力，能下气平喘；沉香能补肾纳气平喘，使纳入之气固定而不上浮。二药合用，共成纳气定喘之功。验之临床，信然。

——雷耀晨.临证救误案析［J］.南京中医学院学报，1990（4）：32-33.

案8　阳虚喘证误用辛凉发散

常某某，女，68岁，五台县人。1987年4月9日初诊。

自诉两天前因感冒引起喘息。诊见喘息汗出，上腹硬满，不能平卧。伴纳差，无力，心悸，尿少。舌淡胖，苔微黄，略带水滑，脉象濡滑稍弱。观其症，似合《伤寒论》第63条"发汗后，不可更行桂枝汤，汗出而喘，无大热者，可与麻黄杏仁甘草石膏汤"之意。遂处方：麻黄6g，杏仁9g，炙甘草6g，石膏24g，半夏9g，陈皮10g，姜枣为引，2剂，水煎服。

二诊：患者自述服药1剂后微觉心烦，头晕眼花，认为是药力作怪。但服第二付之一煎后，大汗淋漓，喘息更甚，胸痹气短，面白身冷。

余据此证细思患者素有喘疾，痰宿亘久，必累及脾肾，至脾肾阳虚，痰湿阻肺，肺气虚损，今伤于风寒，引动宿疾，而发为喘，实属心肾阳虚之证，本应温阳利水，却投辛凉之麻杏石甘，辨证错矣！且石膏辛凉有碍痰饮之蠲化，麻黄量大而生用，迫汗大出，耗散肺气，如此肺气愈虚，痰饮凝结，真元更亏，喘岂有不剧之理？！乃改投真武汤加减：茯苓12g，焦白术10g，附子3g，炒白芍12g，泽泻10g，桂枝6g，肉桂8g，补骨脂10g，杏仁10g，蜜炙麻黄2g，五味子10g，半夏9g，前胡9g，生姜5片为引。1剂喘稍平，2剂喘即止。

——田煜.喘证误治一例小议［J］.山西中医，1988（4）：32.

按　本案之误，在于辨证不确，仅考虑到刻下症而未虑及患者平素体质因素。老年患者，其病往往虚实寒热错杂，单纯的虚证、实证较少见，所以诊治时务必全面收集信息，《十问歌》中所谓"九问旧病十问因"，医者当牢记笃行。

案9　阴虚喘证误用温药

常某，男，62岁，1988年1月23日初诊。

咳喘、倚息、胸闷加重已5天。患者素有慢性咳喘病史已10余年，每届冬至以后，宿疾辄发，逐年加重。于1988年1月18日因感受寒邪而喘疾发，经医治疗，表邪虽有所减轻，但咳喘、心悸、胸闷、汗出、头痛、口干口苦、大便秘结已5天。查体：T37.8℃，P12次/分，R42次/分，BP120/80mmHg，神志清楚，颜面呈紫褐色，表情痛苦，心烦气急，汗出如珠，咯白色黏痰而不利，两肺可闻及湿性啰音伴哮鸣音，剑突下有明显的心脏搏动，心音低钝，肝大压痛，颈动脉怒张，肝颈反流征阳性，唇舌青暗，苔白厚，脉疾。诊断：喘证。心气欲脱，痰浊壅盛。治宜益气固脱，清热祛痰，宣肺平喘。急用西洋参5g，温水频服，日1剂，连服3日。继用沙参30g，麦冬20g，五味子、杏仁、贝母、前胡、苏子、当归、黄芩、远志、石菖蒲各10g，莱菔子15g，琥珀6g，3剂，水煎服，日1剂。

一诊（1月26日）：药后症状减轻，大便通利，仍见心悸汗出，痰量与黏度未减，气短不足以息，腰酸腿肿，踝关节以上为甚。疑为肾气失纳，综上方去莱菔子、苏子、琥珀，加补骨脂、山萸肉各15g，3剂。

二诊（1月28日）：药后即见病情转变加重，口干舌燥，白色痰涎频咯不已而不利，两个昼夜不能平卧入睡，心烦头痛加重，唇舌紫暗，舌苔由白转微黄，纳差，颜睑浮肿，肝复肿大。查检前服方药，仅增补骨脂、山萸肉，方悟：此时病情乃痰浊壅盛之标实未衰，温敛导致肺气失宣，津液气化失常，急需清热化痰、养阴存津之品。即依上方去补骨脂、山萸肉，加瓜蒌、天花粉、旋覆花、桑白皮、太子参、鱼腥草，5剂。

三诊（2月2日）：药后病情好转，舌润津生，痰涎已减，咳喘渐平，仍见汗微出，唇舌转红，脉数，心率96次/分，脚肿已消，继用六君子汤益胃汤调理而喘疾瘳。

按 该患者初诊时，表邪虽罢，但肺肾阴虚，邪随热化灼津而痰浊生，久损及心，故见心气欲脱之咳喘危症。故首取独参汤以益气固脱，继用补气生津、敛阳止汗、清热化痰、通腑降气、安神除悸之品，故病情得以减轻，本应继清余热，化痰平喘，但仅仅以腰酸踝肿、气短倚息为据，误认为肾气虚亏失纳，遂增用补骨脂、山萸肉酸敛温补之品，致温热复助余热之邪而病情转重；遂去之改加清热化痰、养阴生津之类，竟转危为安，病入坦途。该例在诊治中犯"实实"之诫，当邪热微减尚未全却之际，若温补过早，不仅药助余邪而复炽，更碍气机升降而益疾，慎之。

——白彦隆.喘证邪实误补案［J］.吉林中医药，1990（6）：13.

案10 通脉四逆汤治格阳证未用葱白之误

李某，女，60岁，农民。1990年1月3日初诊。

患者素患水肿，屡进温阳利水之剂，病情稳定。近1周咳嗽、气喘，用西药抗生素治疗病亦减轻。1月3日午后，忽然气喘加剧，急诊之，见其端坐喘息，语言难续，面红唇紫，额上汗出，四肢不温，脉微欲绝。急疏参附汤合通脉四逆汤化裁：制附子10g，红参10g，干姜10g，山萸肉9g，生龙骨9g，炙甘草6g。1剂，急煎服。药后喘息缓解，至子夜喘息又作，且见神思恍惚，面赤如妆，额上汗出如油，有阴阳离决之势。急将原药二煎加葱白大者4茎，水煎约300ml，频频饮之。服药后病人吐出白色稀痰数口，喘定安睡，至次日9时方醒，精神好转，遂守方加减调治旬余，病人喘止肿消，转危为安。

按 此病人素患阳虚水肿，阴寒内盛，复因天寒地坼，两阴相逼，痰水上凌，虚阳浮越，致阴阳格拒之象，按格阳证用通脉四逆汤加味初治见效，但忽视了仲景"面色赤者，加葱九茎"之训，故虽小缓，不能持久。子夜阴极病加，面赤尤甚，情急之下，忆及葱白，不意服后阴阳宣通，痰水得吐，危象顿解。葱白乃寻常菜蔬，常人用之功过不著，而阴阳格拒甚者，非此不能见功。细玩仲景之方，每味皆有所任，若是轻微之症，少用1味，或无大碍，而危急重证，不可擅裁。

——袁晋河，韩冠先，连华敏.误治病例4则分析［J］.江西中医药，1996（3）：38.

案11 实喘误作虚喘治

患者，男，62岁。于1990年1月9日入院。

反复咳嗽、气喘7年余，发作3天。本月6日因受凉而喘咳复作，动则尤甚，气不得续，夜间不能平卧，伴黄痰量多，黏稠难咯，心悸心跳，头晕乏力。经某医院门诊治疗无效而转收入院。检查：T 36.5℃，R 22次/分，P 130次/分，Bp131/79mmHg，神清，面色潮红，半卧位，张口呼吸，颈静脉怒张，肝颈静脉回流征阳性，桶状胸，两肺叩诊过清音，呼吸音减弱，可闻及干、湿性啰音，心率130次/分，律齐，P2 > A2，剑突下心尖搏动明显，肝脾触诊不满意。唇舌紫暗，苔黄腻，脉滑数。胸片示慢支并肺气肿。心电图示：肺性P波，电轴右偏（+130°）。血检：RBC 4.76×10^{12}/L，Hb 138g/L，WBC 10.4×10^9/L，N 0.94，L 0.06，CO_2CP32mmol/L。诊断：慢支并感染、阻塞性肺气肿、肺心病合并I度心力衰竭、呼吸衰竭。中医诊为肺肾两虚、痰热郁肺型喘证。入院给予吸氧、抗感染、强心利尿、呼吸兴奋剂、扩血管剂等西医处理，配合参麦注射液静注，另用红参10g煎服。服参汤后患者出现头痛、烦躁、谵妄，西医拟诊"肺性脑病"进行抢救，并邀余会诊。诊见神志模糊，烦躁不安，喘促气粗，喉间痰鸣，面色紫晦，四肢末端青紫，唇舌紫暗，苔黄浊腻，脉弦滑而数。

辨证：此属痰热内闭、气失清肃、血脉瘀阻、蒙蔽清窍，拟麻杏石甘汤合苇茎汤加减：麻黄6g，杏仁10g，生石膏30g，芦根15g，桃仁10g，薏苡仁15g，冬瓜仁30g，鱼腥草30g，桑白皮15g，桔梗10g，川贝母10g，甘草5g，每日1剂，水煎服。并嘱停用参麦注射液和红参汤。服药5剂后，痰易咳出，喘促明显减轻，仍时有烦躁昏谵。守方去麻黄、杏仁、生石膏、桑白皮，加入黄芩10g、郁金15g、石菖蒲10g、茯苓30g，继服6剂，病情日渐好转，无喘促气粗，胸闷心悸、头晕头痛、烦躁昏谵等症悉除，面色紫晦、肢端青紫明显改善，能下床活动。血检：RBC 4.09×10^{12}/L，Hb 117g/L，WBC 6.0×10^9/L，N 0.76，L 0.24，CO_2CP 25mmol/L，遂改益气养阴兼化痰热之法调治2周，临床治愈出院。

按 患者咳、喘并作，且以气息喘促、不得平卧为主，当诊为喘证。喘证有虚实之分。实者呼吸深长有余，气粗声高，脉数有力；虚者呼吸短促难续，气怯声低，脉弱无力。久患喘咳，动则尤甚，气不得续，且伴心悸头晕，为肺肾两虚、心气不足之候，属虚；但面色紫晦，喘促气粗，唇舌紫暗，苔黄浊腻，脉弦滑数，又为痰热闭肺、肺失清肃之征，属实。久病反复发作，每多虚实交错，互为因果，证属虚实夹杂。其辨治失误原因：①按西医诊断心力衰竭、呼吸衰竭而套用中药，不辨属虚属实；②不明此证正虚与邪实之因果关系，即"痰热为因，正虚为果，痰热不化，正虚难复"，把实喘当作虚喘；③久病复作，正虚邪盛，痰热为标，当急则治标反治本。以致妄用人参，因补而滞，痰热内闭，气血瘀滞，清窍受蒙，故而呈现神昏谵妄、喘促气粗等危候。改拟祛邪利气、宣肺平喘之法，药用麻黄、杏仁宣肺平喘；生石膏、鱼腥草、桑白皮、芦根清泄肺热；桔梗、川贝母、薏苡仁、桃仁、冬瓜仁祛瘀化痰，祛邪利气；甘草调和诸药。合而为用，共奏清热宣肺、祛瘀化痰、止咳平喘之功。药后喘咳渐平，加入清气化痰、开窍醒神之品，则烦躁、昏谵诸症悉除，转危为安。前后两种治法，一重扶正，一重祛邪，疗效迥然不同。可见虚实疑似之间，辨证尤当审慎，切勿犯"虚虚实实"之戒。

——方显明.寒热虚实错杂证误治辨析［J］.广西中医药，1998（6）：36.

案12 寒喘误用清热法

某女，68岁，1999年1月6日初诊。

患慢性支气管炎30年，每至冬季感寒而咳喘发作，抗感染治疗可缓解。10天前外感后咳喘复作，静脉滴注庆大霉素2天咳嗽止，但喘憋不能安卧，少痰，活动后心悸，无力下地行走，苔黄，脉滑数。两肺可闻及哮鸣音。诊断为慢性支气管炎（喘息型）急性发作。予以青霉素、海舒必、氧氟沙星等抗感染，喘定、氟美松、吸氧等治疗，并用定喘汤加减。处方：炙麻黄、炒苦杏仁、白果仁、甘草各6g，炙款冬花、连翘、川贝母、炙百部、陈皮、桃仁、天冬、麦冬各10g，石膏30g，瓜蒌、天花粉各15g。每天1剂，水煎服。治疗20天，喘憋无明显好转，仍口干不欲饮水，纳谷不馨，胸脘满闷，苔黄燥，脉滑数。疑为清热之力不足，加黄芩12g，石膏用至60g，次日出现腹部冷痛，大便稀。至此始悟，此病当为虚寒。治宜舍苔、脉象，从病症而辨，更以苏子降气汤加减。处方：紫苏子、莱菔子各15g，半夏、陈皮、厚朴、当归、肉桂（焗）、甘草各10g，山茱萸、山药各12g，磁石（先煎）30g，服5剂，喘轻，黄燥苔未甚，口干减，哮鸣音减少，药已对症，上方加白芥子6g。继服10剂，苔转白，哮鸣音消失，诸症缓解。

按 本例口干、苔黄而燥是误诊为热的主要依据。细辨患者不欲饮食、气道不利、呼吸不畅、张口而喘，口腔内水分必随之蒸发，再者室内暖气温度较高，空气干燥，故口干、苔燥，为情理之中，不能为里热依据；详查虽有口干，但不欲饮，并非实热，且服清热剂下腹冷痛、大便稀溏、虚寒之象彰显；加上气不足息，动则喘甚，胸脘满闷，纳谷不馨，此为脾肾阳虚、痰饮内停，故虽有黄苔亦不能辨为热证。方用苏子降气汤合三子养亲汤，温肾健脾化痰则病愈。中医学认为，黄苔是由于热邪熏灼而致，主里证、热证。本例黄苔由脾（肾）阳虚、痰饮内停，而无热邪熏灼之理。根据《黄帝内经》五脏应五色理论，黄色为脾土所主，故黄苔应为脾阳虚，脏器本色显露于外所致。薛慎庵《四诊抉微·望诊》中亦提及黄苔一种少见类型，可与本文互参："有姜黄色舌苔及淡松花色苔，皆津润而冷，是皆阳衰土败之征。"

——王泽颖.黄苔误诊治验2则［J］.新中医，2007（4）：77.

三、肺痈

案 肺痈余邪未尽误用补法

刘某，男，48岁，农民，1972年4月就诊。

患者因寒热咳嗽胸痛1周，来本院中医门诊就诊。症见发热（39℃以上），时有恶寒，咳吐浓痰，气味腥臭，右侧胸痛，口舌干燥，精神萎顿，纳呆，大便干，小便短黄，舌质暗红苔黄，脉象滑数。经X线检查：右上肺可见3~4cm²圆形空洞，内有液平面，诊为肺脓疡。以千金苇茎汤加鱼腥草、桔梗、全瓜蒌、丹皮、柴胡、黄芩、甘草为基本方随症加减治疗半月余（未用西药），诸症悉退。X线复查，右上肺空洞消失，仅局部有少许片状阴影。病家谓病后体虚，尚有头晕神疲，纳谷不馨，间有轻咳，脉象虚软略数，求服补药。笔者也以为大功告成，遂予党参、黄芪、白术、怀山、当归、北沙参、杏仁、贝母、茯苓、甘草等，嘱服5剂。不期1周后病复如前。X线检查，右上肺又出现空洞和液平面。再以前方配合青霉素治愈。

按 《千金方》谓："若初瘥，气力未甚平复者，但消息之；须服药者，当以平药和之"。《素问·脏气法时论》说："毒药攻邪，五谷为养，五果为助，五畜为益，五菜为充，气味合而服之，以补益精气"。指出药物的作用，一般宜用于攻邪，而补益精气，还当靠饮食充养。因为药物都不免带有偏性，其治疗作用在于以偏纠偏。本例经辨证投方，临床症状虽基本消除，但感证新瘥，往往余邪未清，X线所见少许片状阴影，即是炎证未彻，余邪未净之征。笔者辨证粗疏，骤用补剂，以致"死灰复燃"，诚为好补者之戒。

——贺真.肺痈新瘥误补复发案［J］.江西中医药，1981（3）：63-64.

四、肺痨

案 痰饮肺痨误用滋腻药

1977年3月，曾治徐姓妇女，年45岁，体素丰盛。自患肺结核三载后，形瘦骨立。叠经中西药物而乏效。后入某医院检查，诊为右上空洞型肺结核。住院4个月，曾用各种抗痨药物，未能控制病情发展。后转诊于余，症见形体消瘦，面色暗黑，咳嗽痰多，甚则呕吐涎沫，胸闷短气，身倦乏力，脘痞作胀，有时鸣响，纳呆不饥，头晕目眩，舌苔白润，脉沉弦。初诊为脾虚失运、土不生金，治以补土生金法，用六君子汤加川贝母、百部、甜杏仁。进服5剂不应。再加黄芪、谷芽、冬虫夏草，又进10剂，诸恙依然。细思不效之因，必是辨证不准、治法不当之故。

经细加推敲，忽有所悟。《金匮要略》明言"其人素盛今瘦，水走肠间，沥沥有声，谓之痰饮"。该患者咳嗽痰涎甚多，用过抗痨药物甚多而无效，因饮停于胃，故脘胀不饥，水饮走动，则腹中鸣响；痰饮上逆，故呕吐涎沫；饮邪迫肺，致胸闷短气，咳嗽痰涎，浊阴上逆，则头目眩晕，脉沉属里，弦为饮邪。如上分析，证属痰饮无疑。却又虑肺痨乃正气不足，痨虫蚀肺之虚证，用之不当，祸不旋踵。踌躇再三，乃师仲景用温化治痰饮咳嗽法，以桂苓五味甘草去桂加干姜细辛半夏汤为主，加党参、百部以补虚及杀虫。处方：茯苓、党参各15g，甘草、法半夏、干姜各12g，细辛、五味子各9g，百部30g。3剂后，诸症略有改善，食纳稍进，已获寸功。继进10剂，诸恙渐平，食纳复苏，精神略振。既见效应，当守原意，再进10剂。诸症悉除，形神渐复。痰饮已去，改用六君子汤加五味子、百部，调理3月余，形丰神振，前后判若两人。嘱注意调养，常服六君子丸，以资巩固。

　　按　此例初诊之时，囿于肺结核之病名而补土生金。就一般常用治法而论，似属对证，此乃一半受西医理论影响，一半未继承仲景学说，致偏重于治肺痨而未重视痰饮为祟。本例虽是肺痨病无疑，但辨证却属痰饮困脾，理当温化痰饮，敛肺止咳，才是恰当之治法。此例治验，对余启发良多。

——叶益丰.临证治误医案四则［J］.新中医，1983（7）：18-21.

小结

　　肺系病证方面，共有误案26例，包括咳嗽12例、喘证12例、肺痈1例、肺痨1例，咳喘两类病证最多。其误诊误治的原因主要是：病因病机分析失误，如内伤咳嗽误为外感、热咳误作寒咳、虚喘误作实、痰饮肺痨误为脾虚等；治法处方用药失误，如寒饮咳嗽误用收敛滋腻之品、肺痿咳嗽误汗伤津、实喘误补、寒喘误清、肺痈余邪未尽误补等。可知，咳、喘均应首辨外感与内伤，次辨寒热与虚实，权衡标本缓急而治，在病证结合、辨证准确的基础上才可能收到理想疗效。

<h1 align="center">第三节　心系病证</h1>

一、心悸

案1　阳明腑实热扰心神误作血虚心悸

　　胡某，女，71岁。1980年4月7日初诊。

　　患心悸、头晕眼花、卧床不起10日。继则失眠多梦，潮热多汗，3日未进食，大便7日未行，小便短赤，面色潮红，舌淡苔黄，脉见虚数。证属血虚心悸，治宜益气养血、健脾宁心。药用黄芪25g、当归10g、白术6g、人参10g、茯神10g、龙眼肉15g、枣仁12g、木香10g、甘草5g，4剂，水煎1日1剂。

　　越4日复诊，药无寸效，症又见目睛迷惘，谵语烦狂间作，口渴饮冷，腹胀满。面红舌赤，苔黄燥，脉沉实，腹部可扪及串珠硬块，脉症互参，证属实热，由阳明腑实、热结上扰心神所致。治宜散结泄热，镇心安神，乃大承气汤主之。药用：大黄6g、厚朴9g、枳壳6g、生龙骨15g、生牡蛎15g、芒硝9g（另包冲服，龙、牡先煎）。2剂，1日1剂水煎冷服。药后请余家诊，诉服完上方1剂，矢气排出数次，身感轻松，2剂尽，下结大便半盂，身爽神清，眠实悸平，续补血润肠丸1料，以巩固疗效。随访两年病未复发。

按 首诊因于年高津亏血少，误为血虚心悸，投药反败。此证乃阳明腑实热结上扰于心神而悸，效仲景大承气汤"釜底抽薪"撤其上扰心神之邪，使其心神复位而悸平。

——彭元成.误治后遵仲景法补救案5例［J］.吉林中医药，1984，13（5）：20-21.

案2　心肾阳虚误以养阴清热

周某某，女，48岁。本市泗汾乡村民。

患风湿性心脏病20年，常发心悸浮肿，每延余就诊，以苓桂术甘汤加味而效。1985年10月复作，心悸、气短、活动后加剧，头晕乏力，精神不振，恶寒，下肢浮肿，小便短少，大便正常，面色无华，夜卧不安，舌淡嫩，苔薄白，脉弦细。辨为心阳不振，水饮内停。拟：茯苓30g，白术15g，桂枝6g，猪苓10g，党参15g，五味子15g，生姜10g，大枣5枚，甘草5g。

煎服3剂，反见心烦，咽燥口渴，苔白少津。疑温利伤阴，虚火上炎，即拟参须6g、麦冬10g、五味子5g、玄参10g、茯苓10g、丹参10g、枣仁10g、甘草3g以养阴清热，仅服2剂，诉药病不合，心悸频作，下肢浮肿增剧，面目浮肿，脘腹亦觉胀闷不适，余症不减。细察其症，虽心烦而不躁，虽口渴咽干而不饮水，舌虽少津而苔不燥不黄，且见恶寒肢冷，面目下肢浮肿，小便短少，舌质淡嫩。可知并非虚火，实为心肾阳虚、阴寒内盛格阳所致。初诊苓桂不验，乃因药力不及。心肾阳虚，阴寒内盛，神不守舍，故见心烦肢冷。阳虚失于蒸化，津液不能上承，故见苔白少津，咽燥口渴而不思饮水。误以养阴清热则阴益盛而阳更伤，其证自剧。拟温补心肾，通阳利水之剂：附子15g，白术15g，白芍10g，茯苓30g，桂枝10g，猪苓10g，党参15g，生姜10g，大枣6枚，炙甘草5g。服8剂，诸症解。

——刘令.误治反思三则［J］.江西中医药，1988（2）：53.

按 本案之误，在于审证不确，见心烦、咽燥口渴、苔少津即辨为阴虚，未审其虽心烦而不躁，虽口渴咽干而不欲饮，虽少津而苔白，且见恶寒肢冷、面浮肢肿、小便短少、舌质淡嫩等阳虚之象，故误阳为阴，险酿大错。

案3　胆郁痰扰误从虚治

高某，男，31岁，干部。1986年10月4日诊。

患者于7月21日晚酣睡时，爱人由床上跌在地下惊叫一声，其被惊醒后，心悸、胆怯多恐，发根紧竖，鸡皮疙瘩遍身，通宵未眠，翌日即到当地医院诊治，经多种检查均无异常，服中药治疗近3个月，易医数人，服补益心气、安神镇静、清心养心等中药几十剂，柏子养心丸数十丸，悸恐如故，反增他疾，遂转我处求诊。刻诊：心悸善恐，心烦不寐，胆怯异常，不敢独居，随人陪伴，胃蠕纳差，偶泛清涎，精神疲倦，脚手心热，夜间易汗，汗后背凉，大便溏薄，日行2次，舌质色暗，舌心碎裂，苔薄罩黄，脉弦濡数。分析斯症夜半受惊，伤肾及肝，是病之因；湿浊蕴热，上扰心神，旁及胆府，是病之果。治当清化痰热，畅达气机，安神佐之。药用：柴胡、党参各12g，黄芩、半夏、远志、杭芍、炒枣仁各10g，茯苓15g，香附10g，枳实6g，木香5g，女贞子、旱莲草各15g，防风6g，朱砂3g（冲），琥珀5g（冲），生地12g，黄连3g，附子6g，竹茹6g，陈皮10g。药进6剂，悸恐减半，余恙随减。守法略有增损，击鼓继进12剂，悸恐顿失，诸症悉除。

按　本案之误在于辨证不清，药不对症，虽治时久，服药甚多，病势未减，反增他疾。然病必有因，辨证以求因，审因而治之，方为求本之治法。斯病之因，气机失畅，胆府不清，湿浊蕴热，上扰心神，而致悸恐，法当调畅气机，清化痰热，才是对路之法，故投小柴胡汤合温胆汤加味，因果同求，标本同治，药切病机，善守善进，其病霍然。

——郭惟一，郭补林.临证救误验案举隅［J］.辽宁中医杂志，1987，39（9）：37.

案4　心悸过服炙甘草之误

张某某，男，汉，72岁，系沙湾县老街批发站离休干部。

心悸胸闷十余年，加重两月，1987年9月14日以冠心病收入院。查心电图示：频繁室早，诊为冠心病（心律失常型）。面色少华，舌质淡暗苔薄，心悸气短胸闷，活动时尤甚，手足欠温，下肢麻木，小便数而清长，双脉沉细结代。中医诊断：心悸。辨证属心阳虚损、心血瘀阻。治以补益心阳，活血化瘀，养心安神，方选三参稳律汤（科研协定方）出入。党参20g，丹参、生地、珍珠母（先煎）各30g，苦参、云苓、朱麦冬各15g，五味子、炒枣仁各12g，当归18g，桂枝10g，琥珀（冲）3g。

上方服11剂，心悸气短稍缓，胸闷、手足欠温、下肢麻木同前。更拟炙甘草汤合瓜蒌薤白桂枝合前方化裁，旨在温阳益阴、活血化瘀、宽胸理气。炙甘草、党参、丹参、瓜蒌皮各30g，麦冬、熟地、云苓、苦参、焦山楂各16g，干姜9g，桂枝、麻仁、五味子、薤白、砂仁各12g，大枣5枚。

是方进16剂，形寒肢冷、下肢麻木有所好转，但颜面及肢体出现浮肿，患者疑为病重，心情烦躁。当即查电解质（K$^+$、Na$^+$、Cl$^-$、Ca^{2+}）正常，尿KT正常。经研究此浮肿并非心衰所致，应虑其炙甘草之副作用。遂改方五苓散与五皮饮出入，以温阳化气、利水消肿。川牛膝、益母草、桂枝、炒白术、云苓各15g，猪苓12g，佛手片、桑白皮、泽泻、陈皮各10g。3剂，水煎服。肿势稍减，即在上方中加桔梗6g、杏仁10g（提壶揭盖）、黄芪18g、防己12g（益气化湿），又服16剂，浮肿悉退。其中曾间断配用小剂量安体舒通。

按 本例因炙甘草用量过大，只求其利而不顾其弊。考甘草甘缓壅气，令人中满，久服过量每易引起水肿。改方五苓散、五皮饮补救长达20天，方使水肿消退，可见甘草之误弊可谓大矣。现代药理研究：甘草次酸有类肾上腺皮质激素的作用，能促进体内水及钠盐的潴留和钾离子排出，而致水肿。

——陆明.临证药误及其补救［J］.新疆中医药，1994（2）：57–58.

案5 甲亢所致心悸两次误诊

女，36岁，1999年5月27日初诊。

主诉：心悸2个月。现病史：约2个月前感到心悸、胸闷，某乡镇卫生院诊为病毒性心肌炎，服药治疗病情未见好转。4月14日又去省级某医院就诊，因胸闷不适、乏力、厌食，化验检查ALT 265 U/L，遂诊为肝损害。经输液治疗15天，病情仍不见好转。现患者感到心悸、胸闷、消瘦、怕热、两眼发胀。舌质红，苔薄黄，脉弦滑数。体检：心率120次/分，律齐，无杂音；两眼突出不明显，伸舌及两手平举试验细震颤亦不明显；甲状腺不肿大。疑患者为甲亢。化验检查：Hb 109g/L，PLT 104×10^9/L，TT$_3$ 4.4nmol/L，FT$_3$ 16.9pmol /L，TT$_4$ 212.2nmol/L，FT$_4$ 22.4pmol/L，TSH 1.5μU/ml。辨证为郁证（肝郁化火，热扰心神）；西医诊断为甲状腺功能亢进症。处以丹栀逍遥散加减：柴胡10g，白芍10g，当归10g，茯苓12g，苍术10g，薄荷6g，牡丹皮12g，栀子10g，百合30g，乌药12g，生龙骨、生牡蛎各30g，玄参30g，夏枯草15g，郁金10g，知母10g，甘草6g。3剂，日1剂，水煎服。同时服用甲巯咪唑10mg、利血生10mg、普萘洛尔10mg，每日3次。药后，患者病情大减。上方加减共服15剂，并一直服用上述西药。至8月20日，实验室检查：TT$_3$ 1.03 nmol/L，FT$_3$ 3.99pmol/L，TT$_4$ 12.1nmol/L，FT$_4$ 0.2pmol/L，TSH 0.3μU/ml。病情基本控制，西药减量治疗。

按　从患者就诊过程可以看出，前医思路狭窄，见到心悸、胸闷就诊为病毒性心肌炎，见到肝功能不正常就治肝。其实，心悸、胸闷只是疾病的部分症状，肝功能不正常也只是甲状腺激素对肝脏的直接毒性反应，致使肝大、ALT升高。如果临证能进行症状鉴别诊断，就可能避免两次误诊。

——王守铎.误诊误治病例分析［J］.山东中医杂志，2001，20（10）：632-633.

案6　心悸病重药轻之误

张某，男，58岁。

两年前行冠脉造影置入支架两枚，术后情况良好。半年来时觉心悸气短，神疲乏力，动则尤甚，兼有口干欲饮，汗出烦热，脉细，舌稍红边有齿痕无苔。心内科复查心电图、心脏B超皆无异常。服用复方丹参片、生脉胶囊、补心气口服液等中成药疗效不明显，改服汤剂。方药：党参15g、麦冬30g、五味子15g、生地15g、芦根20g、丹参30g、酸枣仁30g，7剂，每日1剂。上药服后病情稍减。本例当属气阴两虚之重症。辨治虽亦合拍，然药轻病重，故难获显效。于原方加入黄精60g、玄参30g、石斛30g，改党参30g、生地30g、芦根30g，再服7剂而诸症显减，嘱继服补心气、滋心阴口服液1月巩固疗效。

——沈依功.心病误治录［A］.中华中医药学会心病学分会.中华中医药学会心病学分会成立暨第八次全国学术年会论文精粹［C］.中华中医药学会心病学分会：中华中医药学会心病分会，2006：3.

案7　心阳虚误用益气活血

李某，女，31岁。

反复心悸、头晕6月，再发加重1周。心悸、头晕每次发作持续时间约1小时，可自行缓解。无视物旋转，无上肢麻木，无颈项不适。曾就诊省级医院，查24小时动态心电图、心脏彩超、食道调搏均无异常，诊断为"心脏神经官能症"，服中西药、针灸疗效均不明显。刻下：心悸，头晕，时嗳气、反酸，纳少，寐安，大便2~3日一行，多呈羊粪状。平素畏寒，手足末端冰冷，冬季尤甚。查体：心脏听诊无异常，未闻及早搏。舌淡红、边衬紫且有瘀斑，苔薄白，脉细。初诊：针刺独取内关，心悸立止。3次治疗后，心悸基本消失，但头晕无好转。此时恰逢患者月经来潮，随予补中益气汤加减。复诊：患者服补中益气汤3剂后，来电告知头晕加重，且有气上冲胸的感觉，嘱其停药，改血府逐瘀汤加减7剂。再诊：服药后诸症效不显，改桂枝甘草龙骨牡蛎汤合四逆散加减：桂枝10g，龙骨、牡蛎各20g，丹参20g，桃仁10g，柴胡10g，枳实

10g，白芍10g，炙甘草20g。7剂后头晕好转，守方加减14剂后诸症基本消失，随访3月未再复发。

按 笔者治疗此案时刚刚大学毕业，基于"心胸内关谋""公孙冲脉胃心胸，内关阴维下总同"之理论，独取内关而心悸立止，疗效显著，出人意料。但内科功底尚浅，辨证上有偏差，导致患者服药后症状加重。患者心悸头晕，畏寒肢冷，此为典型的心阳虚证，心阳虚衰，失于潜养，虚阳浮越而见头晕心悸；阳虚无力鼓动气血，四肢末端失于温煦，故见畏寒肢冷；嗳气、反酸、纳少，此乃子病及母，肝气郁结，肝气犯胃，胃失和降所致，故月经期间服补中益气汤后，症状加重，出现气上冲胸之感；阳虚血液运行无力，停而留瘀，故见舌淡红、边衬紫有瘀斑，改血府逐瘀汤，此仅见瘀而化瘀，治病未求其本，无效之故也。患者素体阳虚，正如《伤寒明理论·悸》云："其气虚者，由阳气内弱，心下空虚，正气内动而悸也。"故以桂枝甘草龙骨牡蛎汤合四逆散以温振心阳、调和肝脾，方证合拍而愈。

——王俊，宣丽华.中医误诊误治举隅[J].江西中医药大学学报，2015，27（3）：23-24.

二、胸痹心痛

案1 瓜蒌薤白白酒汤煎法之误

笔者于1977年4月因过劳后感受寒湿，遂感心前区闷痛，恶寒肢冷，眩晕昏仆在地，心电图示心动过缓，心率43次/分，诊断为病窦综合征。症见心前区似物堵塞，气短乏力，眩晕吐唾，恶寒肢冷，舌淡胖，苔白厚，脉弦紧而迟，尺大于寸。证属胸阳不振，痰饮上乘，自用瓜蒌薤白白酒汤：全瓜蒌30g、薤白15g，水煎后于倾出之药液中加白酒约60ml服之。竟3剂罔效。当遵仲景煎服法：全瓜蒌30g、薤白15g、白酒约60ml，水煎服。1剂胸痛痞塞减，2剂胸中顿觉豁达，余症大减，心率：70次/分，效不更方，原方增半夏、桂枝、枳实、丹参等，守方约百六十剂，坚持治疗1年，诸症尽除，以金匮肾气丸善后，病遂告愈。4年后复查心电图正常，8年旧疾未发。

按 余初服此方前，先查阅本条方义解释，方书皆曰："白酒通阳行气活血，轻扬以行药势。"因考虑乙醇的沸点比水低，余恐白酒与瓜蒌、薤白同煎易挥发损失，故特先煎瓜蒌、薤白，后于煎汁中加白酒后饮之，3剂反罔效。遂改遵仲景法，药酒同煮，虽煎汁中白酒已挥发出，服后却效如桴鼓，推敲之，臆想莫非瓜蒌、薤白中治胸痹之有效成分，不易溶于水，须在含酒的溶液中，方能煎煮溶解出来，为此余再正反试治同样几例皆是如此。可见仲景对本方中药酒同煮一法，虽未明示玄机，但实践得之，非其法弗能奏其效，遵之与否，效若天渊。余对白酒在本方中用法的肤浅体会，抛砖与同道进一步研讨。

——钱光明.误治辨析八例［J］.辽宁中医杂志，1987，42（3）：40-43.

案2　肺胃阴伤误用宽胸理气活血通络

唐某，男，49岁，工人。

因心绞痛难忍，某院以"胸痹"投以宽胸理气活血通络法治疗，症状无明显缓解。1983年9月8日来我院诊治，详询病史，诉确诊食道裂孔疝2年，发病几天来心绞痛发作伴以上腹部疼胀、吞咽不利，制酸剂可以止痛，且服用胃复安时，心绞痛常缓解，舌红少苔乏津，脉弦细弱。中医辨证为肺胃阴伤，拟滋养肺胃阴液，用益胃汤化裁：沙参、玄参、生山药、丹参各15g，麦门冬、生地、白芍各12g，竹茹、乌梅、五味子各10g，瓜蒌20g，服用5剂，胸闷胸痛气短诸症均减，舌仍红少津，药符病机，守原方化裁12剂，心绞痛消失。

按　本例心绞痛的发生是因食道裂孔疝引起，病机为食道裂孔疝合并食道炎时，刺激迷走神经，反射性地引起冠状动脉供血不足而发生心绞痛，见心绞痛发作的初诊予以宽胸理气化瘀止痛疗效不佳，忽视上腹部胃脘胀痛、舌干红等临床表现，未作综合分析，未追踪病因是其根本原因，而改拟益胃汤加味治疗乃针对病机而施，故心绞痛渐愈。

——姜玉杰，曾平安.二例心绞痛误治分析［J］.黑龙江中医药，1988，（4）：46.

案3　胆心综合征辨治之误

赵某，男，58岁，工人。

因心前区疼痛不止就诊。曾在当地医院服用瓜蒌薤白散、桃红四物汤及针灸治疗无效，于1984年5月9日来我院门诊部就诊。笔者详细询问病史：诉患胆结石半年，疼痛常反复发作，此次心绞痛发作的同时伴有右季胁部疼痛、恶心、厌油腻、纳食减少。体检可触及胆囊，墨菲征（+），B超报告胆囊结石（泥沙样）。西医诊为胆心综合征，辨证结合辨病，诊视见舌苔黄腻，脉象弦滑，悟出病起肝胆湿热，改拟清利肝胆湿热、疏肝排石法，宜大柴胡汤加味，药用：金钱草30g、瓜蒌25g、郁金15g、柴胡12g、黄芩15g、清半夏12g、枳实10g、白芍15g、生大黄6g、栀子12g、鸡内金15g、生甘草10g，服6剂上腹部痛心绞痛明显好转，继以上方加味治疗5天，心绞痛愈。

按　①患者诉心前区疼痛，根据中医学"不通则痛"的原则，初诊投以宽胸通阳、化瘀止痛法，效果不理想，实属见痛止痛，未抓住病变的关键，以致疼痛不能缓解。②未详细询问病史和分析病史，临床心绞痛症状的发作是因胆道结石所致，西医诊为胆心综合征。其病机乃胆道壁、胆囊壁受到炎症和结石的刺激，经迷走神经下行至冠状动脉，使其发生收缩、狭窄，血流量减少，心脏缺血缺氧而发生的绞痛，用清利肝胆湿热、疏肝排石法治疗，肝胆疏泄正常、气机通畅，心脉痹阻得解，则心绞痛自愈。③诊断思维方面，仅满足于心绞痛的辨证而未追踪病因，未作综合分析。

——姜玉杰，曾平安.二例心绞痛误治分析［J］.黑龙江中医药，1988，（4）：46.

案4　心气阴两虚误诊脾虚食滞

蔡某某，女，80岁，潮州市仇家巷居民。

（代诉）患者5天不进饮食，昏睡，时现烦躁肢动，喃喃自语。间发心前区闷痛，恶寒，肢冷不温，心悸，气短。患者近3年来有"心痛"史，时发眩晕，食量较少（每餐1两米饭），甚至拒服药食。检查：神疲，面略带灰暗色，唤醒后尚对答合理。舌质紫暗，少苔，脉结而涩。诊治经过：据数天未进食，诊为脾虚食滞，用保和丸加减：神曲13g、山楂13g、茯苓10g、佩兰10g、半夏10g、陈皮10g、连翘10g、莱菔子10g、槟榔10g。服1帖后，患者腹痛思呕，眩晕加重，心悸怔忡。家人请医生复诊（结合西医检查）。听诊心律不整，心音遥远微弱，心动阵发性过速。腹部松软，舌象如前，脉微弱而结。急用生脉散加味：洋参4g（先炖）、五味子4g、麦冬13g、桂枝5g、丹参10g。服后，心悸、眩晕渐平，神稍清，遵上方再服5帖，已能起身与家人谈话，惟仍不思饮食，只能饮一些流汁。用参苓白术散加减治疗：太子参12g、茯苓10g、白术6g、扁豆10g、石斛6g、内金6g、怀山12g、陈皮6g、谷芽12g。服2帖后已能进半小碗稀粥，再与生脉散交替服用，患者逐渐恢复，1个月后生活能自理。

按　本案为体弱老人，不进食为标症，心气阴两虚、心血瘀阻为本病。患者不进食，但无腹胀拒按，何来积滞？治应先顾本，益气和营为主，兼以活血通脉，而后健脾益胃取效。喻嘉言在《医门法律》的"申明《内经》法律"中指出："若不明辨阴阳逆从，指标为本，指本为标……倒施针药，医之罪也。"切中了本例医误。

——陈锦荣.中医内科临床医误刍言［J］.广州中医学院学报，1986，3（1）：27-29.

案5　命门火衰误补心阳

郑某，男，71岁。1989年3月2日诊。

2月前无明显诱因感胸闷心悸，心前区疼痛，时有疼痛向左肩背放射，在某院诊为冠心病。经中西药治疗，效果不著，今来本院求治，收其入院治疗。
刻诊：胸闷心悸，气短，心前区疼痛时作，发时需服硝酸甘油片或麝香保心丸
方能缓解，夜间发作较多，受凉易诱发。腰膝酸软，纳食不思，舌体胖，边有
齿印，苔薄，脉沉细。初步诊断为胸阳痹阻，脉络瘀塞。治以通阳宣痹，活血
祛瘀。处以瓜蒌薤白桂枝汤合丹参饮，服药7剂，无效，前症依然，每夜心痛
仍发作2~3次。余细思之，四诊合参，前投方药理应对症，何故药而不效？半
响方悟，该患年逾七十，肾阳已衰，胸阳不振乃肾阳不足所致。治疗当温肾助
阳治其本，予麻黄附子细辛汤加杜仲、山茱肉各10g、肉桂4g。服药4剂，患
者自诉诸症减轻，心痛发作次数减少，疼痛性质大为减轻。继以此方佐以理气
祛瘀之品治疗2周后，诸症皆除。复查心电图，全胸片正常，康复出院。

按　该患年逾七十，肾气不足，命门火衰。肾阳为一身之元阳，肾阳不足
则胸阳不振，随后气滞痰结血瘀丛生而发病。初治以通阳宣痹、活血祛瘀为
法则，治未及本，故收效不著。后投以麻黄附子细辛汤加味，方中附子大辛大
温，其性善走，行散之力较强，上助心阳以通脉，中温脾阳以健运，下补肾阳
以益火。细辛辛温，入心、肾经，内祛阴寒。肉桂引火归元，麻黄温阳宣肺。
诸药配伍，共奏温肾助阳之功。肾阳一旺，则胸阳得振，其病立愈。

——徐生生.误治辨析三则［J］.四川中医，1990（1）：14-15.

案6　阳虚痰阻误用活血化瘀

段某某，男，55岁，干部。

90年2月15日以"胸闷胸痛1年，加重20天"之主诉、"冠心病"之诊断
收入住院。患者1年来时发胸闷胸痛，每月有1~2次发作，一般持续约3分钟，
经休息或服硝酸甘油缓解。近月来病情加重，1周前来我院门诊，给以复方丹
参片、速效救心丸及桃红四物汤加减治疗，病情反加重，约1周发作2次，持
续约5分钟，疼痛较剧烈，放射肩背。症见身重倦怠，少气懒言，心悸纳差，
腹胀便溏，畏寒，舌暗体胖，苔白腻，脉沉滑。证属心脾阳虚，痰浊阻滞，以
瓜蒌薤白半夏汤合理中汤加减，振奋心阳，化痰宽胸。全瓜蒌30g，党参20g，
薤白、半夏、陈皮、桂枝各12g，当归15g，炒白术、云苓、干姜、炙草各10g，
大枣5枚，服上药6剂后，痛势大减，胸闷亦轻，近1周无发作。继守上方治疗
半月，胸闷胸痛消失，舌质由暗转为淡红，腻苔已退，腹胀、便溏基本消失，
自感有力。后又以此方出入，治疗月余而出院。

按　冠心病属中医学"胸痹"范畴。多属胸阳不振、心血瘀阻所致。近年
来，由于对活血化瘀的深入研究，认为活血化瘀药能改善血流动力学、血液

流变学，改善微循环，具有抗血栓、调节心肌组织修复与再生作用，故在此病的治疗中，动辄活血化瘀，丹参片之类药物已近乎常规。而此例病人，症见身重倦怠，心悸少气，畏寒，腹胀便溏，舌暗体胖，苔白腻，属心脾阳虚，痰浊阻滞。治之重在振奋心阳、化痰宽胸，用瓜蒌薤白半夏汤畅胸阳、化痰浊；以理中汤健脾温中，治从中焦，以复升降之枢，使气机流畅、脾气健运，则痰浊自化，气血如常，胸痛因之而愈。误用活血化瘀反致病情加重，其中教训值得注意。

——牛阳.临床误治四则 [J].中医药学报，1990，9（6）：19~21.

案7 心脾阳虚误用活血化瘀

李某某，男，57岁，干部。1993年6月9日初诊。

胸闷、心前区疼痛反复发作3个月，加重6天。每日发作4~5次，每次1~3分钟不等，休息及含化速效救心丸可暂时缓解，经做心电图等项检查诊为冠心病心绞痛。曾服用复方丹参片、中药活血化瘀之剂，症反加重，频繁发作，多达每日5~7次，每次发作3~5分钟。症见面色㿠白，头晕乏力，心悸气短，倦怠懒言，畏寒肢冷，纳差腹胀，恶心、嗳气，便溏，舌质淡、苔薄白，脉细弱。每因劳累过度及寒冷刺激而发。辨证属心脾阳气亏虚，胸阳不振。治以健脾益气，温补心阳。方用枳实薤白桂枝汤合保元汤加减：全瓜蒌15g，黄芪、党参各30g，薤白、半夏、橘皮各12g，白术、桂枝、炙甘草各10g，枳实、干姜各9g，大枣10枚，生姜6g。服3剂，症状减轻，发作次数减少。继服15剂，诸症若失。先后服本方50余剂，复查心电图正常，随访迄今未发。

按 此案误在初治被西医病名所束缚，治疗冠心病心绞痛墨守活血化瘀之法，不但无效反而加重，究其病机在于脾阳不升，胃失和降，致使心阳不振。治用保元汤温补脾胃，枳实薤白桂枝汤温通心阳，使升降复常，而心绞痛停止。

——岳建平.误治案例3则 [J].山西中医，1996（5）：27~28.

案8 胸痹妄用活血化瘀损伤心阳

麻某，男，48岁。

西医诊断：冠心病、心绞痛。发作性胸痛彻背，伴胸闷、心悸、气短近1年。数医均按冠心病给予活血化瘀方药治疗3月余，但病情反而愈来愈重，故来中医科住院治疗。症见心痛彻背，颈背牵强，心悸，胸闷，气短，易汗出，头痛头晕，睡眠极差，每晚仅睡2~3小时，食纳差，大便干，双下肢偶有轻度浮肿。舌质正常，苔白稍腻，脉沉细。高师辨为长期应用活血化瘀方药，徒伤心阳而致心阳不振，营卫失调，治宜采用温阳益气、调和营卫之法。方用炙甘草汤加减：太子参、生龙骨、茯苓各15g，桂枝、麦冬、白芍、阿胶、生地、麻仁、小麦各10g，炙甘草5g，大枣5枚。上方服6剂，病情即见改善，胸痛减轻，发作减少，心悸气短汗出消失，睡眠好转，食纳增加，大便正常。守上方又服12剂，诸症消失，病情稳定，心绞痛未再复发而愈。

按　高师认为，活血化瘀法治疗冠心病，如果确有血瘀征象，尚可用之，但亦不能单纯长期应用，久用必徒伤心阳，心阳愈弱而病愈发展。冠心病主要是一种老年性由"损"所致的虚证，其治疗方针应按照辨证论治的原则，着重通心阳、益心气、养心血、调营卫，应辨证论治。

——于有山，王发渭.高辉远临证救误案撷英［J］.北京中医，1994，1（5）：3-4.

案9　阴虚络阻误用温燥药

吴某某，女，78岁。

患冠心病、病态窦房结综合征已十余年。1995年2月17日诊：心悸，胸次窒塞，头胀寐少。苔薄润，舌心红，脉细弦缓结代，脉率40次/分。辨证为阴阳两虚，气滞血瘀。治以益气养阴，温振心阳：黄芪、太子参、当归、附子、细辛、丹参、首乌、功劳叶、巴戟天、甘草。服药5剂，胸闷心悸减轻，但心率仍然缓慢。守方治疗1月，脉迟未见好转。

5月21日诊：3天前因头晕跌倒家中。症见两臂疼痛，肘部尤甚，两手指肿痛僵硬，因疼痛而彻夜不寐。摄片报告：颈椎增生。血压180/70mmHg。苔薄白，舌红，脉弦劲缓，脉率40次/分。辨证为瘀血阻络，治以活血化瘀通络，以复元活血汤法：当归尾、柴胡、桃仁、红花、赤芍、生地、参三七、川楝子，服药5剂后，疼痛明显减轻，两手肿亮渐消，手指已能弯曲。并意外发现心率转为80次/分，后用复元活血汤全方治疗15剂。1997年7月诊查脉率70次/分，无心悸胸闷。

按　本案冠心病、病态窦房结综合征，病史较长，病情反复。盖脉迟多缘气阴两虚，心阳不振。我从益气养阴、温振心阳未见效机。临床报告附子、细辛对该症有效，我长期使用后，仅见咽干舌红头痛等症。足见疏忽整体的"对号入座"是不能取效的。后在跌挫症中用活血化瘀法，脉迟转为正常。意外效果，发人深省，对于阴虚之体，不可孟浪使用温燥之药，阴虚易致络阻，在跌扑致血瘀重症时，用化瘀法移治于心，使其心络通畅而见佳效，活血化瘀可改善微循环，提高免疫功能，值得进一步研究，故录之以参考。

——蔡起钧.临证辨误浅谈［J］.黑龙江中医药，1998（3）：52-53.

案10 气虚胸阳不振误用豁痰剂

张某，女，61岁，干部。

发现冠心病1年，以胸脘部痞闷、滞塞感最为突出，劳累后加重，面黑无华，纳呆，无胸痛，Bp 100/68mmHg，舌质暗淡，苔薄白，脉沉弱。心电图示Ⅱ、Ⅲ、aVF导联ST段压低0.2mV，T波倒置。服消心痛、地奥心血康、阿斯匹林，症状无明显改善，邀余治疗。处方：瓜蒌30g、薤白12g、制半夏12g、枳实10g、丹参30g、赤芍15g、山楂20g、甘草6g。3剂，水煎服。

二诊：药后胃脘部出现抽掣感，剧烈呕吐，急求复诊，症见胸闷痞塞，劳则益甚，气短神疲，纳呆，且明显畏寒喜暖。结合舌脉，诊为胸阳不振，气虚不运，心脉瘀阻。处方：党参15g、白术20g、干姜20g、桂枝15g、制附子6g、当归12g、甘草6g。3剂，水煎服。

三诊：药后无呕吐，胸闷痞塞无明显改善，脉见滑象，药已中的，再进党参30g、白术30g、干姜10g、桂枝15g、制附子10g、当归15g、炒三仙30g、甘草6g。2剂，水煎服。

四诊：症状明显改善，舌质红润，脉象应指滑利，胃开纳进，气力有增，精神振作，以上方加减治疗2月，诸症皆去，心电图示Ⅱ、Ⅲ、aVF导联ST段已回到等电位线，Ⅱ、Ⅲ导联T波直立，aVF导联T波低平。遂将上方制附子改为3g，加麦冬12g，以20倍量为蜜丸，每次10g，每日3次以善后，随访1年未复发。

按 本例初诊失误之处为未经四诊合参即机械地沿袭成方套路，将通阳豁痰宽胸除痹之瓜蒌薤白半夏汤运用于气虚胸阳不振的胸痹虚证，导致胸痹未除而中气更伤的败局。二诊时抓住淡暗舌、沉弱脉的关键征象，治以益气温阳，意在气足血自可行、温阳痹自可除。三诊时虽症无改善，但脉已现滑象，说明阳气渐充，药症合拍，效不更方，大剂再进而收到良好效果，终以丸药久服巩固疗效而病瘥。《金匮要略·胸痹心痛短气病脉证并治》篇有"胸痹心中痞，留气结在胸，胸满，胁下逆抢心，枳实薤白桂枝汤主之，人参汤亦主之"之论，已将胸痹病分为虚实两类，治疗分为补泻两法。历时千年，对胸痹的证治已形成了一套完整的理论体系。现今认为，本病多因内生血瘀、痰凝，加之气虚阳怯，导致阴乘阳位、心脉瘀阻。现代药理研究为中医用药提供了大量客观的实验依据，然而，药理研究证实有同样作用的中药，其寒热补泻却有天壤之别，套用于临证则差之毫厘，谬之千里。据笔者经验，本病用药寒热、补泻之取舍，关键在脉象。凡脉之滑数，沉取益坚，不论见何症状，纵然神疲、倦怠、乏力一派虚象，亦是因病致虚，只须开豁逐瘀破结，则痰浊消，瘀血化，邪祛正安，其病可愈。值得注意的是，若患者服用消心痛、硝酸甘油等血管扩张药，亦可导致脉象洪大滑数，此绝非真实脉象，可在晨起未服药时切脉，以资鉴别。若脉之沉、细、小、弱、迟，沉取无力，不论症状如何，多为气虚不运，或阳怯不温，即"气不虚不阻""络虚气聚"是也，当塞因塞用，益气温阳，则心脉可通，痹阻可除。切勿强行攻破，以犯虚虚之戒。

——吕旺，尹雪梅，王玉光.冠心病误治案浅析［J］.中国中医急症，2002，（3）：227-228.

案11　胸阳不足误用宽胸化痰

我刚大学毕业的时候，有一亲友找我看病，胸中憋闷，气短，嗳气。我马上想起了《金匮要略》里的瓜蒌薤白半夏汤，也没有更仔细地辨认，就开了3剂，当时记得瓜蒌用了30g。岂料两天后，有人给我说：你给某某开的什么方啊，他喝完后拉肚子很厉害，现在医院打吊针呢。我听后非常难过，由于自己的不慎造成了亲友的痛苦。后来我仔细回想，这个病人所表现的胸闷憋气可能是个虚证，由于心脏的阳气不足，心失于温煦，也会表现为胸闷憋气，应当用温心阳的药物，像张仲景的桂枝甘草汤、桂枝去芍药汤等等。而瓜蒌薤白半夏汤是用于痰浊闭塞胸阳的，虽然也有胸阳不振的病机，但就这个方子而言，是宽胸化痰的。况且瓜蒌有泻下作用，使用不当会造成腹泻。吃一堑，长一智，后来再看胸闷一类的疾病时，我都特别留意，经过认真辨证、适当配伍后，都能取得很好的疗效。

——陈明.误治的教训［N］.中国中医药报，2004-4-28.

案12　胸痹痰湿壅滞辨治之误

刘某，女，63岁。

患冠心病多年，时易发作，常服复方丹参滴丸、速效救心丸等药则缓解。近日又见胸闷心痛、两胁胀满、口苦心烦、神疲乏力、纳呆便溏、寐少多梦等症，服用上药未能缓解。赴心内科就诊，又继服消心痛、通心络、生脉胶囊等药仍无效，故转中医诊治，改服汤剂。方用：党参20g、白术20g、黄精30g、麦冬30g、五味子15g、川芎10g、丹参30g、王不留行20g、川楝子10g、元胡20g，服药7剂而烦闷尤甚。今来复诊，症如上述，脉来细弦，舌边尖红，苔黄腻，证属痰湿内壅，改投温胆汤加减而获效。方药：云苓30g、苍白术各15g、青陈皮各15g、清半夏12g、枳壳10g、竹茹10g、夏枯草15g、黄柏10g、远志15g，7剂，每日1剂。

按 本例证情虽然错杂，但胸闷、心痛、苔腻是主症，显属痰湿壅滞，其他诸症亦为痰湿阻滞所致，服用中西成药及扶正祛邪之汤剂无效，皆因药不对证。

——沈依功.心病误治录［A］.中华中医药学会心病学分会.中华中医药学会心病学分会成立暨第八次全国学术年会论文精粹［C］.中华中医药学会心病学分会：中华中医药学会心病分会，2006：3.

三、不寐

案1　痰火扰心误作肝胆郁热

刘某某，女，53岁，工人。

患者1年前因治疗痔肿肌内注射青链霉素后出现步履不稳，继而精神错乱，经两家地级医院诊断为神经官能症。近来因小便频数、下肢麻木、夜寐不宁、乏力心悸，于1985年9月16日收入住院。入院后，查生命体征正常，尿常规报告蛋白（++），脓球（+）。治疗用穿心莲、鱼腥草注射液肌内注射，知柏地黄汤及丹栀逍遥散等水煎剂口服，小便明显好转，但失眠经久不愈，于10月2日邀余会诊。刻诊：患者自觉寒热阵作，但体温正常。口苦、心烦欲呕、纳差不寐、神疲头晕、大便秘结，舌尖红、苔厚微黄，脉弦细缓。辨为肝胆郁热，扰乱心神。投柴胡加龙骨牡蛎汤化裁。服药12天，病情略有缓解。

二诊：患者仍诉头晕不寐、心中烦热、懊恼不适、时欲奔走，夜间常在户外游行，不能着床安寝，需用西药镇静方能暂时入睡，下肢乏力。查舌尖红、苔厚腻微黄，脉弦滑。此当属痰火扰心所致，故投白金丸佐清心安神之剂：明矾5g、郁金10g、百合30g、知母10g、甘草10g、小麦60g、大枣12g、生铁落60g、生龙牡各50g、黄连5g、五味10g、佛手12g。水煎服，每日1剂。

三诊：遵前方内服半月后，行为渐能安定，不欲四处奔走，夜间已能入睡，无需安眠药维持。仍守法守方，共服药32剂后，睡眠、精神、饮食均正常。于11月16日痊愈出院。

按 初接诊时，患者一派少阳胆火上炎、表里皆实脉证，为何投柴胡加龙骨牡蛎汤后，他证好转，唯不寐反见加重？待到脉弦滑，舌苔厚腻色黄出现后方悟及此系胆火灼津为痰，痰火扰心致烦躁不寐，常欲奔走于户外，几成狂证。故用白金丸以化痰开郁，黄连清心，佛手达肝。而形似寒热、口苦心烦、纳差、不寐、便秘、舌红苔黄等又为痰火内蕴，津液被劫，心肺阴虚所致，又类"百合病"之"意欲食复不能食……欲卧不能卧……如寒无寒，如热无热，口苦小便赤……如有神灵者"，故加百合、知母及甘麦大枣清润心肺，五味子、甘草酸甘化阴，更佐铁落、龙牡下气潜镇，则乱息矣。

——王荫三.痰证误辨救弊录［J］.光明中医杂志，1996（1）：42-43.

案2　风阳上扰不寐辨治之误

陈某某，男，48岁，干部。

失眠多梦持续一个月，通常只能入睡2~3小时，因梦惊醒则再也不能入寐，伴头晕、疲倦、烦躁口苦、纳差腹胀，每日便溏2~4次，腰酸足软，舌质暗、苔薄白，脉细弦。既往有"高血压病"病史18年，"慢性结肠炎"病史3年。现血压130/86mmHg。首据失眠多梦、烦躁口苦、腰酸足软，辨证为心肾不交，用上下两济汤原方治之，罔效。次据失眠而纳差、腹胀、大便溏，辨为中虚，先后用补中益气汤、六和汤加减，睡眠亦无明显改善。遂详析病史，其头晕、烦躁、口苦等"高血压病"症状由来已久，显然肝气素旺；而纳差、腹胀、便溏仅只3年，则知肝旺克脾所致；腰酸足软乃肝病及肾之故；失眠多梦亦为肝木偏旺、风阳上亢而神明被扰，此肝病在先为因，他脏之症在后为果，理当治因为主，待风阳稍平再图因果同治，暂用天麻钩藤饮加减：天麻10g、钩藤10g、石决明20g、杜仲10g、桑寄生15g、怀牛膝15g、夜交藤10g、山茱萸10g、酒白芍15g、川楝子10g、党参15g、炒白术10g、丹参15g、菖蒲6g。15剂即每晚可睡5~6小时，他症亦减。

按　在明确疾病与证候的关系之后，还必须弄清病症本身的先后因果关系，否则易导致误诊。《内经》所曰："必伏其所主，而先其所因""治病必求于本"，即是此意。

——周慎.临床正误法刍议［J］.江西中医药，1988（4）：36-37.

案3　瘀血失眠误为阴虚

胡某，女，32岁。

因胸闷心烦、心悸失眠三个月而就诊。患者性情急躁、胸闷心烦、夜不得卧、舌暗红苔少、脉细数而涩。辨为心阴亏虚，投酸枣仁汤加生地黄、麦冬、琥珀、夜交藤、丹参、煅龙齿。服药3剂，胸闷心烦更甚，昼夜不眠、胸中烦热、抓胸顿足，舌脉如前。详审证型，原为瘀血阻胸，扰乱心神。余思王清任血府逐瘀汤所列症目云"夜不能睡，用安神养血药治之不效者，此方若神"。即改投血府逐瘀汤加减：生地15g、柴胡6g、赤芍10g、枳壳10g、桔梗5g、红花6g、桃仁10g、丹参15g、川芎5g、牛膝10g、郁金10g、甘草5g。服药3剂，胸闷心烦大减，夜能入睡，守方加减再进5剂而愈。

按 失眠一证，虚实宜分，以实为虚，则方治永乖。本例瘀血失眠，误为阴虚，滋阴安神反躁，乃虚实辨证之误。后改化瘀安神，药证相合，投之即效。

——黄炳初.临床救误三则［J］.江西中医药，1988（4）：38.

案4 心脾两虚误为阴虚火旺

张某，男，26岁，工人。1999年1月7日初诊。

患者于3年前的某日突受惊恐，受惊当晚即多梦少寐、心悸易惊。嗣后入睡易醒，经常多梦少寐，渐致记忆力减退。伴见体倦神疲、头晕眼花、易饥纳呆、饮食无味等，面色少华，舌淡苔薄，脉象细弱。曾用中西药久治无效。初以心肾不交之黄连阿胶汤证治之，一至三诊针泻神门补复溜，针后不寐及伴有症状不见好转，精神萎靡和入睡易醒加重。四诊针穴手法仍同上，针后更致精神萎靡，入睡易醒加重。五诊重新进行辨证分析后，改用补神门、三阴交，补益心脾之法，十诊后痊愈。

按 本案责之于辨证有误。原本心脾血亏型，误为阴虚火旺型，误辨了证型。针泻神门补复溜，滋阴清火，适应于阴虚火旺及热病后心烦不得眠之黄连阿胶汤证，辨证错了，治则取穴亦随之而错，故经三诊治疗不见效果，反而加重病情。四诊仍用原方，一误再误。五诊从其伴有证候群及面色、舌、脉的征象，进一步辨证分析，虽多梦少寐，多梦是易醒不是易惊，虽时惊而不烦，脉细弱非细数，舌淡苔薄非舌红少津，且伴有体倦神疲乏力，面色少华等，故确诊为心脾血亏型之归脾汤证，改用补益心脾之法，针补神门、三阴交而痊愈。值得一提的是，前后两方都用了神门穴，一补一泻而功效大殊。神门穴施用泻法，能通心络，清心火，安心神；施用补法，有补心气、宁心神、养心血的作用，穴同用不同效亦不同。当补反泻，故不见功。

——李宛亮.误治辨析［J］.针灸临床杂志，2007（3）：21–22+55.

四、多寐

案 脾虚湿胜之辨

刘某某，男，38岁，农民。1989年7月12日诊。

头重嗜睡月余，伴肢体困倦，脘腹微胀，口淡乏味，不思饮食，进食后困倦嗜睡尤甚，大便调，溲浑浊，舌苔薄腻。西医疑为肝炎，检查肝功能正常，易中医诊治，有云：风湿上扰，清阳不展，投羌活胜湿汤；有曰：湿郁表里，投藿朴夏苓汤，然莫衷一是，嗜睡困倦如故，后延余诊。细切其脉，浮大而软弱无力，乃虚脉也，此证非风湿上扰，湿困表里，乃属脾虚失运，清阳不展，治宜健脾助运，益气升清，投调中益气汤加味。药用：潞党参15g，生黄芪30g，苍术、白术、升麻、柴胡、厚朴、陈皮、谷芽各10g，广木香（后入）、甘草各5g。水煎服，日1剂，服3剂，病情大减，继进3剂，诸症消失。

按 《脾胃论》云："脾胃之虚，怠惰嗜卧。"《丹溪心法》曰："脾胃受湿，沉困乏力，怠惰嗜卧。"可见脾虚、湿困二端，均可致嗜睡。因此不可认为嗜睡、怠惰、困倦，便谓湿胜。脉浮，固为病在表，但浮大软弱无力，乃中气虚也；苔腻，当属湿胜，然脾虚失运，浊气阻滞，亦可见苔腻。治则湿胜当用芳化渗利，脾虚失运，却宜健脾助运，二者不可不辨清楚。

——叶益丰.虚证似实纠误2则［J］.福建中医药，1993（1）：58.

五、狂病

案1 瘀热发狂误作痰迷心窍

王某，男，58岁。于1980年8月22日就诊。

其妻代诉：患狂证月余。6月18日被牛角触及少腹，3日痛止，局部胀急未除。至7月12日下午，言语颠倒，动作异常，次日上午症见奔走呼叫，骂詈不避亲疏，当即就诊于西医，诊为"精神分裂症"，给安定、氯丙嗪等药治疗3日无效。后请中医治疗，诊为"狂证"，以痰迷心窍为治，服温胆汤、滚痰丸、定志丸等30余剂，亦无好转。余诊见：面色暗淡，口中喃喃，手足镣铐，坐立不安，少腹拒按。舌淡紫有瘀点，苔黑有芒刺，脉弦数。证属瘀结膀胱化热发狂。治宜泄热化瘀法，方用桃核承气汤治之。桃核仁12g、大黄10g、甘草4g、桂枝6g、三棱10g、莪术10g、红花6g、芒硝9g（分三次冲服），水煎1日1剂尽。5剂过后，步行来诊，病已平定。年近花甲，脉细弱，投滋补药善后。随访3年康泰。

按 此患因外力伤及少腹，瘀血留滞化热，结于膀胱，瘀热随气扰乱神明而发狂证。与情志抑郁化火、化痰所致痰迷心窍之狂证有别。遵《素问·至真要大论》"必伏其所主，先其所因"之理，取仲景桃核承气汤攻逐瘀血，热散狂止。

——彭元成.误治后遵仲景法补救案5例［J］.吉林中医药，1984，13（5）：20-21.

案2 误补致狂

赵某，男，73岁，工人。1986年7月4日初诊。

患高血压病7年余。1986年5月23日早饭时，因事动怒，突发眩晕，浑身颤动，站立不稳而欲倒地，手足感觉不灵活，急抬送本市某医院门诊。检查血压高，经对症处理后，病情仍未控制。继之神识不清，呕吐频作，涎沫中带血泡，口眼歪斜，右半身不能动弹，确诊为脑溢血。经住院治疗半月余，神识渐清，余症亦有好转，留有右半身不遂后遗症，乃出院请中医继续治疗。某医接诊后，辨证为气虚血瘀，采用益气活血通络之补阳还五汤，其中主药黄芪从15g逐渐加大到80g。服药至10余剂时，患者出现烦躁不安、面红目赤、头晕痛、语无伦次；继则狂躁不休、昏不识人、整日不食不眠，时哭时笑，骂詈不避亲疏，健侧手足撕衣蹬被，医者束手，其子邀余诊治。诊视所见：患者瘫痪在床，右侧偏废，面红目赤，口眼歪斜，流涎不止，哭笑无常，神识不清，狂言乱语，语词謇涩不清。询其亲属，谓：进食甚少，大便数天未行，小便黄赤不能自控，咳促阵发，吐出黏性白丝痰涎，量较多。脉细弦有力，舌红赤无苔。此高年肾水不足，木少涵养，风阳痰火偏亢，误用温补升提之剂，致使内风旋动，夹痰火上扰清窍，侵犯神明，而显上述诸症。方选清热通腑、重镇息风之"风引汤"合清热燥湿化痰之"温胆汤"治之。药用：石膏10g、寒水石15g、紫石英10g、龙骨15g、牡蛎15g、大黄10g、干姜4g、桂枝6g、赤石脂15g、法夏10g、云苓15g、橘红10g、枳壳10g、竹茹10g、甘草4g，首进2剂，狂躁之症大减，神识时清时昧，大便泻下羊屎状粪数十枚。效不更方，又连进4剂后，神识清，言语利，问答自如，二便自利，知饥索食，咳嗽吐痰量减少，且易咯出。仍留有右半身不遂、口眼歪斜、流涎等后遗症，继用培补肝肾、益气活血、化痰祛瘀通络之剂，配合针刺按摩，并自行锻炼等方法调治，现已能扶杖跛行。

按 一般认为中风后遗症，以气虚血瘀为多见，故多采用益气活血之补阳还五汤治疗，殊不知在中风后遗症中，阴虚阳亢、风火上扰、痰浊蒙蔽者亦不为鲜见，若误用温补之剂，则变症莫测，险象丛生。本例即因益气之黄芪用量过多，误补成狂，特书之以为来鉴。

——陈万云.误补致狂［J］.湖南中医杂志，1987，59（3）：60转57.

六、痫病

案　肝郁胆虚之惊痫误为虚寒风痫

刘某，女，36岁。

有病史年余，近因产后，流血较多，同时与夫吵嘴，使旧恙复发，每次发作持续约10分钟，口吐涎沫，牙关紧闭，不知人事，苏后如常人。来诊时（1983年1月15日），面色㿠白，表情淡漠，舌淡白，脉弦细而涩。认为此系"虚寒风痫"，予侯氏黑散一料。药后，痫发有增无减，几无宁日，甚至1日数发，烦躁不寐，病情逆转。窃思用药罔效，乃辨证之不准，因而细加诊察。询其夜寐惊叫，胸闷不舒，一身疼重，此肝郁胆虚之惊痫也。兹本《伤寒论》"胸满烦惊……谵语，一身尽重，不可转侧者，柴胡加龙骨牡蛎汤主之"之旨，径取此方加减：柴胡9g，龙骨、牡蛎各10g，黄芩、桂枝、法半夏、云苓各6g，西党参各12g，朱砂3g，生姜3片，大枣3枚。服6剂后，痫发1次。后以上方出入，连服月余，痫搐未发。为巩固疗效，又以上方配制丸药常服，每次15g，每日2次，调治3月而愈。追访未见复发.

按　本例失误在于问诊之粗，只注意痫发时搐搦、吐涎的普遍矛盾，而忽视了"胸满烦惊，一身疼重"的特殊矛盾，处方未能涉及病本，导致病情逆转。通过细致辨证，反复琢磨，始知病在肝胆，而不在肝脾，故用"黑散"无效，改用柴胡龙骨牡蛎汤镇惊安神、调和肝胆，得以挽回危局。

——刘炯夫.三例痫症的辨误［J］.上海中医药杂志，1985，11（5）：18–19.

小结

心系病证方面，共有误案27例，包括胸痹心痛12例、心悸7例、不寐4例、多寐1例、狂病2例、痫病1例，其中胸痹心痛、心悸误案最多。误诊误治的原因主要如下。

心悸：病因病机分析失误，如心肾阳虚误作虚热证、阳明腑实热结上扰于心误诊为血虚等；治法处方用药失误，如心阳虚误用补中益气及活血化瘀，炙甘草、附子用量过大等。

胸痹心痛：病因病机分析失误，如大结胸病与小结胸病的误诊，痰热伤阴误诊为气血两亏，心阳亏虚误诊为痰浊闭阻；治法处方用药失误，如应活血化瘀却先健脾益胃，过用活血化瘀之品，痰湿壅滞误用活血、养阴之品，气滞血瘀误先调理脾胃等。

不寐：病因病机分析失误，如痰热扰心证误诊为肝火扰心证，心胆气虚证误诊为心脾气虚证，心肾不交证误诊为肝火扰心证等；治法处方用药失误，如痰火扰心误用清肝泄热，阴虚误用温补等。

多寐：主要需分清脾虚与湿邪孰轻孰重。

狂病：主要需辨清虚实寒热，实证中又需注意瘀热与痰热的区别。

痫病：病因病机分析失误，将肝郁胆虚之惊痫误辨为虚寒风痫。如囿于气虚血瘀、风阳上扰等常见病因病机，却忽略了肝血虚、虚寒的可能。

第四节　脾胃病证

一、胃痛

案1　瘀血胃痛径用理气之误

1980年诊治一男性青年，24岁。

素有胃痛，胸闷嗳气，纳谷不振。曾去某院诊断为慢性胃炎，长期服多酶片、颠茄片，服胃舒平液与中药黄芪建中汤等无效，乃来就诊。症见面色萎黄，中脘胀痛，嗳气不舒，时有干呕，痛时拒按，大便秘结，按脉小弦，苔薄白。药用良姜、吴茱萸、荜茇、佛手、香橼、川朴、青陈皮理气止痛。3剂后复诊，自诉胃痛有增无减，纳食递减，咽喉干燥，大便3日未解，按脉弦，察舌边有瘀斑数点，问其痛有如针刺感。改用瘀血胃痛诊治，投失笑散合金铃子散加香附、丹参、九香虫。2剂痛减，续4剂，症状瘳。

按　在临床上一旦用药难于奏效，病情变化，急宜吸取失败教训，分析病情，改弦易辙，方能化险为夷。此例误治在于初诊不辨寒、热、虚、实及病在气在血，即投一派香燥止痛之品，不但无效，反而徒增患者痛苦。瘀血不去，则痛不除，后采用"通"之一法，痛去而胃安。

——李笔怡.杂病误治医案三则［J］.乡村妙手，1985（2）：45.

案2　湿热误从气虚治

陈某，男，36岁。1981年4月18日初诊。

上腹痛1年半，加重月余，伴嗳气、呕吐、胸闷腹胀、吞酸烧心、食欲减退，冷热饮食均可致痛，生气劳累即可诱发或加重。查见：体瘦，上腹明显压痛，舌淡红而嫩，苔薄黄，脉细弱无力。消化道钡餐透视：胃呈鱼钩型，空腹少量潴留液，张力适中，蠕动力弱，黏膜粗乱，幽门前庭偏小弯侧有麦粒大龛影。其病机乃中焦虚弱，气滞中脘。药用生黄芪、潞党参、川楝子、郁金、丹参、元胡、灵脂、陈皮、杭芍、甘草、陈曲，药进3剂，上腹痛反而加重，详察诸症，腹痛而不喜按，纳差而无便溏，脉细、脘腹胀闷、嘈杂反酸、恶心呕吐、舌苔薄黄等症非虚所致，乃因湿热内结、气滞痰浊中阻，改投陈平汤加减：苍术10g、厚朴12g、陈皮10g、姜半夏10g、茯苓15g、黄芩6g、蒲公英10g、川楝子10g、元胡12g、香附10g、郁金10g、茺蔚子12g。3剂服毕，腹痛大减，胀闷减轻，食欲由药前每餐一两增至半斤。上药略增减，继服10剂，诸症悉除，X线钡餐复查胃内龛影消失。5年来未再复发。

按 病人的症状是第一性的，医者的辨治是第二性的。医者主观臆断，用心中的证型往患者身上套，轻车熟路，拘泥常法，是本例初诊误治的主要原因。湿热内结、气滞痰阻为患，用参芪温补如火上浇油，湿热益甚，改投清化，始得病愈。

——赵法文.辨误案四则［J］.山东中医杂志，1987（1）：25.

案3 胃阴虚夹瘀误诊为阳虚寒凝

吴某，女，34岁。1984年3月初诊。

患者上腹胃脘部疼痛，局部有冷感，反复发作2年，加重5天。平常不敢饮冷物，胃脘部冷痛但得温不减，纳呆，形体偏瘦，舌质微红，苔薄白，脉细弦。初诊时辨为中阳不足，寒邪伤胃，用附子理中汤加味。服药4剂后，患者诉症状未见好转。医者认为寒邪太盛致寒凝气滞不通而痛，遂重用炮附子50g、干姜20g，继服2剂。未料患者病情加重，诉胃脘部疼痛加重，呈刺痛，痛有定处，尤以夜间为甚。胃脘部仍有冷感，但口干欲饮冷，舌质红干。医者困惑不解，故重温有关文献后顿悟，此患者所谓冷痛为假寒之象，遂从其刺痛，形体消瘦，舌红干少津，脉细弦等症，改诊为胃阴虚夹瘀血阻络，用益胃汤合失笑散化裁：沙参、麦冬、石斛、玉竹、山药、丹参、百合、乌梅各20g，白芍、蒲公英各20g，甘草、九香虫、五灵脂各10g，川楝子、香附、降香、生蒲黄（布包煎）各15g。服药4剂病情好转，于原方随证略加增减，继服十余剂后病愈。

按 本例为胃阴不足、瘀血阻络所致胃脘痛。初诊时医者被胃脘有冷感，平常不敢饮冷物所迷惑，误诊为中阳不足、寒邪伤胃之胃脘痛，故用温中散寒行气止痛的方药无效。唐容川在《血证论》中说："瘀血在此，伤荣气则恶寒"。由于胃阴不足，胃的脉络挛急，气血运行不畅，不通而痛，久痛入络而致局部瘀血，其瘀血部位阳气受遏，不得舒展，温煦失司而出现胃脘部有冷感。所以此冷感，得温不减，同时不伴有全身性形寒肢冷症状，与阳虚真寒所致的胃脘冷痛、得温则舒、同时伴有手足欠温、面色㿠白等全身性虚寒症状有区别。医者初诊时被假象所迷惑，过用辛温之药，反使胃阴更伤，徒增病者痛苦。

——姚旭.临床失治误治二例［J］.首都医药，2001（7）：49.

案4　中焦虚寒误用滋阴

丁某某，女，47岁，工人。1990年2月12日以"胃脘胀痛1年，发作性绞痛2月"之主诉、"中度慢性萎缩性胃炎"之诊断收入住院。

患者近2月来，发作性胃脘绞痛，疼痛彻背，痛时汗出，手足冷，平素怕冷，胃胀喜温按，呕吐酸水，厌油腻，食则腹泻，面色少华，乏力神倦，脉细弱，舌红少苔。此病在中焦，辨证注重舌象，故按舌红少苔，辨为胃阴亏虚，治以滋养胃阴法，方选沙参麦冬汤加减：沙参、茯苓各10g，麦冬、玉竹、杭芍各12g，元胡、川楝子、白术、焦三仙各10g，花粉20g，生草6g。服上药3剂后，病人述胃痛加重，胀满不适，入夜尤甚，纳差恶心明显，余症如前。再审病机，舍舌从症。证属中焦虚寒。以附子理中汤加味温中健脾：党参、白芍各25g，干姜12g，茯苓15g，附子、白术、陈皮、炙草、吴茱萸各10g，黄连6g，大枣5枚。服上药4剂后，胃痛恶心大减，近几日无绞痛发作，仍感胃胀。继守上方，加入香附、枳壳各10g以理气除胀。治疗半月后，胃胀痛消失，已无绞痛发作，腹中温，诸症好转，舌上已生薄白苔。后改投理中丸调治半月而出院。

按　舌红少苔属阴虚有热，胃痛见此多以胃阴亏虚论治，此其常也。该患者虽见舌红少苔，然大量症状都为中焦虚寒之象。每用滋阴则胃痛加重，温中则疼痛减轻，舌苔渐出，可见病属脾胃虚寒无疑。误治之关键在于仅抓舌象而忽视全身，重局部轻整体。其教训有二：①舌红少苔并非尽属阴虚，临证乃当细细辨证。②治疗当重整体，注意四诊合参，不可偏废。所谓"舍舌从症"正是此意。

——牛阳.临床误治四则［J］.中医药学报，1990（6）：20-21.

案5 寒证胃痛误从火治

患者，男，58岁。1994年1月20日初诊。

患"胃病"近30年，在某医院行胃肠钡餐造影，诊为"十二指肠球部溃疡"。患者于前日晚餐饮少量白酒后，当晚11时许胃脘部突然阵发性绞痛，向右胁放射，伴嗳气反酸，口苦口干，喜手按压，面青肢冷，身微出汗，饮热开水疼痛可缓解。次日即到某医院门诊就医，某医生拟诊"肝火犯胃型胃痛"，予龙胆泻肝汤治疗。服药1剂后，胃痛加重，伴脘腹作胀，嗳气频作，纳呆，恶心，泛吐清涎，大便不畅，遂自行停药而前来我处求治。检查：急性痛苦病容，面带青色，腹软，剑突下及偏右处深压痛，墨菲征阴性，肝脾未触及。舌质红润，苔淡黄厚腻，脉象弦紧而数。辨证属中焦虚寒、内夹湿热、气机不畅、胃失和降。用吴茱萸汤加味：吴茱萸5g、党参15g、川黄连5g、生姜5g、茯苓15g、大枣10g、白豆蔻5g、法半夏10g、炙甘草5g，每日1剂，水煎服。2剂药后，患者胃痛大减。续服3剂，胃痛、嗳气等症悉除，饮食正常，二便自调。遂以香砂六君子丸调养善后。

按 患者胃脘部疼痛反复发作，伴嗳气反酸，诊为胃痛无疑。胃痛有寒热虚实之分，寒痛者，胃痛暴作，恶寒喜暖，此例疼痛性质与之相符。热痛者，痛势急迫，胃脘灼热喜冷，此例疼痛性质与之不符。口苦口干，舌红，苔厚腻而黄，脉弦数，为肝火偏旺，内夹湿热之征，属热。痛缓而喜按者属虚，痛急而拒按者属实。此例虽疼痛暴作，但喜手按压，属虚。胃痛伴泛吐清涎，面青肢冷，热饮后痛缓，舌润，为中寒内盛之候。紧脉与数脉同见，乃阳热为寒邪所束之象。观其脉症，此病虚寒为本，湿热为标，属寒热错杂之证。因久病不愈，中虚生寒，复加酒食所伤，更损脾胃，入夜阴寒偏盛，同气相引，寒凝气滞，故胃痛暴作。其辨治失误原因：①没有抓住胃痛之辨证要点，把寒痛当热痛；②对寒热错杂证候主次不辨，将次症作主症；③遣方用药失之偏颇，治标不治本。以致误用苦寒，戕伐胃气，胃虚气逆，气失和降因而胃痛加剧。今改以吴茱萸汤治疗，方中吴茱萸温中祛寒，下气降逆，党参、茯苓、大枣、炙甘草补虚益胃，生姜、法半夏、白豆蔻温中散寒、行气化湿，佐以少许黄连清化湿热。诸药配伍，以达温中散寒、行气化湿、和胃止痛之目的，故能收到较好的疗效。前后所用两方，温清主次有别，疗效相去甚远。故诊治疾病，当谨守"观其脉症，知犯何逆，随证治之"的辨证思想，方能准确无误。

——方显明.寒热虚实错杂证误治辨析［J］.广西中医药，1998（6）：38-43.

案6 瘀血胃痛误为阴虚

陆某,男,70岁。1996年1月4日诊。

胃脘反复疼痛20年,每因劳累或饮食失调诱发,屡用中西药未效。1月前又因食燥辣之物诱发。症见脘腹灼痛、入夜加甚、午夜后渐减,灼痛拒按,翌日依然,口干不欲饮水,腹胀嗳气,无反酸,小便清利,大便调,舌淡红,无舌苔,脉细弦。检查:体温正常,纤维胃镜示:慢性萎缩性胃炎(轻度出血)。入院后辨为胃阴虚之胃脘痛,治以养胃阴,清虚热,拟沙参麦冬汤加减调治半月,但胃脘灼痛依然,邀余会诊。此胃脘疼痛已20年,按之痛不减,乃久痛入络,舌苔光净但观之舌底络脉曲折迂回,色瘀暗,小便清利不短黄,阴虚证难以尽释,非瘀血莫属,遂改活血化瘀、养阴清热为治。血府逐瘀汤加减,处方:当归、怀牛膝各12g,川芎、枳壳、红花、桃仁各10g,生地黄、蒲公英、赤芍、白芍、乌梅各15g,每日1剂,水煎服。6剂后脘腹灼痛锐减,余症好转,依上方加减调治,半年后随访,胃脘灼痛若失。

按 此例慢性萎缩性胃炎临床表现与《医林改错》所述"灯笼病"酷似。前诊误把瘀血症的夜间胃脘灼痛辨为阴虚发热,瘀血阻络津不上承之口干不欲饮误为阴虚津乏,对瘀血之小便清利、阴虚小便短黄没有作区别,故误实为虚,违王清任治瘀血症"愈补愈瘀"、"愈清愈凝"之告诫,病终不能除。改血府逐瘀汤加减,切中病机,血活热退,瘀去痛解,疗效明显。

——李谱智.阴虚误辨纠弊2则[J].新中医,1997(5):48.

案7 肝胃不和误用升药

徐某,女,24岁。1999年1月22日就诊。

因胃痛2年余,曾来我院做胃镜检查,确诊为胃黏膜脱垂,屡服西药无效,故来求治。诉胃痞满而痛,进食后加剧,嗳气稍减,伴灼热感,口干喜冷饮,纳差,倦怠乏力,舌红苔薄黄,脉弦细而数。既然诊断明确,权用升陷降逆汤加味:黄芪、枳实、乌梅、党参、佛手各15g,白术、木香、柴胡各10g,蒲公英30g,升麻、炙甘草各6g。28日复诊,继服上药5剂,诸症依旧。细询之,尚诉抑郁叹气,大便不爽,便后每有不尽之感。悟及此乃肝胃不和,遂拟疏肝和胃,佐健脾清热,方用肝胃百合汤加味:百合、蒲公英各30g,柴胡、郁金、丹参、黄芩、乌药、川楝子、党参各10g,甘草6g。2月3日复诊,谓服药5剂,痛减十之七八,饮食增加,精神舒畅。效不更方,续进7剂,随访至今未痛。

按 经笔者验证,周氏升陷降逆汤对胃黏膜脱垂确有一定疗效,然用于本例何以不应？盖周氏之方原为中气下陷、胃气上逆之证而设，故方名为升陷降逆汤。本例纳差乏力，但无头晕气短等症，虽气虚而未至气陷，胃虽痞满而痛，但无恶心呕吐，胃气上逆亦不成立，既非中虚气陷，又不胃气上逆，故升陷降逆不效，势在必然。观其抑郁叹气，大便不爽，参以脉象，可知肝胃不和为主要病机。二诊时疏肝和胃为主，佐健脾清热，终获满意疗效。

——徐云祥，舒鸿飞.从临床纠误谈辨证论治［J］.湖北中医杂志，2010，32（6）：60-61.

案8   胃痛肝阴虚证误用疏肝

胃脘疼痛反复发作2年，加重半个月。患者于2年前因饮食不节而发胃脘疼痛，尤以空腹为甚，食后痛减，嗳气反酸，服西药胃仙U疼痛能减轻。以后每因烦恼郁怒，饮食不调而作痛。经纤维胃镜检查示十二指肠球部溃疡。半月前宿疾复发，胃脘胀满痛引两胁，嗳气频作，舌质淡红，苔薄白，脉弦。四诊合参，中医诊断胃脘痛（肝气犯胃证），拟疏肝理气、和胃止痛之法，柴胡疏肝汤治之。胃脘疼痛证情不减，竟至口苦咽干，眩晕不寐，手足心热，舌尖略红，苔花剥，脉弦细，乃肝阴不足之胃脘痛，法当养阴柔肝益胃，投一贯煎加减。服药后疼痛、不寐、手足心热等症始消，舌脉正常。

按   四诊各有其独特作用，不能相互取代，临证时只有"四诊合参"才能全面而系统地了解病情，作出正确的诊断和辨证，庶不致误，才能谈及正确的论治。同时怎样运用现代科学技术成果，使传统、实用、科学的四诊内容，逐步规范化、标准化、系统化、微观化等，尚需作深入的探讨、整理研究，将它提高到一个新的水平。

——于淑英.从临证误治谈中医四诊［A］.四诊研究论文汇编［C］.
中国中西医结合学会，2000：2.

案9   脾胃虚寒误用消导降泻

黄某，男，13岁，初中学生。2001年2月19日初诊。

患者禀赋聪敏，勤奋好学，只因家庭困难，半年前在当地动物医院购买兽药杀虫片30粒一次吞服。时过大约20分钟，突发胃脘部疼痛剧烈难忍，幸好被其家长发现而迅速送往当地卫生院急诊。通过细心询问后，得知患者是因吞服兽药杀虫剂过量而中毒，当即施洗胃术急救处理，才脱离危险。经住院治疗5天，身体有所恢复而出院。出院后病人精神不振，面色萎黄，口不知味，食入即饱。曾以消导降泻等药未见显效，而邀应诊。诊时患者胃脘隐痛绵绵，揉按得舒，精神不振，面部萎黄，并午后时有烘热感，肠鸣，大便时有秘结，纳少，口淡无味，多泛清水，舌体淡胖，舌苔薄白，脉沉细而弦。细辨其证，实属脾胃虚寒，治宜温补脾胃，和胃缓急，方用黄芪建中汤加味主之。药用炙黄芪15g、桂枝10g、白芍15g、干姜10g、当归10g、延胡索6g、枳实10g、炙甘草6g、大枣10g、饴糖30g（冲服），连服药9剂，嘱其禁服生冷。二诊胃脘隐痛缓解，肠鸣消失，大便通畅，面部烘热感觉少见，饮食增加，脉沉细而缓。原方再服9剂，诸症悉愈，而复学读书。

按 脾主运化宜升则健，胃主受纳宜降则和。气血之所以满，脏腑之所以充，经络之所以利，四肢百骸之所以劲强，实有赖于脾胃纳化升降，水谷精微的化生。本例乃致吐已伤脾胃，再加过服寒凉、降泻之药，脾胃之气一伤不能复运，营虚不能濡养，必致中阳不足，经脉失养。故见胃脘隐痛喜按，面色萎黄，精神不振等症，治以辛甘之药，补其不足，温以使通。方用黄芪建中汤加味，补脾胃而复中气，如是则脾升胃降，阴阳相生，中气自立，诸症痊愈。

——谭庆刚.胃痛救误二则［J］.湖北民族学院学报（医学版），2004（1）：58.

案10　寒热错杂误认虚寒

王某，男，68岁。2015年3月22日首诊。

患者有多年胃病、糖尿病、高血压病史，胃镜显示慢性胃窦炎，服用多种西药疗效不显，在心理上抵制西药。患者曾于1年前来诊，要求纯中药汤剂治疗。当时胃脘经常疼痛，遇寒为甚，喜温喜按，纳差，脘胀，嗳气，偶有胃脘灼热、吐酸；怕冷，多汗，动则汗出，易感冒。舌淡暗苔薄白，脉细弦。辨证为脾胃虚寒，兼夹气郁，或有化热。治以温中散寒止痛、疏利气机兼顾制胃酸。处方黄芪建中汤加减：桂枝6g、黄芪15g、白芍20g、大枣10g、炙甘草10g、枳壳15g、陈皮10g、青皮10g、香附15g、川芎10g、台乌15g、佛手15g、木香10g、玄胡20g、九香虫10g、海螵蛸30g、煅瓦楞子30g、旋覆花10g、建曲15g、鸡内金15g、麦芽15g。5剂，水煎4次，兑和分4次温服，日3次。患者后连续复诊4次，均以上方稍作化裁，诸症逐渐缓减，进而基本痊愈停药。

患者胃病今又复发，刻诊：胃脘冷痛，喜温喜按，嗳气，大便黏滞偏稀，又常有胃脘灼热、吐酸。舌暗红，苔黄，脉弦滑。查阅前方，今仍以黄芪建中汤化裁：黄芪25g、桂枝10g、白芍30g、干姜5g、炙甘草10g、大枣15g、柴胡10g、枳壳15g、白术20g、青皮10g、香附15g、川芎6g、九香虫10g、玄胡30g、建曲15g、鸡内金15g、党参10g、麦芽15g、徐长卿10g、海螵蛸30g、煅瓦楞子粉30g（包）、甘松15g、牡蛎粉30g（包）。2剂。随后患者复诊2次，均以前方化裁，胃痛虽稍有缓解，但疗效不显。患者转于其他多名医生处求诊，诸症亦未明显缓解。

2015年4月12日患者又来求诊。患者现胃脘嘈杂，时冷痛、时热痛，嗳气，胃脘闷胀，舌红苔稍黄，脉弦滑缓。辨证为寒热错杂证，处方半夏泻心汤合柴胡疏肝散化裁：黄连5g、法半夏10g、黄芩10g、党参30g、炙甘草6g、大枣10g、柴胡10g、枳壳15g、白芍15g、青皮10g、陈皮10g、香附15g、川芎10g、山药30g、海螵蛸30g、九香虫5g、玄胡30g、徐长卿10g、鸡内金20g、建曲10g。3剂。患者同时服用气滞胃痛胶囊与延参健胃胶囊。4月17日复诊：诉服用前方后，诸症大减，今已全消，欣喜之至。遂嘱巩固治疗，再服10剂药，随访已达痊愈。

按 患者1年前求治时，脾胃虚寒证突出，其热虽有但甚微，故黄芪建中汤取效明显。复发后求治首诊时，脾胃虚寒与胃热表现均甚为突出，但依据上次治疗经验，"效不更方"思想先入为主，未及仔细辨证，仍照前方治疗，故而疗效不显。再转而求治时，仔细辨证，分清轻重，理清思路，断为寒热错杂证，以半夏泻心汤取得满意疗效。本例说明，证是变化的，效亦需更方，坚持辨证论治是中医取效的关键。一般《中医内科学》教材"胃痛"一节中未单列寒热错杂证，本例亦说明不必受教材证型的束缚，须现场收集四诊资料，根据机体的具体情况，分清病理因素，即时辨证论治，体现中医灵活辨治的优势。

——黄小林，李勇华.临证首诊误案4则［J］.四川中医，2016，34（3）：113-115.

二、痞满

案1 肝郁脾虚误用补中益气

陶某某，女，60岁，新野县人。于1988年2月11日以心下痞满、饮食不下十余天就诊。

经上消化道钡餐造影，提示"胃下垂"（胃小弯切迹低于两髂嵴连线4.5cm）。余辄予补中益气汤加味两付，补中益气丸6g，2次/日，口服。孰料仅服一付，患者心下痞满不仅不减，反而增剧，烦躁不安，胃脘腹胀，憋闷不适，食欲全无，急来复诊。余思之，"胃下垂"多以中气下陷论治，服补气升提之剂可谓对证，何以痞无所减而反增？乃详询病端，细察其由，知患者平素性情刚愎，稍事不遂，怫郁即生。十余天前因故与家人不睦，渐发心下痞满之证。详察其候，并见心下微痛，两胁不适，嗳气干呕，口干尿黄，舌边尖红，苔白厚，左脉弦细，右脉软弱无力。脉症合参，显属肝郁脾虚，郁久化热之证。遂改弦更张，投丹栀逍遥散调理肝脾，清泄郁热，加青皮以加强疏肝理气之功，加半夏、枳实、槟榔以消痞散结、行气宽中，加焦三仙以健胃和中。三付服讫，痞满稍减，饮食略增。继服上方六付，病去五六，仍以上方随证出入，治疗月余，痞证渐失。继以逍遥丸、疏肝健胃丸与补中益气丸交替服用，以善其后。

按 纵观本案，其首诊误治教训有以下几点：

（1）主观片面，问诊不详。中医诊断疾病，当以问诊为先，方能胸中有数，知常达变。由于首诊未详询患者之禀赋，起病之缘由，以致主观片面，凭臆测想象处以方药，是误治原因之一。

（2）囿于检查，忽视辨证。借助现代科学仪器检查疾病，是中西医诊断疾病的手段。但是辨证施治，乃中医之本也。由于初诊囿于检查，察证不详，忽视辨证，仅凭透视提示"胃下垂"，未经辨证即按中气不足论治而妄施补益升提之剂，以致痞满益甚。"胃下垂"因中气不足者固然有之，但亦不尽然，本案即是例证。故首诊忽视辨证，是其误治原因之二。

（3）对号入座，以病套证。中医之理法方药，是建立在辨证之基础上的。患者复诊皆为一派肝脾不调之象，而毫无中气不足之证可觅。但初诊一见"胃下垂"，不详辨其证，竟对号入座，以病套证，而言中气不足，用药焉能取效？况本证其本在肝，其标在脾。今脾气本虚，运化无力，再施大量补气升提之品，则有滞胃耗气之虑，痞满岂可减之，烦躁安不由生！治不求本，一味升提，对号入座，以病套证，此误治原因之三。

——李富汉.误治一则［J］.山西中医，1990（2）：41.

案2 实证误补

聂某，女，37岁。1989年5月9日就诊。

患者自春季结扎后，心情一直抑郁。其亲戚关怀备至，分别赠送双宝素、蛤蚧精、参芪、鹿茸精等，以为调补之用。患者每日服参芪、鹿茸精、双宝素、蛤蚧精各3支，分早中晚服之。鸡蛋八九个，连服3天后，竟出现脘腹胀满，嗳气恶心，短气懒言，自汗出，脉细滑。其夫认为系结扎后体弱所致，又自购红参30g，炖子鸡1只，恣意服之。不日，四肢厥冷，头晕欲倒，嗳气脘胀，小便短赤，大便秘结，即延余诊治。观其形体消瘦，卧床不起，起即头晕眼花、如坐舟车，舌深红、苔黄而厚腻，脉沉细而滑、重按有力，腹胀满拒按。此乃误补益疾，气机壅塞，积滞中焦所致。宜消积理气、导滞通便为治。投保和承气汤，送服木香槟榔丸10g，日3次。药用：神曲15g、山楂30g、茯苓15g、法半夏10g、陈皮15g、连翘12g、莱菔子30g、黄连7g、厚朴15g、生大黄20g（后下）、枳实15g、芒硝20g（冲服），日1剂，水煎服。2剂后，泻下多量淤泥状大便4次，臭秽难闻。经治疗9天，诸症好转。后以生脉六君汤加味调理而愈。

按　患者平素多愁多忧，结扎后，心情抑郁，饮食进补无度，致使脾胃失运，药食停滞中焦，气机壅滞而出现大实有羸状之候。使用重剂消食理气导滞通便法，使积滞一举排除，气机通畅，宿食得消，中焦得运而诸症自愈。

——甘锡民.治误补误攻案2则［J］.江西中医药，1993（5）：43.

案3　阳虚痞满治以益气消痞

严某某，女，36岁。1989年6月16日初诊。

心下痞硬2月余。2月前，因口渴饮冷开水较多而致胃脘疼痛，心下痞硬。经西医对症治疗后，胃痛缓，心下痞硬如故。嗣后，迭经数医，中西药并投，治疗2月余罔效。复去重庆几家大医院做肝功、钡餐、B超、胃镜等检查均正常。刻诊：自觉心下痞满，有若石压，然按之濡，无包块，不疼痛，厌油，纳差，嗳气时作，神疲肢倦，懒言嗜睡，形体瘦削，面色㿠白，不任风寒，易于感冒，便稀，日2~3次，小便调，舌淡苔薄，脉沉细无力。查血、大便常规（－）。据其心下痞，神疲纳差，辨证为脾胃虚弱、升降失调、气机郁滞，投以枳实消痞丸益气消痞。服2帖而效不显，守方再进2帖其病依然。据其痞泄并见，与半夏泻心汤益气和中，降逆消痞，服2帖病亦无起色。思古有怪病多因痰作祟之论，恐系无形之痰作祟，又据其心下痞，时嗳气而与旋覆代赭汤和胃降逆、化痰下气消痞。服方2帖仍无转机。如是疑团丛生，惑而不解。遂重温典籍，考《伤寒论》痞利并见者，除泻心汤证外，尚有桂枝人参汤证。详析病机，对照斯证，细询病情，虽泄泻而肛门不灼热，亦无后重感，心下痞硬，却有喜温恶凉之感。思索再三，霍然醒悟：此乃寒凉伤胃，中阳颓废，升降失调，阴寒凝结之故。治宜温中散寒，通阳消痞。用桂枝人参汤为之，药用：黄芪、党参各30g，桂枝、炮姜、白术、茯苓、半夏、厚朴各12g，甘草4g。上方服3帖后，痞利俱除，且思纳谷油腻。嘱原方再进2帖，追穷寇以固疗效。后与六君子汤调理。随访，康复如常。

按　本证乃寒凉伤中，脾胃阳虚，阴寒凝结之痞利。与枳实消痞丸主脾胃虚弱、寒热互结之病，半夏泻心汤主寒热互结、脾胃升降失和之痞利并见，旋覆代赭汤主脾胃虚弱、痰浊内阻之痞硬噫气相比，诸症同中有异，临证时未能详辨、比较，因而造成治疗上的失误，以致病势缠绵，贻误病机，教训深刻！

桂枝人参汤本仲景用治太阳病误下，表邪不去而中阳已伤，致协热下利、心下痞之证。本证虽非太阳表证误下，然寒凉伤中、脾胃虚寒、阴寒凝结之病机与之雷同。故方用黄芪、党参补中益气、运转大气，兼能实卫固表。干姜、桂枝温中通阳、升阳举陷，俾离照当空，阴霾自散。与参芪相伍，相得益彰，白术、茯苓燥湿运脾，复脾之斡旋。佐半夏、厚朴降逆消痞，治其标症。甘草调和诸药，且助参芪补中益气。群药合用，共奏温中散寒、通阳散结、益气消痞之效。与本证病机合拍，故而获效。

——蒋明德.痞证误治辨析［J］.成都中医学院学报，1991（1）：24.

案4 肝郁误从脾虚治

陈某某，女，30岁，农民。1992年9月26日初诊。

腹撑时轻时重4年，加重半年。患者4年来每晨时自觉腹撑，时轻时重，且晨时必泻，多方中西药治疗不愈。近半年来夜半之后即开始腹胀，至晨时腹撑明显，以致晨时不得眠，起则腹泻，泻则胀减，并伴乏力，食少，月经量大有块，经来腹痛等。查舌暗红，边有齿痕苔白腻，脉沉滞。辨为脾肾阳虚、寒凝血滞，治宜健脾补肾、温中散寒。处方：党参13g、白术10g、云苓20g、干姜5g、川朴10g、广木香9g、吴茱萸7g、补骨脂9g、五味子9g、肉豆蔻9g、焦楂13g、麦芽13g、扁豆15g、炙草9g，4付，水煎服。

10月3日二诊：患者仍觉腹撑，且见胁痛恶心，晨起仍泄作。即以B超检查显示：肝胆无异常，查舌质红，苔黄腻，脉沉弦。辨为肝气郁滞，旺而乘脾。治以疏肝清胆，理脾和胃。处方为：柴胡9g、黄芩10g、半夏9g、枳实9g、白术10g、云苓20g、炒白芍13g、炒牵牛子5g、川朴9g、藿香9g、广木香9g、败酱草15g、炙草9g。3付，水煎，分早晚各10时温服。

10月7日三诊：腹撑明显减轻，恶心消失，唯大便还稀。查舌质红，苔薄黄，脉沉弦，宗上方去牵牛子加郁金10g，续服十余剂而愈。

按 "脾主大腹""脾主运化""脾在经归属太阴"，故脾病多见腹部。《内经》亦云："腹满䐜胀。……过在足太阴阳明"。本案有病史长、晨起腹胀、腹泄等见症，看似符合久病多虚、病位在脾的辨证。然细究其症，腹胀在先，而后腹泄，细察其时，夜半而作，此乃子丑之时，肝木当值。故胀泄之理，由肝木当令，旺而侮脾，令脾不能行施其职，以致湿食阻滞，清浊不分。首诊之时，其理已露端倪，只因舌脉不显而误治。证理既明，故治疗方选小柴胡与逍遥散去党参、当归，加败酱草疏肝清肝敛肝，以枳术汤加川朴、牵牛子、藿香、广木香理脾和胃，加之择时服药，先其时而服之，使肝木恪守常道而病愈。

——吴燕燕，楚普枝.杂病求误录［J］.光明中医，2000（04）：40-41.

案5 "胃下垂"举陷之误

许某，男性，58岁。化工厂工人。1994年9月6日初诊。

患者自诉胃痛数年，进食后胀痛尤甚。近因退休、家庭琐事致使胃脘痞塞不舒伴忧郁叹息、呃逆频作，大便数日未解，舌红，苔略黄，脉细弦。来诊前一天曾在本市一医院作钡餐摄片检查，示"胃炎""胃下垂"。笔者见"胃下垂"三字，未加思索即套用治疗中气下陷之补中益气汤加味而治。7剂，每日1剂。水煎分2次温服。患者服7剂后诸症未见减轻，且叹气、呃逆加重，胃脘痞塞作胀。辨证后改用和胃降逆、疏肝理气为治。方用旋覆代赭汤合逍遥丸化裁。服10剂后，上述诸症去除。再去该院钡餐透视检查，胃下垂亦愈。

按 西医属脏器下垂的各类疾病，并非都由中气下陷所致。补中益气只是治疗脏器下垂的多种方法之一罢了。笔者根据西医的辅助诊断而套用中医方法治疗，未加辨证，故病不愈而加重。而据辨证施治改补中益气法为和胃降逆法而收功。再次证明中医治病一定要切记辨证论治。

——黄善根.胃下垂误治补正案1则［J］.中国乡村医药，2003（3）：43.

案6 虚痞误用消导

龚某某，女，34岁。1995年3月17日初诊。

患者于1月前因暴饮暴食后，胃脘胀满疼痛，伴吐泻，发热，经治吐泻止，体温正常，仍感脘腹满闷不适，已更数医治疗不效来诊。症见脘腹胀满，厌食嗳气，大便干结（3~4日一行），神倦乏力，苔白少津，脉弦滑。诊为积滞内停，腑气不通。投加味小承气汤，服2剂不效，思其因于暴伤饮食，改投木香槟榔丸，服2剂仍不效，观之伴神倦乏力，故从脾虚食滞而投枳实消痞丸，服2剂亦不效，细询患者，虽感心下满胀，但按之濡软，厌食嗳气，却觉心下空空，乏力难支，大便干结，数日1行，实非热结阳明，腑气不通，实因受纳甚微，无物可下，又兼中气大伤、传导失司所致。舌苔白而少津，非热结阴伤，是中虚水津不能上奉，脉虽弦滑，当舍脉从症。证属虚痞，当塞因塞用，治以补中益气汤加减，药用：潞党参、黄芪各30g，白术、陈皮、苍术各15g，柴胡、木香、生姜、大枣各10g，炙甘草6g。服2剂后，诸症大减，继进2剂痞满消失，续以香砂六君子汤调理。

按 本案乃中阳大伤之虚痞，笔者初诊之误在于：①仅囿于病之起于暴饮暴食所致，昧于暴发吐泻可损中阳。②只着眼于患者自述心下满胀，疏于仔细扪查腹部。③惑于厌食、便结不通等假象，误诊为食滞热结肠腑之实满，忽视中阳亏虚、升降失调亦可致此症，故始治均难奏效，后以中阳颓伤之虚痞立论，遣补中益气汤，骤补中阳，使中阳振旺，升降协调，气机通畅，脾胃健运而愈。

——梁开发.虚痞误治辨析1例［J］.山西中医，1997（4）：28.

案7　气滞误为气陷

晏妻，女，年已六旬，因每食后腹胀且感下坠明显月余，在某县医院检查，证实不但胃有下垂，且肝、肾均有下垂而住院治疗月余。迭经中西药治疗（具体用药不详），因疗效不佳出院。于1995年4月8日邀余诊治。听其陈述病情后，简行四诊：形神无异，面色正常，食后腹胀坠明显加重，伴纳呆，呃逆嗳气，大便不爽，小便可，舌微红，苔薄白，脉细弦。遂不加思索拟益气升提法，方以补中益气汤原方3剂，重用党参、黄芪、炙升麻意在力举下垂之脏。窃以为该病诊断清楚，辨证无误，方药得宜精当，嘱其守法治之，无不效之理。孰料第3天病人复诊，诉服药后不但腹胀更甚，且日夜腹坠不安。腹诊见腹胀如蛛腹，触之腹肌紧急，叩之如鼓。观其嗳气频作而舌象同前。大便细软且滞涩不爽，欲解似无，久临厕而不已，余无异常。事出意外，细品其脉，见六脉虽细弦然沉取有力，并无虚软空豁之象。籍此茅塞顿开，此乃气机阻滞而中焦斡旋不能，升降失常之证，前诊误在临证不细辨又囿于常法，且障于西医之"多脏器下垂"而落案于中医之补气升陷之治。思之再三，拟五磨饮子加减。处方：枳实、青皮各15g，乌药12g，木香、槟榔各10g，山楂、神曲、炒麦芽各20g。服3剂腹胀渐消，纳食日增，呃逆嗳气止，药已中病，效不更方，再进3剂，诸症若失。

按　诊疾贵在明辨虚实，察虚实之要，关键在于脉证四诊之详实，然病有脉证统一者，更有相互矛盾的，故有舍脉从证或舍证从脉之异，而法有正治反治之殊，结合此案，实无欺也。

——杜修明.临证误辨话医道［J］.新中医，1997（9）：52-53.

案8　气虚误用行气

刘某，男，68岁。因"腹胀反复发作2个月加剧5天"于1998年11月3日就诊。

症见形高体肥，腹胀气喘，两胁不舒，食少乏力，大便已2日未行，舌淡红，苔白厚，脉细滑。药用：厚朴15g、枳实15g、莱菔子10g、香附10g、木香10g、甘草6g、当归20g、桔梗10g、生大黄5g，3剂，水煎服。服药1剂，腹胀不减反增，气喘更甚。家人急邀余往视。患者坐卧于床，少气懒言，汗出湿衣，畏寒乏力。急拟红参15g、麦冬12g、五味子10g、制附子5g，药进1剂，汗出大减，畏寒已除，腹胀亦稍舒，患者已能步行前来就诊。再拟：炙黄芪30g、党参15g、麦冬10g、五味子9g、炒白术30g、大腹皮15g、枳壳9g、炙甘草6g、龙眼6g、大枣5g，共加减服用6剂而愈。

按　临证思路狭窄，只知其常，不知其变是导致本案失治的根本。临床腹胀以气滞、气郁为多，而本例患者形体肥胖，乏力气虚，反用易耗阳气、行气导滞、苦寒之药重竭其阳，雪上加霜。幸及时改弦更张，挽其性命于垂危。可见临证之时性命攸关，不得不慎之又慎。

——宋生祥.临床误治心得［J］.辽宁中医杂志，2008，35（12）：1919-1920.

案9　胃阴虚误用补中益气

一病人，女，45岁。

就诊时自诉患"胃下垂"。自服补中益气丸，待服用10丸后即感觉恶心欲吐，口干心烦，腹部胀满不欲食，大便干结难解，不敢再服。刻诊详查病情：面色微红，舌质红，脉细数。经脉症合参，属胃阴不足之候，采用沙参麦门冬汤加味，以濡养胃阴。处方：沙参、麦冬、太子参、玉竹、生白芍各15g，竹茹10g，当归、枳壳各9g，细生地15g，生麦芽20g，生甘草10g。3剂，药后头晕恶心、脘腹胀满均除，大便亦畅通。斯方继服3剂，病情向愈。

按　"胃下垂"病属于中医学中"胃缓"范畴。《内经》曰："脾应肉，肉坚大者，胃厚，肉者胃下，……肉不坚者胃缓"。说明本病是由肌肉瘦薄不够坚实而成的虚弱病证，而虚弱不足也有不同情况，不能一概认为胃下垂者，皆可用补中益气治之。因胃属阳土，阴津易伤，胃阴耗伤，胃失濡养，易致胃腑肌肉瘦薄不坚而胃下。治宜濡养胃阴，使肌肉充润坚厚，患体渐复。又"胃主通降，以通为补"，升提稍过，会使胃气上逆、呕恶嗳气。"虚则补之"是中医学常用的治疗大法之一，用之得当，可使病除体健；若用之失当，则不但病情不减，反致它症随现。临床上见到有不少病人喜服补药，医或迁就而予补之，或自购补药食之，致误补益疾者，屡见不鲜。若以补之中配通降之品，升降结合治疗胃下垂，尤为恰当。虚当受补是用药法则，然而药补并非食补，稍有偏误，会产生不良后果。误补终归辨证粗疏，今加申述，为临证借鉴。

——唐瑞，李新华.误补辨析［J］.河南中医药学刊，2002（1）：61.

案10　少阳证误为脾虚气滞

患者，女，62岁。2002年4月16日就诊。

患者素有慢性胃炎。近1周来因受凉而感胸脘痞满不适，呃逆较频，恶心欲吐，口苦纳呆，头晕，神疲乏力，舌淡红，苔薄，脉弦细。前医予香砂六君子汤加减治疗，症状无明显减轻。经过辨证后予小柴胡汤加减以调畅气机，和胃降逆：柴胡、党参各12g，黄芩、半夏、陈皮各10g，苏叶、炙甘草各6g，生姜4片，大枣6枚。服药6剂后，诸症全消。遂改六君子汤加减以巩固疗效。

按　该患者素有慢性胃炎，前医未正确辨证及注意病情的发展变化而用六君子汤加减治疗，症状无明显减轻。患者因受凉，使邪传入少阳，而出现胸脘痞满不适，呃逆较频，恶心欲吐，口苦纳呆等。对照《伤寒论》少阳证条文，则突然醒悟，此乃小柴胡汤证也。药后诸症全消，后以六君子汤加减以巩固疗效。

——杨海燕，王萍，刘新亚.从误诊误治案例看小柴胡汤的方证相应［J］.
江西中医药，2009，40（9）：16.

案11　气滞误用补脾

患者，女，20岁。

腹胀3个月，现腹胀，口不渴，纳可，眠可，大便稀，日1~2次，舌质淡嫩，苔薄白，脉沉弱无力。依《伤寒论》第273条"太阴之为病，腹满……"第277条"自利不渴者，属太阴，以其脏有寒故也……"辨为脾虚腹胀，处方：理中丸。二诊述服后腹胀加重，晚上胀甚。此证乃属脾虚腹胀无疑，为何服补脾之剂反致加重？思之再三，若补之不可，说明气滞为主，越补越滞，故而加重。《伤寒论》中厚朴生姜半夏甘草人参汤乃补三消七之方剂，用于脾虚气滞腹胀满，用药关键是剂量的把握。郝万山教授讲《伤寒论》时提到胡希恕老师重视此方剂量而授一方歌"厚朴半斤姜半斤，一参二草也须分，半夏半升善除满，脾虚腹胀此方真"。乃疏厚朴生姜半夏甘草人参汤：厚朴16g、党参3g、炙甘草6g、清半夏14g、生姜5大片，3剂。服后腹胀减轻，大便正常，舌脉均有好转。此方不可久服，否则耗气，加重脾虚。故调整剂量，改为补脾为主，兼以理气，加四君子汤：厚朴9g、党参9g、炙甘草9g、清半夏9g、炒白术9g、茯苓12g、生姜3片，3剂，服后病瘥。

按　笔者体会有三：一是临床不能但见脾虚腹胀即以理中丸治之，气滞重时要先理气，再求其本。二是临床疗效和经方的精准运用直接相关，熊兴江等指出经方"一旦误用往往导致坏病丛生，并由此而带来现今临床上对经方的误解，不知用、不会用、不敢用、不想用极为常见"，从而影响临床疗效。笔者认为《伤寒论》讲的就是辨证方法，而非简单的内科学，从条文处处可见仲景重视方证鉴别，而非罗列症状。如第61条曰："不呕不渴，无表证，脉沉微，身无大热者，干姜附子汤主之"；第277条曰："自利不渴者，属太阴……"，文中"不呕""不渴""无表证""身无大热"均是和他证鉴别。因此，"读伤寒，重医理"是精准运用经方的关键。三是此病案可反映《伤寒论》的临床价值，《伤寒论》既有完善的辨证方法，又有配伍精当的方剂，是指导临床必不可少的中医经典著作。

——田瑞曼.厚朴生姜半夏甘草人参汤证误治案［J］.河南中医，2012，32（8）：965.

三、呕吐

案1　惊恐致呕从痰饮治之误

张某，女，42岁。1983年10月9日初诊。

因突受惊恐，4个月来终日惕惕不安，夜寐欠佳，不思饮食。近2个月稍有惊恐则呕吐食物及痰涎，甚时1天呕吐10余次，形体日渐消瘦。曾先后经过胃肠透视、胆囊超声等检查，均证实无器质性病变，诊断为神经性呕吐。多次给予输液、镇静剂等西药治疗，因不能根除而改用中药及针灸治疗。前医以痰饮呕吐与小半夏加茯苓汤9剂不效，改用旋覆代赭石汤又服10余剂。虽暂有安时，但偶遇一点声响即恐惧不安，继而呕吐出全部食物始安。邀余诊治，刻诊，面色㿠白，目光淡滞无神，形体消瘦，语声低微，口干不欲饮，舌瘦，苔微黄腻，脉细数无力，余症同前。此乃气阴两虚，胃气上逆，中夹湿热。治宜清热化痰止呕，与温胆汤加甘寒益胃药3剂。3剂药后呕吐稍减，但每日仍呕吐7~9次，脉证同前。余细思之，四诊合参，所用方药理应对证，何而疗效不显？半晌方悟，该患始得之于惊恐，惊恐则心神不宁，故五脏六腑皆不安。治疗应以安神镇惊以治其本，遂以温胆汤送服朱砂安神丸，服3剂呕吐即止。继服3剂，后以养心安神益胃剂调理月余，余症均瘥。随访至今未再复发。

按　此例呕吐始得之于惊恐，导致心气不足，神不守舍，子病及母，肝胆相表里，肝胆失和夹胃气上逆故呕吐频发。前医降逆化痰止呕只治其标，余用温胆汤亦未中病机，后变法以清热化痰止呕的温胆汤合清热镇惊之朱砂安神丸，重以镇心安神，标本兼顾，故廖廖数剂，瘥其4月痼疾。

——杨荣春.误治析义［J］.辽宁中医杂志，1989（3）：34-35.

案2 血瘀误从虚寒治

宋某，女，19岁。

呕吐年余，加重4个月。初起为饭后即吐，未引起注意，后日渐消瘦，腹胀，曾在外地治疗年余未见好转。来诊时症见面色㿠白，腹胀，饭后呕吐，舌质淡，苔薄白，脉象缓中带弦。诊断为呕吐证，属中焦虚寒。取温中散寒之理中汤合吴茱萸汤：党参15g，焦白术12g，干姜10g，吴茱萸、炙甘草各6g，大枣3枚，伏龙肝（先煎取汁）30g，上方服3剂，诸症依然，并有加重趋势。再辨为胃虚气逆，治拟益气降逆和胃，取旋覆代赭汤：旋覆花、党参各15g，代赭石（先煎）30g，姜半夏12g，砂仁6g，焦白术9g，生姜3片，大枣5枚。服3剂后，诸症同前，呕吐更甚。详细追问病史，患者呕吐迁延已年余，曾多方求医，查其病历，或以脾胃虚实，或以胃阴不足，或以胃气上逆，或以肝胃不和论治，皆从中焦脾胃。何以不效？细辨其证，患者为食后即吐，腹胀以小腹为甚，其症状于月经期及月经前后加重，且月经量少，色暗。乃考虑到此证与血有关，系经行不畅，血气上逆于胃，致胃气不和而呕吐。故三诊辨证为气血瘀滞，夹胃气上逆，治拟养血活血祛瘀，佐以和胃降逆，取桃红四物汤加味：生地24g，当归、赤芍、白芍各15g，川芎12g，桃仁、红花、姜半夏各10g，生姜3片，大枣5枚。上方服3剂后，症轻，药已中的，效方不更，共服药15剂，诸症悉除，经调色正常。半年后随访，未见复发。

按 本例患者，早先多方治疗，皆固守从中焦论治，未中病机故罔效。后参审妇科病资，月经不调量少，色暗，乃冲脉瘀血夹胃气上逆所致，投桃红四物汤加味治疗，血活气顺，呕逆自然得解。

——涂华中、李锡涛.误辨医案二则［J］.安徽中医学院学报，1988（2）：23-24.

案3 肝肾阴虚误用香燥

张某某，男，35岁，农民。

呕吐吞酸近两月余，经中西医治疗未收效，邀余诊治。症见面色萎黄，神疲乏力，四肢不温，纳呆，嗳气频繁，食入则吐，吞酸，便溏，尿短，舌淡，脉沉迟。辨证：脾胃虚寒，运化失司，不能受谷。治宜温中健脾、和胃降逆，方选理中丸化裁。处方：苏条参20g、白术20g、陈皮15g、砂仁（冲，吞服）5g、半夏20g、吴茱萸3g、乌贼骨10g、炮姜20g。2剂。服药后，四肢转温，便溏尿短消失，但呕吐仍不止，继见胸胁满痛，烦闷不舒，舌边红、苔稍腻，脉弦。此乃肝气犯胃，治当平肝和胃、理气降逆，拟以四七汤合旋覆代赭石汤、左金丸旨意化裁。处方：苏梗12g、半夏20g、厚朴12g、茯苓20g、代赭石（先煎）30g、旋覆花（包煎）6g、苏条参15g、藏黄连5g、吴茱萸3g、大枣9g、炮姜12g。2剂。服药后，吞酸已止，苔腻转净，诸恙依然，于上方去左金丸、苏梗，加苏子、陈皮、桔梗，进服3剂，呕吐仍不止。继见头晕耳鸣，梦多难眠，腰膝酸软，舌红少苔。细思不效之因，必是辨证不准，治法不当之故，细加推敲，忽有所悟，久病伤肾，加之辛香燥烈之品必耗伤阴血，遂于上方加女贞子20g、旱莲草20g、枸杞20g、山药20g。2剂。服药后，呕吐止。诸症略有改善，当守原意再进2剂，诸症悉除，形神渐复。

按　此例初诊时，由于脾胃虚寒，运化失司，治当温中健脾，和胃降逆，在诊治时又呈现肝气犯胃，法宜"木郁达之"，细思常用立法效不显，"肺为气之主，肝气上逆，清金降肺以平"，故加入清金降肺之品，但病反增重，呈现肾阴亏耗之候。此乃过用辛燥之品，加之肝郁久则化热，灼及肾阴。肝肾同居下焦，乙癸同源，肾阴亏损，水不涵木，木失条达，横逆犯胃，后采用了滋水涵木立法而获效。

——苏宝银.临床误治医案3则［J］.中国农村医学，1990（5）：41-42.

案4　阳明腑实误从少阳治

邓某，男，18岁。

自1990年以来，患者常自觉脘腹胀痛，服解痉药可缓解。因饮酒后胃脘胀痛伴恶心呕吐间作1个月。近3天疼痛加重，呕吐频繁。诉畏寒，神疲乏力，胃脘胀痛，纳后为甚，口苦口干欲饮，时而呕吐，吐出胃液及食物残渣，伴呃逆、反酸、纳少，大便3日未行，小便色黄。右胁下偶作隐痛，上腹叩之如鼓调，中脘压痛明显。舌质红，苔黄腻欠润，脉弦滑。西医诊断：①幽门梗阻。②胃窦溃疡？③成人幽门肥厚症？入院后，按少阳兼阳明病论治，投大柴胡汤加茵陈、郁金、莱菔子水煎服4剂，并输液治疗。呕吐时予止吐灵肌内注射，诸症不减。后又加用张锡纯薯蓣半夏粥，服2剂亦未收效。2日后，患者诉进食进水良久吐出，亦有朝食暮吐之时。上腹胀痛及压痛同前，大便7日未行，舌脉如故。细辨其证，患者呕吐、口苦胁痛、腹痛、大便不通，辨为少阳兼阳明里实证似为合拍，缘何投大柴胡汤4剂无效？必然辨证有误。鉴于不大便7日，饮食入后良久吐出，口干欲饮，腹胀腹痛，舌红，苔黄厚腻欠润，脉弦滑，此应为胃腑积热，热邪壅实，腑气不通，传导失司，胃气上逆所致。治当遵《金匮要略》中"哕而腹满，视其前后，知何部不利，利之即愈"之训，予调胃承气汤清泻阳明胃肠燥热，使大便通利，承顺胃气下行，则呕吐可止，腹满痛可除。虽患者呕吐重而哕轻，但此时之呕吐与实热哕证病机相同，治法亦可通用。遂改拟生大黄20g，玄明粉15g，甘草6g，蒲公英、代赭石各30g，陈皮、旋覆花各12g，竹茹20g，水煎温服。药进一剂后大便即通，呕吐停止，每餐能进牛奶200ml，腹胀亦减，无呃逆反酸，胃脘仍有压痛，舌红，苔薄白，脉缓。药既中病，续用前方减生大黄、玄明粉量，再进4剂，呕吐及胃痛未再发生，仅见轻度腹胀，大便微溏，胃钡餐复查报告：十二指肠球部溃疡。

按 初诊何以失误？主要原因在于对阳明腑热实证与少阳兼阳明同病二证型的病机特点及大柴胡汤适应证认识有误。后者以少阳证为主，甚则有半表之邪未罢的证候，所以周禹载在《伤寒论三注》中曰："大柴胡总以少阳为主治，而复有里者也。"从该方原载柴胡半斤，黄芩三两，而大黄用量仅只二两看，其侧重点一目了然。本例却系阳明胃肠积热，腑气不降，逆而致呕，非和解少阳所能治。调胃承气汤是清泻阳明腑实之名方，原方中大黄用至四两，且配芒硝为臣，用于此例恰是的对。患者虽无燥屎内结，但从脉舌证候辨证，其阳明燥热结实之势已成，故用之既能泄热通便止呕，又不损伤胃气。

——王荫三.运用调理脾胃法纠误案例举隅［J］.中国医刊，2000（3）：50-51.

案5 胃阳虚呕吐误用芳化降逆

秦某，男，13岁。

1991年6月7日反复呕吐不止，吐出清水甚多，头晕目眩，神疲乏力，四肢欠温，面色淡白，脉沉细，苔白淡嫩。初始投以藿香正气散，呕不止，更医投以旋覆代赭汤，仍不效。某医院以急性胃炎常规治疗1周，症不减。转诊我院时，症如上述，细问病情，原来因气候初炎，患儿3天内喝完40瓶汽水，致呕吐不止，诊为胃阳伤损，肾阳亦惫，浊阴上蒙，胃失和降，治以温中回阳、温胃止吐。以附子理中汤化裁处方：党参30g，白术15g，干姜、生姜各15g，附子、吴茱萸各6g，炙甘草9g，药进3剂，呕吐渐止，手足转温，知饥欲食，精神振作。

按 胃阳不伤不吐，脾阳不伤不泄，患儿因暴饮损伤脾胃之阳气，浊阴当降不降，清阳当升不升，浊阴化为阴霾之气上弥清窍，故颠眩而呕吐。胃阳根于肾阳，肾阳为诸阳之本，肾阳一旺，宛如一轮红日当空，万物生机蓬勃，阴霾之邪自散，附子理中汤温中回阳，又吴茱萸、党参、炙甘草暗合吴茱萸汤意，又加生姜温胃止呕。组方合理，药中病机，用后阳回呕止，诸症若失。藿香正气散、旋覆代赭汤方非不善，法无不备，此案当属辨证不确、方药用之不当使然。

——胡竹芳.失治救误三则［J］.湖北中医杂志，2000（1）：42.

案6 中焦虚寒误从胆郁治

患者，男，25岁。

因劳累过度，饮食生冷，致伤脾胃，脾不能升清散精，胃不能腐化降浊，发生呕吐涎沫，烦躁不宁，手足逆冷，乃中焦虚寒，胃气上逆。来我院寻余就诊，时1990年3月8日上午。该患脉象微弱、舌苔薄白，认为胆气犯胃，三焦失枢，与温胆汤加生赭石，以降逆止呕，服2剂不效，思药不见效，乃辨证不确，依据脉证，详细推敲，脉微为阳气虚，弱主阴血虚，舌苔薄白乃胃气虚寒，烦躁不宁，手足逆冷，属呕吐剧的反映。《伤寒论·阳明病篇》第243条："食谷欲呕者，属阳明也。"《伤寒论·少阴病篇》第307条："吐利，手足逆冷，烦躁欲死"。都是寒邪伤胃、胃中虚冷、胃气上逆的呕吐，以吴茱萸汤主之，乃仲景之定法。重处汤药，处方：吴茱萸9g、生姜15g、大枣10个、党参10g。嘱服2剂，服一剂后，呕吐减轻，服二剂，呕吐诸病，豁然而愈。

按 此例医案，初诊认为胆气郁阻，三焦失枢，胃失和降，呕吐涎沫，用温胆汤加生赭石，不效的原因，是拘于木胜侮土，胃虚气逆的现象，疏忽了劳累伤脾胃，过食生冷，中焦虚寒，胃气上逆，呕吐涎沫的本质，因据脉症，反复详辨，才与吴茱萸汤施治，此案使我获益匪浅。

——孙崇恕，孙崇娟.临床误治医案［J］.包头医学，1997（4）：173.

案7 胃阴虚误用清火

某患者频频干呕，早上尤甚。胸片、肝功能检查正常，胃镜提示慢性萎缩性胃窦炎、慢性浅表性胃体炎。就诊时表现口干渴，频频喜冷饮，胃脘部无疼痛胀满，饮食正常，腰酸，小便频数，尿黄有灼热感，大便干结，形体消瘦，舌质红无苔。辨证：肾阴不足，胃津亏虚，投用玉女煎加石斛、天花粉加减。15剂后患者出现精神疲乏，全身怕冷，暑天长衣长裤，惧怕一丝凉风，手足冰凉，无汗出，食欲减退，大便稀软，舌淡红苔白，脉沉细，经温阳散寒、食物调理而缓解。

按 玉女煎清胃热、滋肾阴，主治肾阴亏胃火上炎。本证肾阴亏胃津不足，本应投益胃汤加减较妥，今用大量石膏、生地、知母损伤人体阳气，而致阳气受伤，值得临证者高度重视。

——艾长生，许海萍.临证误辨误治四则［J］.临床心身疾病杂志，2007（6）：552-553.

四、呃逆

案1 脾气虚误用降逆

褚某某，男，64岁。1983年6月12日诊。

呃逆两月余，呃声低微，神情呆滞，颜面晦涩，气短乏力，时渴不饮，尿短便秘，舌胖有齿痕，苔白厚，脉弦缓无力。诊为呃逆证（痰湿内阻、胃气虚弱）。治以和胃降逆、益气化痰。方用旋覆代赭汤，3剂，水煎服。

二诊：呃逆稍止，症情似佳，守原方4剂。

三诊：呃逆复故，大便泄泻不收，若有脾虚外泄之象，遂拟升阳益胃汤减黄连加香附15g，3剂。

四诊：药后呃逆骤止，大便成形，此方减防风加山药15g，6剂。服后诸症消失，嘱服补中益气丸以善其后。

按　昔治呃逆，每采旋覆代赭汤获效，今亦施此竟遇不测，究其因乃在于辨证不确。呃逆一证，虽病在胃，"然非由一因而逆"。因而尚须辨证明确，方可用药。本证呃逆一症为发病之标，脾气虚弱为发病之本，然医者初用治标之法，非但未愈反而加重，而现用扶脾益气、兼祛痰湿之法，呃逆顿止。

——毕庆丰，蒋国栋.误中诚有真法［J］.吉林中医药，1986（4）：16.

案2　旋覆代赭汤证虚实用量之辨

患者刘某，男，54岁。1983年8月7日初诊。

呃逆月余，加重1周，心下痞满，甚则夜难入寐，伴身倦乏力，纳食无味，舌质淡、苔厚腻，脉细。立降气止逆法，拟旋覆代赭汤加味：旋覆花15g、代赭石30g、党参9g、生姜3g、半夏10g、甘草5g、木香10g、茯苓15g、大枣3枚。连服12剂不效。患者去省中医院就诊，后来医院抄方时，笔者见其处方为：旋覆花9g、代赭石12g、党参15g、生姜10g、陈皮6g、半夏9g、黄连3g、吴茱萸2g、砂仁9g、茯苓10g。并知连服20剂呃逆止，诸症平。

按　本病发自一人，前后用药大同小异，但疗效迥然不同。责其原因：①本例病机主要在胃，由胃气虚弱，虚而上逆所致。笔者治疗时未能切中病机，只顾降逆，忽视益气。②用药有偏：代赭石质重沉降，味苦性寒，用量较大，苦寒伤胃。木香一味，虽有行胃肠气滞、导三焦之里专长，但本病的关健是胃虚气逆而不是气滞，因此犯"虚虚"之戒。③后者标本兼顾，降气与补虚并举，且重用生姜温胃止呕，取少量黄连以燥湿，吴茱萸降浊，佐陈皮行气健脾。用药得当，正气复而湿浊去，故疗效颇著。

——张启平.误治有得［J］.山东中医杂志，1986（6）：37.

案3 　 肝郁误作胃中虚

叶某某，男，44岁。1985年9月22日初诊。

患者在无明显诱因下，于19日晚突发呃逆，呃声短频，饮热开水及按压两侧内关穴仍呃逆不止。翌日即去医院就诊，予安定、安坦等口服及肌内注射氯丙嗪等罔效。遂来余处就诊，要求服用中药。刻诊：患者呃逆频频，呃声短促，每分钟40次，面色少华、纳呆、胃脘不适、得热则舒，舌淡红、苔白，脉弦细。证属脾胃虚弱，胃中寒冷，胃失和降，浊气上冲咽喉所致。处以丁香柿蒂汤加味（公丁香、陈柿蒂、高良姜、潞党参、焦白术、法半夏、淡吴茱萸、炙甘草）。嘱服2剂后复诊。

9月24日二诊：药后呃逆有增无减，每分钟达52次。舌脉如前。诉静坐家中，闭门塞牖则呃逆稍减，一遇风吹则呃逆即增。遂思上方温热药力薄，药轻病重，故而不效。乃于上方中加淡附子、上肉桂以加强温中散寒之力，并嘱日服2剂。

9月26日三诊：日服2剂中药2天，呃逆如故，诸症如前而舌则偏红，苔转薄黄，脉弦细而数，且口干加重。考虑辛热太过，颇有化热化燥之势，上方去桂、附、姜等辛热之品，加鲜石斛、鲜芦根以生津，加旋覆花、代赭石以重镇降逆。

10月3日晚，患者造余家，见其呃逆已止，急询其所以然。告曰：连服三诊之方，罔然无效。闻近邻有一治呃逆之验方，遂去索取。药到口边，鼻闻药气，呃逆即止，如此神效。真仙方也。并以方示余。细观方右之脉案，乃治胁痛（胆囊炎）肝郁气滞之方（柴胡、枳壳、虎杖根、白芍、制香附、川芎、金钱草、佛手柑、制川大黄）。乃柴胡疏肝散加味也。余怅然。

按 　 是案审证不精，初诊时即忽略脉弦，且被"无忍气郁结积怒""闭门塞牖则呃逆减，遇风则加""胃脘不适，得热则舒"之表象所惑，而致误诊为"胃中虚冷"。二诊无效，当改弦易辙，反而误加桂附，以致一误再误。三诊化燥之象显露，而不思肝气横逆犯脾乘土，续以原方再进，致再误三误。"舍症从脉"，至此始有所悟！

——梁林.误案三则［J］.成都中医学院学报，1988（1）：22-24.

案4 　 血瘀误从气逆治

某女，16岁，2年前因偶食冷饭遂呃逆不止，迭经中西医治疗罔效。刻诊呃声高亢而频，面色晦暗，舌苔黄厚，舌尖有紫点，脉弦紧。投大剂旋覆代赭汤，以降胃止呃。然3剂无效，症状同前。再辨舌、脉，忽有会悟，改投血府逐瘀汤，竟一剂获愈。

按 血府逐瘀汤治呃逆，王清任有明训，曰："无论伤寒、温疫、杂症，一见呃逆，速用此方"。然必验之于舌脉，确属血瘀者，方能放胆用之。而一诊之误，在于忽察舌脉，而拘守套法套方，宜其不效。

——刘鸿.临床误治教训二例［J］.中医药研究，1988（5）：14.

案5 胃虚过用降逆药致泄泻

张某某，女，67岁，农民。

患者体弱多病，1992年3月4日因频发嗳气3天，延予诊治。当时病人嗳气频频，神疲气弱，面色萎黄，食少纳差，舌淡苔白，脉沉细。证属胃虚气逆，投旋覆代赭汤：旋覆花9g（包煎），代赭石20g，党参20g，清半夏、生姜各6g、大枣5枚。2剂，水煎频服。1剂服后，嗳气大减。续进1剂，服药后约0.5小时，泻下稀便数次，即感气短不支，头冒虚汗，语言难续，急予红参10g、甘草6g，急煎令服，危象始解。后用旋覆代赭汤代赭石减至15g，旋覆花减至3g，连进数剂，嗳气遂除。

按 旋覆代赭汤是《伤寒论》治疗胃虚痰阻，噫气不除的代表方剂。本例病人胃虚气逆，用之颇当。误在未审胃虚笃甚，过用降逆之剂，而致逆气虽降，反利大肠，致便泄气脱之变。可见体有虚中之虚，气有弱中之弱，脾胃虚甚过用降逆之品，亦可导致泄泻气脱。《本草衍义补遗》曾云：旋覆花"病人涉虚者不宜多服，利大肠，戒之"。此言不差。但遇胃气甚弱，气逆亦重之病人，两难之际，每学前人之验，先煎人参、甘草令服，继以旋覆代赭汤煎服，可保无虞。

——袁晋河，韩冠先，连华敏.误治病例4则分析［J］.江西中医药，1996（3）：38.

案6 肝胆湿热误用和胃降逆

李某，女，50岁。

顽固性呃逆1年余，久治不效。就诊时仍频频呃逆，伴口干苦，脘腹胀，心烦易怒，大便偏干，月经量少。舌暗苔白、舌下有瘀点，脉弦滑。初辨证为肝郁气滞、胃气上逆，用四逆散合旋覆代赭汤加减，服药1个月无显效。再诊时追问病史，云1年前外院B超检查发现胆囊结石伴胆囊炎，胃镜示反流性胃炎。辨证属肝胆湿热、胃气上逆，易方用小柴胡汤加味：柴胡10g、黄芩10g、半夏10g、党参10g、炙甘草6g、茵陈15g、菖蒲10g、郁金10g、金钱草30g、鸡内金10g、木香10g、枳壳10g、生姜3片、大枣5枚。服7剂，呃逆明显减轻，再服7剂，基本控制，未再反复。

按　呃逆病机总属胃失和降，胃气上逆动膈而成。但病因有多种，本例初诊由于忽视患者胆囊结石伴胆囊炎、反流性胃炎病史的问诊，单纯以和胃降逆治疗，所以不效，再诊考虑上述病史，认为因肝胆湿热熏蒸，胃失和降则呃逆不止，治疗中加入茵陈、金钱草、菖蒲、郁金、鸡内金利胆排石，清热利湿，故取效甚捷。

——张育轩，董振华.中医临证误诊误治原因探析［J］.中级医刊，1998（8）：12-13.

案7　血瘀误认中寒

王某，女，23岁。2000年7月9日就诊。

患者于1周前因食生冷及情志不畅始发呃声连连，不能自主，胸胁胀满不适，当时就诊于本单位医务室，给口服及肌内注射"阿托品""新斯的明"效果不显，观舌脉，舌淡红，苔薄白，脉和缓有力，二便尚好。综其发病始末，认为生冷伤胃，肝郁气滞，横逆犯胃，胃气上逆而致。治宜：温中散寒、理气降逆，以良附丸合柴胡疏肝散加减治之，同时针刺内关、足三里、天突，当时即止，起针后10分钟如初。嘱其每晚服安定片5mg入睡，上方服3付无效。据其目前病情，病邪不清，虚实不明，虑其平素食少，可能为脾胃虚弱，痰湿中阻，食滞内停，加之肝郁犯胃，而致其上逆所致，给予理气化痰、消食导滞、温中降逆。以二陈汤合旋覆代赭汤及理中汤加减治之，服3剂后仍无效，久呃不止，是否是瘀血阻滞，脉络不通，胃气上逆所致也？不妨一试，治宜：活血化瘀、和胃降逆，以血府逐瘀汤加减治之：桃红各10g、丹参15g、砂仁6g、当归12g、炒白芍12g、川芎9g、枳壳10g、桔梗10g、木瓜12g、川牛膝15g、乌药6g、炮姜10g、香附12g、旋覆花15g。1剂后呃逆大减，2剂后基本消失，3剂后痊愈。

——高国俊.临证失治误治举隅［J］.内蒙古中医药，2003（6）：12-13.

按　此案先后三诊，从辨证过程来看，符合一般临床诊治呃逆的思维，三诊想到从血瘀论治并获效，乃"试探性治疗"的结果，不知患者有无血瘀之征，若有，则提示我们四诊收集资料务须全面、不可遗漏。

案8　久病未考虑脾肾阳虚之误

男，49岁。呃逆间作半月，于2009年10月28日首诊，严重时伴反酸烧心，并且影响睡眠，曾在外院服半夏泻心汤中药治疗1周无效。病前半月发热，相关检查未发现异常，热退1周后开始出现呃逆。平素畏寒，大便日4次，成形软便，此次病后大便较平时无变化。既往体健，否认结核、肝炎、糖尿病、高血压病史。查体：肤色青灰、偏浊，腹部无异常，皮肤湿冷，舌胖红，苔黄厚腻，脉沉细迟、无力。西医诊断：呃逆待查。中医诊断：呃逆（湿浊中阻），予半夏泻心汤加附子，方药为：法半夏9g、黄芩9g、干姜5g、太子参15g、黄连6g、炙甘草6g、苏梗15g、苍术15g、柴胡10g、黑附子10g（先煎40分钟）、茯苓6g，三餐后1小时各服100ml。嘱清淡饮食，适当散步运动。服上方3剂后于2009年10月30日二诊，诉服上方1剂后呃逆控制，查体舌苔有松动迹象，余无变化。继用上方7剂后于2009年11月8日三诊，诉无呃逆，畏寒改善，大便日1次，成形。舌淡红，苔薄白，脉细滑。健脾祛湿成药巩固治疗。1个月后随访未复发。

按 根据该患者舌脉及大便情况，为脾胃虚弱的患者，体质偏弱，外感发热后，脾功能进一步下降，出现湿浊中阻，胃气上逆，而见呃逆。予半夏泻心汤加减化湿清热，恢复脾升胃降功能，之前治疗无效，主要未考虑到病程偏久，脾肾阳虚，正气不足，余邪不尽，故加附子温脾阳以助有形湿邪祛除，故呃逆控制，舌脉改善。

——张琳，朱培一，李乾构.虚实夹杂证病案误治3例分析［J］.
中国误诊学杂志，2011，11（6）：1406.

五、腹痛

案1 中焦虚寒误作气滞血瘀

李某，女，28岁。于1981年4月7日就诊。

已婚6年未育，患腹痛5年，痛时得按则减，进食则舒，大便溏。伴有心悸，烦热，食少，咽干，形瘦。月经来潮血量少，色紫有块。舌边见有瘀点。延医十余人，服中西药无效。诊见：面色㿠白，舌淡紫、苔薄黄，脉沉弦、右寸细弱，证属血瘀气滞。治宜活血祛瘀，行气止痛。药用：桃仁9g、白术9g、木香9g、厚朴6g、甘草5g、大黄4g。2剂，水煎服。药后病未减轻，反痛胀加重。改用甘温健脾、缓急止痛之法。方用黄芪建中汤治之，药用：黄芪2g、桂枝10g、白芍15g、大枣12g、生姜3片、饴糖30g（冲服）。5剂，水煎日尽1剂。经服此方后病已缓，脉细弱。宗此药加味作丸药一料，巩固疗效。1982年10月生一男婴。

按 腹痛日久，初断为血瘀气滞，服活血行气止痛之品，不但未得其功，痛反加重。苦于误治，非血瘀气滞也。取仲景黄芪建中汤，温中健脾以除寒，甘补缓急以止痛。方证合拍，腹痛则愈。

——彭元成.误治后遵仲景法补救案5例［J］.吉林中医药，1984（5）：20-21.

案2 寒热错杂误为虚寒

陈某，男，56岁。1982年3月20日初诊。

经西医诊断为胃下垂，转中医科治疗。诊得大腹之分作痛，痛无虚日，喜热喜按，痛甚则连及下脘，已迁延7月余。胃纳不减，泛吐酸水，肠鸣辘辘，大便溏薄，日二三行，多在辰巳之分入厕。脉弦，舌正红，苔白、根部黄而腻。当时因患者常年入水劳作，遂从脾肾虚寒论治，予附子理中汤合四神丸加味，药用：淡附子6g，潞党参15g，苍白术、补骨脂、煨葛根各10g，淡干姜、煨肉果各5g，炙甘草、淡吴茱萸各3g，煨姜3片。3剂。上药服1剂腹痛得减，大便二行，进2剂时中脘腹胀，三度呕吐苦酸，因上逆呕哕之故而腹痛反增，未敢尽剂，于22日复诊。见原有白苔已转淡黄，根苔黄腻，主诉症状同初诊，此次服药后增加呕吐苦水，且口干欲饮。询得以往入水劳作前后，有饮烈性酒以御寒之习惯。于是从胃有湿热、肠有寒湿试治，予仲师黄连汤出入以平调寒热。药用川雅连（姜汁炒）、粉甘草、西砂仁（后下）、肉桂心各3g，淡干姜5g，制半夏、上广皮、姜竹茹各9g，潞党参、云茯苓各15g。服1剂。23日三诊时，知服药后颇安，未再泛哕呕吐，腹痛亦减，大便仅一行，质尚溏。后即以此方为基础，先后加用过焦白术、煨葛根、炙荷蒂等，继续服药9剂而愈。

按 本例失误之处有二：①问病史粗疏。仅知该患者为渔民，有长期下水操作惯例，但对嗜饮情况，全然不知，因而丢掉上热的病机而仅得出不够全面的下寒之诊断，从而选用了有偏向的单一温下散寒的治法，结果为上热的病机火上加油，使胃热增剧而呕吐频频。②辨证不细，表现在：吐酸有寒热之分，在下寒的同时吐酸，遂误以为寒。若果真属寒，则不应胃纳不减。且舌苔根部黄腻，此亦热象的蛛丝马迹。

关于停用附子理中汤、四神丸，改用黄连汤的理由是：在服初诊方第二剂时，出现了下列三方面的变证：①变口中和为口干欲饮，此热耗胃液之象。②胃中原有湿热，复与辛热之剂，两热相搏，胃气耗损而中脘腹胀，所谓"诸腹胀大，皆属于热"。③《尚书·洪范篇》云："火曰炎上，炎上作苦"，《素问·至真要大论》云："诸呕吐酸……皆属于热"。今三度呕吐苦酸，其为胃中火热上冲，已不言而喻。综上所述，本例病机为上（胃）热下（肠）寒。证既寒热错杂，理应寒热并调，这就是用黄连汤的依据。《伤寒论·少阳篇》第173条云："伤寒胸中有热，胃中有邪气，腹中痛，欲呕吐者，黄连汤主之。"此条所述与本患者症情基本符合，因而以黄连汤出入，既取其苦降辛开，寒热平调，又因黄连有厚肠之功，果然药后不仅脘胀消、呕吐止，且腹痛便溏亦愈。

——易承德.二例腹痛误治剖析［J］.江苏中医，1989（9）：38-39.

案3　血虚误从血瘀治

陆某某，女，27岁。于1984年6月30日初诊。

主诉：新产近月而腹痛且胀，食量减少，有时回味，已治疗2次，非但腹痛未减，且更加眩晕、神疲，刻下已至不饥不纳，强纳后中脘亦胀，并回味甚至嗳腐云云。阅前处方为平胃散合保和丸加味。审得痛在大腹，悠悠然为势不甚，痛处觉冷，且胀满时起时伏，胀时按之腹不硬而濡，得温则痛缓，心悸，少寐，腰酸，大便干结，二三日一行，脉象沉细，舌淡苔薄白。已历4月之久。当时辨证为产后气血双亏，先后二天俱虚，属"不荣则痛"范畴，予十全大补汤出入。药用潞党参、朱茯苓、熟地黄（砂仁3g拌蒸）、杭白芍各15g，白术、当归身、焦谷麦芽各10g，柏子仁（不去油）12g，上肉桂2g，炙甘草3g。3剂。复诊时知痛减过半，至于胀满一证，不仅未因填补之品腻膈，形成"甘能作胀"，相反地亦十消其八，亦未再嗳腐。遂将原方中黄芪加至15g，白芍加至30g，续服3剂。三诊时主诉仅偶有隐然腹痛，胀满全消，胃纳递增，其他症状亦相继减轻或消失，已基本痊愈。乃改用十全大补丸250g，每日3次，每次6g，陈皮汤送服。另胡桃肉125g，每日3次，每次5g嚼服。遂瘥。

按　腹痛一证，无论其因寒因热，最终常可导致血气不和，进而气血运行受阻，脉络不通，或"脉充大而血气乱"，均可发生腹痛。此之谓"不通则痛"，属实，是临床最常见的一种证型。此外，因于气虚血弱，气少煦而血少濡，脉络组织失养，同样可以出现痛证。正如《素问·举痛论》所云："脉泣则血虚，血虚则痛。"虚证之痛，亦称"不荣则痛"。临证时必须遵照《素问·五常政大论》关于"毋盛盛，毋虚虚"的指示，做到细致地辨证。若稍一不慎，将犯"实实虚虚"之戒。本例需要讨论之处有二：

（1）食痛应该否定。从药测证，本例处方为平胃散合保和丸加味，看来医者从腹痛而胀、有时回味处着眼而诊为伤食腹痛，但患者胀满的特点是时起时伏，胀时按之腹不硬而濡，这一症状表现，符合于《金匮·腹满寒疝宿食病脉证治第十》所云："病者腹满，按之不痛者为虚""腹满时减，复如故，此为寒，当与温药"等关于腹胀满属于虚寒的论述。若果真为食痛，则服消导药后，腹痛不仅未减，而胀满范围，反由腹扩大到脘部，并有酸腐等见症，又将何以理解？至于服温补药后，腹痛即轻减过半，胀满亦消减七八，这更证实此非伤食之实痛无疑。

（2）虚痛可以成立。这表现在：①临产努挣伤气，失血耗血，腹痛起于新产后百脉空虚，气血双亏之际。②痛势悠悠而喜按，得温则痛缓。③大便干结，乃血亏液耗，肠府失调，水涸舟停之故。所以《金匮·妇人产后病脉证治第二十一》云："新产妇人有三病……亡津液胃燥，故大便难。"本例大便干结与舌淡、心悸、少寐并见，更属血亏之证。④"脾主大腹"，今痛在大腹，纳少、神疲，因脾虚而痛可知，两投克削之品，中气益伤，脾为气血生化之源，中州一伤于病，再伤于药，生化之源渐竭，因而腹痛证迁延难复。通过上述四点的阐明，气血双亏、虚寒腹痛的诊断可以成立。治疗方面，一则病例属气血虚寒，再则有"产后宜温"的古训，因而运用十全大补的温补剂增损，实践证明是可行的。

——易承德.二例腹痛误治剖析［J］.江苏中医，1989（9）：38-39.

案4 大气下陷误用行气疏肝

李某，男，32岁。1986年4月10日诊。

主症：少腹拘胀、坠痛半月余。在半月前一次装卸货物时，由于已极度劳累，当患者使尽全身力气将一重物扛起后，顿觉胸腔拘闷，头晕眼前发黑，急忙放下重负，却自感脏腑俱随之坠下，气短促，自汗不已，全身无力，少腹有拘胀坠痛等不舒。翌日即到某院西医检查诊断，并施以对症治疗一周无效。某中医根据患者少腹胀痛等症状，辨为气滞肝脉。拟行气疏肝之枳实、台乌、沉香、玄胡、川楝子等辈。不料2剂未尽而其症反剧，增生他疾，因晕眩加重而卧床数日。刻诊：少腹拘胀坠疼，动则气短，倦怠乏力，自汗出，便时虚坐，头晕，面色苍白，舌质淡，舌体胖边有齿痕，脉沉细无力。其少腹扣之不胀，按之不痛。分析其患病及治疗过程。知前医已犯"虚虚"之戒。其证属大气下陷，治以升阳举陷之法。方拟：黄芪60g，党参30g，升麻、柴胡、小茴、桔梗各9g，陈皮、白芍各12g，甘草6g，服药3剂后来诊。其头晕自汗、少腹坠胀等症悉减。此药已对症，继以前方出入十余剂而病告痊愈，遂嘱服成药补中益气丸以善后。

按 大气下陷一证，前贤张锡纯论述最详，"盖胸中大气，原为后天生命之宗，主以代后天之原气用事，故能斡旋全身统摄三焦之气化。此气一陷，则肺脏之开合失其斡旋，是以呼吸短气。三焦之气失其统，是以疝气下坠。"此所谓大气即宗气，宗气居中，上受呼吸之气及水谷之气而生，代元气用事，故若强劳则首当其冲。宗气虚陷，损其元气，既可见外卫不固之自汗出，气短促，并有乏力虚坐等。由于元气之来源未匮，鼓气升发，加之下陷之气逆乱，所以有少腹拘胀、坠痛感。临床如不详审其因，每易误诊断下实而攻之，是以参芪益中焦之气而助新生，柴胡、升麻、桔梗提下陷之气则能升发，陈皮、小茴理壅滞之气，丹参、白芍调血养血以助生发之气。

——宋小强.大气下陷证救误一得［J］.陕西中医学院学报，1991（3）：49.

案5　病重药轻效不显

王某，男，37岁，农民。1986年11月29日就诊。

患者诉：1984年1月发病，每次始见右少腹疼痛，继则全小腹硬满绞痛，痛时大汗出，甚则哭喊打滚，痛不可忍。平素大便时溏时秘，便秘则痛作，便溏则痛缓。曾以"增生型肠结核"多处求医，服用中西药迭治10月余乏效。今经人推荐，前来求治。余行四诊，除上述见症，尚有口干喜饮，右少腹及脐下硬满拒按，扪之有块，固定不移，但神志清，小便自利，舌尖红、苔黄腻，脉沉滑有力。麦氏点无明显压痛。诊为腹痛，证属下焦蓄血，治当活血化瘀、通瘀泄热，方用桃仁承气汤加味。3剂后虽腹泻几次，然移时腹痛又作，诸症如初。遂改投抵当汤破血逐瘀，处方：水蛭9g、虻虫9g、酒大黄（后下）12g、桃仁12g，2剂，水煎服。3日后患者来述，药后腹痛甚剧，泻下黑水便数次，诸症顿失，惟见倦怠乏力。又以桃红四物汤加减调理善后，12月8日瘀消痛止，病愈出院。1987年5月4日来诉腹痛未再发作，扪之腹部柔软，未见包块，无有不适。

按　腹痛异常已逾10月，余以《伤寒论》106条："外解已，但少腹急结者，乃可攻之，宜桃核承气汤"，行活血泄热之法，腹痛却仍不解，再思124条"热在下焦，少腹当硬满，小便自利者，下血乃愈。所以然者，以太阳随经，瘀热在里故也。抵当汤主之。"方知此乃蓄血重证，故投祛瘀轻剂效果不佳，而易抵当汤一药而效。由此可见，诊断贵在详辨，用方妙在恰当，不可似是而非，仅凭印象或习惯用药。临证抓住要点，适时施以经方，确能逆流挽舟。

——梁中.仲景方救误二例［J］.河南中医，1989，9（6）：15.

案6　瘀血腹痛误用顺气

胡某某，女，教师，已婚，34岁。1994年6月18日来诊。

因"腹胀、腹痛、低热、食少，并进行性消瘦"，曾以"结核性腹膜炎"于4月21日收住内科。经实验室和X线检查后排除结核性腹膜炎，诊断为"腹型癫痫"。经人介绍，邀余会诊。病人仰卧于病床，呻吟不止，全腹无固定胀满，口干不欲饮，二便尚可，腹痛呈持续隐隐并阵发性加剧，无压痛，脉迟，面青，口燥，辨为虚实夹杂型腹痛，用益气生津、顺气止痛法。高丽参6g、麦冬10g、生地10g、元胡15g、厚朴10g、广香10g、竹叶6g、知母10g、粳米少量约10g、石膏30g，2剂。

不料服药即吐，嘱少量多次饮服，药虽服完，症状如故，后仿"六腑以通为用"，按"痞、满、燥、坚"的三承气法，又增腹泻不止。本人束手，反复推敲，悟不出疼痛、胀满的原因何在，若以血证论治，无刺痛、脉涩、舌紫斑、拒按见证，思昔日清代医家王清任用"通窍活血汤"治头痛一案，亦无瘀血见证，并言："无表证，无里证……百药不效"始作瘀论得到启迪，并蒙发了记忆，《金匮·惊悸吐衄下血胸满瘀血病脉证治第十六》指出"病人胸满，唇痿舌青，口燥，但欲漱水不欲咽，无寒热，脉微大来迟，腹不满，其人言我满，为有瘀血"。师其法，选《奇效良方》手拈散加味。五灵脂15g、草果10g、没药15g、丹皮15g、生大黄15g、川芎12g，1剂如神，痛止胀除，2剂出院，至今未复发。

——丁玉春.纠误血证病案2例［J］.恩施医专学报，1996（2）：49-50.

按　临证之难，在于识证，有时是因为缺乏充分的辨证指标，有时则是医者收集四诊资料不全面、遗漏或忽视了某些重要症状所致。因此，在强调全面细致收集四诊资料的同时，也要熟悉经典，融会贯通，将前人的经验为我所用。

案7　误补益疾

余某某，女，69岁。

患者业农，饮食饥饱失度，腹有积聚有年，大便泄泻不畅，日必数次。曾赴县城治疗，服药乏效，去年夏间以便数太多、腹痛难忍来治，予祛暑化浊、健脾理气标本兼顾之方，病初愈而畏药，中止治疗，故积聚尚存也。11月下旬，其婿急邀往诊，抵其家，则家属惶恐，亲邻探视，半商治疗，半议后事。其夫述患者于几日前在阴冷处做家务而卒病寒战，腹痛，呕吐食物后痛不减，频登厕而多无物解，重被覆之，炭火围之而畏寒蜷缩。诊两手无脉，四末清冷，舌苔白厚，体温血压下降，心率124次/分，幸人事清，低诉少腹痛，然拒重按。因思急则治标，宜益气扶阳以固本防脱，温中理气以镇痛，虽有宿积，当从本治。径投红参10g、熟附子12g、干姜6g、肉桂5g、炙黄芪30g、制延胡10g、炒川楝子10g、丹参15g、沉香2g、春砂仁3g，2剂。复诊脉虽起而细数无力，舌苔转黄，仍畏寒，心率100次/分，登厕尚频，偶解稀便，腹为之一松。痛尚拒按，略进米汤。原方加炒六曲10g、炒谷芽15g、炒枳壳6g、炒大黄3g，5剂后诸症递减，渐思饭粥，惟大便不整。因思久泻多虚，前方基本不变，惟去大黄、枳壳，而加山药、牡蛎各15g，服后便数虽减而腹不和，又复厌食。改拟：党参30g，北黄芪30g，春砂仁3g，茯苓10g，肉桂、干姜各3g，炒谷芽20g，炒神曲10g，炒大黄6g，炒枳壳6g，服5剂。获效后再服5剂，旬日后随访，患者已出房，生活能自理。饮食近平时，大便日2次，偶有腹痛，已甚轻微，脉搏、舌苔、体温、血压、心律均正常，酌以调理中州丸剂善后，嘱调饮食，适寒温。

按 宿病体虚，暴感寒邪，病势危急，首予理中、四逆回阳固本，少加金铃子散治标，颇收显效，后惑于年高、久泻，一味温补，未及网开一面，致初醒之胃气转呆，距良医之明察秋毫、心细如发、用药丝丝入扣之要求尚远，张子和谓"攻邪则所以复正"，古训谓"误补益疾"，此例固非大实，然亦虚中夹实，有痛而拒按，便后痛减可征。终赖斟酌虚实之间，投剂攻补适度，数剂而病去其九。临床之际，可不慎与？

——郎革成.误治反思2例［J］.江西中医药，1997（4）：28.

案8　大建中汤证误认为大陷胸汤证

患者，女，30岁。1998年10月11日来诊。

满腹疼痛，以脐周为甚，拒按，时有隆起如拳，上下移动，舌质正常、苔白，脉沉紧。曾经他医口服、肌内注射止痛药，数日不能缓解，延我诊治。辨为大陷胸汤证，方药同上。分2次温服，于1日内服完。次日再诊，不吐不泻，疼痛加剧，建议转诊检查，在县医院住院1周，未能确诊，后腹痛缓解而出院。

这本是大建中汤证，《金匮要略》曰："心胸中大寒痛，呕不能食，腹中寒，上冲皮起，出见有头足，上下痛而不可触近，大建中汤主之。"此患者除无呕吐，乃典型的大建中汤证，以脉紧、拒按误认为是实证，幸而迷途知返，未造成严重后果。可知，临床实际，不似初学八纲辨证时，寒、热、虚、实清晰易辨。唐代孙真人说"医者应胆大心细"，诚经验之谈。舌苔正常，脉象沉紧，却不可用下剂，反而该用大建中汤，就是这个道理。近来，有些网友总认为方证相应层次低，是不讲辨证论治，其实都是没有看出其中的奥秘。

黄煌按 入细求实，好案！中医的方证其实是辨病与辨体的结合体。如果仅仅将方证的证作为症状看，方证相应变成对症状用方，那就大错了！有些方证就是一种病，比如大陷胸汤证就是"水结"，有时不管其体质如何，不管其脉舌如何，只要是这个病，这个方证，就可以用大陷胸汤。

——沙丘沙.大陷胸汤一验一误［N］.中国中医药报，2012-09-21（004）.

案9　肝功能异常径用苦寒致误

邱某某，男，13岁，学生，昌北下罗人。

体检发现乙肝5项HBsAg(＋)、HBsAb(－)、HBeAg(＋)、HBeAb(－)、HBcAb(－)，肝功能各项值正常，无任何症状或不适，但家人却为之忧虑，一是担心日后会转变成慢性乙型肝炎，二是怕日后影响升学，或其他不利，因而急于求治，欲使其阳性转阴。先就诊于西医，久服护肝片、肝泰乐、肌苷等药无效，后在某中医门诊部服中药，初服无多大感觉，服至2个月后，渐觉饮食乏味，头晕，心悸时作，跑步活动后尤甚，腹中时痛，面色渐转萎黄，体力不支。查肝功能发现ALT 146U，遂更医调治越月余，ALT或升或降，总在100U以上，笔者接诊时，ALT 104U，症如前述，索其原始病历审视，所服药多为柴胡、黄芩、板蓝根、茵陈、栀子、泽泻、赤白芍、蛇舌草、田基黄、枳壳、川楝子之类。概言之，前医虽屡屡更方，但不外疏肝利胆、清热利湿，偶加扶脾，总以荡涤攻伐为主。按其脉，左弦缓，右细涩，舌淡，苔白腻，其父要求用西药调治，谓患儿不愿再服中药。笔者反复阐明仍需中药调治才能收效，患儿泣不成声，诉其已为药所苦，不堪再服。经劝慰：现在用的药不但不苦，反而甘甜，才勉强接受。据其现症拟定处方：桂枝10g、白芍15g、饴糖30g（药汁炖化）、炙甘草6g、红枣4枚、生姜10g、党参15g、白术10g、茯苓15g、砂仁3g（后下）。先服7剂药后即查肝功能1次，ALT降至72U，饮食增加，精神好转，腹痛已不明显，偶觉心悸，不再头晕，舌苔转净，脉象如前，效不更方，守方略为加减，患儿先后就诊5次，服上方35剂，直至诸症消失，ALT恢复正常（13U），一如常人，无任何不适，遂嘱其停药观察。

按　时下城乡居民健康带毒，乙肝5项中1、3、5项阳性所谓"大三阳"者很多，因之而出现肝损害，引起肝功能异常者亦不少，但其中也有相当一部分人毫无症状，检查肝功能亦正常，前者需要治疗，而后者按中医诊察，舌净脉平，无症可察，无证可辨。笔者每见到因后种情况而就诊者，多嘱其打消思想顾虑，不要服药，只要注意休息，保持良好的饮食起居习惯，不近烟酒，待其自身免疫功能建立后，或可自愈。因目前中西医对这种病毒感染，都无特效治疗方药。而乱服药，不惟无益，反而有害，甚至有的医者，或图名，或取利，滥施药物，以致贻害患者，如本例即是其一。本例患者久服苦寒利湿药，伤及脾阳，致饮食乏味，头晕心悸，腹痛，面色萎黄，脉来弦缓或细涩无力诸症，笔者效法仲景"男子黄，当与虚劳小建中汤""伤寒，阳脉涩，阴脉弦，法当腹中急痛，先与小建中汤""伤寒二三日，心中悸而烦者，小建中汤主之"

的论述，治以小建中汤为主，补脾阳，益中气，缓急止痛而获疗效。不治肝而肝功自复，不治心而心悸自宁，亦属肝病实脾之法，仲圣垂法，以益后世，运用得当，定能建功。

——欧阳晃平.小建中汤救误1例分析［J］.江西中医药，2000（6）：28.

案10　食滞肠胃误用补益、活血

陈某某，女，28岁。2001年11月15日初诊。

妊娠50天行药物流产，6天后腹痛，经妇科检查未见异常。前医按血虚予益气补血药，腹痛未减，又增腹胀，又服用活血化瘀类药物致呕吐。症见面黄肌瘦，厌食欲呕，腹胀痛，拒按，舌红，苔腻，脉细。证属食滞肠胃。药用：神曲10g、栀子15g、莱菔子15g、制半夏10g、陈皮10g、茯苓10g、连翘6g、白术10g。每日1剂，水煎服，3剂，并嘱饮食清淡。

二诊：腹痛减，腹胀消，呕吐止，继守上方2剂。

三诊：诸症平，用参苓白术散5剂以善后。

按　本例药物流产后腹痛非妇科原因引发，而是因流产后骤进肥甘厚味，食积不化，积食滞胃所引起，又以产后多虚进补气益血之品致胃肠气机窒塞，腹胀加剧，腹痛不减又以腹胀痛拒按诊为瘀血，予活血化瘀类药物，伐伤胃肠而致呕吐，后治以消食导滞，佐以健脾利湿，用药消中兼补，使腹胀痛解除，病获痊愈。

——郑天贵，张玉兰.药物流产后腹痛辨证救误验案1则［J］.山西中医，2002（3）：19.

案11　奔豚气误用滋阴

赵某某，女，62岁，干部。2003年5月13日初诊。

患者诉心悸，烦躁，自觉有气从腹中急冲胸部，稍事休息片刻症状减轻，每日发作2~3次不等，伴见手足心汗出，头晕，腰膝酸软，面色不华，门诊查心电图提示有侧壁心肌缺血，血脂检查提示甘油三脂偏高。笔者考虑其为老年人，血脂偏高，结合心电图，初步诊断为冠心病，按胸痹肾阴虚用药，处方以左归饮加减。药用：熟地、枸杞子、山萸肉各10g，茯苓、山药各12g，炙甘草3g，太子参20g，麦冬、女贞子、丹参各15g，每日1剂，水煎服。4剂后，症状未减，反添纳呆、便溏。我观其语多而重复，举止异于常人，问症状述周身不适，曾在某医院诊断为神经官能症，即给予维生素B$_1$片、谷维素片及逍遥汤加减以治疗，服用1周后仍无效。笔者百思不解，后细查病情，详求本末，追问病史，方知此病生于感冒后发汗过度，诊其舌质胖嫩、苔白滑，脉弦数无力，因思莫非仲景《伤寒论》之奔豚症？试予桂枝加桂汤加减。药用：桂枝15g，赤芍、白芍各10g，生姜9g，炙甘草6g，大枣7枚，牡蛎、龙骨各30g。服6剂后，胸闷、纳呆症状即大减，仍头晕，汗出，乏力，继服10余剂，上症俱消，随访2年未复发。2007年3月份患者感冒后再犯上症，但症情较轻，仍宗上法，略为加减，6剂即愈。

按　奔豚症系指自觉气从少腹上冲胸膈的一种证候。《内经》中就有记载，《金匮要略》有专篇论述，临床报道屡见不鲜。就本例来说，病因为感冒后发汗过度，阳气受损，不能固护，寒邪内侵，引起冲动，而发奔豚。笔者体会一诊未加辨证，未查舌脉，未详询病史，仅凭心电图、血脂异常即想当然为冠心病，对号入座，以胸痹论治，未严格按中医辨证，无效后，又想当然为神经官能症。二诊本心阳虚，误以为肾阴虚，犯了虚虚之戒，阳愈虚，病不减反增。三诊误方醒悟，亡羊补牢。此例误治，对我教训深刻，启发颇多。中医治病离开了四诊合参、辨证论治，病必不治。

——刘占兵.奔豚气误治1例分析［J］.山西中医，2009，25（5）：15.

案12　忽视辨病而致误

2004年3月6日，张某因妊娠5个月腹痛而求治。主诉：胃脘疼痛，并伴恶心呕吐。腹痛甚时汗水淋漓，大便不畅。舌红苔薄黄，脉滑数。余诊后认为，此乃妊娠胎气不和、肠腑气滞之故。投以紫苏和气饮2剂，药用当归、川芎、炒白芍、党参、紫苏、陈皮、大腹皮、砂仁、枳壳，以图缓解。患者服药后症发加重，腹痛转甚，汗出呕吐。余急诊之，触之腹部压痛，以右下腹明显，实乃妊娠合并阑尾炎。中西医结合以保守治疗，给抗生素并中药清热解毒兼安胎之品，治疗十余日而愈。

按　此例诊治之误，误在仅辨证而忽视辨病，中医之"病"可反映疾病的全过程，包括病因病机，以及治疗总则等因素，以总体揭示病之性质规律。中医之"证"则是疾病过程某一阶段主要矛盾的综合，证与病密切相关，只有相互结合才能作出正确的诊断治疗。

——侯红霞.临证误辨得失三则［J］.山东中医杂志，2011，30（5）：353.

六、便秘

案1　营卫不和误用攻下

冯某某，男，24岁。1970年2月就诊。

自述患习惯性便秘已两年，大便3日一行，别无所苦。我不加思索，给调胃承气汤加火麻仁30g2剂。药后大便虽通，但药停两日便又秘。考虑到，此非燥热所结，不可再用攻下，改用润肠丸和五仁丸养血润燥。服药两周，效不显，药停便乃秘。无奈之际，借去县药材公司购药之机请教某老中医，他详细询问了病情和诊治经过后说："长期便秘，无久用攻下之理。患者无气虚、气郁之证候，润肠通便又不效，确实别无他法，应该考虑是否尚有其他病证可辨。"我说："患者年轻体健，饮食如常，唯有自汗出一证，也不能认为肺卫气虚，难与便秘主证联系。"老中医随即取出《圣济总录》读道："大便秘涩，盖非一证，皆荣卫不调，阴阳之气相持也。患者自汗无虚，乃营卫不和之证，肺与大肠相表里，肺气宣降失调，汗出而津液不得自还大肠，便秘可知。古人虽无桂枝汤治便秘之例，但已言及营卫不和之理，可予桂枝汤加杏仁降肺气、润肠通便以试之。"随处一方：桂枝12g、白芍15g、杏仁15g、甘草5g、生姜3g、大枣3枚。服药两剂，汗出稍减，便秘如常，但尚无温燥之感，继服6剂，自汗止，大便畅，病告痊愈。

——贺学泽.尿血、便秘治误二则［J］.陕西中医，1982（5）：47.

按 中医临证之误，常见受习惯性思维左右的处方，如一见便秘即泻下，诊为胃痛则行气止痛，听闻胸痹就活血化瘀等等，却忽视了对病人症状体征的分析及辨证，此等陋习，极易失之毫厘谬以千里，务须戒除！

案2 气虚便秘误用通下

施某，女，42岁。1982年10月6日诊。

素体虚弱，营养不良，加之入秋以来气候干燥，遂腹部不适，频频登厕，里急后重，欲便不得。即使大便排出，也是先干硬后稀软，并感便后疲乏。首拟增液汤加味服3剂，未效。又加川朴、大黄，以宽肠通腑治之。服后仅排便2次，后又不通，反增腹胀、精神不振、食欲减退。遂重审四诊所得，此例便秘非热结大肠，亦非单纯性津枯肠燥，而属脾气不升、推动无力所为。法当升举脾阳，并兼养血润燥。疏方：黄芪20g，当归15g，防风、炙甘草各12g，升麻10g，肉桂6g。服药2剂，肠通便畅，前方黄芪量减半，去肉桂又服2剂以资巩固。2月后随访，未复发。

按 患者体弱气虚，气伤血虚则清阳不升，肠道失濡，浊气不降而致便秘。气虚便秘若用通下剂，则中气更虚，首拟增液汤加味通下即是佐证。

——韩先知.误治辨析三则［J］.四川中医，1991（12）：12-13.

案3 养血增液治标，不若调和营卫治本

梅某，女，27岁，本院护士。1987年9月15日初诊。

患者诉产后大便困难已20余天，某医养血增液少效，现大便三五日一行，艰涩难解，但腹无所苦，伴终日自汗，时时恶风。视其舌淡红少苔，脉之浮虚。综合脉症，考虑此便秘乃营卫不和所致，拟桂枝汤加味：桂枝10g、杭芍10g、当归12g、炙黄芪15g、肉苁蓉10g、炙甘草10g、生姜3片、红枣12枚。5天后复诊，诉服上方5剂，自汗减少，大便较前通畅。效不更方，续服5剂，1月后随访，云自汗得止，大便亦恢复正常。

按 此例便秘，前医曾用增液汤加味，然服药则通，停药则秘，患者失去信心，就诊时云但治其自汗可也。但自汗与便秘之间有内在的联系。盖自汗出虽为营卫不和所致，但汗又为津液所化，人身津液布施本有常度，汗出则津液外泄，肠中津液亦因之减少，致肠道失润无水舟停而便秘，故本例便秘本于营卫不和。增液汤仅针对无水舟停，而无水舟停却本于自汗，故用之则通，停之则秘。桂枝汤治其自汗，汗止则津自还，肠自润，便自调，不治便秘而便秘得除。此后凡便秘，只要伴自汗者，均以桂枝汤治之，从而扩大了桂枝汤的应用范围。

——舒鸿飞.从临证纠误谈经方的运用［J］.贵阳中医学院学报，1994（4）：51-52.

案4 肝郁误作血虚肠燥

张某，女，36岁，水电一局工人。初诊1989年5月2日。

患者便秘9年，常5~6天甚至10余天一解，痛苦异常，曾多次到市及本地医院诊治，均为功能性便秘。服中西药不佳（药物不详，自述公费用中药二百余剂）。服药时便且稀，停药则症情如故。余以为血虚肠燥所致，以活血润燥、泻下通便为法，用四物汤加杏仁、肉苁蓉、大黄、火麻仁、郁李仁，水煎服。前后诊治4次，四物汤加味服12剂，便秘症状有所缓解，自此中断治疗。1992年1月3日偶遇患者，自述失去医治信心，只好以果导、番泻叶，外用开塞露维持现状。经细问病史，原来1981年生一女婴，婆母及丈夫不欢，自感委屈，悲伤欲哭，渐致胸闷不舒，神倦纳呆，头晕目眩，夜寐不安，半年后身体自然消瘦，皮肤干燥，便秘溲黄，诊得脉弦细弱，舌淡少苔。细思推理，症由肝郁脾虚，津液失布，而肠不传导，糟粕内停致成便秘，便秘为标，肝郁为本。据《内经》"木郁达之"之训，顺肝条达之性，畅木遏郁之气，并鼓励其人坚定治愈信心。遂选逍遥散加减治之：柴胡20g，炒白芍25g，当归、生地、玄参、麦冬、炒杏仁、苁蓉、炒麦芽各20g，枳壳15g，炙甘草10g，生

大黄10g（后下），水煎服。5剂尽，于1月10日自觉肛门重坠，有便去厕，蹲及近一时，用尽全力解出硬结粪块，顿时周身汗出如雨，气微体衰，晕倒在地，扶屋内休息后好转。1月11日自述泻下硬便后，腹内舒适，格外通快。效不更方，上方减去大黄，加炒枣仁30g、远志20g，继用3剂，精神良好，夜眠较佳，皮肤湿润，有时有饥饿感。因患者便秘已久，素体亏虚，继用八珍汤加黄芪以补气活血，6剂后诸症渐愈，饮食增加，随访1年，便秘未发，体重增6公斤。

按 此例治程长达11年之便秘顽疾，最终仍以顺肝条达之性，畅木郁遏而愈。余初诊时囿于活血润燥，泻下通便，虽取效一时，药后又秘。治其标未能治其本，与前医共囿辨证不明、治疗失当之误，延长了患者痛苦，深感惭愧。嗣而求得患病原因，辨析出其人情志不遂，肝失疏泄，则脏腑气机不畅，津液失布，肠道燥涩，饮食结聚而不得传导，犹之无水行舟之机理，遂以郁秘论治，用逍遥散调和肝脾收效。今以经误而悟之案公诸同道，同温治病必求其本之经旨。

——管廷吉.便秘十年辨误案［J］.光明中医，1994（1）：10.

案5 正气已衰过用苦寒

秦某，男，55岁。1989年6月15日初诊。

患者素无他疾，近因腹部隐痛，大便干结，口干舌燥，舌红少苔，脉数有力，笔者处方以"增液承气汤"。1剂不应，后加量再服，3剂后泻下水样便，次日感神疲乏力，心悸气短头晕，腹胀纳呆不寐，大便继而7日不下，再次来诊。观其神疲气怯，面黄肌瘦，舌淡苔白润，脉沉细无力。病起于寒凉攻下太过，以补中益气汤加味治之，处方：黄芪18g、白术15g、人参10g（另煎）、升麻10g、柴胡10g、肉苁蓉15g、酸枣仁15g、鸡内金10g、炙甘草6g。5剂后便通正复。再服补中益气丸善后。

按 本案误治在于，1剂不应，不该加量再剂。患者尽管素无他疾身体健康，但年近古稀，正气已衰，不耐攻伐，苦寒过剂伤正，酿成中气下陷之证，幸而改弦易辙，把准病机，治疗及时，未铸大祸。

——孙伯琴，张继荣，古光林.误治举隅［J］.实用中医内科杂志，1994（3）：48.

案6 中气下陷误用攻下

张某，女，78岁。1991年4月20日初诊。

4个月前，因行走不慎致右下肢股骨颈骨折，术后在家休养。近十余天大便秘结，状如羊屎，每隔2~3天一行，伴胃脘不适，食后饱噫，胸腹痞满，无矢气，夜间口渴，日晡微热，舌质红，苔黄而干，脉沉。辨证分析：卧床日久，饮食积滞，蕴而化热，积滞肠腑，气机不畅则脘腹痞满，胀闷不舒，热结阳明，伤津耗液，肠失濡润则粪便干结，难于排出。治以消积导滞、攻下通便，大承气汤加味：枳实9g、制大黄10g（同煎）、川厚朴6g、神曲12g、枣槟榔9g、玉苏梗9g、瓜蒌仁12g、芒硝8g（烊化），2剂。

二诊：服上方2剂后，自觉肠鸣辘辘，下腹攻胀，解大便一次形状如前，矢气频但胀不减，口渴欲饮，不思进食，舌脉同前，原法不变，改制大黄9g同煎为生大黄6g（后下），加木香6g，2剂。服药1剂，傍晚欲解大便但临厕努挣困难，腹胀难忍，一夜未眠。患者儿媳以为"药"对"症"而药量不足，于是次日清晨即煎第二剂，空腹饮下。药后1小时许，腹部胀痛大作，肛门坠胀，欲便不出，不能站立，气短懒言，身倦疲惫，头晕目眩，腰酸膝软，口干咽燥，苦不堪言。急延余至。见患者伏坐马桶，以手按腹，面色㿠白，冷汗涔涔，绵绵呻吟，大有气虚欲脱之势，忽而醒悟。急予济川煎合补中益气汤加减调服：淮牛膝15g、肉苁蓉10g、当归身15g、火麻仁10g、细生地20g、炙升麻15g、潞党参（米炒）20g、炙黄芪15g、麦冬10g、何首乌15g、玄参15g、槟榔9g、肥红枣7枚、杭白芍10g，文火煎服。3小时后解燥便500g许，肛门坠胀大减，原方继服5剂，诸症消失，大便通调。

按　①问诊未中要点，只闻患者腹部胀痛，未明胀痛部位（上腹、下腹），是喜按还是拒按，只闻大便秘结难解，漏问了下腹肛门是否有坠胀之感或有否热结旁流，只了解到夜间口渴却未明口渴是否思饮或喜冷饮、热饮。②望诊不够细致，忽视了对病人面色、形态、舌象的望诊。由于住房黑暗、灯光欠明，视面色㿠白为白净，虚浮为体胖，舌嫩红为质红。③切脉三部九候未参。只诊察到脉沉，却未体察到脉沉而不实，右关尺沉而细弱等重要特征，以致辨证不明，投药不当，以虚当实，一错再错。《景岳全书》曰："虚者宜补，实者宜泻，此易知也。而不知实中复有虚，虚中复有实。故每以亏虚之病，反见盛势，大实之病，反有羸状。……则每多身热、便秘、戴阳、腹满、虚狂、假斑等证，似为有余之病，其因实由不足，医不察因，从而泻之，必枉死矣。"因此，诊视疾病，不能只限于疾病的外在表现，被表面症状所惑，应切中要害。本案初诊时只看到病人胸脘痞满，腹痛便秘等表面现象，未抓住起因于骨折卧床日久，所谓"久卧伤气"，手术后伤精耗血，气血双亏，精液虚损，血不足以濡润肠道，气不足以促脾运化，脾气失运则中焦痞满，大便不行，脾不布津于口则口干咽燥的主要矛盾，草率地处以承气之属攻下之，以致正气更虚、中气下陷、津枯液竭的危殆局势。三诊以益气升提、滋阴养血、润肠通便法，方中升麻升清阳、举下陷，清阳升则浊阴自降，党参、黄芪健脾益气，鼓动肠腑运行，当归、火麻仁、首乌养血润肠，为肠燥津枯便秘之要药，苁蓉、牛膝滋肾通便、引药下行，生地、麦冬、玄参养阴生津润燥，芍药敛阴和营，大枣调和诸药，槟榔辛散苦泄，既能行气消积以导滞，又能缓泻而通便，药中肯綮，故一剂解危。

——胡为俭.误辨偶举话虚实［J］.中医临床与保健，1993（4）：45-46.

案7　阴结误攻致阳脱

姚某，女，32岁，农民。1997年3月11日初诊。

体质素弱，始因腹痛便秘而发热，前医诊为瘀热内滞，投以桃核承气汤下之。便未通，而病情加重，出现两颧嫩红，言语错乱。诊时微喜热饮而不多，气息喘促而短，舌淡胖、有齿痕、津少，脉浮大无力。据此诊为阴证误下，逼阳暴脱之证。遂以回阳救逆。予制附子12g、干姜10g、肉桂3g（研末冲服）、红参5g（文火另煎）。服药3剂后，神志转清，热去，大便转通，唯感嗜卧懒言，口微燥。观血得到温运，阳气已固，营阴尚虚，上方减附子、干姜，加白芍20g，续服5剂而愈。

按　此案为体虚阴结误下，逼阳暴脱之证。《伤寒论》云："太阳病不解，热结膀胱，其人如狂，血自下，下者愈。其外不解者，尚未可攻，当先解其外，外解已，但少腹急结者，乃可攻之，宜桃核承气汤。"观仲景之言，桃核承气汤的辨证要点为少腹拘急胀满、发热谵语、脉沉涩有力，当可与桃核承气汤。此例证属体弱阴结之秘，前医未予详辨，误为瘀热内滞，而投桃核承气汤下之。阴结误攻，血脱于下，逼阳外浮，气息喘促见于上。阳脱之证，当以回阳救逆为急，故投以大剂回阳药救失，力挽险证；佐以益气生津，阴以配阳，使阳无以脱，诸症皆愈。

——王兴柱.临症救误举隅［J］.河南中医，2001（6）：69-70.

案8　畏用大承气汤致误

患者男，75岁。因"大便不通畅2周"，于2009年8月30日入院。

因反复肺部感染在我科治疗，情况比较熟悉，故再次收住呼吸科。其有30年前"精神分裂症"病史，有"双侧疝气、胆石症"手术史。近2周纳食尚多，但大便不通畅，经常连续数天无大便，使用开塞露及以手指抠取大便效果差，只有少量稀水样大便排出，粪质少，几无矢气，腹部渐胀大。体格检查体温37℃，神志清楚，但不能配合对答，舌质偏红，苔少，脉细滑。腹膨隆，腹肌较紧张，全腹无压痛，右上腹及双下腹可见陈旧手术疤痕，左下腹扪及条索状物，质硬，表面光滑，活动度好，无压痛。考虑病人年老，大便反复不通，需排除肠道占位性病变可能，行腹部CT平扫+增强示：降结肠、乙状结肠、直肠积粪，近侧肠管扩张考虑积粪性不全肠梗阻，胆囊术后，肝内外胆管积气，右侧腹股沟斜疝，腹腔内脏器未见占位性病变，基本排除肠道肿瘤。诊断：便秘，不全性肠梗阻。主要考虑曾于腹部多次手术，黏连影响了肠道功能造成。予清洁灌肠，中药养阴增液通便，大便未排，后继续于每日清洁灌肠，中药增液承气汤加减口服，养阴益气通便，配合乳果糖30ml，每日2次口服，开塞露纳肛通便治疗，仍不能排便。9月11日患者大便仍未通，番泻叶30g代茶饮亦无效，至此病人大便不通近1月，一般情况尚可，左下腹扪及条索状物逐渐增多、增长，请消化科会诊。建议：①大承气汤灌肠，每天2次；②莫沙必利10mg口服，每日3次；③硫酸镁20ml，口服每日3次，灌肠方如下：大黄12g、芒硝12g、枳实12g、厚朴12g，灌肠2次/日，遵会诊意见治疗4天，病人仍只有少量稀水样便排出，无较多粪质，病情无明显改善。9月16日，大承气汤灌肠方代煎后未标明灌肠服用，护工错以为应口服给药，予病人服下1剂，后病人竟连排3次大便，伴矢气，大便量多，中大量团块、条样质硬粪块，以棍捣之不碎。全腹软，腹部膨隆明显减轻，腹部未扪及条索状、团块状物。建议家属行肠镜进一步检查，家属考虑病人精神分裂，恐难配合，要求先出院，待其情绪较稳定，门诊行肠镜检查。

　　按　大承气汤出自《伤寒杂病论》，是急下存阴的代表方剂，多年来经不断研究探索，被广泛用于以急腹症肠梗阻为代表的多种疾病。因其峻下力猛，年老体弱者可致泄泻不止等严重后果，在医患关系日趋紧张的今天，使用受到一定限制，对年老体弱，甚至年轻力壮者，为谨慎安全起见，即使存在该方的适应症，相当部分医生也会避免足量口服使用，造成了该千古名方逐渐丧失用武之地的尴尬境地。本例患者因年老，我们也一直担心其治疗过度造成不良后果，故只是使用大承气汤灌肠通便，效果差，一度也对此方效果产生怀疑，失去信心，但事实证明并非方药不良，只要正确使用，此方确实可起到它药不可替代的作用。此例病人治疗成功，虽出自偶然的"差错"，但清楚地告诉我们：①年老并非大承气汤的绝对禁忌症，有是证，应用是方，不能一味夸大方药副作用，畏手畏脚，影响方药的正常使用。②大承气汤对严重的顽固性便秘甚至造成肠梗阻者治疗效果确切。③口服才能使大承气汤效果充分发挥。当然使用该方仍需掌握中病即止的原则，不能长期使用，以免矫枉过正，耗伤正气。

　　——李大治.大承气汤误服治疗顽固性便秘1例［J］.中国民族民间医药,2010,19（18）：187.

七、泄泻

案1 四神丸改汤剂不效

张义忠，男，24岁。1975年10月来诊。

患者家居高寒阴湿山区，自1967年开始腹泻，在武都地区医院曾做3次肠道菌培养，未检出致病菌。又做结肠钡餐造影，诊为"慢性结肠炎"。西医用多种抗生素及激素，及中医中药治疗，迭治8年无效，遂求治。症见面色黧黑，逢热则病缓，冷则腹痛泄泻，轻则泻下稀水，重则下利白脓黏物，恶寒肢冷，口不渴，舌体胖大有齿痕，苔薄白，脉沉迟。证属肾阳虚衰，命火不足。遵《内经》"寒者热之"之理投四神丸加味：煨肉豆蔻、五味子、炮姜、制附子、焦白术各9g，补骨脂15g，吴茱萸6g，大枣5枚。水煎服，5剂尽，患者仍诉腹泻如旧。遂想辨证无误，方药对症，何以不效？莫非是"四神丸"随意改汤之故，特遵古法配制四神丸一料试之：补骨脂120g，五味子、煨肉豆蔻各60g，吴茱萸30g，生姜240g，大枣100枚。前4味为细末，水适量，姜、枣同煮，待枣熟时，去姜与枣核，取枣肉和末为丸，如绿豆大，晒干，以免发霉，每服6g，每日2次，开水送下。1月后患者喜告，丸药服至半月时，腹泻腹痛略减，1月服完腹泻止。余又与二料，嘱再服2月，忌食生冷油腻，慎风寒。2年后患者登门致谢，云8年之沉寒痼泻未发，观面红体胖，与病时判若两人。

按 本例虽无五更泻一症，但遇寒则泻8年不愈，其病机仍为肾阳虚衰，命门火衰，本病非一日而成，可谓根深蒂固，治当温肾厚肠。本例误于吾惑于速效，随意改丸为汤急进5剂，欲速反不达！后遵古法与四神丸，半月知，1月效，3月瘥，由量变到质变，缓图而收全功。后又治同样3例做比较，皆说明了这一点。余临证体会到将四神丸改汤弊端有三：其一、浪费药物，加重病家经济负担。其二、本方多辛温香燥，大剂久服难免有耗伤阴液之虞。其三、慢性胃肠病，多积久成瘀，根深蒂固，短期不易根除，非长期坚持服药不为功，久用煎剂多不方便，病家难以坚持，往往半途而废。可见四神丸制"丸"不制"汤"，古人意在久服缓图治本，渐起沉疴痼疾而终收全功，是有其实践基础，非临证留心者不能悟出。

——钱光明.误治辨析八例［J］.辽宁中医杂志，1987（3）：40-43.

案2 瘀血腹泻误为脾虚

周某某，女，48岁。1977年3月20日初诊。

自诉慢性腹泻已二十多年，每日晨起即泄，少则一二次，多则七八次，腹胀腹痛，伴有头晕乏力，心悸气短，夜卧多梦，情绪不稳，性情急躁，智力减退，四肢麻木，下肢浮肿。望其面色暗褐，两颧尤深，两手背上至腕、足背上至踝以及肘、膝、胯等活动部位皮色黑褐粗糙，肌肤甲错如鱼鳞状，边界清楚，如带手套、穿袜套一样分明。患者疑为不清洁，经常用热水泡洗，无济于事。舌质暗红，舌苔白并有部分剥脱，脉沉细涩。曾经当地中西医治疗，大量服用黄连素、痢特灵、合霉素、碳剂及中药参苓白术散、四神丸等类无效，而来我院诊治，经皮肤科诊断为"糙皮病"。因腹泻日久不愈而转来中医科治疗。笔者据证及治疗情况分析：此病主症为腹泻，但非脾肾阳虚所致，乃思王清任"总提上有瘀血"之说，考虑为瘀血内阻之腹泻。瘀血内阻则新血不生，肌肤失于濡养而致糙皮。试拟膈下逐瘀汤加减治疗。处方：桃仁、红花、当归各10g，赤芍、川芎、丹皮、灵脂、乌药各6g，元胡、香附、枳壳各3g。水煎服，日服1剂。同时嘱患者多食富含烟酸的食品，如肉类、动物肝肾、豆制品及新鲜蔬菜等，以补充烟酸。

1977年3月27日复诊：服上方6剂，泻止，腹胀痛消失，精神也有好转，烦躁减轻，拟再进原方。先后三诊共服药22剂。

1977年4月13日四诊：舌苔剥脱处已长出白苔，干糙黑褐的皮肤全部脱掉，呈正常肤色，光滑润泽。心悸气短、头晕乏力、四肢麻木等诸症悉除，已无不适。后随访未再复发。

按　糙皮病又称烟酸缺乏病，解放后由于饮食和医疗条件的改善，临床上已较罕见。据其典型症状：皮炎、舌炎、口腔炎、神经症状及不规则的腹泻，属中医学的虚劳、泄泻、眩晕、郁证等病范畴。《内经》称肌肤干枯粗糙而不润泽为"索泽"，《金匮要略》称之为"肌肤甲错"。多由瘀血内阻、新血不生、肌肤失其濡养所致。王清任认为本病的腹泻并非责之脾肾阳虚，他在《医林改错》中说："五更天泻三两次，古人名曰肾泄，言是肾虚，用二神丸、四神丸等药，治之不效，常有三五年不愈者。病不知源，是难事也。不知总提上有瘀血，卧则将津门挡严，水不能由津门出，由幽门入小肠，与粪合成一处，粪稀溏，故清晨泻三五次。用此方逐总提上之瘀血，血活津门无挡，水出泻止，三五付可全愈。泻肚日久，百方不效，是总提瘀血过多，亦用此方。"王氏专设"膈下逐瘀汤"一方行气活血以逐总提上之瘀血而使泻止，泻止化源充足，瘀血祛而新血生，血脉和利，血和则经脉流行，肌肤得养，糙皮去而新肤生。

——王秀珍，李正东.糙皮病治验一例［J］.江苏中医杂志，1984（3）：61.

案3 寒热错杂误为脾虚湿盛、中阳不足

刘某，女，29岁。1982年3月诊。

腹泻半年，经西医屡治不效，延续五六个月，日四五次，甚则十余次，泻下稀薄或夹有完谷不化之物，脘腹不适，肠鸣隆隆。后改服中药治疗，在余诊前，一医按脾虚湿盛论治，投以参苓白术散（汤）加苍术、藿香等芳香化湿之品，并嘱其连服3剂，其病必愈。患者服3剂其病如故，又进3剂，罔效，改诊于余。症状如前，诊脉细弦，舌淡红苔腻。余诊为久泻损伤脾胃，中焦温运失常，胃关不固。投以自拟温阳涩肠汤（即理中汤加味）。干姜10g、党参10g、土炒白术10g、赤石脂15g、乌梅9g、炙甘草6g。6剂药尽，病仍如故。余思之，既服苦温燥湿、淡渗利湿不效，又服温阳涩肠病仍不除，既不属脾虚湿盛，又不属中焦阳虚，究属何种病证？细审其证，患者除上症外且有心下痞硬而满，心烦不安。回忆《伤寒论》有半夏泻心汤、生姜泻心汤、甘草泻心汤，三方皆用于脾胃不和、寒热错杂之痞证。细辨上证，乃为寒热之邪错杂于中，以致升降失职，气机不畅，心下痞硬而满，脾胃虚弱，运化无力，故食少、肠鸣、腹泻、水谷不化。然三方之中，究用何方？半夏泻心汤证之下利是邪热内聚而胃气不和，属痰浊较甚，故下利兼有呕逆，心下痞满；生姜泻心汤之下利是邪热内聚，胃虚食滞，复兼停饮，故下利而兼干呕食臭，腹中雷鸣下利，心下痞硬；甘草泻心汤之下不止，是邪热内聚，脾胃两虚，故下利较甚，日十余行，完谷不化，心下痞硬满又兼心烦不安。本证与甘草泻心汤证较为合拍，试投之。以和胃补中，止泻消痞，使其辛开苦降，阴阳调和。炙甘草12g、黄芩10g、干姜10g、半夏10g、黄连6g、党参10g、大枣7枚、生姜6g。进3剂病竟获愈。再进3剂以巩固疗效。

按 泄泻一证，临证屡见不鲜。然其临床治疗，并非全能得心应手，药到病除。此例泄泻已达半年之久，一医用参苓白术散（汤）加芳香燥湿之品不效，说明并非脾虚湿盛之疾。余初诊误认病久脾胃阳虚，温运失常，胃关不固，投以温阳涩肠，其泻仍然未止。后抓住心下痞硬而满、肠鸣、大便日数行、完谷不化、心烦不安等主症，诊为脾胃虚弱、寒热错杂一证，用甘草泻心汤仅6剂而获愈，可谓经方之用，贵在辨证，验方也有明确的适应证。

——孙凤民.临证误治医案二则［J］.辽宁中医杂志，1984（8）：36-37.

案4 痰瘀互阻误用温阳收敛

患者，男，42岁。1984年9月8日就诊。

　　泄泻近五载,西医诊断为"慢性肠炎"。曾服升阳除湿汤、附子理中丸、四神丸、乌梅丸、真人养脏汤等及抗菌素类未见显效。症见大便溏薄日3~5行,有黏液,色黄时白,夹有朱丝赤缕,滞下不爽,食油滑黏腻物后尤甚,胸脘痞闷,腹痛胀满,晨起常呕痰涎,纳谷不馨,气短神疲,头晕心悸,身体羸瘦,舌苔白腻,边有齿痕,尖有瘀斑,色紫暗,脉弦滑。证系脾弱生痰,痰瘀交阻,升降失常。治宜健脾燥痰、活血祛瘀,拟苍朴二陈合少腹逐瘀汤化裁,处方:苍术、白术、半夏、茯苓各12g,川朴、陈皮、当归、赤芍、没药、元胡、肉桂各10g,川芎6g,失笑散(布包)18g,炮姜、甘草各4.5g。药进5剂,腹痛、便溏、黏液诸症渐减,又进7剂,诸恙皆愈,后予香砂六君丸善后。

　　按　本例泄泻虽然属虚,但证见便黏液夹有朱丝赤缕,晨呕痰涎,舌尖有瘀斑色紫暗,脉弦滑等,皆为兼痰夹瘀之象。良由久泻伤脾,脾虚生痰,痰阻气滞,气滞血瘀,痰瘀交阻,升降失常而致泻。脾虚、痰瘀互为因果,因而缠绵难愈。此型泄泻,临床屡见不鲜,西医诊断为"慢性肠炎""慢性结肠炎"之类,往往经月历年不能治愈,若结合运用祛痰化瘀法治之,终能获效。

——陶政燮.泄泻辨误挽治举隅[J].天津中医,1986(5):36-37.

案5　胃阴虚五更泻径用温脾肾致误

　　患者,男,48岁。1984年10月18日就诊。

　　五更泄泻,腹痛肠鸣,泻后则舒,迄今逾两月。曾服四神丸(汤)、四神合理中汤、升阳除湿汤、土霉素等药无效。症见五更必泻1~2次,尿少便溏,饮多且频,食少纳呆,心烦神倦,肌肤干燥,舌红绛少津,脉细数。治以养胃生津、健脾止泻,拟益胃汤合生脉散化裁治之,处方:北沙参、太子参、生地、天花粉、怀山药、白扁豆各15g,麦冬、玉竹、五味子、乌梅肉、石斛各10g,粳米一盅。服3剂后,便不甚溏,渴减食增,舌红不绛,脉细不数。继进5剂,便成形,诸恙告愈。

　　按　五更泄泻之证多属脾肾阳虚,命门火衰,投之四神、理中辈辄能获效。本例数治未愈,究属何因?临证揣摩,详察证情,乃一派阴伤液损之象,因而运用养胃健脾,救阴生津。酸甘化阴之法,能使阴复液回,则泻止病愈。暴泻伤阴、久泻伤阳是其常,久泻伤阴或阴阳两伤是其变,绝不可一见五更泄泻,即为脾肾阳虚,临床诊治贵在辨证。

——陶政燮.养胃生津治愈五更泄泻一例[J].北京中医,1987(1):12.

案6　气滞血瘀误从脾虚湿困治

陈某某，女，36岁，教师。1986年2月20日初诊。

因1985年1月26日停经后出现大便溏泻，每日少则二三次，多则五六次，色黄清稀，脘腹胀闷不适，食纳不佳，肢体重着无力，四肢欠温，经服土霉素、藿香正气丸、理中丸等中西药后，症无减轻。诊见神志清楚，精神萎靡，面色晦滞，肌肤萎黄不泽，形体偏瘦，肌肉瘦削，肝在肋缘下2cm，无压痛，舌质淡红，苔白厚微腻、边有6个紫斑，脉滑细。超声波检查：肝大2cm。按常规分析：此例患者从发病至初诊时的主症应是溏泻，色黄清稀，拖延年余，缠绵不愈，伴脘腹胀闷不适，食纳不佳，肢体重着无力，四肢欠温，舌质淡红，苔白厚微腻，脉滑细。辨为久泻脾虚，湿困脾阳，予温中健脾祛湿之剂，似无疑义。药用3剂，症无减轻，继服3剂，泄泻更剧。何以故？笔者综合疾病的全过程，患者停经1年余，且大便溏泻出现在停经之后，停经是疾病的根本原因。本着这一观点出发，再从与血病有关的隐而易被忽视的症状中分析，寻找答案。从反复的思维当中，患者停经，与肝、冲脉瘀阻紧密相关，冲脉为"血海"，为总领诸经气血的要冲，肝主疏泄，使气机条达而血不致淤滞。患者突然停经，可导致冲脉和肝经脉络的淤阻。使自己的思维领域里产生了气血瘀滞的新概念。故从脾虚湿困，转变到气血瘀滞这一病机上来，在理性上产生新的认识。按照中医学"通因通用"之法，采用活血祛瘀，以通经为首务。方药：红花10g、桃仁20g、三棱10g、水蛭5g、泽兰10g、苏木10g、归尾20g、酒大黄6g、山楂15g。药用3剂后，患者感觉轻快，精神、食纳转佳，溏泻日一二次，照方服至6剂，月经来潮，精神恢复，肢体轻快，纳食增加，眼面及周身肌肤红活荣润，大便自调，舌质淡红，苔薄白，舌边紫斑消失，脉细缓，一切恢复正常。这就使自己的思维活动进入到一个新的高峰，活血祛瘀药多有通便之功，方中有破血峻猛的水蛭，泻下力猛的大黄，可使泄泻更甚，但服后泄泻反而痊愈。

按　本案例病情复杂，治疗难度大，经久不愈，作为一名医者，应在全面掌握病情第一手资料的情况下，周密思考，反复探讨，要有胆有识。从此例患者首次治疗失误中告诉我们，疑难杂症在临床诊治时要敏锐地抓住那些易被忽视的隐深环节，往往一二个隐深脉症，相反成了审证困难的症结，往往又是导致辨证失误的原因，这就需要医者有丰富的临床实践经验和科学的思维方法。本例患者从脾虚湿困的辨治用药不效中转化为气血瘀阻的辨证概念，在治则上由温中健脾法改用活血祛瘀法，患者溏泻年余，脾虚湿盛，脉症突出，本应温中健脾祛湿而获效，结果溏泻更甚。故从审证血瘀入手，用活血祛瘀之法而痊愈。由此启迪医者，在疑难杂症中必须审证求因，开拓思维。

——揭祖岸.从一例疑难杂症误治谈辩证思维［J］.湖南中医杂志，1987（4）：58.

案7　瘀血误从脾虚治

张某，女，45岁，工人。1992年6月20日初诊。

患者3年来腹泻反复发作，大便呈糊状，夹有黏液，日行2~3次，其则5~6次，曾在某院查纤维结肠镜示：乙状结肠充血水肿，乙状结肠下部有一0.5cm×0.5cm大小的息肉，并作息肉摘除术，息肉送病检示炎性改变。选用中西药物治疗后，腹泻时轻时重。刻诊：形体消瘦，面色灰滞，大便日行3~4次，呈糊状，夹有黏液，腹痛欲泻，泻后痛减，肢软乏力，舌质淡紫，苔薄白腻，脉细。诊断：中医为泄泻，西医为慢性结肠炎。辨证：脾虚湿滞。药用：党参、白术、茯苓、山药、白扁豆、莲子肉、砂仁、炒苡仁、木香、陈皮等，5剂。药后腹痛益甚，泄泻依然。详询病史，知半年前始经行不规则，经量少，经色紫暗，夹有血块，结合舌紫、面色灰滞判断，乃瘀血之象也。"通因通用"，古有明训，当遵之。仿血府逐瘀汤意立方。药用桃仁10g、红花6g、当归10g、赤芍10g、白芍10g、桔梗6g、枳壳6g、葛根10g、红藤15g、炙甘草3g，7剂。三诊时腹泻次数减至2次，仍腹痛，前方加防风、陈皮各6g，7剂。药后第2天月经来潮，血块较前明显减少，第6天经净，大便成形。继予健脾活血剂善后。随访半年，泄泻未作，月经亦趋于正常。

按　本案误在问诊粗糙，未询及月经异常，致使辨证错误。次诊审证求因，抓住血瘀这一主要矛盾，以通为止，不但泄泻控制，且月经亦趋于正常。

——雷耀晨.临证救误实录［J］.河南中医，1997（6）：369.

案8　脾胃虚寒者服清热解毒致泻

马某某，男，20岁，1998年7月14日初诊。乏力、纳差、恶心1年余，伴口苦吞酸，胸闷气短，喜太息，小便时黄，大便正常，舌淡暗体略胖，舌下络脉略粗紫，苔中心略黄腻，脉细涩，血生化检查肝功能正常，乙肝五项：HBsAg（＋）、HBsAb（－）、HBeAg（＋）、HBeAb（－）、HBcAb（＋）。证属肝郁脾虚，湿热瘀阻，治拟疏肝健脾、清热解毒、活血利湿。用自拟疏肝健脾汤加减：柴胡10g、水蛭3g（冲）、䗪虫6g、黄芩12g、蒲公英15g、车前子15g、川芎15g、虎杖15g、白花蛇舌草15g、半枝莲15g、金钱草30g、白芍30g、茵陈30g、焦三仙各15g、赤芍30g、丹参30g、甘草6g、生姜3片、大枣3枚，每日1剂，水煎服。服上方6剂，日腹泻5~6次，全身乏力，小便时黄，胸闷恶心，舌体胖大、质淡暗、苔白略腻不厚，脉象如前。热象已去，脾胃虚寒证显，上方清热解毒之半枝莲、白花蛇舌草、蒲公英、茵陈、金钱草均减为12g，继服6剂后大便正常，小便不黄，恶心好转，食欲增加，自觉胸闷，咽部不利有堵塞感，脉舌如前，脾虚痰湿阻遏使然。原方去清热解毒之黄芩、蒲公英、金钱草、虎杖、半枝莲、茵陈，加厚朴12g、白术12g、藿香12g、佩兰12g、苏梗20g、乌药30g、黄芪30g。继服3月余，诸症好转，化验乙肝五项：HBs Ag（＋）、HBs Ab（－），HBe Ag（－）、HBe Ab（－）、HBc Ab（＋）。

按 该患者开始表现有热证症状，如苔黄、小便黄、口苦，按说应用清热解毒药没有错，但此患者为脾胃虚寒体质，虽有热象，不适宜应用清热解毒之寒凉药，用之诸症不减，反而增加腹泻等症。说明慢性乙肝患者应用清热解毒药，必须具备两个条件：第一必须具备热证症状，第二必须是无脾胃虚寒之体质者，如果有热证，又遇脾胃虚寒体质必须应用清热解毒者，应减量应用或选择不损伤脾胃、没有致泻作用的白花蛇舌草、半枝莲等，或在原方基础上加用健脾益气药，如黄芪、白术、苍术、山药、生姜、大枣等，一方面健脾防腹泻，另一方面有"扶正祛邪"作用。药理研究证实黄芪、白术等益气健脾类药有诱导机体产生干扰素、增强机体免疫力，从而抑制乙肝病毒复制、清除乙肝病毒的作用。

——王学信，柴根旺.乙型肝炎误用清热解毒案2则［J］.山西中医，2002（6）：10.

案9 湿热困脾误投温补

张某，男，42岁，干部。1998年10月23日初诊。

因水土不服，饮食不习惯，而致泄泻。伴腹胀不适，痛则欲泻，肢倦纳差。前医给服四神丸、参苓白术丸等温补之剂，症不见减。1周前出现泻前腹痛加重，心烦急躁，喜食凉物，小便短赤，舌质偏红，苔白腻而干，脉弦滑而缓。综观脉症，病缘湿阻蕴热，损伤肠胃功能，发为泄泻；久则土壅木郁，多服温补之品，又助肝热，肝强犯脾，脾虚失运，故久泻不止。治当疏调肝脾，泄其有余，调其不足。方以痛泻要方加减：陈皮6g、白术6g、白芍15g、防风6g、龙胆草6g、木瓜9g、柴胡12g、怀山药9g、当归6g、炙甘草6g。上方连服10剂，泄泻渐止，泻前腹痛稍减，舌淡红，脉弦。木郁仍存，气机升降失调。上方去龙胆草，加木香10g，继服7剂，腹泻、腹痛皆消失而愈。随访1年，未见复发。

按 泄泻一证，古人论述颇详。一般以初泻属实，久泻属虚，此概为泄泻常法。然泄泻日久，未必皆用补法。此乃病久非皆虚证，施以补药，何以见效？如本病原属湿热困脾，土壅木郁，误投温补之品，又助肝热；湿邪得补，必胶着不解。邪不去，病体何安？治则必先疏肝郁，泄肝火，祛湿热，调气机，佐以健脾。用药重在祛邪，寓补于攻，邪去则正安。

——王兴柱.临症救误举隅［J］.河南中医，2001（6）：69～70.

案10 湿热内阻误进补

宋某某，女，62岁。1998年11月16日门诊。

1个月前感受风寒后一直头晕乏力，食欲不振，伴大便稀溏，日3~4次。患者自认为脾胃虚弱，3日前购红参20g加粳米煮服后，出现颜面浮肿，头晕如蒙，脘腹胀闷，肛门灼热，大便黏滞不爽，日达5~6次，小便黄少，舌淡苔黄白腻，脉细滑，证属外邪未解，寒湿化热，阻滞中焦，运化失调，治宜散寒化湿、清热和中、助运止泻，方选藿香正气散合葛根芩连汤加减。处方：藿香18g、葛根12g、桔梗6g、法半夏10g、厚朴10g、广木香10g、陈皮5g、漂白术10g、茯苓15g、薏苡仁15g、黄芩10g、黄连10g、白头翁12g、甘草3g，服4剂，诸症大减，唯大便仍稀，神疲纳差。二诊上方减薏苡仁、黄芩，加六曲茶15g、怀山30g、炒谷麦芽各30g、黄连改4g，继服6剂，泄止神安。

按 患者湿浊中阻，运化失司，服用红参后致浊邪上冒，湿滞加剧，症见头晕如蒙、颜面浮肿、脘腹胀甚，余用藿香正气散加味以解表化湿、理气和中，葛根芩连汤加减清利湿热，更用怀山、谷麦芽等健脾助运，使邪却正复。

——曾洪生.外感、内伤病纠误举隅［J］.江西中医药，1999（6）：31.

案11 少阴阴虚兼水热互结误辨为脾虚、湿热下注

王某，女，因"反复腹泻3年"于2006年赴笔者处就诊。

前医辨证为：脾虚型腹泻，经用"补中益气汤"数剂无效。刻诊所见：形瘦，每日腹泻5~6次，伴腹痛，泻后痛渐止，夜间口干咽燥，且喜冷饮，时有咳嗽，下肢轻度浮肿，六部脉均沉，舌质干红，苔薄中黄。根据"平脉辨证法"为主，因存在"腹泻、口干喜冷饮和脉沉、舌红苔薄黄"等主症和舌脉，故辨证为"湿热下注型（热重于湿）"泄泻，予"葛根芩连汤"合"香连丸"原方治疗1周，因无效而改赴"浙江省名中医馆"某名医处就诊。1个月后电话询问患者近况，患者诉服用某名医药方2天后，腹泻即止，口干咽燥、腹痛即大减，后连续巩固12剂而停服。药方：猪苓10g、茯苓10g、泽泻10g、滑石10g（包煎）、阿胶（烊化）10g。该方服用14剂后，笔者再次诊脉已未及沉脉，

且舌苔薄黄已除，舌质不干，仅微红。以方测证，该病例当辨为"少阴阴虚兼水热互结"型泄泻。

按 笔者诊治患者时出现六部脉沉，提示里证，并据其舌质干红、苔薄中黄结合腹泻、口干喜冷饮等表现，故辨证为"湿热下注（热重于湿型）"证。然予清热为主佐以利湿法而无效。而后医采用"猪苓汤"治愈。《伤寒论》第319条云："少阴病，下利六七日，咳而呕渴、心烦不得眠者，猪苓汤主之。"结合本例存在"下利、咳、渴"症状，笔者思之良久，认为本例误诊的主要原因在于未能抓住主症，而后医则从"下利、咳、渴"等主症的辨认中抓住了相应的方剂猪苓汤，故疗效非凡。正如刘渡舟教授晚年在多次学术会议中提及的"抓主症是辨证的最高水平"。本例再次提示"抓主症和诊脉"同样重要。

——李航.蒋宁峙.陈利群.从误诊误治案例再谈"平脉辨证"[J].
中医药通报，2017.16（5）：61-63.

案12 湿热泻补脾清热致误

刘某，男性，65岁。2011年6月10日就诊。

自诉肠炎后腹泻每日2~4次，水样便，经结肠镜诊查为结肠炎，经各院求治年余，观前方多以健脾止泻或清热利湿为主，方择四神丸、四君子或清热之白头翁汤或葛根芩连汤之属治之。查：舌苔黄腻，脉弦，伴纳呆、口臭、食后腹胀，腹痛即泻、泻后痛减等症，诊为泄泻（慢性结肠炎），湿热积滞证。治以清热利湿、消食导滞为主，以大黄保和散为主加减：陈皮10g、半夏10g、茯苓10g、连翘10g、马齿苋30g、白芍20g、木香10g、焦四仙各10g、炒莱菔子10g、茵陈蒿20g、虎杖20g、苍术10g、厚朴10g、黄柏10g、生薏苡仁20g、大黄15g(后下)。7剂。嘱服后大便每日超过5次，遂改大黄同煎，原方又予7剂。三诊曰基本成形，舌苔尽退，改为健脾为主，7剂而愈。结肠镜复查，未见明显充血，略有水肿，余未见异常而愈。

按 泄泻炎症者西医多以抗菌治之，久泄者多以止泻治之，中医学则以"痢无补法"及"无积不成泄"论之，本案前治多从湿热、健脾为主，故不愈。本案明显为湿、热、滞为主，故以清热、利湿、导滞为主治之。虽用大黄泻之，反泄之次数日趋减少，笔者体会该用药后随积滞泻出，则泻下次数也会明显减少，本案抓住了"治滞"这一关键病理，为取得疗效之妙也，也谓中医治病"必求于本也"。

——刘芳，陈宝元.疡科常见病误诊误治5则[J].
中国中医急症，2012，21（7）：1194-1195.

小结

脾胃病证方面，共有误案68例，包括腹痛、泄泻各12例、痞满11例、胃痛10例、呃逆、便秘各8例、呕吐7例，各病证误案数量相近，说明脾胃系统各病证较为常见多发，也容易发生误治。其误诊误治的原因主要如下。

胃痛：临床常见虚实夹杂证候，故易引起误诊误治。病因病机方面，瘀血阻络、湿热内阻之证易误诊为中阳不足、阴虚内热，上热下寒证易忽略下寒的一面，肝阴不足易误诊为肝郁气滞；治法方药方面，常见过用香燥之品行气止痛耗伤阴液，对脾虚及肾者囿于常法仍误用健脾、消导、燥湿之品，可致胃痛不解，甚则更剧。临床当注重四诊合参，尤重切诊对寒热虚实的辨别。

痞满：此病证因其中焦虚实寒热错杂、气机紊乱不调之特点而易致误诊误治，常见虚痞误当实痞而行理气消胀之法，以致过用香燥之品反而伤阴耗气，其痞益甚；亦有肝郁气滞、湿浊阻滞、瘀血内阻、药食积滞等所致实痞误用补益之法，导致病邪结聚、痞满更甚。此证见于《伤寒论》太阳病、少阳病等篇中，常采用厚朴生姜半夏甘草人参汤、小柴胡汤等经方治疗，使用时如不注意原方用药剂量与比例，不易收效。

呕吐：病因病机分析上，只注重胃气上逆之标，而忽略了中焦虚寒、瘀血中阻、胆胃受惊及水不涵木、肝气犯胃等导致胃气上逆的根本因素；治法处方用药上，常见单用和胃降逆或过用清热之品，而忽视了益气、温阳、养阴、镇惊、活血化瘀等治本之法的使用。

呃逆：医者易囿于此病乃气逆所致的固有认识，单用甚至过用降逆之品，不辨虚实寒热，忽视了对脾胃虚弱、脾肾阳虚、瘀血中阻、肝胆湿热等病因病机及相关重要兼症的分析，治疗上治标不治本，从而导致呃逆难止，变证丛生。

腹痛：在临床医案记载中，有实证误诊为虚证者，如食积腹痛辨为气血亏虚，湿热困脾误诊为气阴两虚，瘀血内阻误诊为阴虚内热等；亦有虚证误诊为实证者，如气陷证误诊为下实而用攻下法，虚寒腹痛误诊为饮食积滞、肝郁气滞等。《伤寒杂病论》中用于治疗腹痛的方剂较多，如治疗中焦虚寒之大建中汤，治疗蛔虫内扰之乌梅丸，治疗瘀血腹痛之桃核承气汤、抵当汤、抵当丸等，临床使用时若未分清病位深浅与病情轻重，擅改原方剂量与剂型，可能收效甚微。此外，腑实证所致腹痛若未掌握好攻下时机，急腹症所致腹痛若盲守中药治疗，忽略了西医手术指征及重要性而耽误手术治疗，都将贻误病情，造成危重后果。

便秘：医者若未辨虚实，凭借经验擅用峻逐攻下或滋阴增液，则易犯"虚虚实实"之戒，甚则导致病情重笃，危及生命。临床常见体虚过用下法、清法，痰热腑实误辨为阴虚、气血亏虚而用补益，忽略了情志不遂而气滞血瘀致便秘等原因。需要强调的是，痔疮手术引起的便秘过用活血化瘀之品及强泻剂、年老患者腑实证明显而畏于使用泻剂，也均为便秘一证常见误治原因，不可不重视。

泄泻：临床上泄泻患者的核心病机并非均为脾虚湿阻，常可因病程日久或体质、情志、饮食、劳倦等因素影响而出现气滞血瘀、肝郁化热、湿热中阻、脾肾两虚、气阴两虚等变证，倘若不详加辨证，则易误诊误治，导致泄泻迁延难愈。值得注意的是，尚有热结旁流、阳明腑气不通当下者而误投大辛大温燥烈之品，导致火劫阴伤，津液内竭；亦有误用涩肠止利，后用疏通三焦之法得愈者；还有医案记载泄泻日久当用丸剂缓图，改为汤剂过于急进反而收效甚微。另外，倘若为水液偏走大肠引起的泄泻，医家常忽略"利小便以实大便"之法。

第五节　肝胆病证

一、胁痛

案1　血瘀误作气虚治

邓某，男，45岁，农民，门诊号796895，1979年2月4日来诊。

患慢性肝炎5年，近半年病情加剧，肝功能异常（以球蛋白与白蛋白关系倒置及麝浊增高为主），西医诊为早期肝硬化，用保肝药治疗，收效不显，转中医科会诊。诊见：倦怠无力，少气懒言，肝区疼痛，食纳不佳，腹胀便溏，苔薄白，脉虚弦。余以为"气虚脾弱"，用补中益气汤加减。服7剂，症未减，再服7剂，腹胀尤甚，胃纳更差。深思之，再细审病情，该患面色黧黑，舌质偏绛，胁痛拒按，肝质较硬，属血瘀于肝，拟膈下逐瘀汤加减（五灵脂、当归、桃仁、红花、延胡索各10g，丹参、赤芍、大枣各30g，香附、枳壳、甘草各6g），共服95剂，症状消失，肝功能正常，参加轻劳动，随访3年未再复发。

按　本例肝硬化因血瘀于肝，木郁侮土，脾不健运，故单用补法不仅无效，反有壅塞之弊。后改活血化瘀，病人得以康复。现代研究证实，活血化瘀药能改善人体微循环，抗肝纤维化。膈下逐瘀汤加减可能通过祛瘀生新，有利于肝细胞的再生，符合治病求本之旨。

——刘浩江.误补及救误病案举隅［J］.吉林中医药，1985（5）：15-16.

案2　肝郁脾虚湿热误治伤脾

1981年底收治一陶姓男患者，42岁。

因患肝硬化并少量腹水，以"胁痛"收入院治疗。辨证肝郁脾虚兼有湿热中阻，初始治疗较顺，后因主管医出差，他医见胁痛、口干苦、苔黄厚腻、小便黄，在疏肝基础上，重用龙胆草、虎杖、半枝莲、栀子等苦寒之品以清利湿热，而又忽视了"实脾"，全方无一味健脾之品。药下3剂，泄泻不止，日达8次，伴低热不退，精神骤衰，饮食不进，舌淡红两旁出现紫色瘀点，胁痛如刺。后经会诊，改用补中益气法救逆，方用补中益气汤加减，诸症渐息。

按　胁痛一证，以肝郁脾虚多见。病久不瘥，脾湿内生，蕴而化热，故肝郁脾虚者多兼湿热中阻，以舌中根部苔黄腻为征。治宜疏肝健脾，兼以清热化湿，用药必须注意两点：一是清热利湿之品，不可过用或用苦寒之品。因苦寒易伤已虚之脾，又易加重气滞血瘀。当以淡渗、凉而不寒的滑石、茵陈、车前之属清利湿热最好，待肝气条达，脾复健运则湿自内消。二是无论疏肝，或理气活血、清热利湿都必须兼顾到脾，本例出现逆证，即是因过用苦寒忽视健脾，使已虚之脾更虚，运化失职致泄泻不止，由此可知，见肝之病勿忘治脾。

——江淑安，叶琼花.临证误治谈［J］.江西中医药，1984（3）：32-33.

案3　柴胡桂枝汤证误为乌梅丸证

刘某，男，18岁，1982年3月20日诊。

上腹部阵发性疼痛，气逆呕吐，已有3天。经西医初步诊断：胆道蛔虫，胆囊炎。服西药未效，患者家长不同意手术，乃邀余诊，亦认为属蛔虫内扰，即用乌梅丸加减，进药3剂，病情如故。后经细问，得知痛在两胁，又伴有喜呕，更兼见汗出、恶风等症。《灵枢·五邪》说："邪在肝，则两胁痛。"本例以两胁痛为主症，可知其病在肝。肝性喜条达，故有喜呕之症。恶风、汗出，又可知其营卫失调。故改用柴胡桂枝汤加减，疏肝胆、调营卫。药用柴胡12g，桂枝、白芍、黄芩、法夏各7g，元胡9g，木香6g，甘草3g，生姜3片，大枣3枚。服药3剂，痛减，呕止，食增，药见效机。原方再进4剂，诸症消失。

按　本例之误，在于随着西医以病名（蛔虫）为诊断而诊断，忘却了"不能从病名上寻枝节，要从六经中求根本"之训。后因细询，始知其病中心在于肝，肝气失疏，营卫失和。故改用小柴胡汤调其肝气，转其枢机，辅以桂枝汤调和营卫而恰到好处。

——刘炯夫.柴胡桂枝汤救误举隅［J］.江西中医药，1985（4）：40-41.

案4　寒实内结误作湿热气滞

徐某，男，50岁，工人，于1983年11月5日初诊。

素患胁痛，大便闭结，服水果、冷饮经常发作，经西医诊断为胆囊炎，前医投大柴胡汤加金钱草后，病情有增无减，邀吾诊治。右胁疼痛，按之痛甚，痛甚及脘，胀闷不舒，形质肥胖，面色㿠白，肢厥，大便闭结，舌质淡白苔白腻，脉弦紧。此乃寒实之胁痛，用《金匮要略》大黄附子汤加味。大黄（后下）、青皮、柴胡各6g，枳壳、槟榔、制香附、郁金、木香各10g，制附子（先煎）4g，细辛3g。服3剂，先脘腹不舒，继后矢气颇多，大便2次，疼痛渐止，余症均减，后用李东垣《内外伤辨惑论》厚朴温中汤加吴萸、槟榔4剂。症状消失，超声波检查胆囊收缩功能正常。嘱忌水果、冷饮。

按　患者为胆囊炎，前医单纯从辨病角度出发，用利胆消炎之药，与证候不符，所以不能取效。临床上，胆囊炎中医辨证属热实湿阻气滞为其常，寒实湿滞气郁为其变，医者必须通常达变，才能辨证确切，取到较好的疗效。

——沈敏南.辨误治病例四则［J］.安徽中医学院学报，1989，8（1）：26-27.

案5　肝炎径用清热解毒致误

黄某，男，36岁，1986年4月21日就诊。

患者右胁下隐痛，肢困乏力，胸闷恶心，厌食油腻，小便黄少。肝功能检查：黄疸指数6单位，脑絮（+），麝絮5单位，谷丙转氨酶20单位，乙肝表面抗原阳性，诊为急性乙型肝炎。曾在某处就诊，服用半边莲、田基黄、败酱草、大青叶、白花蛇舌草、茵陈、虎杖、板蓝根、栀子等清热解毒利湿药20余剂，病情无明显改善，肝功能检查也无好转，后延余诊治。诊见：右胁下隐痛，腹胀纳差，头重鼻塞，面色晦暗，汗出不畅，身热不扬，肢困乏力，心烦多梦，少寐盗汗，小便黄少，大便溏滞不爽，舌质干，苔黄腻，脉弦滑。湿热之邪，逗留气分，弥漫三焦，郁蒸不解，阻塞气机，此时肆投大剂清热解毒、苦寒直折之品，湿遇寒凉，凝涩不解，湿愈遏则热难除，病情缠绵不已。唯用三仁汤加减，宣化畅中，清热化湿，方为合辙。药用：苡仁30g，白蔻仁5g（后下），杏仁、厚朴、滑石（布包煎）、法半夏、藿香、佩兰、郁金各10g，通草6g，茵陈20g，板蓝根、丹参、垂盆草各15g。

服10剂后，方始见效，服至40余剂，右胁痛、胸闷腹胀基本消除，纳食渐增，汗出畅，大便调，黄腻苔已化。肝功能复查：絮浊已降至正常，谷丙转氨酶已降至80单位。惟身倦乏力，口干，夜寐欠安，小便淡黄，舌根部苔薄黄腻，遂按上方出入，继进10剂，诸症悉平。谷丙转氨酶已降为44单位，乙肝表面抗原仍阳性。

按 本案明示中医辨证之重要性，所谓"肝炎"并非均是热证实证，也不是一派清热解毒、抗病毒中药即可通治之病。任何时候，中医治疗的基础都要建立在中医理论的基础上。

——何顺华.三仁汤纠误举隅［J］.陕西中医，1988（6）：268-269.

案6 误用龙胆草苦寒败胃伤脾

张某，女，汉，73岁。右胁疼痛，伴脘腹胀满5年，加重1月，1986年9月15日以"慢性胆囊炎"收入院。

入院后查B超为萎缩性胆囊炎。患者舌质淡红，苔薄微黄，两胁疼痛连及腰背，脘腹满痛，纳差口干苦，心烦易怒，厌食油腻，大便干燥，双脉沉细弦。右胁下、胃脘部位压痛。中医诊断：①胁痛。②胃脘痛。辨证属肝郁化热，肝脾不和。治以疏肝理气、健脾和胃、兼清郁热，方选丹栀逍遥散加减：柴胡、当归、炒白术、炙甘草、天花粉、山栀子、粉丹皮、焦三仙各10g，炒白芍、佛手片各12g，云苓15g。4剂，水煎服。

药后，胁痛腹胀缓，因思效微，故上方加龙胆草10g，希能加强清泻肝热之力。服药2剂后出现恶心欲吐，但口干苦减、胁痛未作；方减龙胆草，继服4剂。再方时宗疏肝理气、健脾和胃、消食除满。柴胡、川朴各6g，佛手片、炒白术各15g，当归身、鸡内金各10g，白蔻仁、焦栀子、盐知母各5g，炒枳壳、炒麦芽各12g，炒白芍20g，大枣5枚。6剂煎服。

药后脘腹满痛减轻，纳食渐馨，精神转好，患者要求出院，予带药回去服用。

按 此患是肝胃同病，肝胆郁热、脾胃虚弱兼杂之证。二次方中多加一味龙胆草，虽起了直折肝胆郁热之效，如口干苦、胁痛减，但却忽略了其苦寒败胃，更伤脾运，而致胃气虚逆，出现恶心欲吐之变。本可以按丹栀逍遥散加减守方缓取疗效，但由于龙胆草之误，后方中用川朴、白蔻、炒枳壳等辛温香散之品，健脾和胃消胀除满，重用炒白芍缓中敛肝（扶土抑木之意），以救其弊。现代药理研究：龙胆草中含有龙胆苦苷，能促进胃液分泌，使游离酸增加。少量食前服用，有促进消化之功；若食后服用量过大，反使消化机能减退，分泌减少，甚至引起恶心呕吐、头痛眩晕等。

——陆明.临证药误及其补救［J］.新疆中医药，1994（2）：57-58.

案7 气虚误作湿热治

李某某，女，40岁。1987年4月21日入院。

右胁疼痛4月，经B超检查诊断为：胆囊结石（直径0.5cm、0.4cm各一粒）。入院时右胁胀痛，神疲纳差，大便3日未行，苔微黄，脉细弱。治以笔者经验方"黄金灵"（大黄、姜黄、黄芩、郁金、鸡内金、金钱草、金银花、威灵仙）通利攻下。2剂后大便得泻而痛胀不减，反见神疲气陷加剧。改用补中益气汤少佐理气之品，连进6剂，正气渐复，胀痛亦见缓解。继用香砂六君子汤合"黄金灵"加减出入治疗38天，胀痛消失，全身症状亦恢复正常。经B超复查：结石消失，胆囊形态恢复正常。

按 本例初诊忽视了辨证，凭经验浪投"黄金灵"通利攻下，病情加剧。后来通过辨证而予以扶正及攻补兼施，方见疗效。实践经验无疑是宝贵的，但如不正确对待就会出现一定的局限性，往往增加思维惰性，束缚医生的思维，而把经验绝对化、扩大化，按固定思路去认识疾病，忽视了其他因素的可能性，以经验代替辨证论治，极有可能发生误治。对此，不能不引起临床医生的重视。

——鲜光亚.误治琐谈［J］.成都中医学院学报，1989，12（1）：34-35.

案8 脾胃虚寒误作肝胆湿热

吴某，女，65岁，退休干部，住院日期1992年2月2日。

患者素有胆囊炎、胆石症病史，此次缘于2天前家遇喜事，饮食不节，见发热畏冷，恶心，口苦，唇麻，右胁下痛引肩背，大便五六天一解，纳呆，小便深黄，巩膜微黄，舌质淡暗、苔白腻，脉细弦。触诊：腹软，右上腹压痛明显，墨菲征（+），血常规：白细胞6.9×10^9/L，中性粒细胞0.77，淋巴细胞0.21，嗜酸性粒细胞0.02。门诊拟胁痛（慢性胆囊炎胆石症急性发作），收入院治疗。主管医师初治辨证认为外有表邪，内有热结，取大柴胡汤以疏肝利胆、清热化湿通腑。处方：柴胡、枳壳、大黄、枯芩、半夏、白芍、生姜、红枣。服药2剂后大便1次，量少，觉畏寒脘胀，口干不喜饮，腹痛，疲乏。

次诊辨证认为下药不够，再按原方去姜枣加芒硝，意在加强攻下之力，并配合洁霉素、红霉素、氯霉素静脉滴注。如此治疗10余天，症仍不减，畏寒喜近衣被，胁胀痛，痛时汗出，便秘不通，巩膜黄染，疲乏懒言，不思饮食，口干不喜饮，舌淡苔白厚，脉沉细弱。何以服利湿泄热药10余剂而腹反胀，痛益甚，大便愈秘？主管医师遂邀予同诊。诊得患者面容憔悴，闭目懒言，语息低微，此乃正气受伐、脾阳受损之征。病者年逾六旬，素罹胆石症，辄服利湿消导之药，脾阳遂虚，且平素禁荤腻之品，营养无源，体质益虚，今受寒凉克伐药物太过，则犯虚虚之戒。证虽有肝胆郁热，但脾阳已衰，寒遏中枢，运化无权，清浊升降之机受阻，呕恶、腹痛、胀满诸症皆起。治宜温运脾阳，兼通气化。该医赞同吾说，遂停西药。方香砂理中汤加味，旨在补中寓攻，党参15g，炙草5g，白术5g，黑姜5g，木香3g（后入），砂仁3g，归尾6g，陈皮3g，川朴3g。服2剂，觉肠鸣矢气，气机已化，腹胀痛顿减而知饥索软食，照原方加土茵陈、枳壳，去陈皮、川朴。服2剂后胃纳转佳，大便2日一行，黄染渐退，舌苔转薄白，但胃仍怕冷，随后以本方加减，调治数日后痊愈出院。

按　肝主木，与胆相表里，性喜条达，旺于春季。时值2月，正是三阳开泰；家逢喜事，心情爽朗，地气疏泄太过，横逆犯胃，饮食不节，伤中碍气，遂气机阻滞，初起认为脘胀胁痛，目黄、发热并有结石病史，是实证、热证，竟对号入座，不辨寒热虚实，轻投大柴胡汤加芒硝以清热攻下，不虑过用消导克伐之剂，使脾阴受戕。脾阴不足则寒气内生，中焦气机不运则升降失常，而使肝木横逆乘其所胜，故见心下胀满诸症。肝胆湿热一证，法当清热利湿或攻下，盖六腑以通为用，通则不痛之义。此例仅用温补收功，何也？因思久病体虚，服消导药已近半月，虽有蕴热，荡涤殆尽，况乎患者面容憔悴，闭目懒言，舌苔白厚，脉沉细弱，本症乃太阴病。正如《医学心悟》谓："有阳结之证，大便反硬，得温则行，如开冰解冻之势。"故硝黄不能通便，处以香砂理中大便反通，阴气被鼓舞，枢机能运转，则诸症除，病痊愈。

——刘佛均.中医救误治验二则［J］.现代中西医结合杂志，1995，4（4）：155.

案9　脾虚肝郁误用利胆排石

张某某，女，65岁，退休工人。1993年10月6日初诊。

患者3年来常有右胁部隐痛、厌油少食、倦怠乏力诸症，曾B超提示慢性胆囊炎胆结石，用利胆排石之品，效果不佳。近来尤觉倦怠无力，食少难进，而来我科就诊。查舌淡，苔薄白，脉沉无力。B超检查仍示慢性胆囊炎、胆结石。辨为脾虚土壅、肝气郁滞，治以健脾益气、兼以疏肝。处方为：党参15g，云苓30g，白术9g，广木香9g，砂仁9g，鸡内金15g，川朴10g，枳壳9g，公英15g，郁金10g，炙草9g。5付水煎服。

10月11日二诊：药后精神好转，饮食大增，右胁无疼痛，大便解下3次，清洗出结石5块，色灰褐，质硬，大如玉米豆。以上方为宗继服15剂，未再诉不适。B超复查，胆囊内透明良好，未见结石回声。

按 胆病结石，气机阻滞，湿热结聚，常用疏肝清胆之品。然本案一派虚象见症，实乃脾虚土壅、气机不利、胆失疏泄，中清之汁混而沉积成结石之病。脾虚在先，并贯穿于疾病始终，胆病乃脾病所为，故健脾而气机利，胆气畅达，结石随胆汁疏泻而去，则病愈。

——吴燕燕，楚普枝.杂病求误录［J］.光明中医，2000，15（4）：40-41.

案10 养血柔肝不应，疏肝理气病愈

胡某，男，37岁，1995年10月31日就诊。

患者诉右胁肋尤其是章门穴处掣痛而胀，有灼热感，每逢秋季发作，至今已3年。伴精神欠佳、急躁易怒、夜睡不安、两目干涩、纳差口苦、便意急迫等症，视其舌红苔薄黄，切脉弦而有力。近做肝功能检查正常，B超示肝内光点增粗。前两年发作时，某医据B超结果和既往之肝炎史，处以逍遥散加减，诸症无改善，但立冬前后，不药而渐愈。综合四诊，此乃肝气有余，疏泄太过，治当泄肺疏肝理气，以柴胡疏肝散加减：柴胡、青皮、丹皮、栀子、川楝子、枳壳各10g，白芍12g，桑叶30g，炙甘草6g。11月3日复诊，诉服药3剂，胁痛灼热大减，唯夜睡不安。效不更方，加酸枣仁30g，出入10剂，诸症消失，B超复查正常。随访迄今3年未发。

按 本例辨证关键有三：一是当辨肝气有余与不及。已故秦伯未先生指出：肝气为病，有肝气不足，疏泄不及，常影响血分，当用舒肝法，方如逍遥散；肝气有余，疏泄太过，为气分之病，应用疏肝法，方如柴胡疏肝散。本例急躁易怒，便意急迫，脉弦有力，显然是肝气有余，故用柴胡、青皮、白芍和枳壳等疏肝理气。"气有余，便是火"，灼热口苦，舌红苔黄，乃化火伤阴之象，故加丹皮、栀子清肝泄火。前医气血不分，虚实不辨，因而用药不效。二是应辨主次。足厥阴肝经布胁肋，章门为肝经之穴，胁痛以章门处为甚，此乃肝及所属经脉同病，但以肝经为主。三是要注意发病之季节性，本例右胁痛有很强的季节性。盖秋为肺金当令，燥气偏胜，金旺乘木，木失所养，故每逢秋季发作。入冬肾水当令，水生木，肝木得养，故胁痛立冬前后不药而愈。方中加入桑叶既泄肺热，又清肝火，一药而有肺肝同治之妙。可见肝内光点增粗，并非一定要用养血柔肝法，而应辨证为是。

——徐云祥，舒鸿飞.从临床纠误谈辨证论治［J］.
湖北中医杂志，2010，32（6）：60-61.

案11 脾虚湿聚误投苦寒清泄

患者女，56岁，1周前饮食油腻而致右上腹胀痛，伴发热、泛恶。诊断为"急性胆囊炎"。经西医消炎、解痉、输液和中药治疗，发热已退，但右胁胀痛、泛恶不除而就诊。患者右胁胀痛，牵掣右肩背，伴泛恶、纳少乏力、形体丰腴、面白少华、舌淡胖、苔白腻、脉滑而缓。用蒿芩清胆汤加川连、山栀、郁金、金钱草。服药3剂后右胁胀痛加重，恶心呕吐清水，且出现手足发冷，大便溏泄，余症同前不减。不解其因，又观其形体丰腴，面白少华，苔白腻，舌淡胖，问其口渴但不欲饮，诊其脉象缓而滑。方知脾虚多湿之体，骤用苦寒，损伤脾胃，脾阳受损不能温化寒湿，寒湿郁阻肝胆，疏泄不利故胁痛不减而加剧。法转温阳化湿，佐以疏肝利胆。方拟苓桂术甘汤加味。处方：茯苓、桂枝、炒白术、制附子、姜半夏、制香附、川楝子各10g，广郁金、延胡索各15g，淡吴萸、陈皮、清甘草各5g。服药3剂后痛除，呕吐恶心止，手足暖，舌淡苔薄白脉滑。处方用理中汤加疏肝利胆之剂，又服药3剂，诸羔而平。

按 本例误在不辨虚实寒热，误认为胆囊炎多由于湿热气滞实证为患，忽略了脾虚湿聚之体和前医用药，因而粗心按照常法取代了四诊的详细检查。后抓住脾阳虚损之本，寒湿内阻之标，又加用疏肝利胆之药，药中肯綮，获效必然。

——高望望，沈企华.临证误治案3例［J］.现代医药卫生，2003，19（2）：208-209.

案12 大黄附子汤证误作大柴胡汤证

刘某，男，32岁。

主诉：胁肋疼痛、腹胀、便秘1天。患者因胁肋疼痛、腹胀、便秘而在"社康站"就诊，经B超检查，诊断为胆囊炎。经用抗生素（药物不详）治疗，效果不佳而转本院治疗。前医未予细辨，对号入座给予大柴胡汤2剂。服药后症无好转，反而出现恶心、不欲食。继而转笔者诊治。诊见：体形稍胖，面色欠华，四肢欠温，右胁肋疼痛，压痛明显，伴腹胀，便秘，恶心欲呕，不欲食，舌淡、苔白腻，脉弦紧。因无肝胆湿郁热象，所以可以判断，并不是大柴胡汤证，便秘是由寒湿内停引起。遂用大黄附子汤加疏肝理气之品。处方：大黄（后下）、附子、柴胡、枳壳、香附、木香、甘草10g，细辛5g。3剂，每天1剂，水煎服。服药1剂后腹痛绵绵，遂大便2次、量多，疼痛逐渐缓解。药毕而愈。

按 本例患者胁肋疼痛、腹胀、便秘，B超检查诊断为胆囊炎。通常此类疾病涉及肝胆经，以实热、湿郁、气滞为其惯常表现，大柴胡汤为常用之方。大柴胡汤证为少阳阳明合病，临床以往来寒热、胸胁苦满、心下满痛、呕吐、便秘、苔黄、脉弦数有力为辨证要点。然胆囊炎亦有寒实湿滞气郁，本例患者即是。此时若不依患者体质差异、临床症状、体征为辨治依据，简单机械地以病取方，就难免贻误病情了。

——龙伟芳.误诊误治3则辨析［J］.新中医，2010，42（7）：155.

二、黄疸

案1 表里同病未先解表

郑某，男，51岁，农民，1969年11月14日诊。

主诉：发热咳嗽4天，巩膜皮肤发黄。5日前曾淋雨，当晚恶寒发热，咳嗽痰白，继而胃脘胀满，不欲饮食，小便黄短，大便3日未行。体检：体温39.1℃；白细胞23×10^9/L，中性粒细胞0.81；肝功能：黄疸指数27单位，谷丙转氨酶168单位；舌苔黄腻，脉滑数。诊为：①外感，②湿热黄疸。投茵陈蒿汤加虎杖、五味子、焦山栀、败酱草、郁金。3剂。并肌内注射安基比林。

二诊：药后诸症依然，更见口渴、喘逆、胸痛，体温增高（39.8℃），右肺可闻及少量湿性啰音，胸透报告为"右下大叶性肺炎"。遵仲景法，应先治卒病后治痼疾，先解表后攻里，或表里兼顾。于是改方为银翘散化裁：银花、牛蒡子各12g，连翘15g，竹叶、淡豆豉、杏仁各10g，生石膏、鲜芦根各30g，滑石、薏苡仁各20g，黄芩、生大黄（后下）各6g，4剂，一日2剂。

三诊：药后热降腑通（体温37.8℃），诸恙递减，咳嗽脘闷未净，原方去淡豆豉、牛蒡子、大黄，加桔梗3g、前胡12g以清宣肺热，茵陈25g利湿退黄，3剂，一日1剂。

四诊：热退咳减（体温37℃），黄疸消退，精神饮食均改善。查白细胞9.1×10^9/L，胸透：右下肺炎较前明显吸收，终以养阴清肺、化痰止咳调治一旬。胸透：右下肺炎吸收，查肝功能正常，病愈。

按 本例初诊时，只注意其黄疸、转氨酶升高，忽视了外感表证，违背了中医治疗表里同病必须先表后里或表里同治的辨证论治法则，未分清标本缓急，误作单纯湿热黄疸治疗。其实本例初起当为风温夹湿，病起上焦（肺），表邪入里，波及中焦，致中焦湿热阻滞，肝胆疏泄不利而发黄。表里同病，以表病为主。与西医学认为肺炎感染中毒引起肝损害相符。二诊病情加剧，细审其因，方改弦易辙，终于取效。本案大叶性肺炎，未见到铁锈色痰或黄稠痰，是因为"黄稠之痰，火气尚缓而微；稀白之痰，火气急而盛……，孰谓稀白之痰，必属于寒哉！"（何西池语）。

——潘滇民.误诊误治省悟［J］.北京中医，1990（3）：29-31.

案2　脾虚阴黄误作阳黄治

赵某，男，47岁。

患急性黄疸性肝炎两个多月，服茵陈蒿汤数十剂（茵陈、山栀、黄柏、蒲公英、大青叶等），用量越用越大。但黄疸指数愈治愈高，初用时黄疸指数20单位，治后60单位。面目肢体巩膜呈金黄橘皮色。但精神疲倦，语声低弱，头眩心悸，脘闷腹满，食少恶心，大便溏1日两三次，形寒怕冷，舌质淡而胖，苔灰腻而滑，脉来濡而缓。病因素体脾阳不足，加之过服苦寒，则脾阳更伤，脾衰则运化无权，脾不运化则湿热不除。望其面色似为阳黄，而其证实为阴黄。治当温阳化湿为主，稍佐清热退黄。方选加味茵陈四逆汤。药用茵陈12g，附子6g，干姜4g，甘草2g，白术10g，茯苓10g，泽泻10g，桂枝3g，厚朴4g。服药10剂，黄疸逐渐消退，饮食增多，脘闷腹胀减退，脾阳渐复，运化渐强。原方已效，当制重其剂，改附子为10g，干姜为5g，白术为12g。再服15剂，黄疸继续消退，黄疸指数下降为30单位以下。病邪衰退，仍用原方加减调治，黄疸退尽，饮食二便正常，最后改用茵陈五苓调治，病愈出院。

按　急性黄疸性肝炎，肝功能检查黄疸指数在20~40单位以上，中医望诊周身巩膜黄染如橘色，一般都认为是阳黄。在治疗上，常用茵陈蒿汤，大剂苦寒清热退黄。如属热重于湿者，用之有效，黄疸易于消退。由于在治疗中忽视素体气虚，任意采用大剂清热解毒退黄，导致苦寒反伤脾胃，所以见面目肢体金黄如橘色、精神疲倦、语言微弱、头眩心悸、腹满胁痛、食少恶心、大便溏泄、形寒怕冷等症。病由阳黄转为阴黄。《伤寒论》说："伤寒发汗已，身目为黄，所以然者，以寒湿在里不解故也，以为不可下也，于寒湿中求之。"因此治疗改用茵陈四逆汤温阳化湿。药用四逆汤温阳健脾，五苓散健脾利湿，以厚朴化湿除满，茵陈清热退黄，连服20多剂。因为脾阳渐渐恢复，湿缓缓消退，故黄疸亦渐次褪尽。后用茵陈五苓健中除湿，病即痊愈。

肝功能检查，黄疸指数高，黄疸色素深，一般多属阳黄。但必须结合症状来辨证施治。如黄疸指数虽高，黄疸较深，其症却见形寒怕冷、食少便溏、舌淡苔白、脉迟或缓，则为脾虚阴黄。若从阳黄论治，则黄疸不但不退，而病证必愈治愈重。因此在临床中，不能依据黄疸指数高低和黄疸色素深浅去论阴黄与阳黄，必须根据症状进行辨证施治。

——张谷才.从临床来谈误治和治误（续完）［J］.辽宁中医杂志，1981（9）：43-45.

案3 白芍滋腻敛邪

胡某某，男，40岁，干部，1980年5月5日初诊。

患者恶寒，发热，身痛二十余日，经某医用中西药治疗，寒热身痛虽渐除，然身、目渐黄，小便色如浓茶，伴右胁疼痛，腹胀心烦，口干口苦。经肝功能检查：黄疸指数60单位，转氨酶510单位（余略），诊断为急性黄疸性肝炎。后经某医以中药清热利湿退黄和西药保肝治疗共28天，黄疸不仅未减轻，反而逐渐加重。前两天复查肝功：黄疸指数93单位，转氨酶880单位。患者妹夫为余之学生，见其症状日益加剧，故求余为其治疗。主诉右胁胀痛，胸闷胀，腹胀，倦怠乏力，纳呆厌油，口苦口干，欲饮不多，小便黄如浓茶，大便三至五日一行，视其身目黄如鲜橘，舌红苔黄，脉滑数。细审患者一月来所服方药，虽大法亦不外清热利湿，所用亦为茵陈蒿汤加减，然每剂必重用白芍。再三玩索，本证黄疸不减，实因白芍量重，柔敛肝气，使肝气不能畅达，病毒郁遏不解之故。遂以茵陈蒿汤加豆根20g、郁金15g、藿香15g、板蓝根20g。3剂后，胁痛口苦减轻，大便日行1次，此为湿热之毒已有出路。继服10剂，诸症消失。经肝功复查，黄疸指数和转氨酶等均恢复正常。

按 在生理功能上，肝主疏泄，性喜条达。在病理改变上，存在着疏泄太过与不及两种状态，其治疗，疏泄不及者，当以疏为主治法。疏泄太过者，又当以敛为主治。今湿热黄疸，乃肝失疏泄所致，故宜疏而不宜敛。治当重剂清热利湿，而欲使湿热速去者，祛湿则为首要，因湿去则热孤，本方用藿香即寓此义。前医乱用白芍致误。盖白芍本柔肝敛肝，用于本证则滋腻敛邪，故使湿热之毒内郁，致黄疸日益加重。一药之异，可效可危，为医者用补岂可不慎乎。

——舒鸿飞，舒志明.误补致害及分析四则［J］.新疆中医药，1986（2）：50-52.

案4 气血不足之虚黄误用清热利湿

周某，男，46岁，1984年10月就诊。

患溶血性贫血，曾在某医院住院治疗。出院后服用中药2月余，病情未见好转。患者目黄，皮肤色黄，小便黄色，神疲乏力，纳食欠佳，舌质淡红，苔薄白微腻，脉濡。血色素为60g/L。综观前医所开方药，不外乎清热利湿退黄疸，如金钱草、海金沙、茵陈、大黄之类。根据本例患者的症状、舌脉分析，应属气血不足之虚黄。故投紫石英30g，丹参15g，阿胶珠、当归、白术、茯苓各12g，山药、别直参须各20g，黄芪25g，陈皮10g。用药5剂，黄疸稍有减退，精神好转，纳食增加。原方加减再服15剂后，黄疸基本消退，精神正常，血色素96g/L，继服2月而愈。

按 本案例误治之由在于医者就诊时只片面地从黄疸多实多热毒立论施治，没有从中医四诊八纲进行病因病机的全面剖析，故未能审因溯源，分清标本虚实。既然诊病有误，故尔施治亦谬。

——郑丽娟.误治医案三则［J］.实用中医药杂志，2002（1）：44-45.

案5 过服补品，病邪未除而反生他疾

郑某，男，40岁。1988年2月10日初诊。

患血吸虫病20年余，住院治疗9次，经多种抗血吸虫药物治疗，1978年又行脾脏切除术。近因黄疸腹胀而住院治疗4个月余，因症无减轻取药出院。出院后以麦乳精、归芪蜂王浆、北芪晶、人参精等代食，由此腹胀疼痛更剧，转侧不安，故来院急诊。

症见：形体消瘦，头目眩晕，胸胁满闷，肝区疼痛明显，面黄暗晦不华，口燥咽干，腹部胀大如鼓，撑急疼痛，难以忍受，大便秘结，小便短赤。肝B超提示：密集中小波、集中前段进波呈硬状。舌质淡紫，苔黄腻，脉象滑实。饮食自倍，肠胃乃伤，脾胃不生化，水谷留聚，脾不升清，胃不降浊，气机阻滞而致胀满。方用中满分消丸化裁。重用炒枳实15g、炒厚朴10g，以苦温开泄、行气平胃；炒大黄6g、黄连4g、干姜4g、半夏6g，取泻心之意以辛开苦泄、分理导下湿热；泽泻10g、猪苓10g、茯苓10g、白术10g，取四苓理脾渗湿，使决渎之气化达，则气血自然调和；佐以焦山栀20g、神曲7g、炒莱菔子10g，以消食下气除陈腐之积。

服药3剂，腹胀胸闷均减，纳稀饭少许，日软便1次，先黑硬后溏，但肝区隐隐作痛，入夜尤甚，舌淡紫、瘀斑明显，苔渐化少津，脉细涩代弦。此乃瘀热未化、肝肾阴亏明显，拟以养阴疏肝兼行气逐血之药搜剔其蕴结之邪。方用一贯煎合鳖甲煎丸化裁。沙参20g、麦冬15g、生地15g、枸杞10g，以滋养肝肾；炒川楝10g、玄胡10g，以疏肝理气止痛；焦白术10g、炒谷芽20g、炒鸡内金10g，以健脾化积。肝病日久，舌脉亦为瘀血之征，《素问·至真要大论》云"坚者削之，结者行之"，非大队气血之药、攻补兼施之品则不易奏效，故加鳖甲煎丸10g（包煎）日3服。

守方续服3个月，腹部平软，肝区触之无疼痛感，食欲渐增，体质渐复。肝B超提示密集微小波集中前段。随访见做轻微农活，嘱继续调理善后。

按 本例患血吸虫病20年余，湿热之邪蕴蒸日久，以致肝脏受累。肝为

藏血之脏，性喜条达，气机不利则影响血液运行不畅，可致络脉瘀滞，形成右胁疼痛。饮食自倍，肠胃乃伤，过食补益、固气、肥甘之味脾胃受伤，以致运化失职、水谷精微聚而为浊，湿浊之气日积月累，壅滞中焦不能施化。清阳不升，则头目眩晕；浊阴不降、清浊相混，则腹胀如鼓；肝、脾、肾同病，瘀血蕴结日久不化、痞塞中焦，以致胸胁满闷、撑急疼痛；郁而化热，湿热相生，可出现面黄神疲、大便秘结、小便短赤等症。故始治以理气和中、分化湿热消胀满，后治以养阴疏肝、祛瘀软坚化积，而收藏除病愈之效。

李杲曰："一物之内，气味兼有，一药之中，理性具焉，或气一而味殊，或味同而气异"，说明每一味药物均有五味之差异及四气之不同。唐容川曰"设人之气偏胜偏衰，则生疾病，又借药物一气之偏，以调整内部机能的偏胜偏衰"。此病例过服补品乃太过之弊，致使病邪未除而反生他疾，古训"大实有羸状，误补反益疾"有其道理。

——杨良全.大实有羸状误补反益疾［J］.中医函授通讯，1996（2）：28.

案6 阴黄误为阳黄

常某，男，50岁，1991年1月10日诊。

患乙型黄疸型肝炎住院输液，保肝1周，黄疸未见消退而转中医会诊，诊见身目色黄如橘，腹胀纳呆，大便稀溏，舌淡苔白，脉濡迟，辨为脾虚中阳不运，药用白术、茯苓、茵陈、熟附块、干姜、金钱草、蔻仁，服2剂后大便由稀变溏，便次减少，因黄疸不见消退而另求他医。某医见其黄色鲜明，作阳黄辨治，开药10剂让患者出院，方录如下：龙胆草、栀子、虎杖、黄柏、生大黄、鸡内金各10g，赤芍、茵陈各30g，10天后患者又延余二诊，诊见面目虚浮，身目黄染有增无减，黄疸并无灰滞如熏，精神萎靡，肢冷懒动，腹胀纳呆，大便稀薄，日七八行，心悸气短，口淡无味，舌质淡胖，舌体水液滋滋不已，苔薄白，脉沉迟，复查肝ALT又有上升，辨为脾虚阳微、寒凝湿聚，药用茵陈四逆。茵陈、白术、金钱草各30g，熟附块15g，干姜、砂仁、白蔻仁、茯苓、车前子各10g，7剂后饮食稍增，腹胀腹泻有减，黄疸渐退。后守温阳健脾化湿调治月余，黄疸退尽，症状消失，肝功能正常。

按 本案阴作阳治，拘泥身目黄色鲜明如橘一端，务求退黄迅捷，方中寒凉苦泄成堆，掌握辨治一般性，忽视病机本质的特异性，误于似是而非之中。然从整体证候，舌、脉综合辨治，虽有灿烂橘黄，而腹胀便稀，舌淡苔薄白，脉迟为寒凝无疑。后用大剂姜附，补火生土，祛浊升清。加术、蔻健脾，脾健则运化，转输有序。茵陈、金钱草芳香平淡，利湿退黄。全方匡扶阳气以温化寒湿，振奋脾肾之阳，布化湿之气机，阴霾一散，湿浊化而黄疸除。

——朱士伏.病毒性肝炎救误3则［J］.中西医结合肝病杂志，1994，4（3）：55.

案7　阴黄久用寒凉

邹某，男，51岁。1993年8月12日初诊。

因黄疸、肝功能异常于1992年10月住某院，叠经中西医治疗，服中药汤剂茵陈蒿汤及大黄煎剂灌肠等，9个多月来未见好转，黄疸不退，肝功能检查且有加重之势；神疲乏力，胁胀隐痛，食少腹胀，口不甚渴；近增血压升高，左肢麻木，十指疼痛，屈伸不利，面浮肢肿，行步艰难，便秘溲黄。刻诊：身目俱黄，晦暗无泽，舌苔黄而滑腻，舌边瘀斑尖有红点，脉沉细。一派寒湿夹瘀之征，阳气不宣，土壅木郁，胆府疏泄不利，致黄疸久久不退；久病虚痰入络，致血压升高，左肢麻木，十指疼痛屈伸不利；脾虚不能运化水湿，致四肢浮肿。治宜温化寒湿，疏肝运脾，化瘀利胆。方选茵陈术附汤加减化裁。药用：茵陈、茯苓各15g，炒白术20g，干姜6g，制附子10g，甘草3g，制豨莶草30g。每日1剂水煎服。服7剂后，黄疸稍退，纳食渐香，行步较前有力，血压已恢复正常，二便通调，肢肿渐消。二诊守原方意加减再进7剂，诸症渐渐改善。此后仍以温化寒湿为主，或加益气活血，或加祛风胜湿以除肝外因素，诸症渐平，肝功恢复正常。1年后随访已参加正常工作，自述精神比病前更健，几次复查肝功都在正常范围。

按　黄疸一证，阳黄居多，阴黄较少，阴黄阳黄可随体内外环境改变而相互转化。阴黄辨证，一般依面色晦暗无泽，食纳不佳，疲乏无力，舌苔薄白，脉沉缓及便溏尿清为据，多是素禀阳虚之体，复感湿毒之邪，湿从寒化，或初为阳黄，久用或过用寒凉克伐，转为阴黄。临证如无明显寒象，一般应慎用桂附等大热之剂。本例除身目黄色晦暗、脉沉细无力、十指冷痛等符合阴证外，却见舌苔黄腻而滑、舌边瘀斑、边尖有红点、大便秘结、小便黄赤，似非典型阴黄之征。然而脉症合参、全面分析当属原为温热，后因久用寒凉，湿热为寒湿所遏；一经温阳散寒，随见阴黄尽散，黄疸日退，诸症改善。可见本例之便秘尿黄、舌苔黄腻等，实乃脾肾阳虚，阴寒凝聚，湿运无力所致。若为假象所惑，继用寒凉，则难起矣。

——杨兆文.黄疸辨误三则［J］.四川中医，1996，14（2）：31-32.

案8　蛔厥黄疸误作黄疸肝炎

晏某，女，19岁。1994年3月16日初诊。

7天前突起上腹疼痛，呈持续性，有阵发性加剧，伴恶心呕吐，食入则疼痛加剧。5天前发现黄疸，畏寒发热，小便黄赤。某乡医院诊为"肝炎"，经中西药治疗未效。诊见身目俱黄，舌苔薄黄，脉弦数。腹部按诊：胃脘部腹肌稍紧张，鸠尾骨下方有压痛，其他部位平软。根据腹痛、黄疸及舌脉分析，肝功能检查除GPT 50U，其他大致正常，腹部切诊证候轻微，考虑"蛔厥"证湿热型。治法：驱蛔止痛，清利湿热。方选胆道驱蛔汤化裁。药用：广木香、大黄、使君子、元胡、厚朴、干苦楝根皮各10g，槟榔12g。连服3剂后，痛止黄退，查GPT恢复正常。

按 中医学"蛔厥"一证，西医学称为"胆道蛔虫"，除有并发证外很少发生黄疸。此种黄疸乃蛔虫钻入胆道，致胆汁不得疏泄于肠道所致。与病毒肝炎黄疸有如下区别：一是起病急骤；二是有较剧烈之上腹疼痛，部位在鸠尾骨下，特别是伴有"钻顶痛"，常伴恶心呕吐出蛔虫；三是疼痛证重而腹部证候轻；四是肝功能大多正常，有并发症时即使肝功异常亦较轻微。中医辨证常分虚寒型和湿热型两大类。虚寒型可见有四肢发冷、出冷汗、腹痛喜按、苔白脉伏、或紧或弦细；湿热型可见于合并有胆道感染、肝脓肿、胰腺炎或胆道出血等，有寒战高热、身目发黄、腹部胀满、大便燥结、苔白腻或黄腻、脉弦滑或弦数。病情严重者除有上述诸症外，甚至可见神昏谵语、舌绛苔黄燥，腹按诊可见有上腹局部或全腹压痛等局限性或弥漫性腹膜炎证候，此乃热甚化火，热腐成脓或毒热深入营血。本例发黄即属湿热型，与病毒肝炎迥然不同。因此，临证凡见上腹疼痛、发热、白细胞增多的黄疸患者，应注意"蛔厥"证之湿热型可能。

——杨兆文.黄疸辨误三则［J］.四川中医，1996，14（2）：31-32.

案9　误用温补气血，助热伤阴化火

吴某，男性，40岁。

患者于1994年9月13日出现尿黄、色深、浓茶样，2天后出现发热、身目俱黄，伴厌油、恶心、上腹部不适及乏力等症状。即来院诊治，抽血检查肝功能，发现黄疸指数187单位，谷丙转氨酶232单位，HAA阳性，诊为急性黄疸型乙型病毒性肝炎。于9月18日住院传染科治疗，经中西药保肝降酶治疗23天后，黄疸消失，肝功能检查正常，HAA阳性，但仍觉肝区不适，疲倦乏力，睡眠差，于同年11月11日出院在家休息，患者认为病后体虚，欲求早日康复，便在县医药公司门市部自购十全大补汤3帖。11月16~17日分4次炖服，服后出现心烦易怒，大便干结，口唇红，眼结膜充血。于19日就诊，患者除上述症状外，见舌质红、苔黄腻、脉弦数。此证乃滥用十全大补汤所致，嘱停服并投清热养阴剂玉女煎加减：石膏50g，生地30g，茵陈15g，生甘草5g。4剂尽，后以一贯煎调理1周而愈。

按 本例由于患者缺乏医药知识，治病求愈心切，自行滥服补药所致。患者前患急性黄疸型乙型病毒性肝炎，是由感受湿热，蕴结脾胃，熏蒸肝胆所致。经综合治疗，肝胆湿热虽清解，然病后初愈，肝阴不足，理当滋养肝阴以善其后，今后投温补气血之品，助其热，伤其阴，阴虚则阳亢，亢阳化火，故见目赤、心烦、易怒、失眠、大便干结、发红、苔黄燥、脉弦数。今治以滋阴生津、清热泻火之品，投玉女煎加减。清热则火熄，滋阴则火降，故4剂而然。后以一贯煎加减调治7天而愈。

——曾育林.误补反受其害一例［J］.实用中医内科杂志，1999，13（1）：21.

案10 久用清热之品伤及脾肾

苏某，男，39岁，乙肝肝硬化3年，2009年6月肝功：TBIL 68.1μmol/L，余正常。间断用滋阴清热利湿之品治疗半年，TBIL波动在60~80μmol/L。遂来我院就诊，刻下症见：目睛黄染，面色晦暗，口干，腰痛，小便色黄，大便干，日1次，舌质红嫩，苔白，脉沉细无力。肝功：TBIL 72.3μmol/L，彩超报告：肝硬化，脾大。西医诊断：肝炎肝硬化乙型失代偿期活动性，中医诊断：黄疸脾肾阳虚，治以温补脾肾、化痰退黄，药用：制附子3g，桂枝3g，生地15g，炒山药30g，茯苓15g，山萸肉10g，牡丹皮15g，茵陈15g，鸡内金10g，明矾1g。10剂后TBIL降至41.8μmol/L，诉口干减轻，守上方加葛根15g、麦冬10g，继服20余剂，TBIL渐降至正常。

按 该患者处于肝硬化失代偿期，TBIL持续在低水平波动，前医以滋阴清热利湿药物治疗，效差。导师认为肝肾同源，肝病日久及肾，加之久用清热之品损伤脾阳，脾阳虚日久致肾阳亦虚，如吴鞠通《温病条辨》云："湿久脾阳消乏，肾阳亦惫"；肾阳为一身阳气之本，脾肾阳虚加重水湿内停，湿聚成痰，发为痰湿交阻之残黄，残黄缠绵难愈。治以温补脾肾，化痰退黄，阴阳互根互用，故本案以少量补阳药与大队滋阴药为伍，意在阴中求阳；肝病大家关幼波强调："治黄要化痰，痰化黄易散"，在治疗中加用明矾以化顽痰，利于黄疸消退。

——张彦芳，赵文霞.赵文霞用温阳法纠误黄疸验案3则［J］.
辽宁中医杂志，2011，38（8）：1652.

案11 过用输液致水湿困阻脾胃

赵某，男，36岁，慢乙肝病史16年，既往肝功正常。

2010年1月过劳后出现乏力，尿黄，双下肢困重，大便质稀，日1次，舌边尖红，舌体胖大，边有齿痕，苔薄白，脉沉细。肝功：TBIL 29.7μmol/L，ALT 458U/L，AST 121U/L，彩超报告：肝实质回声致密稍强。外院以保肝降酶退黄药物治疗，每日液体量为1200ml，3周后，肝功：TBIL 108.5μmol/L，ALT 212U/L，AST 239U/L。遂来本院就诊，以"乏力尿黄3周"为主诉入院。西医诊断：病毒性肝炎（乙型，慢性中度），中医诊断：黄疸（水湿困脾），治以温煦中焦、化湿通阳。药用：茯苓15g，炒白术15g，干姜3g，桂枝6g，木香10g，薏苡仁30g，佩兰10g，茵陈15g，炙甘草3g。7剂后，肝功：TBIL51.2μmol/L，ALT60U/L，AST67U/L，诸症减轻，按上方改桂枝9g，继服10剂后TBIL降至27.1μmol/L，ALT45U/L，AST46U/L，后继续巩固治疗，肝功稳定。

按 患者发病后曾予大量液体治疗，疗效欠佳，究其原因为液体输入过多致水湿过剩，脾胃受损，湿邪停滞，困遏阳气，阳气内郁，湿无从化，黄疸难愈。治以温煦中焦、化湿通阳，叶氏认为"太阴湿土，宜升则健，得阳始运"，阳气通，则寒湿散，寒湿散而黄自退。治疗上适当运用温脾阳的药物，以充实脾气，脾胃运化无虞，则水湿易去，黄疸易退；桂枝以通阳温中，健脾利水，使气机条达，湿有出路，阳气温通而湿无所依，黄疸自愈。

——张彦芳，赵文霞.赵文霞用温阳法纠误黄疸验案3则［J］.
辽宁中医杂志，2011，38（8）：1652.

案12 脾虚湿阻误用清热利湿

王某，男，48岁，既往慢乙肝病史20年，2010年2月23日劳累后出现乏力，腹胀，恶寒，纳差，小便色黄，大便质稀，日1~2次，舌质红，边有齿痕，苔薄白腻，脉细弱。肝功：TBIL 20.7μmol/L，ALT 104U/L，AST 83U/L。外院以苦黄针等治疗20余日，TBIL升至111μmol/L，3月17日来本院就诊，肝功：TBIL127.9μmol/L，DBIL64.4μmol/L，ALT 84U/L，AST 83U/L，彩超报告：肝实质弥漫性损伤。西医诊断：病毒性肝炎乙型慢性中度，中医诊断：黄疸脾虚湿阻，治以益气健脾、温阳化湿，药用：炙黄芪30g，党参20g，炒白术15g，茯苓15g，炒山药30g，陈皮15g，干姜3g，肉桂3g，茵陈30g。10日后TBIL降至65.4μmol/L，偶感眩晕，按上方加钩藤6g，10剂后TBIL为42.6μmol/L，继以此方加减10余剂，黄疸消退，肝功能正常。

按　导师详察其虽有舌红，但舌边有齿痕、苔薄白腻，恶寒，大便稀，脾虚湿盛之象明显。辨证为脾虚湿阻，治以益气健脾、温中化湿佐以清利之品。前医认为舌红即为湿热之征，应用清热药物，反致脾更虚、湿更盛而加重黄疸，导师认为病本在于中焦阳气虚弱，水湿不化，湿邪留滞，舌红为湿盛困阻阳气，郁而化热，故方中加入干姜、肉桂等温阳散寒之品，使阳气布散，阴霾自除；重用黄芪、党参健脾益气，脾运正常，湿无所生。

——张彦芳，赵文霞.赵文霞用温阳法纠误黄疸验案3则［J］.
辽宁中医杂志，2011，38（8）：1652.

附：虫病黄胖误作黄疸肝炎

陈某，男，53岁。1995年4月2日初诊。

皮肤发黄，面浮脚肿8个月，曾在乡村诊所诊为"肝炎"，久治不效。症见大便不实，头晕耳鸣，心悸气短，神疲体乏；然胃脘虽痞，食纳尚健；半年多来，痿弱不能独行。全身皮肤痿黄而目不黄，面浮肢肿，舌质淡胖，脉弱无力。查肝功正常，而血色素偏低，大便镜检见钩虫卵。该病为肠虫所致，气血两虚乃肠中钩虫吸食水谷精微，耗伤气血；气血亏虚故见神疲乏力，颜面皮肤萎黄；脾气虚弱不能运化水湿，故见面浮肢肿。治以大补气血之十全大补汤，连进10剂，以纠正贫血，药后面色渐转红润，即用槟榔、鹤虱、干苦楝根皮、陈皮各10g，贯众15g以逐钩虫，每日1剂，水煎睡前顿服，连进5剂；后又改十全大补汤为丸剂连进两月。3个月后随访见面色红润，身体强健，已下田劳动。

按　虫证黄胖即今之钩虫病，不入"黄疸"之列。然笔者曾见多人误作肝炎而延治者。此证在明代方隅《医林绳墨》一书早有记载："黄肿者，皮肉色黄，四肢怠惰，头眩体倦，懒于作为，小便短而少，大便溏而频，食欲善进，不能生力。"所以临证凡遇身黄而目不黄，体乏力而食善进的患者，应考虑钩虫病的可能。

——杨兆文.黄疸辨误三则［J］.四川中医，1996，14（2）：31-32.

注：此案本不属于黄疸，但鉴于其极易与肝炎黄疸混淆而误诊误治，故置于此，供读者参考。

三、臌胀

案1　脾虚气滞，误攻生变

金某，男，14岁，1967年6月20日初诊。

患儿因驱虫后即感腹中不适，迁延两月，肚腹日见胀大，食少便溏，西医诊断为肝硬化腹水，住院月余未见显效，且日益加重而来门诊。症见：面色萎黄，神倦嗜睡，腹如抱瓮，青筋怒张，脐心突起，腹胀纳呆，食后胀甚，矢气略减，溺短便溏，舌淡胖而润，苔白腻，脉弦滑，辨证属脾虚气滞，发为臌胀。予健脾理气、通阳利水，方用胃苓汤合四君子汤加减：党参15g，白术、苍术、厚朴、陈皮、茯苓、猪苓、泽泻各10g，桂枝、西砂仁、广木香各6g。连服十余剂后，病情稳定，饮食略增，但腹胀如故。家属急求速效，转诊于某游医。除内服甘遂、芫花、大戟、商陆、牵牛子等峻猛攻逐之剂外，并加注汞撒利、茶碱等药，初进两剂得大泻数次，腹胀略减，但迭进攻伐，以致脾气衰败，病情恶化，二便艰涩，腹胀难忍。改投巴豆等峻攻之剂后，大便反闭，虚坐努责，小便涓滴难下，呕吐不食，痛苦万状，虽经多方调治无效，未及半月而卒。

按 据历代文献记述，臌胀病机，乃肝脾肾三脏受病，其本在脾胃。今患儿腹胀，脾虚为本，腹胀为标，虚实互见，本虚而标实。选用四君子汤合胃苓汤加减，虚实兼顾，标本同治，若能坚持守方继服，或可向愈，但患儿家属病急乱投医，标本不分，虚实不辨，中西药杂投，屡用攻逐，愈攻则愈结，势必脾败而正气耗伤，变证丛生，病情日剧，终至不起。欲求痛快于一时，却遗后患于无穷，殊堪叹息！诚如喻嘉言说："单单腹胀久窒，而清者不升，浊者不降，互相结聚，牢不可破，实为脾胃之衰微所致，而泻脾之药安敢漫用乎？……后人不察，概以攻泻，其始非不遽消，其后攻之不消矣，其后再次之如铁石矣！"可为滥用攻逐者的座右铭。

——杜勉之.肝硬化腹水症误治献疑［J］.江西中医药，1987（1）：55–56.

案2 阴虚臌胀，化瘀动血致误

魏某，男，58岁，干部，1978年4月10日入院。

患者5年前在某院诊断为肝硬化、脾功能亢进而行脾切除术，经过顺利。近两月来腹大胁痛伴低热逐渐加剧而入院。检查：神清，皮肤巩膜无黄染，左侧颈部及右臂各见一蜘蛛痣，腹部膨隆，肝未触清，腹水征（+），心肺均（-），胸透无异常。肝功能：黄疸指数6单位，胆红素0.5mg%，麝浊7单位，麝絮（+），硫酸锌浊度14单位，谷丙转氨酶250单位。西医诊断为肝硬化腹水，脾切除术后，经护肝及支持疗法等调治月余无效，反见恶化趋势，乃邀中医会诊。症见：患者面色晦暗，形体消瘦，腹如抱瓮，胀满纳呆，食后尤甚，头晕目眩，口干心烦，午后低热（37.5℃~38.5℃），夜寐欠佳，大便次频量少，小便短赤，舌红边有紫斑，脉弦细而涩。辨证属阴虚臌胀，选用一贯煎合桃红四物汤加减：北沙参、北枸杞、生地各15g，鳖甲、丹参各30g，当归、桃仁、红花、赤芍、丹皮、川楝子、延胡索各30g。服1剂后，翌晨鼻衄，约两小时后相继大量吐血。西医诊断为食道破裂出血，遂停中药，立即采取相应的抢救措施，历时五昼夜，抢救无效，终死于肝性昏迷。

　　按　治臌胀有"阳虚易治，阴虚难调"之说。古籍论阴虚臌胀者不多。明·赵养葵《医贯》对本证略有论及，主张以麦味地黄汤大剂投治，笔者体验该方大有滋腻黏滞之嫌，而一贯煎加减较前方略胜一筹。本例取法该方，似无差误，何致出血？揆其因，莫非方中伍用活血化瘀之品所致。盖阴虚生内热，热盛可伤络脉，本易出血，今投活血化瘀之剂，更易耗血动血，迫血妄行。故阴虚臌胀虽有癥积及脉舌瘀血见症，仍宜慎用或少用活血化瘀之剂。

　　　　　　——杜勉之.肝硬化腹水症误治献疑［J］.江西中医药，1987（1）：55-56.

案3　肝郁火旺误用温阳

　　蔡某，男，44岁，农民。患臌胀5年，经县医院用中西药物治疗，臌胀未减，减不足言。1986年7月31日忽然大呕血（约800ml），抬来医院急诊检查：Hb 6g，WBC 6.1×10^9/L（N 0.60，L 0.38），ALT 88U，黄疸指数40U，凡登白试验（+），ZnTT 16U，TFT（++），TTT 8U，尿胆原（++）。触诊：肝肿大居锁骨中线肋缘下6cm处，剑突下4cm，腹水征明显。诊断：肝硬化腹水，上消化道出血，属中医臌胀、血证范畴。采用温阳止血法，用黄土汤：灶心土30g，甘草、生地、白术、炮附子、阿胶（烊化）、条芩各10g，水煎服，每日1剂；并配注10%GS 500ml，加维生素C 2g、止血敏2g静脉滴注。

　　经治7天，呕血、鼻衄未止，病势危重，乃诊后反思：患者呕血后面色苍白，但四末尚温，精神尚佳，虽有起则头目眩晕之虚象，然亦有口苦咽干、溺短色黄、脉弦带数之实热征，思非脾阳不健而起，实因肝郁化热，热甚迫血妄行使然。是初期辨证之误，当从肝郁化热论治，采用疏肝凉血法。药用：柴胡10g，白芍10g，生地10g，茵陈10g，侧柏炭20g，田边菊10g，板蓝根10g，越墙藤10g，三七1g（磨调），每天1剂，水煎，分3次服。

　　服上方3剂，呕血止，能进食，仍有鼻衄，大便秘结，原方加大黄10g，3天后大便行，鼻衄止。后每剂内加白参1g（磨调），共服40剂，纳谷转香，腹水全消，腹胀已减，惟舌尖红，脉弦细，拟以疏肝滋肾法。药用：柴胡10g，白芍10g，生地10g，虎杖20g，枸杞10g，茯苓10g，麦冬20g，桑白皮10g，白参1g（磨调），水煎服，每日1剂，至1988年1月30日，腹水全消，纳谷转香，面色红润，小便稍黄，肝大缩至肋下3cm，腹及背部青筋消失，乃以原方加越墙藤10g，连服90剂，以巩固疗效。

按　此例因肝硬化病程已久，初误诊为脾阳虚，采用健脾温阳法，致使邪火益彰，肝郁之气更滞，故呕血益甚。三思之余，明确系辨证失误，乃宗《内经》"诸寒之而热者取之阴，热之而寒者取之阳"之旨，故改温而用凉，立疏肝凉血法，尽3剂而呕血即止，次诊拟疏肝滋养肾阴为治，故胁痛止，而臌胀亦消失。

——曾立昆.臌胀病辨误成功2则［J］.江西中医药，1999，30（2）：30.

案4　扶脾反助肝郁

李某，男，48岁，农民。

患者腹胀胁痛伴便溏9个月。于1987年2月在县医院检查：肝在肋缘下6cm，腹水征明显，背部见蜘蛛痣。化验：HBsAg（＋），尿胆原（＋），黄疸指数10U。诊断：乙肝、肝硬化腹水。中医诊为臌胀。初诊认为系脾虚气滞。药用：党参10g，茯苓10g，白术10g，陈皮10g，甘草10g，大腹皮10g，木香10g，牵牛子6g，黄芪10g。水煎服。连服30剂，腹胀不减，胁痛加剧。诊后三思：患者胁肋疼痛，但痛而拒按，腹胀虽便溏，但便黄而臭，间有头晕、乏力，舌质红，但经常口渴溺黄，苔黄而干，脉弦带数，此症并非脾虚，实乃肝郁化热，热湿夹杂于下焦。故拟疏肝解郁、清利湿热为治。药用：柴胡10g，白芍10g，枳壳10g，甘草6g，郁金10g，越墙藤10g，虎杖20g，茵陈10g，田基黄10g，茯苓10g，三七1g（磨调）。服上方90剂，腹胀略减，已不口渴，惟胁肋仍痛，乃结合外敷陈粉散（陈皮30g、香附30g、元胡30g，共研极细末），用鲜葱100g，捣碎成泥，与陈粉散和匀，外敷于胁肋部，上盖以纱布，每天换1次，只敷60剂，胁肋痛止，腹已不胀，大便成形，继服原方30剂，腹及背部蜘蛛痣消失，肝肿回缩，HBsAg转阴。

按　此例腹胀胁痛便溏，实因肝郁侮土，肝郁化热所致，初诊法取扶脾，反助肝郁，故腹胀不减，便溏难除。窃思此证属肝郁化热，故采用疏肝清热法，使肝木条达，湿热即除，不用扶脾而便溏亦止，腹胀胁痛皆随之消失。

——曾立昆.臌胀病辨误成功2则［J］.江西中医药，1999，30（2）：30.

案5　血瘀水停常由郁致，应以调气贯彻始终

胡某，39岁，男性，患肝炎五载余。

1987年春节因饮酒及劳累过度，腹部渐膨大，两下肢浮肿，诊断为肝硬化腹水，住当地医院20余日，症状无明显改善，转来合肥，诊断为肝炎后肝硬化

腹水、肝肾综合征，欲收住院，因无床位而邀诊。主诉：腹胀，纳呆，进食则加剧，头晕无力，时有齿衄、鼻衄，口干尿少，左手轻度震颤，右侧卧则咳嗽胸闷，腰痛。体检：面色㿠白，肝掌（＋），舌红苔根白黄，脉细弦，蛙状腹，腹围120cm。实验室检查：血白细胞2.7×10^9/L，红细胞3.8×10^{12}/L，血红蛋白75g/L、血小板33×10^9/L，尿蛋白（＋＋）、红细胞（＋）、颗粒管型（＋），肝功能TTT10单位、ZnTT14单位，乙肝五项指标中HBcAg（＋），抗HBc（＋）、抗HBe（＋），肾功能尿素氮8.8mmol/L、肌酐188mmol/L，肾图双肾功能受损、排泄缓慢，B超、CT皆提示肝硬化腹水、脾肿大，胸片示心横位、右膈肌抬高，血脂分析均高于正常值。辨为酒食伤肝，肝病及脾，脾失健运，湿热内蕴，水湿内停而致臌胀，水湿犯肺则作咳，治以清热健脾利水，药用茵陈、猪苓、茯苓、茯苓皮、车前子、山萸肉各15g，阿胶（炖服）、白术、大腹皮、生地、熟地各12g，白茅根、怀山药20g，砂仁（后下）6g，枳壳、泽泻各10g，益母草、白花蛇舌草各30g。

服药20余剂，衄血稍减，余症如故。辨证虽确，然收效甚微，原因在析理未明：腹胀纳差、胸胁闷痛属肝气郁结，郁久化火，久病及肾，气化失司所致，方中熟地、茅根、阿胶虽可凉血止血，然能阻遏气机。再诊时遂以助肝理气、益肾清热利水为法，药用续断、杜仲、赤芍、白芍各12g，枳壳、白术、厚朴各10g，黄芪25g，当归、茯苓、茯苓皮、车前子、虎杖、猪苓、半枝莲、怀牛膝各15g，白花蛇舌草20g。连服2月，腹水全消，胸闷、腹胀解除，体力渐复。实验室查肝、肾功能均恢复正常，唯血白细胞、血小板低于正常值。1987年10月已正常上班工作。

按　肝硬化腹水的病机为气滞、血瘀、水停，虽侧重不同，然气为人体生命活动的动力和源泉，源于脾肾，升发疏泄于肝，帅血贯脉而周行全身，一旦脾肾亏虚，肝之升发疏泄受阻，气机不畅则导致血瘀水停。正如《景岳全书》所云："水气本为同类，故治水者当兼理气，盖气化水自化也。"该患者于初诊时局限于见血治血、见水治水而效微。二诊时抓住气滞之根结，原方中加入当归、赤白芍、厚朴疏理肝气；再入黄芪以助肝运；怀牛膝、杜仲、续断以益肾利水。药中肯綮，顽疾亦可愈。

——王怀美.肝硬化腹水辨误三则［J］.安徽中医学院学报，1990，9（1）：20-22.

案6　不必拘于产后属虚，化瘀逐水当为首务

柯某，女，产后20余日，腹大又如怀胎十月，诊断为肝硬化腹水而住院。西医经保肝、利尿等处理，腹水未减而邀余诊。主诉：神疲乏力，腹胀纳呆，

右胁隐痛，嗳气频作，口干便溏。查体：面色萎黄，四肢羸瘦，腹大如鼓，青筋显露，脐突，舌淡红，脉细小弦。实验室检查：全血减少，"A超"示：较密Ⅱ~Ⅲ级微小结节波、肝前液平2.5cm。肝功能检查：SGPT 136单位、ZnTT 18单位、TTT 20单位、A/G为2.7/3.2。诊为产后冲任受损，气血两亏，肝病及脾，治以益气养血，疏肝健脾，少佐理气利水为法。药用炒党参、黄芪、炒扁豆、车前子、大腹皮、怀山药各15g，白术、白芍、当归各12g，柴胡、泽泻、青皮、陈皮各10g。

服5剂而症未减，腹胀更甚。病发于产后，症亦见虚，药何不效。再诊时则细加辨析，知病人小腹坠胀隐痛，恶露间而有之，腹胀、嗳气明显，脉较前尤弦，是属瘀血内停、气机阻塞无疑，《金匮要略》曰："经为血，血不利则为水"，当以逐瘀利水为首务。原方去黄芪、柴胡，加大戟、芫花、甘遂；嘱另以大枣10枚煎汤送服以顾胃气，再进5剂。

三诊时小便量剧增，腹胀亦减，纳谷渐思，上方稍出入，共服30余剂，饮食正常，腹水全消，准予出院。半年后复查"A超"及肝功能，均正常。随访3年，身体逐渐康复，能从事正常家务劳动。

按 此例患者，初诊时因囿于"产后多虚"之说，问诊粗疏而辨误。产后虽气血亏虚，然产后冲任受损及气虚推动无力均可致血瘀，瘀血阻滞使肝失条达，脾失健运，水液内停。萧慎斋曰："败血入肝，恶露上攻，皆由血瘀为患，……治当行血逐瘀。"初诊药方中虽有车前、泽泻、大腹皮，但药力不够，且黄芪之补，似有闭门留寇之讳。再诊时，重用逐瘀利水之品，大戟、甘遂逐水且去瘀，《药性本草》载：大戟"下恶血癖块"，《本草正义》载：甘遂"苦寒，攻水破血"。肝硬化腹水的治疗虽主张攻补兼施，但要攻不伤正，补不留邪，攻邪扶正恰到好处，否则差之毫厘，谬之千里。本例健脾益气利水无效，而健脾逐瘀利水见功。

——王怀美.肝硬化腹水辨误三则［J］.安徽中医学院学报，1990，9（1）：20-22.

案7 虚衄不宜盲施滋降，扶助肝阳亦可见功

金某，男，48岁。

多年前患急性黄疸型肝炎，近3月来腹胀，纳差，头晕，乏力，烦渴，反酸，嗳气，神疲倦怠，视力模糊，便干尿少，肝区隐痛，齿衄，夜寐时血水满口，胸背颈散见蜘蛛痣，舌红苔少质燥，脉细数。"A超"见肝部中小波伴分隔波，脾肋下3cm，提示：肝硬化腹水、脾肿大。辨为肝肾阴亏，虚火上炎，迫血妄行，治以滋肾养阴。方选六味地黄汤加制鳖甲、龟板、茵陈、玄参各15g，

女贞子12g，旱莲草、知母各10g，进7剂。

二诊时，诉腹胀甚，纳更减，齿衄增。证药似无不合，然药后症状有增无减，便详审病因，细析病机。患者肝病日久，肝阴不足，然阴阳相须，不可须臾相离，阴血外溢往往责在阳不能外固；且腹胀、纳差、烦渴、便干、尿少、舌红少津等症属阳亏于内、气不化津、津不上承之故。上方玄参、茵陈、泽泻等品更伤阴耗气。乃宗张锡纯治肝经验，以扶肝阳为法。药予黄芪、山药各30g，党参、茯苓、茯苓皮、枸杞子、首乌、女贞子、白芍各15g，生地、熟地、当归、白术各12g，枳壳、郁金各10g，北沙参20g，药后溲增多，齿衄止，腹胀消，再以此方略作加减，连服3月，复查肝功能在正常范围。党参易为西洋参，改为丸剂，日服2次，每次5g，随访8年，健康如常。

按　此例患者，初诊时未予详审，见衄投以滋降，盲从肝硬化腹水并齿衄责在肝胃阴虚之俗，故不效。张锡纯曰："木能侮土，木亦能疏土也。曾治有饮食不能消化，服健脾暖胃之药百剂不效，……知系肝阳不振，投以黄芪一两，桂枝三钱，数剂而愈。"本例肝病日久，阴损及阳，物亏用当衰，故肝硬化腹水病人并衄、腹胀、纳差、倦乏等症，不独从阴亏立论，还应从肝阳虚、肝运无力入手，重用黄芪、山药而见功。

——王怀美.肝硬化腹水辨误三则［J］.安徽中医学院学报，1990，9（1）：20-22.

案8　肾虚臌胀，忽视真阴耗竭致误

严姓患者，男，62岁。

患肝硬化2年余，腹水亦形成3月之久，经中西药图治，未能遏制病情发展。诊时腹大如鼓，精神疲惫，面色晦滞，形体消瘦，脘腹痞胀，二便艰涩，脉沉弦而数，舌光无苔，证属臌胀重候。分析病机，乃缘湿热久羁，肝脾络阻，气阴两伤，水聚为臌。予补益气阴、化瘀利水之剂，药用黄芪、天麦冬、楮实子、泽兰、益母草、泽泻、白术、石见穿、糯稻根、郁李仁等，连进6剂，诸症依然。细加推敲，此肾虚臌胀之候也。病系由肝而及脾，由脾而及肾，肾司二便，令二便艰涩。观其形神憔悴，舌光无苔，乃病久及肾、真阴耗竭之象。然而欲填真阴，又恐滞膈碍脾。踌躇再三，乃师景岳法，用大量熟地，伍入温润益气、滋阴利水方中，补下以启中。药用：熟地120g，肉苁蓉、珠儿参、猪苓各12g，黄芪、楮实子各30g，北沙参15g，白茅根60g，阿胶（烊冲）、鸡内金各10g。连进6剂，二便通利，腹水竟消十之六七，而且舌润津回，纳谷渐增，续予原法加减调理。

按　此案初诊之时，囿于肝硬化的常理，见肝治肝，见胀治脾，却忽视了二便艰涩、舌光无苔、肾之真阴耗竭的病机本质。初诊虽用黄芪补气，天麦冬补阴，但总以化瘀利水消胀为主，未能切中病机，故胀不减而诸症依然。臌胀病涉及肝、脾、肾三脏，治当通盘考虑，突出重点。臌胀治肾，在《内经》中即有"肾者，胃之关也，关门不利，故聚水而从其类也"的论述。其开关之法，不出温阳化气和育阴化气二则。肾气运行，则蓄积之水液可望排除，胀势自可缓减，此即补其下而启其中也。臌胀用峻补，乃塞因塞用之法。张景岳谓："塞因塞用者，下焦气乏，中焦气壅，欲散满则更虚其下，欲补下者满甚于中，治不知本而攻其满，药入或减，药过依然，气必更虚，病必更甚，乃不知少服则资壅，多服则宣通，峻补其下以疏启其中，下虚自实，中满自除。"张氏之言，寓意精深，联系此案初诊之误，则更发人深思。"少服则资壅，多服则宣通"，尤为张氏善用熟地、阅历有得之言。

——张文勇.阴虚臌胀误治举隅［J］.湖北中医杂志，2000（8）：41.

四、痉病

案1　筋脉不濡更用虫类药伤阴耗血

李某某，男，15岁，学生。1975年春诊治。

偶发四肢抽搐十余年。1年前去某某医学院检查，拟诊"癫痫"，给服苯妥英钠，但药后发作更频繁。于是又四处延中医诊治。更医数人，仍屡治罔效，且日益加重。原本数月一发，竟至一月数发，再治，发无间月。至余往诊时，数分钟一发，一昼夜抽搐最多达62次，全家人日夜守护。发作前心中恐惧，呼叫父母扶抱，接着全身强直性抽搐，牙关紧锁，两手紧握床栏，持续约一二分钟自动缓解，发后周身疲惫。阅其前医处方数十帖，法不越镇惊、豁痰、息风，药不外石决、龙牡、竹黄、胆星、天麻、钩藤、全蝎、蜈蚣之类。但其父母云服上药反发作愈频。原隔日间发作，夜寐后尚安，自服姜虫、全蝎、蜈蚣等虫类药后，日夜发无暂安之时。余观其抽搐刚劲有力，似属刚痉无疑，前医法不谬、药不乖，何以药后病反复加？再寻其脉细，两尺甚微。细究其因，其发作前心中恐惧，脉细尺微，皆为年少脏腑未实、心阴不足、肾精未充、肝血虚不能濡养筋脉之故，此其本。初起发作甚少，抽搐亦微，本属精血方虚、筋脉失养的虚证。屡用镇惊豁痰息风犯虚虚之戒，特别是虫类药皆为风阳之品，以应春旺之时，伤阴耗血尤甚，故病反每况愈下。以前医为鉴，反其常而治之，拟六味地黄汤重加归芍滋填肾阴、养血柔肝。幸喜药后显效。守方续服，十余年顽疾竟获痊愈，永未复发。现已参加工作7年余，一如常人。

——王占瑛.审因探源，辨误救逆案二则［J］.陕西中医函授，1987（2）：24-25.

案2 养血息风罔效，化痰息风收功

李某，女，11岁，1976年4月8日初诊。

主诉：1个月前因感受风寒而四肢疼痛，经用西药治疗，疼痛虽然好转，但又出现手足瘛疭，开始每日1~2次，以后逐渐加重，每日达4~5次之多，每次持续数分钟，历时1月有余，易数医而不效。经问诊得知，瘛疭仅局限于手足，发作时神志清楚，口不吐白沫，无癫痫发作史。实验室检查：血钙、磷正常，舌质淡红、舌苔白腻，脉象滑数。遂以养血息风之品治之，然三诊仍不见效。观前医用方亦皆为养血息风镇痉之品，余细思患者病情，虽为瘛疭，然非癫痫。而舌质淡红、舌苔白腻，始悟此非血虚，乃患者久病，以致痰浊内阻，气机不运，清阳不布，津液不敷，而致筋脉失养，瘛疭作矣。遂拟二陈汤加味治之。药用：陈皮、茯苓、炙甘草、枳实各9g，制南星、清半夏、川贝母各6g，钩藤12g，酸枣仁15g，远志、葛根各10g，每日1剂。服3剂而瘛疭止，头重头沉头痛减其大半，又进9剂，诸症皆失。

按 瘛，筋脉拘急而缩；疭，筋脉缓纵而伸；手足伸缩交替，抽动不已，称为瘛疭。其病因病机主要是邪壅经络，热盛伤津，气血亏损而致筋脉失养，而从痰论治者较少见。此例患者初用养血息风治之罔效，后见患者舌苔白腻，少食欲呕，头重肢沉等，始悟其病机乃素有痰湿，加之寒湿内侵，致脾运失职，痰浊中阻，清阳不布，津液不敷，筋脉失之温养，故瘛疭作矣。用二陈汤燥湿化痰，再佐以镇痉息风之品，收效甚捷。

——程广里.误治匡正取效病例3则［J］.中医杂志，2001，42（5）：272.

小结

肝胆病证方面，共有误案35例，包括黄疸13例、胁痛12例、臌胀8例、痉病2例，其中黄疸、胁痛误案最多。其误诊误治的原因主要如下。

胁痛：病因病机方面，脾胃虚寒、脾虚湿阻、脾虚肝郁之证易误诊为肝胆湿热证，或血瘀误诊为气虚；治法方药方面，常见过用苦寒之品损伤脾胃。临床当注重四诊合参，尤重舌、脉诊对其寒热虚实的辨别。

黄疸：病因病机方面，阴黄常误诊为阳黄；治法方药方面，常见虚性黄疸误用清热利湿法、湿热黄疸误用滋腻或过用寒凉。黄疸西医学多诊断为肝炎，故临床常见对症治疗，过用清热之品，亦有求愈心切误用温补之品者。

臌胀：属中医内科重症，对应西医学的肝硬化腹水。该病为虚实夹杂之证。病因病机方面，常见忽略气滞、血瘀、水停等邪实，或肝脾肾阳气亏虚等本虚；治法方药方面，因腹水症状明显，故常见过用攻伐的现象。

痉病：病因病机方面，多考虑邪壅经络、热盛伤津，易忽略痰浊内阻之证；治法用药方面，多考虑镇惊、豁痰、息风，常忽略阴血不能濡养筋脉之治。

第六节　肾系病证

一、淋证

案1　阴虚误为湿热

沈某某，男，27岁，工人，1957年8月3日就诊。

二旬前突然右侧腰部绞痛，伴有血尿，且有尿路刺激征。B超提示：右肾结石0.9cm×0.6cm。前医叠进清利通淋排石剂而不效。察其舌红少苔，脉细数。盖肾为水脏，相火煎熬肾水，则聚为砂石。故予滋阴补肾排石治之。药用：生地15g，山萸肉9g，怀山药15g，丹皮12g，茯苓15g，泽泻15g，苁蓉12g，胡桃肉15g，怀牛膝15g，车前子（包煎）15g，芒硝6g（分冲），生鸡内金9g。服至第五剂时，尿中排出少许泥沙样结石，连续3天排尽，诸症顿除。B超复查：右肾结石消失。

按　泌尿系结石，多为湿热邪阻，治疗每以通淋排石为法，然本案为肾阴不足，非通利所宜，当宗"结石在肾宜补"之旨。因肾为先天之本，内藏真阴真阳，只宜固藏，不宜泄露，所以肾病多虚证，即使有实邪，亦应补中寓攻。前医不明此理，妄投苦寒通淋剂，以致攻伐太过，更耗肾阴，结石盘踞难下。陈士铎在《石室秘录》中说："溺石总皆水郁而火煎之也。"其在论述用补肾方药治疗时谓"此全不去治石淋，而转去补肾水之不足，肾水足而火自消，火消而水自化"。本人悟及于此，故以滋阴补肾稍佐排石之品而获速效。

——黄云.误案3例浅析［J］.江西中医药，1990，21（4）：32.

案2　气虚下陷误作肝经湿热

刘某某，女，32岁，农民。1975年6月15日初诊。

自述小便急痛频数，日达30余次。量少、色黄、有灼热感，伴心烦、口渴、头晕、肢倦40余日。实习同学诊为"肝经湿热下注"，拟龙胆泻肝汤加减，两剂。17日复诊，尿急胀痛更甚，日尿60余次，几乎不能离开厕所。诊其脉，虚数不受指，面色㿠白，舌质淡、苔薄白。追询病史，患者产后月余，妊娠末期已患淋证，多次求医，因尿检无明显变化，前医均云系妊娠生理现象，产后自愈。产后月余来，溲次渐增，尿痛日甚，伴头晕、倦怠、烦热口渴，食欲佳，每餐可进食4两，然总觉胸脘空虚无物。此乃中气素虚，更因临盆重耗气血，阳气下陷，阴火异位而烦热现，气不摄津则尿频数，津耗尿量短少。治以补中益气，甘温除热，升清降浊。方拟补中益气汤加台乌4g、官桂4g、通草9g，服药两剂，诸症若失，继服原方善后。

按　本案误诊之由在于四诊之粗。患者妊前产后病史均无询载。窥管之见，焉能见病知源？

——李俊贤.临证辨误四则［J］.湖南中医杂志.1985（3）：45.

案3　中气下陷误为阴虚湿热

1981年9月诊治占姓妇女，68岁。

去春开始尿频、尿急、尿道涩痛、腰酸，入某医院诊为肾盂肾炎，住院两月，病情略缓，即出院。此后时轻时重，屡易医药，病依然。如此缠绵已达年余。后求诊于余。其时面色萎黄，头晕耳鸣，倦怠乏力，尿频尿急，灼热而痛，少腹作胀，腰酸膝软，食纳呆钝，口干思饮，舌质嫩红、苔薄黄，脉洪大。尿常规：蛋白（微量），白细胞（＋），红细胞（少许）。初诊为湿热延久，肾阴亏虚而湿热稽留，投滋阴清热之剂，用知柏地黄汤加蒲公英。

服5剂，病无进退。又服5剂，未见寸功。乃细审病情。得知每日下午解小便时，欲解不得，努挣久，才得点滴。此时身疲乏力，汗出短气，耳鸣眼花，少腹坠胀特甚。于是余对患者再仔细辨证并对各症进行分析。首先从脉诊察到：患者之脉虽洪大，但重按无力。受此脉诊启发，余乃悟患者年近古稀，脾胃已衰，服寒凉之剂过甚，中阳被伤，实属中气下陷之证。至于舌红、苔薄黄、腰酸、尿短而热、口干等症，是湿热延久、肾伤、阳不化气使然。治宜补中益气升提为主，略加寒凉为佐，改用补中益气汤合滋肾通关丸。处方：黄芪20g，党参15g，白术、当归、知母、黄柏各10g，升麻、柴胡、甘草各6g，肉桂8g，服5剂，诸症见减，小便略畅。但久病体虚，中气难以立即复原，乃守方续进，再服15剂。尿畅行，诸恙悉除。改用补中益气丸，继续调理，而获康复。

按 此例初诊，误于拘泥常法。虽在辨证上已分清虚实，但只想到久病阴虚、湿热稽留的一方面，却疏忽了高年素体中虚，过服寒凉，致中气下陷。李东垣云："阳病在阴者，病从阴引阳。"用补中益气汤之用意，在于伸展脾胃下陷之元气，脾气升运则浊阴自降。合滋肾通关丸之用意，因肾为胃之关，育阴化气则尿关自通。如此，升降调，气化行，则尿自畅通。若治不知本，治热以寒，中气必更虚，阳必更伤，阴必难复，病必更甚，而尿必更难通。

——叶益丰.临证治误医案四则［J］.新中医，1983（7）：17.

案4　湿热伤阴误用苦寒

韦某，男，55岁。1982年1月诊。

患前列腺肥大半年余，近日小便时阴茎疼痛，灼热感，尿急不畅，色黄带有血丝。诊其脉细滑兼数，舌质红少苔。余诊为湿热淋，乃湿热之邪蕴结下焦所致。急当清利湿热，通淋泄浊。投以八正散加减：瞿麦12g，萹蓄12g，炒山栀10g，炒大黄6g，木通10g，车前子15g，滑石18g，金钱草20g，海金沙10g，蒲公英15g，灯心草3g，甘草6g。

余疏方后，自信3剂必挫其势，去之八九，病人定会喜笑颜开。然而，出乎意料，3剂药后，小便不但未见通利，反而窘迫难出，痛苦更甚。细查之，病人虽小便黄但大便不干，舌苔由少苔转为光剥。思之其病若为湿热所致，八正散为治湿热淋之名方，服之必见有瘥，而今用之为何罔效？细思不效之理，必是辨证不确、治法不当之故。查阅医书，细心琢磨，病属湿热，但湿热已化燥伤阴，药前少苔，药后光剥，脉细滑而数。说明药前已有阴伤，药后损阴更甚，八正散多为苦寒之品，苦寒之药，化燥伤阴，湿热未得清利而阴分更伤，故病不解而增重。那么，用何法何方能使湿热清利而阴液充呢？回忆与《伤寒论》少阴篇之阴虚水热互结证病机相吻合，用甘寒育阴清热利水之法，方选猪苓汤，意在清热润燥而不伤阴，利水通淋而血尿可止。猪苓10g，茯苓10g，阿胶10g，滑石10g，泽泻10g。3剂药后痛减，窘迫除，小便较前通畅，再进6剂基本缓解。两月后病又复发，再用此方加减，连服20剂，诸症缓解，年后随访，未再复发。

按 八正散与猪苓汤均主在清利，所不同的是八正散药性苦寒，清利湿热，泻前阴兼泻后阴，用于湿热较甚，不伴小便短赤或不通、大便亦秘者；而猪苓汤甘寒育阴，清利湿热，用于湿热踞于下焦、灼伤阴络尿血者。若属此证，苦寒清利之品非所宜。如误用，必更损阴液，当用甘寒清利湿热而不伤阴之品。本例病初笔者未注意到患者阴伤及年老阴液亏乏的一面，误投苦寒清利湿热之八正散。不但湿热未清反而更伤其阴，以致病剧。后经细心琢磨，抓住苔少光剥、脉细及苦寒之品化燥伤阴的一面，改用猪苓汤育阴清利湿热，竟获痊愈。

——孙凤民.临证误治医案二则［J］.辽宁中医杂志，1984（8）：36–37.

案5　湿热淋迭经误治

黄某，男，62岁，已婚，农民。1981年9月24日初诊。

患者8月27日发病，其证尿频，尿急，尿痛，尿中灼热，点滴而下，少腹胀痛，腰亦然。即治之，前医予知柏地黄汤加菟丝子、益智仁、车前子2剂，其病不减，续予2剂，反见便溏，日2~3次，改用六君子汤治之，更见便时肛门灼热，又予藿香正气散合六一散加车前草、石韦5剂，初患之病虽解，但又胃脘发热，继用上方加黄连，迭进3剂，不仅无效，而且又出现饮食亢进，喜食甜物，每日必服白糖半斤左右，方觉舒服，否则必心烦不安。今诊尚见口出臭气熏人，口渴饮冷而多，苔黄燥，脉数，且检查血糖及尿糖，均属正常范围。遂辨证为湿热淋几经误治致胃热伤津之候，应清热生津。药用生石膏30g，葛根、粳米（布包煎）、麦冬各15g，沙参18g，知母、玉竹各2g，冰糖少许。2剂。

二诊：药后饮食亢进及食糖著减，大便日1次仍溏，余证亦见减轻。遂守上方加山药15g，2剂而诸症去，继用竹叶石膏汤加减调理，数剂而愈。

按　湿热淋而用滋补，致中焦内生湿热而便溏，此一误也；复用温运，助长热势，致肛门灼热，此二误也；中下二焦湿热，用芳香燥中，清利治下，故下焦病愈，而中焦邪热加剧，续治之，又见饮食亢进，喜食甜物，口出臭气，口渴饮冷而多，苔黄燥，脉数者，投芳香苦燥，致中焦湿去而热盛伤津也，此为三误与四误。基于上述，故用白虎汤合益胃汤加味而获捷效。

——陈国华.误治挽回案四则［J］.陕西中医学院学报，1992（2）：11–12.

案6　肾阳衰弱误作湿热

徐某，男，64岁。1982年7月14日诊。

患者小便频数，淋漓不畅已3天，经尿液检验，结合体征，诊为泌尿系感染。时值炎夏，故用清热泻火、祛湿利尿之八正散2剂，病情反加重。揣度此案，泌尿系感染用清利之药，似无不可，然投之不效，必辨析有误。复询之，始知患者原患感冒，曾用解表药数剂发汗，表证除而继发尿频。患者体质瘦弱，精神倦怠，四肢不温，脉沉细，乃恍然大悟。此患者年老体弱，肾气不足，复患外感，解表过汗损阳，肾阳衰弱，膀胱气化不力，开阖失司。治宜补肾温阳，益气通窍。方用济生肾气丸加减：熟地、山药各20g，茯苓、泽泻、车前子各15g，附子6g，山萸肉12g，丹皮10g，肉桂3g。1剂服完，尿量增多，食欲转佳；加减再进2剂而愈。

按 本例治疗之初，将西医的"炎"同中医的"火"两种不同体系的概念等同看待，故药而无效。复诊时，详审证候，迷途知返，改弦易辙，治以温补而收功。可见混淆中西医之不同概念，生搬硬套，对号入座，忽视中医基本理论和辨证思维方法，废医存药，往往弄巧成拙，应以为戒。

——韩先知.误治辨析三则［J］.四川中医，1991（12）：12-13.

案7 肝郁血瘀误作肝经实火、肾虚膀胱夹热

曾某，女，27岁。

患者自1985年元月开始尿频、尿急、尿血，溺后气窜小腹，痛甚时肢厥脉伏，必待卧床片刻方可缓解，再次入厕，症状依然。前经县级医院化验检查，诊断为慢性滤过性膀胱炎、膀胱憩室。西药用抗菌、消炎、止血、输液等办法无效，中医以龙胆泻肝汤（龙胆草、泽泻、车前仁、木通、生地、当归、山栀、黄芩、甘草）清热通淋，前后经治年余，仍然小便淋痛。于1986年6月14日就诊。刻诊：尿时小便淋沥带血，口唇干燥，舌红、苔黄，脉细带数，认为此症系热结膀胱，拟五淋散清膀胱血热。方用：黑栀20g，赤芍10g，茯苓10g，当归5g，白芍10g，黄芩10g，甘草6g，生地10g，水煎服。

复诊：上方服10剂后病未见转机，溺时淋沥如刀刺，气窜腹中有块，舌质紫暗，尿血黑色，脉仍细带数。细察此症，溺时气窜腹中有块，时聚时散拒按，系癥瘕范畴。尿频而急，溺血带黑色，舌苔黄，但舌质紫暗，此膀胱夹瘀化热。拟活血破瘀法：当归10g，赤芍10g，桃仁20g，柴胡10g，丹参10g，地锦10g，丹皮10g，虎杖10g，白英10g，甘草6g，水煎3次分服。外阴痒配地肤子20g，苦参30g，蛇床子10g，荆芥15g，每日1剂，水煎3次，去渣存液坐浴。服后尿急已缓，尿血已止，腹中癥瘕已散。续以补肾息风药善后。

按 妇女滤过性膀胱炎，症现尿急尿血，属中医学淋证范畴。此重证实属罕见，诊后三思，予以辨误。初诊患者尿时痛引小腹并非胁痛，唇黑干而口不苦，脉细数而不弦，非肝经实火，故用龙胆泻肝汤无效，此一误也；继诊患者仍有尿淋，但查病因系肝郁血瘀，瘀积化热，并非肾气不足，膀胱夹热，故用五淋散亦无效，此二误也。肝郁血瘀之淋证实不易治，经仔细诊察之后方用当归、丹参、柴胡养血疏肝，使肝郁得以条达，赤芍、桃仁、虎杖活血破瘀力

大，配地锦活血更能止血，方中加入白英既可解毒疏肝直达病所，又可破瘀解毒而湿热得以疏泄，故闭滞年余之血淋得以迎刃而解矣。

——曾立崑，曾海莲.临证辨误三则［J］.湖南中医杂志，1988（1）：50.

案8　气虚失摄误作心火下移小肠

林某，女，58岁，工人。

患者1月以来，小溲涩痛，少腹略胀，频频欲解，尿色不黄，尿后余沥不尽，小便常在咳嗽后溢出，大便如常，舌苔黄糙、舌质红绛，脉细软。经云："心火移热于小肠"，仿导赤散加味。药用：生地12g，车前子20g（包），生草梢9g，木通6g，干菖蒲9g，淡竹叶、赤苓、泽泻、桔梗各10g。5剂后，诸恙依然，且增少腹坠胀。原方加陈皮9g，川朴8g，继服5剂，仍无进退，便溏，日行2~3次。

细加推敲，忽有所悟，盖患者年近花甲，小便频数，尿后余沥不尽，乃为气虚失于固摄。未识庐山真象，施治焉能得效？改从脾肾两虚论治，拟补益脾肾为法，仿补中益气汤合缩泉丸加减。药用：炙黄芪12g，炒柴胡9g，桑螵蛸10g，潞党参、怀山药各12g，黄柏10g，炙升麻6g，益智仁、云茯苓各10g。连服3剂，症情明显好转，二便尚调；继服原方4剂，未再来诊。经随访，病情已愈。

——陈启石，吴孝华.临证医案辨误实录［J］.江苏中医，1989（3）：24.

案9　湿热未除误用温补

楚某，女，34岁，1991年10月12日初诊。

患慢性肾盂肾炎3年余，久用抗菌素治疗，现已对多种抗菌素过敏，西医内科转诊中医科。刻诊：形体消瘦，腰痛甚，尿道灼热，小便滴沥涩痛，排尿不畅。尿检：蛋白（+），脓球（++），红细胞（++）。舌质红，苔薄黄，脉弦数。辨证：湿热淫肾，气滞血瘀。诊断：热淋（慢性肾盂肾炎急性发作）。给以清热利湿通淋之八正散、小蓟饮子合方加减，治疗1周余，尿检蛋白（+），脓球、红细胞消失。上方稍事增损续服3剂，处方为：瞿麦12g，萹蓄12g，白茅根30g，栀子15g，滑石15g，金银藤30g，土茯苓30g，石斛12g，沙参12g，黄柏12g，旱莲草12g，生甘草10g。服后病人一反常态，连日来烦躁不宁，夜不能寐，头痛且胀，胸脘满闷，便秘尿赤，咽以下膈以上部位灼热难忍。尿检蛋白（+），红细胞（+++）。思忖良久，不知其因。即详询病人及家属，始知5天前始每日炖服高丽参约20g，已连服4日。急令其停服高丽参，投以清心泻火之类以直折火势，服用2剂，气平火降，后以知柏地黄汤为主调理半月，尿检正常出院。

按 本例为湿热淋证，虽体弱乏力但湿热之症未除，然所服高丽参性味甘温，为诸参中之上品，尤善于补气振阳。前人谓"气有余便是火"，以甘温之剂补湿热之证，则"实其实"之证立见，以致气火燔炽，诸症迭起，为医者不可不详审。

——康素燕.误补益疾案例举要［J］.吉林中医药，1994（4）：10.

案10 命门火衰误作湿热

张某，女，50岁。1992年8月初诊。

半月前感少腹坠胀，继而小便频数而急，偶作疼痛，腰酸乏力，口干渴。曾在当地医疗室就诊，注射庆大霉素及口服呋喃坦啶等药而乏效。刻下症如前述，尿检无异，遂以清热利湿之八正散加减送进4剂，药后诸恙有增无减，小便余沥，难以自禁，口干渴，夜寐欠佳、尿频尿急依然，前阴灼热，痛苦不可名状。脉沉弱，舌体胖大，舌质淡红，苔中偏垢。综观脉症，思其痰湿之躯，因阴湿弥漫，肾阳虚弱，命门之火被蒙，阳气不能温束膀胱，以致制化无权而小便难以自禁，阴极似火故而前阴灼热，尿频尿急。口干之由乃命门火衰不能蒸化水液上承之故。改投以桂附地黄汤加减化裁，意在滋润火中之阴。处方：山茱萸、丹皮、补骨脂、泽泻各10g，茯苓、怀山药各15g，熟地20g，附子8g，肉桂4g。服4剂后，尿频尿急及前阴灼热感减其大半，口不干渴，反觉津液源源自溢，唯少腹仍有坠胀感。续前方加黄芪、升麻以增强升举之力，续服4剂，诸恙若失。继续以温补肾阳，佐以升举中气，调治半月告愈。

按 此例淋证以尿频、尿急、尿痛、前阴灼热、少腹坠胀为主诉。本为命门火衰，阴寒内盛所致，属"阴极似阳"之假象，但由于初诊时被其假象所惑，仅见表象，未识本质，一见尿频、尿急、尿痛即断以下焦湿热，投以苦寒清利之八正散。以致微弱之阳湮于洪水，诸恙有增无减。后遵王冰益火之源以消阴翳之意，投以桂附地黄汤壮命门之火以拨云驱雾，故阴霾得散。

——黄英伟，蔡伟锋.淋证治误辨析［J］.四川中医，1994（11）：39-40.

案11 湿热过用寒凉损伤脾胃

马某，女，63岁，回族。

因尿频数短涩，色如浓茶，少腹拘紧，痛引腰腹1天，1994年5月7日邀余往诊。其人自诉口干欲饮，舌质淡，苔薄黄，脉弦数。辨证属湿热下注之石淋，给予石韦散加味：石韦30g，冬葵子30g，瞿麦12g，滑石15g，车前草15g，木通10g，黄柏10g，金钱草30g，海金沙35g，小蓟12g，甘草3g，水煎服。第二天下午，家人来诉，服药一剂半后，腹痛、尿涩赤大减，但上午服药后呕吐频作，药食不能进。余思之不解，急往观之，患者面色白，肢冷倦卧，声低气怯，时泛恶欲吐。并谓患"十二指肠球部溃疡"已数年，饮食生冷则脘痛呕吐。此时方悟其脾胃虚寒，又过服寒凉之剂所致，乃停上药，给予生姜红糖煎汁频服，呕吐方安。

按　脾胃为后天之本，凡欲服药，必先了解脾胃状况，对脾胃不足之人，常须顾护胃气，以避免顾此失彼之误。

——史星梅.三例误治案分析［J］.陕西中医函授，1995（5）：40-41.

案12　脾肾亏虚误作热淋

苏某，女，53岁，绝经已2年。

1年来尿急、尿频、尿痛反复发作，尿常规检查正常，曾以多种抗菌素治疗均无效验，病况一日重似一日，小便黄赤淋涩，溲时放射性灼热刺痛，小腹拘急，窘迫难忍，口干口苦但不思饮，进食煎炒燥热食物则复发或加重，病象自言属热，舌尖微红，苔薄白，脉沉无力。

笔者认为证属热淋，书以八正加味与之，仅服1剂，病家奔告说药后愈加刺痛难忍。余细审其因，改用温阳补肾之剂，药用：淫羊藿20g，肉苁蓉25g，锁阳25g，菟丝子25g，巴戟天15g，黄芪25g，山药25g，柴胡10g，泽泻15g，杭芍15g，甘草5g。连服6剂之后诸症悉除，半年后偶有小发，继用此法调治，病情稳定。

按　此案之误在于把小便黄赤淋涩、灼热刺痛、口干苦、舌尖红、病家诉说属热，误断为热淋。殊不知口干苦却不思饮，患者年逾半百，肾气自亏，又经1年的疼痛折磨，元气大伤，脉见沉而无力，已是脾肾亏虚之候，清阳不能施化则淋证屡发。原以寒凉徒渗利溺管，岂非南辕北辙而何。此例患者适在更年期，病属西医学的更年期综合征。多与内分泌机能紊乱、雌激素水平下降有关，此类患者临床并不鲜见，治疗法当顾及脾肾。

——赵振华.误治挽诊四则剖析［J］.云南中医中药杂志，1996（4）：21-23.

案13　脾胃气虚误作湿热津伤

患者，女，45岁。1998年5月23日入院。

主诉：尿频、尿急、尿痛反复发作4个月余，伴腰困、口干欲饮、大便干燥、精神欠佳，舌质鲜红、苔剥燥、舌根部苔微黄腻。入院检查：血常规、尿常规均正常，尿培养：无菌生长，肾功能检查：正常。入院诊断：中医：淋证，西医：泌尿系感染。入院前在门诊曾服数十剂中药，均为清热利湿之品，并输先锋霉素Ⅴ4天。综合舌、脉、症及病史，考虑湿热未尽、津液已伤，治则：滋阴生津、利湿通淋，方药：生地15g，玄参30g，沙参15g，旱莲草12g，女贞子12g，萹蓄30g，瞿麦30g，白茅根30g，木通10g，车前子15g（包煎），继续静脉点滴先锋霉素Ⅴ。1周后，停用抗生素，仍服中药。治疗半个月，病情时好时坏，且精神倦怠、肢体乏力懒言、不思饮食，脉沉细无力，舌象同前。患者另求他医，取来一方：黄芪30g，党参10g，白术10g，云苓12g，葛根12g，炒薏苡仁30g，防己10g，猪苓10g，泽泻10g，甘草6g，余虑黄芪四君子甘温燥热、悖逆舌象，不利于病情，不意药后竟然获效。连服10剂，病情明显好转，舌质转淡红，舌面生薄白苔，舌根部黄腻苔亦退。

按 舌苔由胃气熏蒸而成，五脏皆禀气于胃，通过经脉与舌相连，五脏之气通过胃气上蒸而营运于舌，脏腑的寒热虚实也从舌象的变化中反映出来，因此剥落苔的产生，应考虑三个方面：①胃气不能熏蒸于舌。②脏腑功能衰竭，脏腑之气无以营舌。③脏腑气机运行受阻，津气不得上达于舌。本文剥落苔是脾胃气虚，熏蒸无力，津液不能上布所致。剥落苔，主胃阴虚、胃气伤。但临床实验并不尽如此，虚证虽多，实证也有，因此不能囿于教科书所言，而应综合全身症状、脉象、体征，全面分析，仔细辨证，否则胶执舌象，就难免误诊。特别提出湿热剥落苔临床不多见，但《北京中医学院学报》1984年第3期刊登《光莹舌的虚实寒热辨》一文中曾报道了1例急性胆囊炎胆石症患者表现右胁疼痛、全身发黄，舌光剥无苔、舌质淡红少津。经清热利胆通腑治疗，黄疸退，舌苔生。可见湿热剥落苔临床尽管少见，但仍属有之，因此需要我们进一步观察、探讨和研究。

——常政红，韩建军.舌红苔剥滋阴法误治3例［J］.中国误诊学杂志，2001（6）：951.

案14 邪重而药轻

王某，女，36岁，患尿路感染5年。

频发小便短数，灼热刺痛，溺色赤或黄，少腹拘急胀痛，腰酸痛，口苦，大便秘结1年。舌苔黄腻，脉滑数。应用氟哌酸、氧氟沙星等起初效佳，后效差，改服中药治疗。诊断为热淋。治宜清热利湿通淋，用八正散加减，药用：萹蓄、瞿麦各12g，滑石15g，山栀、石韦、败酱草、蒲公英各12g，大黄6g，木通5g。服12剂效微。转老师处治疗，原方前8味倍加剂量，5剂后大便通畅，余症状明显改善。10剂后愈。上方连用3个月，每月12剂，至今未再复发。

按　此例年轻体健，热毒湿盛，实证明显。大黄加量不易致泻，只能软坚散结，笔者药量小，热毒湿邪难除，虽辨证用药正确，药量不足而无力祛邪，故收效甚微。

——高林高.淋证误治两则［J］.辽宁中医杂志，2004（6）：511.

案15　阳虚寒湿误用清热解毒

郭某，女，39岁，某军医院医生，2013年11月25日就诊。

患者当时出外受凉后出现尿频，尿急，尿痛，小腹坠痛冷痛难忍，其中医院肾病科同学告诉其服用银花泌炎灵、左氧氟沙星，局部热敷，药后腹痛加剧，腰冷痛如折，求助于我，告知其病为受凉而得，停以上所有药，买桂附地黄丸，3丸，每日3次，暂服，同时热敷；药后逐渐疼痛缓解，5天后回来就诊见：尿急，甚至憋不住尿，夜尿3~4次，小腹冷痛，腰痛，神倦，平素手足冷，关节遇凉则痛，痛经史，舌淡苔白脉沉细。辨证：素体阳虚，寒湿下注。治法当温化寒湿。处方：龟板10g，肉桂25g，制附子、山药各30g，泽泻、党参、炙甘草、半夏、羌活各15g，白术、益智仁、海螵蛸、芡实、续断、茯苓、小茴香各20g。7付，水煎服，取汁600ml，每日3次分服。

二诊：小腹冷痛、尿急、尿频基本缓解，腰痛，四末不温，前方再进10付而愈。

按　本证属中医淋证，西医诊断为急性泌尿系感染，但实为阴证。其平素即畏寒肢冷，又感受寒凉伤及肾阳，肾阳亏虚，失于气化则尿频尿急；寒性收引凝滞，寒性主痛，故见小腹拘急冷痛，得热痛减。而现在临床上受西医影响太多，见到西医所谓的炎症就是清热解毒，以致药证相反，服药后痛重。

——寇吉友，卫彦，佟欣.基于临床误治案例论阴证辨治规律［J］.中国医药科学，2015，16（5）：187.

二、遗尿

案　肝肾亏虚误作中气不足、肝胆湿热

张某，女，74岁，久患高血压，白内障5年。

此次就诊是因为劳累后遗尿，咳嗽时遗尿，并为经常尿湿裤子而痛苦不堪，时常口苦、咽干、心烦、失眠，时有颜面浮肿。舌暗红，苔厚腻少津而微

黄，脉细稍数而弦。辨证为中气不足而肝胆湿热。治宜补益中气，泻肝胆湿热，给予补中益气汤和龙胆泻肝汤加减，10剂后，效微，病人谢绝继续服药。因患有白内障给予石斛夜光丸口服。服用半月后，遗尿次数减少。服用1月后遗尿愈，且疲乏无力较前改善，连服2个月后，降压药只服以往所用药量的三分之二，颜面浮肿消退，仍双目视物模糊，但双目干涩隐痛减轻，疲乏无力明显改善。

按 重温石斛夜光丸组方，来自《原机启微》，药有25味，方中二冬、二地、石斛等生津养血；菟丝子、枸杞、牛膝、肉苁蓉等滋阴补肾；水谷精微为化生精血之源，故在培补肝血肾精同时，还要健脾益肺以助生化，人参、茯苓、甘草、山药益脾补肺；肝血久虚，易生风热，取菊花、草决明等疏风清热；更以犀角、黄连等平肝、泻心、凉血。共奏平肝息风，滋阴明目之功。根据方剂功效，明其患者疾病的性质，遗尿伴口苦、咽干、心烦、失眠等，皆为肝肾阴虚火旺所致，并非肝胆湿热及单纯中气虚弱而为。究其病源，年迈肾阴不足，水不涵木，肝失所养，肝阳上亢致高血压病；肝肾不足，精血亏虚，不能上注于目，视物不清，内障羞明，患白内障之目疾。久而肺肾皆虚，膀胱失约而为遗尿；肝血久虚，易生风热，在目则干涩疼痛，在心易心烦失眠，扰胆则口苦咽干。上述病症，既要生津养血，滋阴补肾，补肺益脾，又要疏风清热，因此非石斛夜光丸莫属。鉴于此例，后来对多例哮喘、肺痨、虚劳等兼有遗尿或以上症状者，石斛夜光丸久服收效甚好。

——高林高.淋证误治两则［J］.辽宁中医杂志，2004（6）：511.

三、癃闭

案 肾虚膀胱气化无力误作阴虚

程某某，男，55岁。1984年7月3日诊。

患者于4天前，以发热、头身痛收入本院。两天后，出现面颈潮红，如酒醉状，呕吐，尿闭，咽部及球结膜充血。尿检：蛋白（++++），红细胞、白细胞、上皮细胞均少许。血压50/30mmHg。西医诊断为"流行性出血热、休克期与少尿期"。予补液、抗休克、利尿之后，血压升至126/84mmHg，但尿仍闭，遂邀余诊。症见食已即吐，面目微肿，腹痛拒按，大便微结，苔黄厚，舌质微淡，脉滑数。此乃胃中湿热也，遂用大黄9g，甘草3g，白茅根90g（鲜者），车前草15g。1剂后，吐得泻止，腹痛大减，苔转微黑有津，尿量极少，脉沉弱。疑为热病后，肺胃津亏之候。药用玄参、生地各21g，麦冬12g，石膏、粳米

（布包煎）各30g，鲜白茅根60g，大枣12g，甘草3g。药后诸恙如故，上方去石膏加沙参30g，五味子9g，乌梅12g。再剂。尿仍极少，少腹不胀，且见欲寐咽干。认为少阴阴亏，阳气不化，当滋肾通关。改用知母12g，黄柏9g，肉桂3g，鲜白茅根60g，熟地30g，玄参15g，通草12g。剂尽，上症不但不减，反见下肢水肿。复查病史，询知起病2日即恶寒喜暖，呃逆声微，断续，苔黑有津，实为肾阳虚衰，膀胱气化无力之证，遂予补肾温阳，化气利水法：肉桂9g，熟地24g，丹皮12g，茯苓15g，泽泻、桑寄生、牛膝、巴戟、菟丝子各12g，山药、杜仲各15g，白茅根、丹参各30g。2剂后，尿量大增，日达1040ml，他证亦减。又服2剂，呃逆止，咽干除。为巩固疗效，上方加附子15g，连服6剂而诸症若失，尿检如常。

按　纵观整个治程，本病系肾阳亏损、膀胱气化无力兼胃中湿热之候。肾虚为本，湿热为标。标病去后，苔黑有津，尿闭，脉沉弱者，本病未愈也。既然如此，何以有二、三、四诊之误呢？辨析之，其因有四：一是问病史不详；二是囿于热病必伤津之说；三是误认为苔黑有津，为输液所致的一种假象；四是武断认定膀胱不胀为津亏。五诊，危急之中，细询病史，始发现病之底根，遂改投济生肾气汤加减而愈。

——陈国华.尿闭误治案析［J］.四川中医，1986（10）：49.

四、关格

案　积热伤津气逆误用健脾补气、舒肝养胃

周某某，女，51岁，于1985年4月9日住院。

患者自1984年1月因劳累、伤食而患呕吐、大便难，呕吐物为食入饮食及黄水，大便常四五日1次，干如羊矢，伴胃脘部疼痛。曾在当地医院诊为：幽门梗阻？胆囊炎？胆石症，治疗不效。1985年1月底，病情加重，食入即吐，便干，七八日一行，伴头晕，乏力，眼花，口干苦，在当地治疗两月余不见好转。现患者面色萎黄不泽，枯皮如柴，肌肤甲错，自己不能端坐和站立，每日进食即吐，大便半月1次，干如羊矢，脉沉细无力，舌质暗红，少苔，乏津。拟诊为关格（脾胃虚弱，胃失和降），法用益气健脾、舒肝养胃剂。处方：太子参20g，云苓15g，白术12g，生山药20g，姜半夏10g，竹茹10g，柴胡10g，陈皮6g，火麻仁16g，石斛15g，甘草3g，水煎服。

二诊：服用上方1周，效果不显。口干苦，吐黄水，大便10天左右1次，六脉沉细无力，舌质暗红，少苔。改用养阴清热、通腑止呕剂。温胆汤加减，

处方：太子参30g，陈皮10g，云苓12g，姜半夏10g，姜竹茹15g，枳实10g，黄芩10g，大黄2g（后下），麦冬15g，甘草3g，水煎服。

三诊：上药加减连服两月，症状减轻，每天下午仍有呕吐，大便四五天1次，精神稍好，六脉沉细无力，舌质暗红，苔薄黄。此中热积热日久，肠胃津液耗伤，胃气上逆致病。治宜养阴泄热、和胃降逆。处方：沙参15g，麦冬15g，石斛15g，玉竹15g，天冬15g，代赭石30g，降香15g，枳壳10g，姜半夏15g，大黄6g（后下），水煎服。

四诊：上方服用35剂，呕吐、不大便诸症渐除，精神逐渐好转，可以下床活动，但仍消瘦，肌肤甲错，纳差，脉沉细，舌质淡红，苔薄白。改拟健脾和胃剂以善其后。

按 此患者肢体羸瘦，肌肤甲错，不能行走，卧床，状似纯虚之候。然口苦而干涩，舌质暗红，又为内有积热之象。中焦素有积热，故常发呕吐、不大便之证。日久伤耗阴液，而见骨瘦如柴、肌肤甲错虚象。胃肠积热在先，脾胃阴虚在后，乃虚实夹杂之证。先以健脾补气、舒肝养胃剂不效，而后以滋养胃阴、清热通腑法见功，热清阴复，呕逆、不大便始除。

——张静荣，杨小平.关格证治验三则［J］.河南中医，1988（3）：35.

五、腰痛

案1 外感寒湿误用补益

刘某，女，40岁，教师。1986年5月27日就诊。

患者2月前，突然腰痛，伴下肢酸胀疼痛，活动不自如。先西药治疗，后中药用独活寄生汤加减治疗乏效，渐致卧床不起而转某医院中西结合病房住院治疗，各项检查、摄片无异常，经治2月余，其效甚微而转诊于余。询知前服中药均有杜仲、熟地、枸杞、鹿角胶之类，入院后反复感冒，刻下：腰肌沉胀疼痛，下肢胀痛拘急，卧床不起，翻身需人帮助，形寒，面色㿠白少华，纳差，多食则腹胀，大便溏薄，小便清长，舌质淡、苔白滑，脉浮取则濡，重按迟而无力。追问：病前1周劳作于井边，洗刷家具衣物。重审其证：此腰痛非肾虚也，乃外感寒湿，初失于表，寒、食、气、血、痰（湿）积于里，著于肾府，投五积散加减以解表、温里、消积：麻黄10g，肉桂6g，法夏15g，茯苓12g，苍术15g，川朴20g，当归15g，干姜6g，白芍15g，黄芪15g，防风10g，陈皮6g，生姜3片。2剂，水煎服。1剂后，汗出甚多，家属以为体虚，不敢再服。余曰：此积邪已有出路，药中肯綮也，续服之汗可自已。2剂尽，汗自止，感冒咳嗽霍然而去，竟能下床蹒跚步履，守方加减连服10剂，并拟下药（苍术100g、肉桂50g、附子50g共粗末，细辛50g，徐长卿10g）为枕，卧时垫腰。三诊诸症悉除，调治旬日后上班。

按 此腰痛始于外感寒湿，初予独活寄生汤加减未效，后医竟以肾虚立法而投右归饮加减，坐失表解之机，致寒气痰湿内积，著于肾之外府，故腰肌沉胀疼痛及里寒诸症久不解，卫表益虚而易感。审证求因，投五积散可以解表温里消积，加黄芪、防风益气固表，益附子以温经散寒（与半夏同伍并无不良反应），初服益气助阳，鼓邪外出故汗出较多，续服则表固汗又自已。辅以外用药枕更著温经散寒除湿止痛之功。卧床2月不起之腰痛重症竟速获痊愈。

——严肃.治误两则［J］.江西中医药，1991，22（4）：41.

案2 肝肾亏虚误用祛风胜湿

陈某，男，30岁，1990年4月4日就诊。

6个月前患乙型病毒性肝炎，经中西药物治疗，肝功能正常，二对半1、3、5阳性，肝脾回缩，唯见腰脊酸软乏力，嘱其继服乌鸡白凤丸、六味地黄丸善后。患者回家后只服乌鸡白凤丸3周，因精神健旺自己停药。随后又足跟痛、胁隐痛、腰脊酸痛，当地某中医认为风湿痹痛，拟羌活胜湿汤加味。全方用羌活15g，独活、川芎、当归、五加皮、川桂枝各10g。二诊加秦艽10g。服14剂后即感头晕目眩，腰背酸痛，足跟痛，卧床不起，心烦失眠，口干纳少，鼻齿衄血量多。诊见精神萎靡，舌质红，苔薄白，脉弦细数。复查ALT>200U/L。辨为肝肾阴亏，火热动血。急投滋水清肝饮加味，药用生熟地、山萸肉、泽泻、白芍、丹皮、枸杞、沙参、阿胶、炒山栀、麦冬各10g，柴胡5g。7剂后衄血止，心烦失眠稍安，后守滋肾柔肝、健脾清化法调治2个月，症状消失，肝功能正常。

按 本案首次治疗虽已平复，虑其肝肾阴虚体质，嘱继服乌鸡、六味善后。后值腰、腿、足、胁痛应作肝肾精亏不营为辨，医者误认风寒湿痹，误投羌活胜湿，纵观全方温燥雄烈，上升发散，直上巅顶，通行全身，肾精肝血，一亏再亏。津伤液耗，虚火上炎，损肝动血。欲平其火，急滋其阴。滋水清肝饮旨在保得一分阴血，取得一分生机，逆转阴亏动血，阻止肝功损害，防生坏病危候。终使精血相生，血燥得滋，火热得泄，化险为夷。

——朱士伏.病毒性肝炎救误3则［J］.中西医结合肝病杂志，1994（3）：55.

案3 肺经风热留恋误作肾阴亏虚

郭某某，男，38岁，1993年12月2日初诊。

患慢性肾炎最近复发，患者腰痛，尿少，溲黄，易发热。尿检：红细胞（++）~（+++），蛋白（+++）~（++++），颗粒管型（+），全程治疗6个月，未服用激素等药。

兹分初发期、发热期、邪盛期3期介绍。初发期：1~4诊。症见口干苦，盗汗，腰痛，溲黄，唇薄润滑，舌红，脉左细，右弦。诊断为肾阴亏虚、湿热交蕴：生熟地，小蓟，白术，七叶一枝花，白茅根，泽泻，女贞子，旱莲草。药后症状好转，尿检：红细胞（++），白细胞少许，余（-），但腰痛，口苦，溲黄未愈。

发热期：5~10诊，症见发热T 38~39℃，头痛，口干，面浮足肿，腰痛溲黄，苔薄白或白厚时黄，舌红，脉弦滑数。辨证为肺经风热留恋、湿热交蕴，以清热疏风宣肺为主：生石膏，生麻黄，桔梗，杏仁，白术，连翘，泽兰叶，益母草，带皮苓，川断，桑寄生。药服2剂后，发热头痛消除，尿检好转，红血球（++），蛋白（++），颗粒管型少许。

邪盛期：11~16诊，症见口苦黏欲饮，纳呆，盗汗，腰酸痛胀，小溲黄浑，精神疲乏，苔白黄腻，脉左细弦，右弦滑。辨证为肺经郁热，脾湿留恋，肾失闭藏。治以宣肺清热、滋阴降火：蝉蜕，白术，知母，黄柏，白茅根，生地，龟板，女贞子，旱莲草，益母草，泽兰叶。药后尿检：蛋白（+），余（-），脉转和缓，乃加葶苈，小溲已多。续以治疗，诸症好转，精神振作，尿检正常而停药，随访未发。

按 本案肾病型肾炎已13年，以往须住院治疗，使用激素，病程较长，尿蛋白不易清除，此次急性发作，从辨误中及时调整方药，充分体现中医药的优越性。初发期从滋阴清热治疗，虽小见效机，但阴虚与湿热炽盛之症未能蠲除，此治之不力也。一开始即见右脉弦滑，应及早使用宣肺之品，此辨之不准也。

发热期以越婢加术汤加减治疗，尿蛋白减少，发热消除。此后之治疗，根据右寸脉弦滑，均配合便用宣泻肺气的蝉蜕、葶苈，使尿蛋白在短期内减少。水液的代谢，须赖肺气的通调、布化而下输膀胱促其气化，才能分清泌浊，因此慢肾急性发作或持续阶段，根据辨证不可放弃宣通肺气之治。

邪盛期症见口苦干、盗汗、腰痛、舌红、苔黄时，果断使用大补阴丸，以滋阴泻火，水液的代谢，其本在肾，用滋阴降火，使水还于肾，这是根本之治，是取得疗效的关键，配合宣肺、凉血化瘀利水而效佳。

——蔡起钧.临证辨误浅谈［J］.黑龙江中医药，1998（3）：52-53.

案4 气滞血瘀误作结石

患者，男，36岁，2000年2月24日初诊。

主诉：左侧腰部疼痛10天。现病史：患者10天前左侧腰部胀痛，在某乡镇医院诊为左肾结石，但B超检查未发现异常。经治疗病情未减。来诊时仍腰部疼痛，且感全身发热，但体温不高。舌质红，舌边有齿印，苔薄黄，脉弦滑。再次行B超检查：左肾大小形态正常，包膜光滑，结构清晰，中部肾盂局部扩张，呈暗区回声，厚2.4cm；输尿管无扩张；右肾未见异常。肾结石诊断不成立。据腰部胀痛分析，辨证为腰痛（气滞血瘀型）。治以疏肝理气、活血止痛，处以丹栀逍遥散加减：柴胡10g，白芍10g，当归10g，茯苓12g，苍术10g，薄荷6g，牡丹皮12g，栀子10g，枳实10g，川芎10g，香附10g，陈皮10g，怀牛膝10g，生大黄3g，焦神曲、焦山楂、焦麦芽各10g，甘草6g。4剂，日1剂，水煎服。药后，左侧腰痛及全身热感均减轻。上方加减共服22剂，诸症悉除。

按 患者两次在不同级别的医院行B超检查，都未见异常，故不能诊断为肾结石。中医辨证为气滞血瘀型腰痛，予疏肝理气、活血止痛则效果良好。

——王守铎.误诊误治病例分析［J］.山东中医杂志.2001, 20（10）: 633.

案5 肾阳虚误用行气活血

王某，女，60岁，2001年6月15日初诊。

5个月前因行步不慎扭闪腰部而出现腰痛，经用行气活血药治疗后，剧痛及咳嗽、扭转时痛剧治愈，而出现整个腰及骶部酸痛、空痛，但没有具体痛点，时而腰痛如折，严重时影响行走及弯腰活动。在当地医院久治无效。

治疗经过：一至三诊，针泻间使、三阴交，施用行气活血之法，无效果；四至六诊，改用舒筋活络止痛之法，针泻肾俞、阿是穴，腰及骶部痛、空痛及腰痛如折等更为明显。详问病情，方知患者怕羞而未诉带下之病。患者患带下病2年，白带量多，淋漓不断，其质稀薄，小腹觉凉，腰空痛如折，尿频清长，大便溏薄，舌淡苔白，脉沉略迟。改用针补带脉、肾俞和命门，温补肾阳、固涩止带之法，针治10次，不仅带下病治愈，腰痛及其他症状亦随之而愈。

按 本案误治之因，在于问诊不详，信于腰痛的成因，拘泥于常规治疗。仅看到腰部疼痛这个局部症状，对于平时一系列肾阳亏虚的带下证候却一概不知。既没有考虑到腰部扭伤之后已用过行气活血药物，又没有鉴别扭伤性腰痛与虚亏性腰痛的不同特点，一至二诊用行气活血法，四至六诊使用舒筋活络法，虚以实治，当然无效。七诊详问病情，重新辨证，方知是肾阳虚引起的带下病，分析腰及骶部空痛、酸痛，具体痛处不明，甚至腰痛如折等，均属带下日久、精血失养之故。本质是肾阳虚引起的带下病，腰痛仅作其症状来析，故而改用温补肾阳、固涩止带法以治其本。意以治带为主，带下病治愈，腰及骶部疼痛自然而愈。

——李宛亮.误治辨析［J］.针灸临床杂志.2007，23（3）：22.

案6 结石误作肾虚

陈某某，男，32岁。2003年8月16日诊。

患者腰部疼痛，时作时止，已有半年余。曾在石河子市某医院就诊，诊为肾虚腰痛，用益肾壮腰之品乏效。刻诊：腰痛以右侧为甚，每于晨起则易发作，腰痛不剧烈，平素喝水少，小便黄，尿量少。腰部有叩击痛，舌苔薄黄，脉小弦。拟诊肾结石，乃嘱查B超（双肾、双侧输尿管），检查发现：双肾泥沙样结石，最大者0.3cm。治拟清利湿热、化石排石。处方：金钱草30g，海金沙10g，鸡内金10g，石韦30g，泽泻30g，白术20g，白芍20g，广木香10g，猪茯苓各15g，车前子10g，瞿麦20g，萹蓄20g，甘草10g。水煎，每日1剂分2次服。服药36剂后，腰痛除，B超复查2次示泥沙样结石已消失。遂改用益肾利水剂以资巩固，前后共服45剂而获痊愈。

按 腰为肾之府，腰痛而疑为肾亏者，颇为多见。然则，腰痛作于晨起，则非虚可见。因夜来安卧休息，即使体虚，得安息修养则不应晨起即痛，此常理也。尿黄而少，为湿热下聚之象，亦非虚证，舌苔薄黄，脉小弦，亦可参证，故疑其为结石之痛。进而做B超检查，证实为双肾泥沙样结石，乃投清热利尿排石之剂，起效颇捷，药证相当是也。

——顾茂民.张浩良教授纠误医案3则［J］.江苏中医药.2004，25（10）：45.

案7 瘀热阻络误作肾虚

一个91岁的女病人，患腰痛半个月。

缘于患者半月前1次洗浴，浴毕站起，突觉腰痛难忍，并逐渐加重，步履艰难，夜间疼痛尤甚，通宵呻吟，难以入睡。曾辗转中西医诊治未愈。患者虽年逾耄耋，但身体尚健朗，平素少病痛，对食物喜凉恶热，间或有口干口苦，喜饮凉茶以调理。综观半月以来所服中药，大多是补肾、补气血的药物。大便2~3日一行，质硬，口干喜饮。遂辨为实证，为瘀热阻于经络，用《伤寒论》桃仁承气汤加减。处方：桃仁10g，丹参、大黄（后下）各12g，炙甘草5g，玄明粉（冲）6g，三七末（冲）3g，2剂。复诊：家人代诉，服药1剂泻下黑便2次，当即腰痛大减，夜已能安睡，再进1剂又泻下1次，腰痛续减，三诊拟桃红四物汤加减2剂调理，病遂痊愈。

按 患者虽年事已高，但平素体健，犹喜凉物，且其口干口苦常见，需经常饮凉茶调理。这说明患者素体偏热，突因闪挫而腰痛，且疼痛夜间为甚，所以辨证为瘀热，而并不是肾虚或气血不足，故用通下瘀热的方子奏效。

临床所见，实证误补，一误再误，致病情拖延日久不愈的很多。近年来人们生活水平提高，盲目认为多补可以延年益寿，因而误补者有增无减。

——陈明.误治的教训［J］.中国中医药报.2014.

小结

肾系病证方面，共有误案25例，包括淋证15例、腰痛7例、遗尿1例、癃闭1例、关格1例、其中淋证、腰痛误案最多。

误诊误治原因主要包括：病因病机方面，常见淋证气虚下陷、阴虚、肾阳衰弱、肝郁血瘀等证误作湿热证者，腰痛因为外感寒湿、肺经风热留恋、结石所致误作肾虚证，或者将虚证误作实证的，提示临床辨证务必仔细，切不可四诊马虎从事，先入为主，一见淋证即认为是湿热，但见腰痛即考虑肾虚；治法方药方面，常见淋证过用寒凉、误用清热解毒、湿热未除误用温补、病重药轻等，或者虚证腰痛误用行气活血、祛风胜湿，实证腰痛误用补益等，治疗之误均源于辨证之失和对患者当前病机的把握不清，临证当鉴之。

第七节 脑系病证

一、中风

案1 肝阳上亢误为气虚血瘀

钱某，男，71岁。1988年1月2日初诊。

5天前卒然昏仆，不省人事，经当地医生给予针灸、输液、降血压等治疗而脱险，但右侧肢体瘫痪，口眼歪斜，舌暗不语。患者之子前来告知，余未睹其症，遂按中风后遗症论治，施以补阳还五汤加味：黄芪60g，当归、川芎、桃仁、红花、地龙、赤芍各10g，鸡血藤15g，全蝎3g，蜈蚣2条。

煎服1剂后，头痛欲裂，烦躁不安，神志模糊，急邀赴诊。诊见面红，舌绛苔黄，脉弦滑数。血压190/104mmHg。察症与脉，知为肝阳上亢，风邪妄动，气血沸腾，壅阻经络。前方治中风偏废，属于气虚血亏、营卫运行无力而致脉络瘀阻之证，与本证病机大相径庭，故得参芪升举，反助风火之威。急改用平肝潜阳、息风通络之剂：钩藤（后下）、川牛膝、白芍各15g，夏枯草、地龙各10g，珍珠母50g，代赭石、磁石、龙骨、龟甲各30g，日进2剂，煎服，连服2日。

第三天复诊，神清痛止，右肢偏废，舌强语涩，脉犹弦数，但不劲急，舌质红润，改用育阴潜阳、活血通络法。生地、白芍各15g，龟甲、桑寄生各30g，钩藤、天麻、当归、川牛膝、僵蚕、丹皮、地龙各10g，丹参20g，全蝎3g，煎服5剂，日服1剂。药尽复诊，肢体稍能活动，语言渐清，血压151/95mmHg，舌红润，脉弦。改用经验方四藤一络饮主治：鸡血藤、红藤各30g，络石藤、钩藤、丝瓜络各15g，豨莶草30g，煎服30剂，日进1剂，调理2个月，能持杖行走500m左右而停药。

按 本案应属荒唐至甚，凭他人代诉，不动四诊，即自谓病机了然于心，错把肝阳上亢当作气虚络瘀施治，而险生祸端。

——洪中孝.误治纠偏案三则［J］.安徽中医学院学报，1991，10（2）：26转25.

案2 瘀血阻络误以清热化湿

曾某，男，60岁。

有高血压病史及中风病史，于1989年12月18日因再次中风入院。症见言语不能，舌伸出口外不收，以手写字陈述病情。发病前曾经中药及针灸治疗，中药用清热化湿浊之剂，连服20余剂，舌苔白厚腻稍减，却不能言语，随之舌伸出口外不收。刻诊：血压150/105mmHg，右上肢肌张力Ⅱ级，右下肢肌张力Ⅲ级，神经生理反射存在，病理反射右侧克氏征（+）。即用维脑路通0.4g，胞二磷胆碱0.5g，分别加入10%葡萄糖注射液中静脉滴注。治疗1周后，予中药活血化瘀通络之剂（当归、川芎、红花、桃仁、丹参、皂角刺、蜈蚣、三七等）治疗半月，方见舌收，略能言语。后续调整月余而愈。

按 中风发生后，因血管内梗死或溢血压迫的原因，导致血管内血流受阻。血液受阻，津液停留外溢，化为痰浊，可见肢体浮肿，舌质淡、体胖、边有齿印，苔白厚或浊腻，脉滑等症。然而患者却无口干、口黏腻、腹胀、腹泻等湿浊停滞之象。此时仍以津枯血瘀为病之本，若只看表象不辨本证，滥用化痰利水之剂，则更耗伤津血，继而出现变证。

——周四雄.中风误治辨析［J］.湖北中医杂志，2000，22（11）：43.

案3 中风误为痹证

谢某，男，52岁。1992年4月18日入院。

患者于两年前始发腰痛，曾在衡阳市某医院住院诊断为"腰椎间盘突出"，经手术治疗好转出院。1年前渐见双下肢麻木，腰部隐痛，活动受限，曾先后2次在本市某医院住院治疗，疗效欠佳。近1月来病情加重，伴见步态不稳，头晕乏力，由门诊以"痹证"收入我科治疗。症见双下肢持续性麻木，腰酸无力，隐隐作痛，腰部及双下肢活动受限，步行乏力，步态不稳，需扶杖而行，弃杖则易跌倒，头晕乏力，口苦纳差，小便色黄，大便秘结，舌淡红、苔薄白，脉细滑。T 37.0℃，R 20次/分，P 84次/分，BP 135/82mmHg。腰椎片提示："第3~4腰椎椎体骨质增生"，诊为痹证，属风湿热夹瘀阻络。治以祛风除湿、活血通络。方用当归拈痛汤加减：当归10g、羌活10g、防己10g、知母10g、防风10g、薏苡仁15g、续断10g、葛根10g、川牛膝10g、甘草5g，每日1剂，配以骨宁肌内注射，骨利片口服。

上方出入用药19天，至5月8日大小便正常，其他症状无明显改善，舌淡红、苔薄白，脉细。细思良久，《金匮要略·中风历节病脉证并治第五》云："邪在于络，肌肤不仁，邪在于经，即重不胜。"考虑为中风（中经络）证。进一步查体见：左侧提睾反射消失，左侧皮肤知觉减退，左膝关节浅反射消失，左侧巴氏征消失，直线行走试验阳性，站立试验阳性。综合症状分析，提示有脑血栓形成征象。经衡阳市某医院做CT检查，提示"脑梗死"，确诊为：①中风（中经络），②痹证。证属气虚血瘀，风湿相搏。治以益气活血，祛瘀通络，祛风除湿。方用补阳还五汤加减：黄芪20g、当归15g、川芎15g、赤芍15g、独活10g、红花5g、桃仁10g、杜仲10g、桂枝10g、羌活10g、地龙10g、川牛膝15g，每日1剂；豨莶通栓丸每次1丸，每日2次，5%葡萄糖500ml加腹蛇抗栓酶0.5单位静脉滴注，每日1次。

5月18日，双下肢已无明显麻木，活动自如，步态时有不稳，可弃杖而行，仍感腰部隐痛。舌淡红、苔薄白，脉细。效不更方。

5月28日，双下肢无明显麻木，活动自如，弃杖而行，步行平稳，昨天步行2公里，稍感腰部不适，无其他不良反应，各种浅表神经系统检查恢复正常。临床治愈。

按 痹证是感受风寒湿热之邪引起的以肢体关节疼痛、酸楚、麻木、重着及活动障碍为主要症状的病证。中风临床表现以猝然昏仆、口眼㖞斜、半身不遂为主要特征。中经络者可不见昏仆，仅见手足麻木、肌肤不仁或口眼㖞斜、言语不利、口角流涎等，多为一侧病变。本案虽无明显半身不遂，但也已隐见中风征象，是属病情较轻、病位尚浅之故。在诊治中先囿于患者病史，中风征象不明显，而将痹证当作主证治疗无效，经进一步细查，发现右侧肌肤出现明显病变，结合现代检测手段，确诊患者主证应为中经络，痹证退居其次。因诊断明确，故宿疾得愈。

——廖秋元，段志生.中风误治案析［J］.湖南中医杂志，1993，9（1）：49.

案4　肝阳上亢误作风热上攻

张某，男，59岁。1993年10月25日诊。

5日前感头痛头晕，未予治疗。2天前晨起小便时忽仆倒于地，人事不省。移时自醒，顿感头痛较剧，口干微苦，左手麻木，遂求诊于余。诊见：面红目微赤，舌苔薄少津，脉弦数。辨为风热上攻之头痛，治以疏风清热、通络止痛。方以菊花茶调散加蔓荆子、钩藤、桑枝、白芍。

药进3剂，头痛未减反甚，须臾难忍，左上肢活动受限，心中烦热，脉弦有力，沉思良久，未得其要，乃详询家人患者之起居情况，知其素性嗜酒，近因包建房屋失利，心中时常郁闷不乐，常以酒消愁，饥时以酒当饭。顿悟此乃肝郁化火，肝阳上亢，与湿热相并，夹气血并走于上，直冲犯脑之风中经络证，治当潜阳镇逆，活络化瘀，佐以清热化湿。方用生龙骨、生牡蛎各30g，生杭芍、代赭石各20g，怀牛膝、生地、当归、地龙各15g，龙胆草、桃仁各10g，红花、甘草各5g。药进3剂，头痛减轻，继进3剂，头痛消失，左上肢已能活动，脉象平和，改用王清任补阳还五汤，连服10余剂，左上肢活动如常。

按　本例中风，即《素问·调经论》所云："血之与气，并走于上，则为大厥，厥则暴死，气复返则生，不返则死。"其血之与气并走于上之因，乃肝郁化火，加之湿热内蕴，互为猖獗，肝火上炎，化风煽动，激其气血并走于上。治疗须急以平肝潜阳、息风降逆之剂抑其气火上浮，使血气平和，则脑不受犯。余初以疏风清热之菊花茶调散治之，只可疏散上攻头目之风热，难能平肝潜阳降逆，辨证不确，药不对证。可见临证时细察证候，详审病机，辨证确切，遣药得当之重要。

——郭正杰.误治辨析［J］.湖南中医杂志，1997，13（2）：83.

案5　脾虚痰壅误以平肝清热

某男，59岁。1996年2月26日初诊。

发作性右肢瘫痪、语謇3天。每天发作3~4次，每次持续10~20分钟，且每次症状相同，缓解时四肢活动及言语正常。在某医院诊断为短暂性脑缺血，予扩张血管、脱水药物及天麻钩藤饮等治疗3天不效，发作次数反渐频繁。诊见：头晕心烦，胸脘满闷，恶心，呕吐，每天1~2次，多为食物及痰涎，量少，但吐后即感脘闷心烦顿减，Bp220/120mmHg（29.3/16.0kPa）。因患者吐后症减，则以因势利导急吐之。处方：常山20g，甘草10g，水煎后加蜂蜜20ml，温服半剂，药后1小时许，涌出痰涎约1000ml，呕吐时又有1次发作，吐后即缓解，发作仅持续5分钟，吐后诸症不再复作，血压亦降至180/100mmHg（24.0/13.3kPa），略头晕，舌淡红、苔黄稍腻，脉弦滑。仍按常规辨证，考虑本病为肝风夹痰浊横窜经络，痰除后必平肝息风，故用天麻钩藤饮加减。处方：石决明20g，天麻、钩藤、杜仲、桑寄生、茯苓各12g，牛膝、益母草各15g，菊花、桑叶、浙贝母、白芍、生地黄、甘草各10g。每天1剂，水煎服。服5剂，头晕渐甚，苔亦由黄变灰腻，虑其清热之力不足，加黄芩15g，栀子12g。再服5剂，苔转黑腻，始知大谬，更以温阳润饮法。处方：桂枝、茯苓、苍术、天麻各15g，半夏、干姜、白术、陈皮各12g，甘草6g。服5剂，苔由黑转黄，头晕症减，继服5剂，转白苔，诸症悉除。续服5剂巩固疗效，随访半年未复发。

按 本例辨证拘泥于中风多为阳亢、苔黄多为里热，是误诊之关健。患者服天麻钩藤饮不效，并非阳亢风动；肢瘫、语謇、头晕、脘闷、舌淡红、苔黄腻、脉弦滑，亦可归咎于痰；且呕吐痰涎，吐而后快，予吐法涌痰后症减轻，辨为痰涎壅盛无疑；然吐后脾气未复，反治之以苦寒，妄用清热必伤脾阳，脾失健运，痰浊内生则诸症蜂起，苔亦由黄转黑。以常理而论，寒或热均可出现灰黑苔，而黄苔多见于热。本例黄腻苔清热后转灰腻，由清转黑，可见此灰黑苔当属寒而非热，必由脾失运化、阳虚而痰饮内生。"病痰饮者，当以温药和之"，故易温阳蠲饮法则苔由黑转黄、由黄而白，进而病愈。

——王泽颖.黄苔误诊治验2则［J］.新中医，2007，39（4）：77.

案6 中风误作寒痹

吴某某，女，69岁。1997年10月30日就诊。

患者1周前不慎跌倒，左侧肢体活动受限，在当地基层诊所就诊时，误诊为寒痹，给予大剂量祛风除湿、辛温解表中药治疗，服后大汗淋漓，继之左侧偏瘫。初诊：面色暗，口眼歪斜，言语困难，口角流涎，左侧肌力Ⅰ级，血压：180/100mmHg。患者因经济困难，未做头颅CT检查。舌质嫩，舌色红，舌体胖，舌苔黄腻而浊；脉滑数，左寸、关弦。辨证：中风，风中经络，肝风内动，痰阻脑络。治则：祛风豁痰，潜阳通络。选方：镇肝息风汤合天麻钩藤饮化裁。处方：白芍20g、天冬20g、菊花30g、龙骨30g、牡蛎30g、天麻10g、钩藤15g、泽泻15g、胆星10g、蜈蚣10g、全蝎10g、小白附子（先煎）10g、甘草6g。3剂。

11月3日复诊：精神好转，口角流涎消失；舌质如前，舌苔较前变薄；脉左弦滑，右细缓。此乃肝风内动之象已减，气血亏损之象显露。仍用前法，酌加补气血之品。前方去天冬、泽泻、小白附子，加杜仲10g、黄芪30g、生地10g、当归15g。处方：白芍20g、菊花30g、龙骨30g、牡蛎30g、天麻10g、钩藤15g、胆星10g、蜈蚣10g、全蝎10g、杜仲10g、黄芪30g、生地10g、当归15g、甘草6g。4剂。后继按前法酌加调气血、补肝肾之药。患者五诊后能站立行走，生活渐能自理。第二年春天痊愈如常人，能行走十余里路。

按 此例本属肝风内动，风中经络。《景岳全书·非风》就指出："凡病此者，多以素不能慎，或七情内伤，或酒色过度，先伤五脏之真阴，……阴亏于前而阳损于后，阴陷于下而阳乏于上，以致阴阳相失，精气不交，所以忽尔昏愦，卒然仆倒。"而痹证则是风、寒、湿三邪杂至，合而侵袭肌肤、筋骨之间，痹阻气血。《金匮要略·中风历节病脉证治第五》第一条云："夫风之为病，当半身不遂，或但臂不遂，此为痹，脉微而数，中风使然。"此条明确指出中风的"半身不遂"明显有别于痹证的"但臂不遂"。两病成因各异，治法迥然不同。中风误以汗法，是犯了"虚虚实实"之医门大忌。而前者医家，误以寒痹治之，致汗出而血亏更甚，病情加重。此时风火相煽，大有燎原之势，当急投镇肝潜阳之品，再配合以豁痰祛风之药，平息肝风，疏通脑络。次第再酌加培补气血，使标实得去，本虚得补，故能化险为夷。

——谭成钢，尹光玉.临床误治、失治验案3例［J］.四川中医，2007（8）：55-56.

案7 中风初起误用补阳还五汤

张某某，男，69岁。

患者因半身不遂，伴言语不利1天求诊某医院。入院后经CT诊为脑梗死，予以低分子右旋糖酐、胞二磷胆碱静脉滴注，配服肠溶APC及中医协作方（黄芪80g、当归15g、川芎15g、地龙30g、赤芍15g、桃仁10g、红花10g、僵虫10g、鸡血藤30g、秦艽15g），1周后，患者自感病情无明显好转，反增头晕头痛，心烦胸闷等症，转来就诊。诊察患者，除右半身不遂外，自感头晕头痛、胸闷纳呆、心烦易怒、口气臭秽、大便秘结（已4日未解），舌质暗红，苔黄厚腻，脉弦滑，BP172/105mmHg，肌力：右上肢0级，下肢Ⅰ级。巴氏征（-）。

辨证：患者本属风阳亢动，痰瘀交阻，误用益气活血方药，致风阳不降、痰浊胶滞、腑气不通。治法：先议通腑泄浊法。方取小承气汤加味：生大黄（后下）12g、厚朴18g、枳实18g、全瓜蒌30g、草决明30g。

　　二诊：上方煎服1次，患者即泻下大便2次，头晕头痛、心烦胸闷顿减。改拟平肝潜阳、涤痰化瘀方药。天麻20g、生龙骨（先煎）50g、胆星18g、生赭石（先煎）50g、石决明（先煎）50g、钩藤（后下）30g、黄芩15g、法夏12g、茯苓30g、石菖蒲15g、桃仁15g、红花15g、赤芍18g、地龙18g、牛膝18g、鲜竹沥30ml（兑入）。另配合脉络宁、清开灵、胞二磷胆碱静脉滴注。上方连进5剂后，患者头晕头痛、胸闷心烦等症基本消失，舌苔由黄厚腻转为薄黄腻，下肢肌力恢复至Ⅱ级，BP150/90mmHg。后继以上方加减，并配合针灸、推拿、功能训练等施治两月，病情显著好转出院。

　　按　张锡纯先生曰：中风初起，如妄投补阳还五汤，必凶危立见。盖中风始发，多责之风、火、痰、瘀，治宜息风清热、涤痰祛瘀为主。前医未加辨证，贸然投以益气活血之补阳还五汤。方证不符，致亢阳不降，浊痰胶滞，变生诸症。先以小承气通腑泄浊，继以潜阳涤痰化瘀，审证投方，病势向愈。

——姚龙华.中风救误录［J］.黑龙江中医药，2002（1）：35-37.

案8　气虚血瘀误用活血化瘀

朱某某，男，57岁。

　　患者左侧肢体活动不利半年余。CT诊为脑梗死，经外院治疗数月，平地可缓行数百米，病情好转出院。2周前患者感肢体酸软乏力，求诊某院，经该院治疗十余日病情未减，肢软乏力日趋严重，行走需杖扶持，并伴皮下紫癜，转来诊治。

　　检查患者：精神萎靡，反应稍迟钝，肢软乏力左侧较甚，行走艰难，平地需人挽扶勉可行近百米，头晕眼花，面色少华，纳谷不馨，二便正常，右侧大腿内侧可见一如掌大的皮下紫癜，压之不褪色，舌质淡紫，边有齿痕，苔薄白，脉缓，尺脉弱。血小板计数6.8万，出血时间2分钟，凝血时间6分钟。查阅外院方案，主要有静脉滴注腹蛇抗栓酶、刺五加针、胞二磷胆碱、口服该院自制的溶栓丸（由水蛭等组成）及肠溶阿司匹林、西比林等。辨证：患者本属气虚血瘀，滥用活血逐瘀之品，致元气更耗。治法：大补元气，佐以摄血。处方：党参30g、黄芪60g、白术15g、山药30g、茯苓18g、龙眼肉15g、当归身10g、陈皮10g、砂仁（后下）8g、三七（研末）15g、炙甘草6g。2日1剂，水煎服。配服参芪片、古汉养生精、肌苷等。上方叠进6剂，肢软乏力减轻，皮下紫癜基本消失，精神转佳，行走较前改善，平地略扶持可行300余米，复查血小板计数8.7万，出血时间2分钟，凝血时间3分钟。血已归经，元气渐复，前方加枸杞30g，鹿角胶（烊）15g、淫羊藿18g。续进十余剂，患者肢软乏力明显改善，平地徒手可行500余米，诸症渐安。

按 中风病"发于实、归于虚"。后遗症患者多属本虚标实。临床证治需标本兼顾，攻补并施。而活血化瘀药本属攻逐之品，用之不当，则可伤正。本案前医未加辨证，草率投以清栓酶、水蛭等药性峻猛逐瘀之药，未顾及患者之本虚配伍扶正之品，致元气更耗，肢软难行，犯虚虚实实之戒。

——姚龙华.中风救误录［J］.黑龙江中医药，2002（1）：35-37.

案9 阴闭误以凉开

李某某，女，67岁。

患者右半身不遂，伴神识朦胧，呈嗜睡状5天。家属代述，患者夜间发病，除半身不遂外，神志基本清楚，偶有嗜睡，言语欠流利，无头晕、头痛及呕吐。请当地诊所医师治疗，诊断为中风。予以中药煎服（羚羊角2g、天麻15g、钩藤15g、生龙骨40g、生石膏50g、黄连9g、栀子15g、石决明40g、郁金15g、竹茹15g、僵蚕10g、甘草10g），每日1剂；配服安宫牛黄丸，每次1粒，每日2次；另予以针灸治疗（取穴不详）。5日后家属见患者病情无明显改善，且嗜睡状况较前加重，转来诊治。

查患者形体肥胖，右半身不遂，静而不烦，神识朦胧，呈嗜睡状，呼之即醒，可回答提问，问毕又闭目欲睡，舌强语謇，口略歪斜，二便正常，可进食，舌质淡红，苔白腻，上下齿间有痰涎相连，脉弦缓。BP142/82mmHg，肌力：右上肢Ⅱ，下肢Ⅲ级，巴氏征（-），外院CT检查为脑梗死。辨证：阴闭之证，误以凉开。痰湿遏闭，元神被蒙。治法：芳香化浊，豁痰开窍。处方：法夏18g、制南星15g、炙远志12g、枳实18g、茯苓30g、郁金15g、僵蚕12g、天麻20g、石菖蒲25g、佩兰（后下）12g。每日1剂，连煎2次后混兑药液300ml，分3次服。每次另兑入鲜竹沥30ml、生姜汁5ml、麝香0.2g。配合针刺风府、百会、合谷（左）、丰隆（双）。输液：刺五加针30ml，脑活素20ml，细胞色素C 30mg分别兑入液体中滴入或推注。经上述治疗，从第三日起患者嗜睡病症逐渐好转，1周后嗜睡消失，神志清楚，舌苔由厚腻转为薄白腻，后继以痰瘀同治方药为主进治其后遗症。

按 中风闭证，应分阴阳，阳闭者乃风夹痰火上逆致元神蒙蔽，阴闭者则多因痰湿阻遏而致。故虽同为闭证，但有痰火与痰湿之分。前者用药宜辛凉为主（凉开），后者用药则偏重辛温（温开），本案应属阴闭，前医误以凉开，致痰湿更为遏闭，元神难开。急改以芳香化浊，豁痰开窍，方药对证，元神得复。

——姚龙华.中风救误录［J］.黑龙江中医药，2002（1）：35-37.

案10 风痰上扰误用益气活血

吴某某，女，70岁。2008年1月25日初诊。

2006年秋，因情绪激动突然昏倒，不省人事，左半肢瘫痪，舌强不语，口眼歪斜，血压180/105mmHg，头颅CT检查结果示右侧基底节区脑出血。经降颅压、稳定血压等治疗，病情好转出院，遗留左侧肢体偏瘫，可拄杖缓慢行走，出院后持续头晕、头痛。2008年1月10日突发头晕，左半身麻木、无力加重，不能拄杖行走，遂行头颅CT检查提示右侧基底节区脑软化灶，未见新鲜病灶。给予血塞通注射液、香丹注射液、脑复康注射液、胞二磷胆碱针等输液治疗10余天，疗效不显，故来我科。

观其左半身不遂，舌强语謇，口角向右上方轻度歪斜，伴有口干、纳差，大便稍干，小便尚调，血压160/90mmHg，舌红、苔黄，脉弦数有力。考虑既然头颅CT无新病灶，按中风后遗症给予补阳还五汤加味：黄芪30g，赤芍、当归、地龙各10g，红花、川芎、桃仁各9g，郁李仁12g，焦三仙各10g。每日1剂，水煎服。3剂后，病不减轻，考虑黄芪药量不足，遂将黄芪加至90g，服2剂后，患者诉乏力加重，又出现头痛、腹胀、夜不能寐，血压升至180/100mmHg。余思补阳还五汤乃专为中风后遗症所设，且多较灵验，今反无功，为何？细诊舌脉，舌红、苔黄，脉弦数有力，结合平素情志不遂，易怒。顿悟：补阳还五汤乃为气虚不能运血致瘫而设，本证虽虚，但病机责于肝肾阴虚，风痰上扰，宜滋阴潜阳息风，而误用大剂量黄芪峻补其气，升提太过，犹如火上浇油，乃拟天麻钩藤饮加减。药用：天麻、黄芩、车前子、柴胡、香附、枸杞子各10g，钩藤、生山楂15g，石决明、珍珠母各30g，山栀子、益母草、牛膝、白芍各12g。每日1剂，水煎服。10余剂后，头晕、乏力、腹胀等症俱消，嘱调畅情志，1周后即痊愈出院。

按 补阳还五汤是王清任所创益气活血化瘀的代表方剂，常用于中风后遗症的治疗，以半身不遂、口眼歪斜、苔白、脉缓或脉细无力为证治要点。方中重用黄芪，大补脾胃元气，气旺以促血行，祛瘀不伤正；当归、赤芍、桃仁、红花、活血祛瘀；地龙通经活络，共奏补气活血通络之功。临床上高血压患者可用，但正气未虚者慎用，阴虚阳亢或阴虚血热或风、火、痰、湿等余邪未尽者,均忌用。中医用药应以辨证为要,要求四诊合参,本例误治,乃疏于辨证,本无气虚证而应用大剂性温而升补之黄芪,导致病情加重。

——刘占兵.补阳还五汤误治1例分析〔J〕.山西中医,2009,25(6):19.

案11 脾胃亏虚误用益气养阴、化痰通络

冯某,女,69岁。2014年11月4日首诊。

脑血管畸形破裂出血后2月余。患者家属诉其无高血压、高血脂、高血糖,为脑血管畸形破裂出血,经某三甲医院住院治疗,患者已无生命危险,现转我院针灸科住院并作康复理疗,未予输液及西医治疗,现求之中药辅助。刻诊:患者坐于轮椅,面容恍惚,一言不发,左侧肢体乏力,无肌张力增高,二便完全不知,大便干结。其护理陪伴诉其睡眠不佳,纳差,痰较多。舌淡红无苔,脉弦滑。辨为气阴亏虚,兼夹瘀血痰湿,治以益气养阴补肾,活血化痰,醒神开窍。处方生脉散、补阳还五汤、二陈汤加味:太子参30g、麦冬10g、五味子6g、黄芪90g、桃仁10g、红花10g、地龙10g、赤芍10g、当归10g、川芎10g、陈皮10g、法半夏10g、茯苓20g、石菖蒲15g、藿香10g、生地黄30g、枸杞20g、杜仲20g、建曲15g、木香10g。3剂,水煎服。此后1月余,每隔4天就诊1次,症情变化不大,一直予以益气养阴、活血通络、化痰开窍、补肾、通便、开胃等治疗,仅见患者神志稍清,略能言语之改变。

12月9日又诊:患者二便不知,乏力,纳呆,稍口干,舌淡红无苔有齿印,脉弦滑。其护理陪伴诉其某天如果食欲稍佳则各方面症状均可见减轻,闻此言细思后顿悟,患者纷繁芜杂的症状均与脾胃亏虚有关,遂决定改变治疗思路,以健脾和胃为核心,辅以兼症治疗。处方香砂六君子汤、生脉散、五消饮(江西著名中医万友生方)加味:木香10g、砂仁6g(后下)、党参20g、茯苓20g、白术20g、炙甘草6g、陈皮10g、半夏曲10g、麦冬10g、五味子5g、建曲15g、炒谷芽10g、炒麦芽10g、焦山楂10g、鸡内金10g、枸杞20g、威灵仙20g、石菖蒲15g、黄芪30g。5剂。

12月16日又诊:患者诸症均见明显好转,二便已知叫唤,乏力减缓,食纳已增,言语较多,开始有说笑,唯又增喜叹气。以上方加香附15g继服。自此后,患者出院一段时间又入院,但中药一直未断,均以香砂六君子汤、生脉散合五消饮为基本方化裁,注意某些兼症的对治。患者的二便由知叫唤到自主排便,侧肢由乏力到行走自如,神志逐渐清醒,心情逐渐开朗,食纳较佳,诸症渐除。

2015年3月26日,患者已无明显不适,中风后遗症基本康复,带药7剂

出院。

按　中风后遗症一般以补益气血、活血通络为治。本例初期治疗即循此思路，以益气养阴解决乏力，以活血通络解决偏瘫，以化痰开窍解决神志障碍，以补肾解决二便失禁，虽配合针灸理疗，然收效甚微。自转变思路，以脾胃为核心，理气健脾开胃，稍兼补肾、益气、通络、开窍等，顿得大效，终得痊愈。脾胃为后天之本，为气机升降之枢纽，脾胃亏虚则可及全身，出现纷繁芜杂之症状。对于病机复杂者，健脾和胃不失为一条提纲挈领之治疗途径。

——黄小林，李勇华.临证首诊误案4则［J］.四川中医，2016，34（3）：113-115.

二、眩晕

案1　心脾阳虚、风痰上扰误作痰热、脾肾阳虚

杨翁，素嗜肥甘厚味，1974年盛夏中风，住院2月余，诸症好转。近觉头晕目眩，（血压190~240/110~140 mmHg）耳鸣如蝉，上肢震战，语言不利，口渴欲饮，少气乏力，动辄汗出，腰腿酸重，胸脘满闷，食少便溏，夜眠欠佳，舌苔黑腻滑润，脉沉细弱，初辨风痰化热，上扰清宫。以半夏白术天麻汤加芩连温胆汤数剂，药后诸症如故，苔脉同前。因见此翁似有寒状，虽时值盛夏，仍覆衣被而无热意，故次辨脾肾阳虚，阴寒内盛。以半夏白术天麻汤加干姜、附子。1剂未尽，患者诉头晕甚、欲呕吐、面如醉酒状，血压250/140mm Hg。大有升阳动风之势，嘱立即停服。遂请师辈诊视，处方以半夏白术天麻汤加参、芪、菊花、珍珠母、车前子、地龙。数剂症减。继去菊花、珍珠母、车前子、地龙，以参芪半夏白术天麻汤十余剂，上症大减，黑苔减退，调治半月出院，至今康在。

故问曰："初辨痰热上扰，以半夏白术天麻汤合芩连温胆汤无效；次辨脾肾阳虚、阴寒内盛，用半夏白术天麻汤加姜、附险些误事。师以半夏白术天麻汤加参、芪辈而告功成，其理何在？"师曰："重在辨舌，舌中属脾胃，两旁属肝胆，舌尖属心肺，舌根属肾。吾观此翁舌苔黑腻滑润，但未及舌根，综其诸症，属心脾阳虚，风痰上扰。为中焦气虚湿困，湿痰寒饮聚集而致，故以益气健脾、化痰息风生效。脾为中焦湿土，若误用苦寒，尤如泽地加冰，脾土无阳以温化，痰湿何能去耶！肝风夹痰上扰清空，若用姜、附辈温肾升阳，岂不是助纣为虐！"

——王爱彝.黑苔误治救逆案［J］.江西中医药，1985（3）：29-30.

案2　厥阴寒气内扰误用平肝祛痰

周某某，男，51岁，市大米厂干部。

患高血压病十余年，常发眩晕。昨日复作，伴恶心欲吐，口淡不渴，不思饮食，神疲恶寒，小便清长，大便正常。察其舌质正常，舌苔白腻，诊寸口脉缓而弦，测血压为190/110mmHg。疑为痰浊内阻所致，拟：天麻10g、白术10g、半夏10g、陈皮5g、云苓10g、枳壳6g、石菖蒲5g、甘草3g。煎服3剂，不应。另求医，从肝阳论治，投镇肝息风汤加减（怀牛膝15g、生赭石15g、生龙骨10g、生牡蛎10g、白芍15g、龟板10g、钩藤10g、夏枯草15g、茯苓10g、甘草3g），服3剂，其症日剧，以至卧床不起，起则眩晕增剧，呕吐清水不止，被人抬送前来就诊。查余证同前，惟脉迟而弦。思此证首依苔腻以痰浊论治不验，次见脉弦，血压升高而以平肝立法病势反增，何也？殊不知本例患者久患此病，肝木素亏，中焦虚寒，寒中厥阴，故见恶寒神疲，小便清长，口淡不渴；厥阴肝寒犯胃，胃气不降，浊阴上泛故恶心呕吐清水，厥阴寒气循经上犯头目，清阳不展，故作眩晕；苔腻脉弦皆因之于寒。既非痰浊，故祛痰不验，更非肝风，故平肝反剧。《伤寒论》厥阴篇谓："干呕，吐涎沫，头痛者，吴茱萸汤主之。"其所言头痛与本例眩晕实出一因。故取仲景之意，拟温肝降逆之法，处方：红参6g（另蒸兑服）、吴茱萸10g、生姜30g（捣烂冲服）、大枣7枚、当归10g、白芍10g、炙甘草3g。煎服3剂，眩晕大减，独自步行前来复诊，前方红参易党参15g，生姜减为15g，继服5剂，眩晕消失，诸症悉除，血压降至150/90mmHg。

——刘令.误治反思三则［J］.江西中医药，1983（2）：53.

案3　眩晕妄用息风化痰

吴某某，女，28岁。1982年10月5日诊。

眩晕屡发，西医诊断为耳源性眩晕。每次发作，医者辄投息风化痰之品，有时亦暂止，但不能根治，如此迁延年余，近来旧恙复发，比前为甚，故转余请诊。症见天旋地转，如坐舟车，胸闷不舒，心烦口苦，喜呕厌食，舌红苔白，脉弦滑。脉症合参，初认为风痰作眩，法拟息风化痰。药用天麻、菊花、双钩、法夏、石决明、陈皮、云苓、甘草、生姜、大枣，服药6剂，病情如故。三诊增入羚角粉1支吞服，又进2剂，亦无寸功。于是重新分析病机，从目眩伴见口苦看，为少阳病两大主症。至于心烦，喜呕，胸闷，厌食，也都是重要的少阳病见症。三诊时增见汗出、恶风，又是太阳中风表虚之征。如此细究，始得其真，改用柴胡桂枝汤加减，药用柴胡12g，黄芩、法夏各9g，桂枝、白芍各7g，西党15g，生姜3片，大枣3枚，竹茹、枳实各5g。3剂症减，6剂病愈。

按 此例初诊，囿于治眩（息风化痰）常法，并认为天麻与羚角是治眩圣药，于是一见眩晕便孟浪投之，放弃了辨证，无怪乎不见效应。四诊时追根溯源，按六经辨证论治，找到了病变所在，取得了较好疗效。

——刘炯夫.柴胡桂枝汤救误举隅［J］.江西中医药，1985（4）：40-41.

案4 肝胆湿热误用甘寒滋补

田某某，男，32岁。

病人半年前偶有一次心跳间歇而精神紧张，心情恐惧，随后出现头晕恶心，并逐渐加重，不能行走，不能注视物体，睁眼则头晕更甚。诊为神经衰弱。用甘寒滋补的杞菊地黄丸加减，治疗40余天，头晕如故。诊时仍头晕耳鸣、口苦心烦、纳呆胁胀，舌质红苔黄腻，脉弦滑。证属胆经湿热痰浊证。治以清胆利湿，和胃化痰。用蒿芩清胆汤加减：青蒿、黄芩、佩兰、陈皮、半夏各9g，竹茹、枳壳各6g，菊花、钩藤各9g。服药1周，头晕减轻。效不更方，守方连服1月，诸症悉愈。观察2周痊愈。

按 病人虽头晕半年余，但无虚象。病初无虚而补，误用甘寒滋腻补益肝肾之剂，导致肝胆湿热之邪壅盛。我们从误治中得到启发，根据脉证，应用蒿芩清胆汤加减治疗，诸症递减，病除而愈。

——王凤山，王世琪.治疗误补二则［J］.辽宁中医杂志，1986（6）：37.

案5 本虚标实只重标实之误

林某某，男，49岁，已婚，务农。

1985年春因眩晕在某医院留医好转出院。2个月后感受暑湿之邪，失于调治，加之贪凉饮冷，眩晕复作，在当地医院治疗数月乏效，邀余往诊。自诉头晕目眩，平卧则稍安，起坐则如在舟中，脘胀泛恶，呕吐清涎，午后寒热往来（T 37.5℃），全身乏力，腰酸腹胀，小便清长，口涎多而苦，口渴不欲饮。舌微红边有齿印、苔浮白而黄滑，脉弦滑而细。初用半夏白术天麻汤、旋覆代赭汤等加减，未效。再三细斟：眩晕兼寒热呕吐是本虚标实之证，外邪未清，枢机不利，清浊混淆，寒饮上逆，故予小柴胡汤合吴茱萸汤扶正祛邪，施转枢机，温中降逆，投剂即效，吐减眩缓。服药3剂后症见耳鸣心悸，夜梦多易醒，呈心肾不交，胆火上浮，改十味温胆汤合滋肾丸进退调治，1周后眠食均安。再以地黄饮子合三甲复脉汤调养治本，2周后病愈，10年来眩晕未作。

按 "治病必求于本"尽人皆知，何以其难辨？如何求本？先贤经验重在神色、主症、舌脉，但本病经西药补液治疗，其脉舌有异，"求本"当应深究，运用四诊八纲、脏腑气血认真分析，才能抓住"本"，尤其是本虚标实的内科病，切勿见病治病，当于实处求虚，虚处求实，认真细辨。

——王柏康.临证辨误一得［J］.新中医，1994，（1）：81.

案6 实热证不敢攻泻之误

郑某某，男，36岁。1985年11月20日初诊。

自1月初开始头晕目眩，少寐多梦，心情躁急，易怒。遂就诊于本院，当时测血压200/120mmHg，诊断为原发性高血压病。曾服用过复方降压片、羚角降压片、复方罗布麻片及利血平、双氢克尿噻等药，血压亦不见下降。11月17日作立其丁试验，结果为阴性，查血总胆固醇265mg%、甘油三脂72mg%。刻诊：测得患者血压210/124mmHg，面红目赤，形体壮实，大腹便便，大便干结，小便短少，舌淡红，苔薄，脉细弱。证属肾阴不足，肝阳上亢，水不涵木之本虚标实证。治以补肾育阴，平肝潜阳。方用张锡纯氏建瓴汤化裁（东白芍、怀牛膝、化龙骨、左牡蛎、败龟甲、杭菊花、嫩钩藤、代赭石、生地黄、怀山药）。

1月23日二诊：药后头目眩晕如故。血压198/110mmHg，诸症同前。细审患者形体壮实，平素喜啖酒醴肥甘，诊为湿浊所致之眩晕，更以温胆汤合半夏天麻白术汤化裁（法夏、陈皮、竹茹、茯苓、枳壳、胆星、橘络、天麻、白术）。以健脾祛湿、化痰息风。1986年2月3日，余途经患者家门，邀余少坐，询其病情，曰："愈矣！"乃问其故。曰："自二诊未见效后，经人介绍去一铃医处就诊，其诊后撮成一方，嘱服5剂。后测血压已降至150/90 mmHg，续服5剂，未见反跳。其服15剂，其病若失。再次求药，以冀巩固，铃医不与，告诫曰："中病即止，不可过服，过则损正。"再三央求，仅与5服，并嘱月服1剂，食素戒荤，多劳少逸。遵其嘱，血压一直维持在150~170/98~82 mmHg之间。尔后示余藏药，余细检详察之，乃龙胆泻肝汤加大黄也。

按 初诊时惑于脉细弱，虽面赤、形壮便秘亦不敢攻泻。实则细弱之脉乃假象，所谓"大实有羸状"也。当舍脉以从症，岂能"卒持寸口"？铃医治病，亦寓辨证施治于其中，余深为其医术所折服。"谁谓小道不有可观者钦？"赵氏之论，信非虚语。

——梁林.误案三则［J］.成都中医学院学报，1988，11（1）：22-24.

案7　肝肾不足妄投升提之误

王某某，女，70岁。1986年7月诊。

行右眼白内障治疗术后感觉头晕，左眼昏花，腿软耳鸣，气短神疲，大便不畅，小便短赤。舌尖红、苔白润，三部脉均虚细而浮。经云"上气不足，头为之苦倾，耳为之苦鸣，目为之眩""中气不足，溲便为之变"。遂投益气聪明汤升举清气。服1剂反觉头晕增加，眼昏如蒙，耳失聪。再剂即感头重足轻，步如蹈棉，时时晕厥欲仆，急停药复诊。综观脉候，浮取虚弦，沉取即无，喘息气短，小便频数，头汗出。此虚阳随升提而浮越，恐上脱下竭，速用参附龙牡汤加枣皮摄纳浮阳。药后脉气平复，汗止喘平，继投金匮肾气汤加枸杞子、磁石、封髓丹、党参等10余剂诸症始平。

按　头晕眼花，耳鸣气短者，多气虚有之，然肾虚亦有之，即《灵枢·海论》谓"脑为髓之海……髓海不足则脑转耳鸣，胫酸眩冒，目无所见，懈怠安卧"。二者虽病因不同，症极相似，若不细察详辨，药不中的，反而致误。该患年已古稀，其脉虚浮无力，仲景云"病人脉浮者在前其病在表，浮者在后其病在里，腰痛背强不能行，必短气而极也。"可见患者下元已虚，肝肾不足，气浮于上而精不上承。本应上病下取，镇补下元方为正治，临证未重脉象之虚浮，贸然投以升举之剂，无异乎揠苗助长。

——李继贵.误治析误［J］.新中医，1992（4）：16-17.

案8　脑脉失养误治肝

罗某某，女，65岁。1988年3月7日初诊。

素患高血压头晕，双目已失明多年，常服复方罗布麻、丹参片等药。1周前沐后受风，头晕胀痛，咳嗽吐痰，服西药后血压降趋正常，咳亦减轻。但头晕胀痛不减，肢软乏力，头重脚轻不能站立，食量锐减，求用中药调治。诊其脉浮弦滑，舌边尖红，苔微黄腻。辨为外感风热引发肝阳上亢而作眩晕。选桑菊饮合镇肝息风汤加减2剂。处方：代赭石、龙骨、牡蛎各30g，龟甲、鳖甲各15g，白芍、玄参、黄芩各15g，玄胡、川楝各12g，薄荷、桑叶、菊花各15g，桔梗、杏仁、牛膝各10g，甘草6g。

3月10日再诊：头晕痛未减，腻苔增厚，脉滑而弦细。考虑木郁克土，聚湿生痰。拟肝脾同治，仍用镇肝息风汤平肝息风，合半夏白术天麻汤健脾化痰。

3月13日三诊：上方2剂，眩晕如故，头痛乍起，忽前忽后，时左时右，手麻肢厥，口中干苦，舌转不灵，苔仍厚，脉仍细弦。方更二度，药服1周，不见寸效。窃思"治风先治血，血行风自灭"，何不效而法之？由是用桃红四物汤加味：桃仁、红花、赤白芍各15g，当归20g，熟地、党参各30g，羌活、防风、川芎、全虫各10g。3剂。

3月17日四诊：头痛消失，舌体活动已灵便，四肢力量增加，精神转佳，已能摸索料理家务。纳食尚差，偶现头胀而鸣，苔薄白，脉沉细。药症既符，效不更方，加神曲、白术、鸡内金各10g。再进3剂。

按 经云："诸风掉眩，皆属于肝"，临证凡治眩晕，多以治肝着手，或天麻钩藤，或镇肝息风等剂，常可随手起效。本例眩晕，始即单从肝治，清肝平肝，泥于局限。再诊时求诸肝脾不和，兼用健脾化痰，似也符合"无痰不作眩"之理。殊不知老年人气血亏虚，经脉失荣，长期高血压病血管弹性减退，血液循环障碍，以致脑脉失养而作眩晕。病在血脉，治肝治脾，乃从脏腑论治，此一误也；治风治痰仅仅治气，而未理血，此二误也；终以养血活血、祛风通络获愈。此后患者又复发数次，笔者皆用桃红四物汤随症加减而见功。

——袁侦明.误治验案四则［J］.上海中医药杂志，1993（5）：14-16.

案9 虚实夹杂滥用补法之误

颜某某，女，32岁，农民。1989年10月4日初诊。

主诉：头晕2月余，几经中西医治疗，累进补养之品，均未能治愈。后赴县医院作各项检查，除发现轻度贫血外，余无异常。经他人介绍转入我院由余接诊。刻诊：头晕，入夜更甚，面色萎黄，精神不振，失眠多梦，食少纳呆，胃脘胀满，月经尚准，便溏尿清，舌淡苔白，脉象细滑。余辨证为眩晕，气血两虚型。投以归脾汤加味：炙黄芪20g、红参（另炖）6g、炙远志6g、木香6g、炙甘草6g、枸杞15g、怀山药15g、白术10g、茯神10g、当归10g、枣仁10g。服3剂后症不减，恐药力不足再进3剂，诸症仍无改善。考虑到中气不足，清阳不升，改用补中益气汤治疗，效果也不满意。余沉思许久，忽悟本例不仅有气血两虚的一面，还有中焦气机阻滞的一面。前者治疗只补其虚升其阳，不治其实降其阴，阳气焉能有独升之理！急取益气升清、下气降浊法，用补中益气汤加槟榔10g、枳壳10g、法半夏10g、炒厚朴10g。进药3剂，其证大减，守方出入9剂而愈。

按 本案误治启示有三：①临证不要墨守成规，拘于常法。通常清阳不升而致的眩晕大多用补中益气升阳法治疗。但临证病情复杂，怎能用常法取效。本案误治就在于拘于常法。殊不知，气机升降是相互依存的，浊气不降，则清阳不升。故本案前者治疗只升其阳，不降其阴，徒治无益。后变其法而活用之，以槟榔、枳壳、厚朴、法半夏降气化浊，以补中益气汤益气升阳，上宣下畅，气机升降相因，才能获此疗效。②辨证时不要忽视对"次要"症状的分析。临床症状是中医辨证的基础，辨证中对每一个症状均应细心地分析研究，不要认为某些症状不主要而不深加推敲。实质上一些认为是"次要"的症状往往是疾病的症结，辨证的关键，只不过是被医者忽视罢了。许多误治案都与此有关。本案与此关系颇大。一看到众多的气虚血虚症状就辨证为气血虚弱，而忽视了认为是次要症状如胃脘胀满、脉象细滑的进一步分析。若能分析弄清二症在此案中的关系，明确有中焦气机阻滞的一面，那误治的可能性就不大了。③要借鉴前医的治疗得失。滥用补法是当今医者之通病，也是今之患者之恶习。医者用之曰平稳，患者服之则欣慰。本案前医以虚治2月余未效，而余初诊又沿用补法，虚实夹杂之证，焉能以补获效。倘若能认真地分析前医治疗本案的孰是孰非，从中得到教益，那么就不致于重蹈覆辙了。

——黄荣昌.二则殆案的启示［J］.上海中医药杂志，1991（11）：10-11.

案10　痰饮误为阴虚

田某，女，69岁。

西医诊断：高血压病、椎-基底动脉供血不足、颈椎病，发作性眩晕10余年。近2月来反复发作，伴乏力、消瘦。曾在某医院门诊服六味地黄汤加味40余剂，效果不佳且加重，症见眩晕发作不减，伴恶心呕吐，头痛，胸脘痞闷，乏力足冷，多汗，面色少华，舌质淡，苔白中腻，脉细沉滑。高师辨为痰饮为患，非阴虚所致，治宜健脾和胃，燥湿化痰，升清降浊之法。方用六君子汤加味：生黄芪12g，太子参、法半夏、枳实、竹茹、荷叶、蒺藜、白术、陈皮、炙杷叶各10g，赤芍15g，炙甘草5g，大枣5枚。服上方6剂，眩晕发作减轻，呕吐消失，能纳食，仍轻度恶心、乏力。守上方又服18剂后，眩晕一直未再发作，精神恢复，食欲增进，面色见红润，体重增加4kg，诸症霍然而愈。

按　眩晕一病，原因至为复杂，必须审因论治。高师尝谓："病因为本，症状为标，必伏其所主，而先其所因"。本案前医审证求因有误，将痰饮辨为阴虚，投以滋腻之补阴药，更使脾胃阳气不足，功能减弱，升降失常，形成清阳不升、浊阴不降的病理变化。高师从因证误，从误求法，适中病机，补偏救弊，故取效甚著。由此可窥高师"审因论治，治病求本"的学术思想。

——于有山，王发渭.高辉远临证救误案撷英［J］.北京中医，1994，1（5）：3-4.

案11 水饮内停误为肝阳上亢

覃某，女，60岁，本县外贸局退休干部。1996年10月3日初诊。

主诉：头晕目眩、心悸失眠2月。现症：患者于1996年8月1日，突感头晕目眩，如坐舟车，伴呕恶，心悸，夜寐不安，失眠多梦，身𥆧动，胸胁苦满，肠间辘辘有声。经检查未发现特殊病证，血压167/116mmHg，诊断为高血压导致的眩晕症。遂予安定片、卡托普利片等镇静降压药，治疗20余天血压虽降至正常，但眩晕症丝毫未减。复诊时症状同上，面色萎黄，口淡不渴，大便稀溏，小便量少，舌质淡、苔白腻，脉弦。先按肝阳上亢辨治，拟平肝息风、养心安神法治之，选用天麻钩藤饮合酸枣仁汤，服3剂，失眠症减，眩晕依然。改用镇肝息风汤治疗，血压降至140/90mmHg，但波动不稳，眩晕如初。冥思苦想，忆及《金匮》有"心下有痰饮，胸胁支满，目眩，苓桂术甘汤主之"、"心下有支饮，其人苦冒眩，泽泻汤主之"等条文，茅塞顿开。遂辨证为水饮内停，清阳不升，拟温中利水法。处方：泽泻15g、白术10g、菊花10g、茯苓15g、桂枝6g、夜交藤12g、甘草5g，连服5剂，诸症稍减。原方重用茯苓、泽泻各至30g，白术、菊花各15g，桂枝10g，加薄荷10g，减甘草为3g，再连服3剂，尿量明显增多，眩晕心悸等症若失，血压正常稳定，继服上方3剂而愈。

按 本病例本属眩晕之阴证——水饮内停，而临证时由于思维定势，把点定在高血压上，只见西医的"病"，而忽视了中医的"证"，即忽略了呕恶、口淡不渴、胸胁苦满、肠间辘辘有声、大便溏、小便少、舌质淡苔白腻、脉弦等一系列水饮内停的症状，故导致辨证失误，诊为阳证——肝阳上亢。故虽迭进镇静降压、平肝息风之剂而眩晕不减，血压亦不稳定。后来紧扣水饮这一基本病因，以温阳利水之剂一举收功，且血压亦随利水而自调如常。由此可见，在错综复杂的群症面前，首要明辨本证，区分标证，才不致误诊错辨，本末倒置。

——莫永强.眩晕辨误 [J].湖南中医杂志，1997，13（1）：50.

案12 痰浊中阻、浮阳上越误用平肝潜阳息风

李某，男，55岁。1998年9月18日诊。

素有高血压病史，眩晕时作，血压经常保持在180/109mmHg左右。常感腰膝酸软，下肢发凉，小便清长，大便溏薄，脉沉弦，舌体胖大苔薄黄。医见高血压，投以羚角钩藤汤，血压不降，眩晕不减；更医投以天麻钩藤饮、镇肝息风汤，反增烦躁、面赤，下肢更觉清冷，振振欲擗地。余诊为肾阳不足，命

门火衰，浮阳上越，上盛下虚，清阳不升，痰浊中阻。治以镇纳浮阳，引火归元，健脾化痰，升清降浊。处方：茯苓、生龙骨、牡蛎各20g，白术15g，法夏、陈皮、怀牛膝各10g，附子、葛根、生麦芽各6g，肉桂3g，炙甘草9g。4剂后，血压降至150/93mmHg。眩晕减轻，下肢微温，面赤烦躁除，大便成形。上方稍事调整，又服5剂，诸症消失，血压稳定在较正常水平。嘱服济生肾气丸1月巩固之。

按　此例眩晕，既有痰浊中阻，又有浮阳上越。故用茯苓、陈皮、白术健脾化痰，葛根升清阳，生龙骨、牡蛎镇纳浮阳，附子、肉桂引火归元，怀牛膝既补肾且引浮阳下潜，更以麦芽调肝气，顺其升发之性。药证合拍，疗效明显。从中医辨证论治来讲，高血压也有虚证，或虚实夹杂证。

——胡竹芳.失治救误三则［J］.湖北中医杂志，2000，22（1）：42.

案13　阳虚血瘀误以平肝息风

赵某某，女，47岁。于1998年11月5日就诊。

该患者于10年前无明显诱因始发头晕目眩，头胀痛，且伴有胸憋闷，偶有心前区刺痛，气短，身疲乏力，夜不能寐，不思饮食，面色潮红，曾就诊于某大医院，诊断为"高血压"。本次因劳累及情志不畅，病情较前为重，舌淡边有齿痕，苔薄黄稍腻，脉沉细涩。测Bp150/100mmHg。观其脉症，四诊合参，该患素性情急躁，形体肥胖，且头胀痛，面色潮红，又有高血压病史，吾只能舍其舌脉而从其症，认为此证为肝郁气滞，郁而化火，肝阳上亢，风火扰动所致。治宜：平肝潜阳，息风化瘀止痛，以天麻钩藤饮加减治之，服3剂后病情无明显改变，继用上方3剂，服药后除上症不缓解外，胸憋闷、气短更甚，并现恶心、呕吐苦水，细察其病症，此乃苦寒伤阳败胃之征，且患者畏寒肢冷，舌淡边有齿痕，脉沉细涩。纵观整个病情及用药经过，此乃阳气虚弱、脉络凝滞、气血运行失畅所致。治宜：益气散寒、祛瘀通络止痛。以补中益气汤合四逆汤加减治之：炙黄芪12g、党参12g、炒白术10g、制附子8g、炮姜12g、柴胡6g、丹参30g、砂仁6g、瓜蒌20g、薤白15g、丝瓜络12g、桃红各10g、夜交藤15g、青陈皮各10g、木香8g。服上方3剂后，病症较前明显好转，继守上方炙黄芪20g、制附子15g，连服5剂，诸症基本消失，测Bp130/85mmHg。

——高国俊.临证失治误治举隅［J］.内蒙古中医药，2003，14（6）：12-13.

按　本案之误，在于临证之际，面对舌脉与症状不一致，错误地舍弃了舌脉而从其症，潜意识里还是西医"高血压"多对应中医肝阳上亢证的思维定式在起作用，见血压高即予平肝息风，治标未成反更伤本。及时反思后针对阳虚血瘀的病机用药，虽未"降压"但血压自降。

案14　颈源性与耳源性眩晕辨治之误

汪某，女，78岁，上海玻璃厂退休工人。

因反复双下肢皮肤瘀点、瘀斑10年，余拟诊为再生障碍性贫血，于2000年9月12日收住血液科。住院间予中药健脾益肾凉血之品，双下肢瘀点、瘀斑得以控制，血红蛋白波动在90g/L上下，白细胞2.0×10^9/L，血小板20×10^9左右。但一直诉头晕，加服西比林亦无效，同时伴颈部不适，摄颈椎正侧位片示颈椎增生。遂在原方药基础上加宣木瓜15g，葛根30g，赤芍、白芍各15g，当归身9g，鸡血藤30g。服药3帖，头晕明显减轻；加减继服4帖，头晕基本消失，停用相关药物。2001年1月5日，患者又诉头晕，怀疑可能由颈椎增生引起，加用类似药味，经服半个月仍无效，头晕进一步加重，并伴右耳听力下降。2月10日请五官科会诊，发现左内耳积血，经穿刺抽出0.3ml积血，头晕逐渐消失，左耳听力恢复正常。

按　中药治疗颈椎增生引起的一系列症状疗效肯定，停药后病情能稳定多年而症状无复发。该患者病程中伴头晕，早期认为是由再生障碍性贫血本身引起的，经相应治疗无缓解。后从颈椎增生方面治疗取得满意疗效。第2次头晕发作时，服相应药物已远超过第一次用药天数，究其无效的原因，是由内耳积血引起，解除真正病因后症状即消失。

——丁敬远.诊断未明而误治3则［J］.安徽中医临床杂志，2002，14（6）：493-494.

案15　痰湿内阻误用滋腻

患者女，66岁。

因患高血压30余年，时作头晕目眩，此次复发3天，伴恶心、呕吐、腰酸、口干口苦、乏力体倦，舌偏红、苔薄腻，脉弦滑，血压165/100mmHg。患者每次发作眩晕均用育阴益肾、平肝潜阳之剂而获效。故此次又用此法治疗，处方：生地、生龙牡、珍珠母（各先煎）各30g，山萸肉、肉苁蓉、怀山、白芍、杭菊、杞子、双钩、白蒺藜各10g。但此次服药2剂后，眩晕加重，晨起尤甚，伴恶心呕吐，口苦黏腻，纳呆，舌偏红，苔黄厚腻，脉弦滑。测血压173/98mmHg。经仔细询问，患者此次发病前过食肥甘醇酒，痰湿内阻，治疗上又用滋腻之品，郁而化热，蒙蔽清阳。改用导痰汤加味。处方：胆南星、制半夏、石菖蒲各15g，朱茯苓、天麻、炒黄芩、炒山栀各10g，陈皮、清甘草、炒枳实各5g，炙升麻3g。3剂后眩晕减，诸症好转，苔薄腻，脉弦滑，药已中病，前方去炒山栀、黄芩，加炒白术10g，又3剂后诸恙均消，血压150/82mmHg。

按 高血压眩晕，常见肝肾阴亏、下虚上盛为多见。以前患者每次发作眩晕均用育阴益肾、平肝潜阳之剂而获效，故此次发作未经询问病史，仔细诊查，照搬原方，致使眩晕加重，而患者发病前有食肥甘醇酒史，处方中又用黄肉、肉苁蓉、白芍滋腻之品导致痰湿壅盛，进一步郁而化热，上扰清窍，清气上升，浊气下降，清阳不得舒展而作眩晕。正确的治则应为清热涤痰化湿，佐以升阳降浊。后用导痰汤加味治疗，果显疗效。

——高望望.临证误治案3例［J］.现代医药卫生，2003，19（2）：208-209.

案16　听脉瘤辨治之误

患者，男，59岁，汉族。2002年10月7日初诊。

主诉：左耳聋20余年，头痛走路不稳2年。头痛眩晕耳鸣加重1周。刻下神情淡漠，面色晦暗，行路不正，嗜睡纳差，头痛头晕，大便干结，小便频多。舌质紫暗，苔薄黄腻，寸脉浮弦。诊断：眩晕（梅尼埃综合征）。辨证分型：气血瘀滞。方用血府逐瘀汤：桃仁13g，红花、赤芍、怀牛膝、生地、枳壳、当归各10g，桔梗、川芎、生甘草、柴胡各6g。3剂，水煎服。

10月18日二诊：服药后头痛减，复往田间劳作。不日头痛加重，恶心呕吐，卧则稍缓。视其苔厚腻略黄，舌底络瘀，寸脉沉弦。证属湿瘀互结。方用半夏竹茹汤加味：半夏10g、竹茹10g、枇杷叶12g、旋覆花10g、砂仁8g、生白术15g、生甘草10g、生苡仁30g、怀山药20g、当归10g、丹参20g、柴胡8g。3剂，水煎服。

10月20日三诊：搀入诊室，呕吐频作。家人代诉：1剂呕减，再剂无效，药入即吐。余思之良久，告之患者：住院诊察。10月24日在某院行颅脑CT扫描，印象：左侧听神经瘤（肿块约3.41cm×2.95cm大小）。2002年11月11日手术切除，病理诊断：（左侧听神经）神经纤维瘤。手术成功，病人恢复良好，除刀口处略感麻木，余无不适。

按 首先是诊法误，当时没有仔细询问和分析病史，住院后追问得知，20年前左耳耳鸣，调高，酒后突发性耳聋，耳内胀闷，渐而头痛，甚则面麻。三诊时患者呕吐如喷，应考虑中枢性呕吐，却未能明察。且幼年及青年两受冻创。《素问·奇病论》云："帝曰：夫有病头痛以数岁不已，名为何病？岐伯曰：当有所犯大寒，内至骨髓，髓者以脑为主，脑逆故令头痛，齿亦痛，病名曰厥逆。"《素问·厥论》云："少阳之厥，则暴聋颊热，胁痛，不可以运。"患者5年前右膝下疼痛，行则痛甚，笔者以为诊断为少阳厥逆似较为恰当。磁共振（MRI）与CT增强扫描可以早期诊断。磁共振是检查桥小脑角池病变的最佳方法，增强扫描可清晰显示限于内听道微小听神经瘤，其最小者为3mm×5mm。可见对于现代医学的学习，有着极其重要的意义。病位已明，诊断无误，辨证论治方可有的放矢，所以首诊应辨为瘀血阻窍，治宜通窍活血，方选通窍活血汤加减（赤芍10g、桃仁10g、川芎10g、红花10g、川牛膝10g、桔梗6g、生甘草6g、麻子仁15g、枳壳10g、天花粉10g、菊花10g）。10月17日再诊时用甘遂半夏汤，或可取效于万一。

——葛臻.听脉瘤误诊误治案析［J］.北京中医，2004，23（6）：362.

案17 眩晕漏诊少阳证之误

杨某，近3~4年来经常头晕目眩。轻时仅觉眩晕，恶心呕吐，纳呆，重则天旋地转，平卧亦觉旋转如乘舟车。曾诊断为梅尼埃综合征。近半年患者头晕再次发作，且日渐加重，用半夏白术天麻汤加减治疗而罔效。近2日症状加剧，邀余诊之。见其眩晕异常，口苦，恶心呕吐，呕吐物多为痰涎、苦水，胸胁满痛，神疲乏力，纳差腹胀，面色暗黄，舌淡苔白腻，脉弦滑。余诊其为邪郁少阳、痰浊上泛之证。治宜疏解少阳，燥湿祛痰。用小柴胡汤合半夏白术天麻汤加减：柴胡、白术、茯苓各18g，竹茹、半夏、生姜各15g，黄芩12g，天麻、陈皮、甘草各9g。患者服5剂而眩晕大减，精神转佳，呕吐亦止，能进饮食。

按 此患者眩晕日久，观其病历，前医用半夏白术天麻汤加减治疗，而效不佳，何也？盖患者之症虽与半夏白术天麻汤证相符，但观患者有口苦、吐苦水，且胸胁胀满等少阳证。未看到少阳证，属误诊中的漏诊。诚如经言，但见一证便是，不必悉具。遂用小柴胡汤辅以半夏白术天麻汤治之而显效。

——杨海燕，王萍，刘新亚.从误诊误治案例看小柴胡汤的方证相应［J］.
江西中医药，2009，40（9）：16.

案18 痰热误为阴虚风动

女，42岁，患头晕数年，经服中药少效。2008年7月5日来诊。

主诉：头晕时有发作，甚则天旋地转。恶心呕吐，并见口干、口苦、便秘、溲黄。舌边红苔厚腻，脉沉滑。观其面红、体胖，前医用药多以养阴息风清热等药，诸如生地黄、生白芍、天麻、钩藤、僵蚕之类。余思其体胖乏力，胸膈满闷，时有恶心吐涎之候，实属痰湿郁阻、清窍不利之证，四诊合参以立方：淡竹茹、枳壳、陈皮、半夏、茯苓、天麻、泽泻、焦白术、苍术、甘草。嘱服5剂，水煎饭后服，日1剂。患者服药1周后复诊，头晕减半，胸膈觉宽，食欲增。前方出入加神曲、旋覆花等品，先后服药20余剂，病未再发。

按 此案实乃重视体质因素，改阴虚生风为痰热证治而收效。

——侯红霞.临证误辨得失三则［J］.山东中医杂志，2011，30（5）：353.

案19 脾虚湿热误为阴虚阳亢夹湿热

王某，女，80岁。2013年3月就诊。

既往有高血压病史20余年，糖尿病史10余年，近5年来即使在服用硝苯地平控释片（商品名：拜新同，早6点和下午3点各服30mg）、氯沙坦/双氢克尿噻（商品名：海捷亚，其中氯沙坦100mg，双氢克尿噻12.5mg）早6点服用1片，春、夏季血压仍波动在160~170/55~60mmHg之间，秋冬季则波动在180~220/50~60mmHg之间。近1年来在外院处予上述西药基础上加中药治疗，后笔者查询其处方多为明天麻、枸杞子、钩藤、杭白芍、石决明、石斛、北沙参、麦冬、炒杜仲、怀牛膝、炒川断、苏梗、炒黄连、佩兰、川朴花、茯苓等平肝潜阳、清热利湿之药。以方测证，推测该中医辨证患者为肝肾阴虚、肝阳上亢夹湿热证，然患者及其家属认为疗效不显。改诊于笔者时，患者形体消瘦，面色欠华，唇色偏淡，除上述症状之外，时觉夜间潮热、盗汗，伴夜间口咽干燥，然不欲多饮，腰膝酸软，大便3日一行，质干，便硬，食欲欠佳，诊得右关脉缓而无力，舌尖红，苔中黄腻。根据平脉辨证法，改辨证为脾虚兼湿热内蕴，且热重于湿证，治拟清热利湿为主，佐以健脾和胃。随即在西药剂量不变的情况下仿连建伟运用资生丸法治之。药选：太子参20g、生黄芪15g、炒白术10g、茯苓15g、甘草5g、陈皮5g、黄连3g、薏苡仁30g、扁豆衣12g、黄芩10g、阳春砂5g（后下）、泽泻10g、怀山药15g、桔梗6g、芡实12g、炒谷芽12g、炒麦芽12g。

服用7剂后复诊，患者诉潮热、盗汗、夜间口咽干燥已减，大便隔日一行，质干，食欲渐增，头晕、视物模糊、腰膝酸软症状较前稍减轻，本周血压波动在150~158/50~55mmHg之间。嘱其连续服用上方加减2月余后，血压波动在135~145/50~60mmHg之间，且潮热、盗汗已除，夜间口咽干燥、视物模糊、腰膝酸软已减，大便日行1次，质中，已不干，舌尖已不红，苔薄中腻，脉缓；同时已改硝苯地平控释片每早1次，余药暂不变。后改用参苓白术散煎剂加减治疗1个月后病情稳定，故嘱其改参苓白术颗粒至今，目前服用硝苯地平控释片每日1片，同时予氯沙坦/氢氯噻嗪减量（改：氯沙坦50mg、氢氯噻嗪12.5mg）期间春夏季血压波动在130~145/50~60mmHg，秋冬季则波动在

140~150/50~60mmHg之间，上述症状均较前明显减轻。

按 本例患者除眩晕症状外，尚伴视物模糊、潮热、盗汗、夜间口咽干燥、腰膝酸软等症状，以方测证，推测当时湿热症状亦存在，故单凭症状而言，前医辨证为肝肾阴虚、肝阳上亢伴湿热证，看似无误，然为何治疗近1年在中药合用三联降压西药基础上收缩压仍在160~220mmHg之间（舒张压明显降低）？详审脉症，根据平脉辨证法，诊得患者右关脉缓而无力，提示为脾虚证；舌尖红，苔中黄腻，提示湿热内蕴证热重于湿；结合潮热、盗汗、口咽干燥而不欲多饮、大便不畅且干结等症，故应改辨证为脾虚兼湿热内蕴证（热重于湿）。另外，笔者诊脉时未及左关脉和左尺脉明显异常，故虽有口咽干燥、腰膝酸软、头晕、舌尖红等症状，但仍不应辨证为肝肾阴虚、肝阳上亢兼内热证。连建伟在书籍中提及"资生丸方……补不足，损有余，兼调气机升降，以恢复脾胃运化之功能"，故临证除常用于脾胃虚弱兼湿热证所致的各种消化系统疾病，同时也加减用于治疗脾虚湿热型面部痤疮、慢性肝病、失眠、黄褐斑、入夜流涎等杂病。现笔者仿连建伟对资生丸的应用适应证，治疗此例脾虚湿热型高血压病，亦取得了较好的疗效，再次验证了异病同治的准确性，且进一步拓宽了资生丸的临床应用范围。

——李航.从脾胃挽治高血压病误案再谈平脉辨证法的临床价值［J］.
中医药通报，2018，17（5）：59~62.

案20 气血两虚、营卫不和兼寒热错杂证误治

患者李某，男，36岁。2015年12月就诊。

患者于2003年无明显诱因突然出现头晕明显，当时血压200/100mmHg，随即入住杭州市第一人民医院心内科，出院诊断为：原发性高血压。2003年至2006年间予厄贝沙坦片（商品名：安博维）每日1片，血压可控制在120~130/70~75mmHg之间。但2007年起因血压波动在150~170/85~96mmHg之间，逐步加予硝苯地平控释片（商品名：拜新同）每日1片及贝那普利（商品名：洛汀新）每日1片进行治疗，起初血压尚可控制在130~140/70~90mmHg之间。然2015年5月因家庭出现重大变故，血压再次波动在160~180/90~110mmHg之间，予暂停厄贝沙坦片，改用厄贝沙坦/双氢克尿噻（商品名：安博诺）+硝苯地平控释片+贝那普利片各1片的四联降压药物治疗3个月后，因血压仍波动在135~158/90~99mmHg之间，于外院诊治半年后因血压水平仍同前而改诊于笔者。经查询前医诊治处方时笔者发现，其先后予天麻钩藤饮、镇肝息风汤、六味地黄丸、滋水清肝饮治疗。笔者详审脉症，诊得

脉沉缓而无力，舌质淡，苔薄黄。询问患者后得知其除眩晕、乏力外，尚有盗汗、恶风，伴口苦，以晨起为甚。笔者平脉辨证，该患为气血两虚、营卫不和兼寒热错杂证，以寒为主。治拟调和营卫、益气养血祛寒为主，佐以清热。处方：桂枝10g、生白芍10g、生姜3片、大枣15g、当归10g、防风6g、生黄芪30g、炒白术10g、炒黄芩10g、太子参20g。上方连服7剂后复诊，诉头晕、乏力症状明显改善，且盗汗、恶风、口苦亦减，血压波动在130~150/85~96mmHg之间，诊得脉沉缓而无力，舌质淡，苔薄白根腻，拟改太子参为党参15g，改甘草为炙甘草3g，改炒黄芩为6g。因患者需外出1个月，嘱其可在当地转方续服1个月。

　　1个月后复诊，诉其头晕、乏力、盗汗、口苦症状已消失半个月，诊得脉已不沉，然仍缓而稍显无力，舌质淡，苔薄白根腻，嘱其在前方中去炒黄芩，改党参为20g，改红枣为20g，加用茯苓15g、陈皮6g。后嘱患者在西药不变的基础上，每于秋春季长期服用上方加减；夏季则根据血压情况酌情调整，甚至可暂停中药，并予西药减量；冬季嘱其服用膏方以增强补益气血阴阳之功。随访至今，患者无明显不适，且血压波动在110~130/70~85mmHg之间。

　　按　根据前医对患者的诊治处方，不难判断其先后辨证为肝阳上亢型、阴虚阳亢、肝风内动型、肝肾阴虚、肝郁化火型。然根据平脉辨证法，笔者发现患者六部脉均沉缓而无力，提示气血两虚证明显；舌质淡，苔薄黄，伴口苦，提示为寒热错杂证；恶风、盗汗，提示为营卫不和证，正如《伤寒论》第13条提及："太阳病，头痛，发热，汗出，恶风，桂枝汤主之。"综上所述，该患当属气血两虚证为本，营卫不和、寒热错杂证（寒重于热）为标。法当标本兼顾，方选三建中汤合阳旦汤加减。在该患者治疗过程中值得注意的是，初诊时因尚存在苔黄、口苦等热证，虽综上所述寒重于热，但为防止热证加重而致耗气伤阴更显，初始仍需运用阳旦汤，且予太子参替代党参，待后续热证消退，气血两虚证更明显时再改用党参。另外，在细读《连建伟中医传薪录》《连建伟中医传薪录2》时发现，连建伟有时亦将三建中汤用于调治主症不多的气血阴阳两虚、营卫不和型阳痿、更年期综合征患者，恰如《伤寒论》中"但见一证便是，不必悉具"的经典条文所述。

——李航.从脾胃挽治高血压病误案再谈平脉辨证法的临床价值［J］.中医药通报，2018，17（5）：59-62.

案21　气虚下陷夹湿、肝郁血瘀误为肝阳上亢夹瘀血阻络

患者陈某，男，76岁。2016年10月就诊。

患者10余年前因反复头晕在浙江大学医学院附属第一医院确诊为高血压病，但先后增加药物种类治疗后，血压控制仍欠佳（具体不详）。近2年来予口服缬沙坦/氨氯地平（倍博特）联合培哚普利/吲达帕胺（百普乐）各1片后，自诉秋、冬季血压仍控制在160~180/60~70mmHg之间，春、夏季血压水平具体不详。于外院行中医治疗，但血压控制仍欠佳（具体不详）。笔者查询外院处方均为天麻、珍珠母、龙骨、代赭石、钩藤、桑寄生、益母草、川牛膝、杜仲、牡蛎、生麦芽、白蒺藜、丹参、赤芍、地龙等平肝潜阳、降气活血类药物以助引血下行。以方测证，不难推测出前医将该患者辨证为肝阳上亢夹瘀血阻络证。笔者详审脉症，诊得右关脉虚大，左关脉弦，舌质暗红，舌边有明显瘀斑、瘀点，根腻，伴头晕、眼干，时有双侧太阳穴处针刺样疼痛，大便先干后稀。根据平脉辨证法，改辨证为气虚下陷兼湿滞、肝郁血瘀证，治拟补益中气、疏肝活血法，仿连建伟运用补中益气汤合逍遥丸加味。处方：生黄芪25g、太子参20g、炒白术12g、炙甘草6g、陈皮6g、升麻6g、柴胡5g、炒当归10g、生白芍10g、丹参20g、延胡索12g、茯苓12g、红枣20g。上方连服7剂后，复诊时头晕、头痛、眼干较前明显减轻，且血压亦稍有降低（控制在150~168/65~70mmHg之间）。前方加减续服3个月后，复查动态血压提示：白天血压130~140/80mmHg，夜间血压120~130/65~80mmHg之间，且诸症均除，诊得右关脉仍虚大，左关脉虚弦，舌质暗红，舌边瘀斑、瘀点较前明显减退，根腻。前方中改太子参为党参15g，改生黄芪为30g、炒白术为10g，改炒当归为当归10g，同时加酸枣仁15g。后嘱其持续服用中成药补中益气丸合逍遥丸或四物汤，西药不变，随访至今，患者秋冬季血压经动态血压复查提示基本同前。

按　该患以头晕为主诉，以方测证，推测前医辨证该患为肝阳上亢兼瘀血阻络，然为何在联用两种四类复合降压药基础上秋冬季收缩压仍较高？笔者详审脉症发现，右关脉虚大提示脾胃虚衰，元气不足，正如徐灵胎《脉诀启悟注释》言"东垣有云，气口脉大而虚者，为内伤于气……可知虚脉多为脾家气分之病，大则气虚不敛之故"；左关脉弦，提示肝郁气滞；舌质暗红，舌边有瘀斑、瘀点提示瘀血阻络；苔根腻则提示内有湿滞。综上所述，该患应辨证为气虚下陷兼湿滞、肝郁血瘀证，根据"方从法出，法随证立"的原则，笔者运用补中益气汤兼少量茯苓以补益中气，佐以利湿；同时予逍遥丸合丹参、延胡索

以利疏肝理气，佐以化瘀。治疗过程中需要强调的是，因本例除具备右关脉虚大等明显脾气虚征象之外，尚存在左关脉弦等肝郁表现，因此该患者初始用太子参替代党参，且生黄芪仅用25g，而予炒白术加量至12g，以防加重肝郁而化火。后待左关脉弦变为左关脉虚弦，提示肝血不足明显时再予改用党参，同时加大生黄芪剂量、减少炒白术剂量，且将活血化瘀作用较强的炒当归改为当归，以增强补益气血疗效。

——李航.从脾胃挽治高血压病误案再谈平脉辨证法的临床价值［J］.
中医药通报，2018，17（5）：59-62.

三、颤证

案1　气血不足夹瘀，误用潜阳息风

余某，男，72岁，退休工人。1992年5月2日初诊。

患者1年前始下颌及口唇肌肉不自主抖动，初未重视，继则影响进食和说话，口角流涎，语言不清，1月前延及双手颤抖，不能拿碗筷，不能写字，步态蹒跚，行走艰难，表情呆板，在某院诊断为：震颤麻痹。曾服金刚烷胺治疗，因副作用大而自动停药。就诊时舌质淡紫，苔薄白，脉细弦。辨证阴虚阳亢，肝风内动。予镇肝息风汤加减。药用：生地、天冬、白芍、天麻、钩藤、代赭石、全蝎、龙齿等。治疗1周，症情未见改善。

次诊根据舌质淡紫，改用益气活血之补阳还五汤加减。药用：炙黄芪40g、桃仁10g、红花10g、赤芍10g、川芎10g、全蝎6g、地龙10g、白芍30g、炙甘草6g、鸡血藤15g。7剂。药后口唇肌肉、双手颤抖好转，继用原方调治1月，震颤停止，体力增强。嘱服归脾丸、丹参片巩固疗效，追访半年，除左手指微颤外，余无异常。

按　本案之误有二：一是囿于成法。震颤之因有"风依于木，木郁则化风，肝风震动也"（《类证治裁》）；亦有"气血俱虚，不能荣养筋骨，故为之振摇，而不能主持也"（高鼓峰《医宗己任篇》）。二是忽视舌诊。舌淡紫为气血不足夹瘀之征。基于上述因素，复诊宗"气为血帅""治风先治血，血行风自灭"之旨，转用补阳还五汤以益气活血为主，从而使病情渐入坦途。

——雷耀晨.临证救误实录［J］.河南中医，1997，17（6）：369.

案2　血虚筋脉失濡，误用平肝息风

李某，女，35岁，工人。1990年5月22日就诊。

患者颜面抽搐间断发作半年余，曾以"面神经麻痹"服用中西药乏效。近因劳累而抽搐加重，邀余诊治。四诊查得：左侧下眼睑、嘴角抽搐频作，吃饭、说话、情志抑郁时及在阳光下抽搐更频，面色灰暗无泽，形瘦，身困乏力，心烦易怒，纳呆，头晕，舌质暗，舌边有齿痕，苔白稍厚，脉弦细无力。测血压142/90mmHg。辨属肝郁阳亢证，治以平肝潜阳息风为法，方用天麻钩藤饮加减。方药：天麻、全蝎、地龙、僵蚕各10g，钩藤（后下）30g，白芍、石决明（先煎）各20g，菊花、生地、牛膝、川楝子、元胡、郁金各15g。5剂。并嘱适当休息，少言语，保持情志舒畅。

服上方1剂后抽搐有减，5剂服毕却见数欠伸而抽搐如初。余三思又以阴血不足、筋脉失养辨证，以滋补阴血、佐以活血为治法，用四物汤加味为方再治。方药：熟地、白芍、枸杞子、黄芪各30g，当归、制首乌各20g，川芎、红花、桃仁、天麻（久煎）、建曲各10g。5剂。药后嘴角抽止，余症均有好转。后在本方基础上随症加减，共服36剂病告痊愈，追访至今无恙。

按　颜面抽搐一症不甚多见。初诊时余以为抽搐属风动，心烦易怒、脉弦为阳亢，而以天麻钩藤饮平肝治之，实属治标之法，故初有效而终不愈。究其故，余忽视了面色无泽、久病形瘦、脉细无力等血虚之本，其抽搐实乃筋脉不濡之故，心烦亦为血亏失养所作，故易四物汤补血滋阴，一投即效。方中所加黄芪，意在与当归同用以增补血之功，且气血并举，使血有所依；又加红花、桃仁活血，是因舌暗有瘀，且使所补阴血不致壅滞；君臣已定，故再佐天麻与白芍共奏舒筋柔肝之功以顾其标。如此标本同治，重补阴血，筋有所养，脉和抽止，顽疾终痊。

——梁中，吴景洲，周启星.颜面抽搐证辨误治验［J］.河南中医，1992，12（5）：234.

小结

脑系病证方面，共有误案34例，包括眩晕21例、中风11例、颤证2例，其中眩晕、中风误案最多。其误诊误治的原因主要如下。

中风：该病有时与痹证症状相似，易致误诊。病因病机方面，肝阳上亢之证易误诊为风热上攻、气虚血瘀、痰湿闭阻等证；治法方药方面，常见误用温补、滋养、清热、化痰、平肝等法。临床首当明确疾病诊断，可借助现代医学检查手段，次当辨清病证的阴阳虚实标本，切不可见中风即潜阳息风为治。

眩晕：该病常见虚实夹杂之证，故需详辨标本虚实与发病脏腑，方不致误。病因病机方面，因本病多责之于肝，故常见将痰湿、痰饮、水饮内停等证误诊为肝阳上亢者；治法方药方面，亦常见妄用息风化痰、升提、滥用补法等。

颤证：病因病机方面，多易考虑阳亢动风，忽略四诊合参以致辨证失误；治法用药方面，多考虑平肝息风为治，易忽略气血亏虚、筋脉失濡亦能致颤。

第八节　气血津液病证

一、厥证

案1　病重药轻案

余曾治本族姊重症1例，心悸，气喘急，四肢厥逆，出冷汗。上午请本村一位老先生诊治，用真武汤，方证尚洽，但未见效。下午病更重。余诊时，脉极沉迟，苔白滑。此乃阴虚阳衰，已至虚脱危急之际。服汤药恐时不待人，急服龟龄集三分之二瓶。喘息稍缓，速煎附子30g，干姜30g，人参9g，炙草6g，煎当即服。1剂后便转危为安。

按　此例用真武汤尚非不确，主要误在病重药轻，不足以控制病情发展，犹如杯水车薪，无济于事。

——赵尚华，张俊卿.张子琳谈从误治中挽回危症的经验［J］.
山西中医，1985（1）：25-26.

案2　未遵炮制效不应

一小女学生，持续性上腹钻痛，曾有吐蛔虫现象发生，每次发作数小时后即缓解，此次发作持续1天不解，伴有呕吐清水，烦躁不安，舌淡苔白，脉弦。诊为"蛔厥"（《伤寒论》里的一个病名，相当于现在所说的"胆道蛔虫症"），投《伤寒论》乌梅丸方2剂，水煎服。服后疼痛反甚，烦躁加剧，嘱服米醋30ml，服后10分钟痛止。后用上方加米醋30ml同煎，连服3剂，病愈。

按　本案为"蛔厥"证无疑，用乌梅丸治疗亦属正治，但服后痛反剧、烦反增，究其原因，是乌梅没用醋渍，《伤寒论》要求"以苦酒渍乌梅一宿"，医者不遵，故于病不应。后将原方与米醋同煎，而其效大捷。可见，经方药物之炮制也是不可不究的。

——陈明.误治的教训［N］.中国中医药报，2014-04-28（005）.

二、郁病

案1 肝郁误补

范女，50岁，工人。

患者于16年前因受冲击，情志怫郁，食欲不振，纳食日减，每餐勉强进米粥小半碗，自觉身困倦怠，乏力不支。家属认为体虚宜补，自费购买红参120g，每日9g煎汤顿服，连进10日，出现口干、头目眩晕、不能转侧，血压上升至170/110mmHg。随即停服人参，血压逐渐降至正常。唯口干喜饮、心烦口苦、夜寐不安、大便干结之症不除，已历十余载，屡经中西医治疗未效。检查：患者体质消瘦，皮肤干燥，舌质红，苔黄而干，脉象细数。此乃木火体征，肝郁实证。而病家不知医理，误认为虚证，用人参大补，致气机壅滞，郁而化火，暗耗肝肾之阴，水不涵木，肝阳上亢，则头目眩晕，不能转侧，血压升高。津伤液涸，则口干，皮肤干燥，大便干结。肾阴不足，不能上济于心，心火偏旺，内热由生，则心烦口苦，夜寐不安，苔黄而干，舌质红，脉象细数，乃阴亏火旺之候，治宜甘寒壮水，咸寒滋阴之剂，方用沙参麦冬汤合增液汤加减：沙参10g，麦冬10g，玉竹10g，花粉10g，生地10g，玄参15g，黄连3g，竹叶3g，甘草3g。药用沙参、麦冬清养肺胃，玉竹、花粉生津解渴，甘草甘缓和胃，生地清热养阴，玄参咸寒润下，黄连、竹叶清心宁神。诸药配伍，共奏生津养液、润燥宁神之功。上方日进1剂，连服3天，药后精神转好，纳增，口苦心烦已除，夜寐转安。前方初试已效，唯大便干结未除，舌脉同前。此乃心火虽平而阴液难以骤复，原方去黄连、竹叶，继以甘寒配咸寒以增水行舟。连进10剂，舌苔转为白润，舌质略赤，脉仍细数。嘱用生地3g、麦冬3g、玄参3g每日1剂泡茶饮，调治3月，诸恙悉平。

按 人参乃补益之药，为众人所通晓，然实证毋服之，人常不以为戒。明代医学家张景岳说："药以治病，因毒为能，所谓毒药，是以气味之有偏也。"盖补益之剂，惟人参药力最雄，用于急证救治，能回阳气于垂危，却虚邪于顷刻；用于慢性虚损，有益气生津、宁神强身之能，为虚怯人常备之良品。《本草正》云："若阴虚而火盛者，则诚有暂忌人参，而惟用纯甘壮水之剂"。本例乃肝郁实证，误用红参大补，犹如釜底加薪，以致火势炎炎，阴津耗损，变证丛生，临证当慎。

——戴桂满.肝郁实证误服人参案［J］.中医药研究，1987（1）：30-31.

案2 痰气互结误为心脾两虚

陈某某，女，28岁，教师。1983年3月9日来诊。

1年前，其母因食管癌病故。嗣后渐觉喉部有梗阻感，恐癌情绪较重。曾在本院作食管钡透及食管脱落细胞检查均阴性，诊为"癔球症"，转中医科会诊。诊见：咽中似有物阻，吞之不下，吐之不出，胸闷噫气，失眠多梦，食不欲进，疲乏无力，苔薄白，脉弦。余诊为"心脾两虚"，用归脾汤加减，罔效。又细究病史，病因恐癌所致，思则气结，气滞则痰凝，证属痰气郁结，当行气开郁、降逆化痰。拟半夏厚朴汤合旋覆花代赭石汤加减（法半夏、茯苓、旋覆花、甘草各10g，代赭石30g，苏梗、厚朴各5g，生姜3片），服5剂，症状好转，再10剂而愈，正常工作，迄今未复发。

按 癔球症属中医的"梅核气"。本例因痰浊内阻胸闷失眠，因肝木侮土则纳差乏力，非心脾两虚，故补益无效。此乃痰气互结，宜用化痰解郁之方。

——刘浩江.误补及救误病案举隅［J］.吉林中医药，1985（5）：15-16.

案3 气滞血瘀误作气虚

熊某，女，26岁，农民。1991年9月17日初诊。

同年7月下旬始，善太息，心悸，不寐，右胁下隐痛。查心电图、肝功能、钡餐、B超、X线胸片，均未发现明显病变。延医诊治2月余，难得一效。忧心忡忡，乃试治于余。症见形瘦如削，神疲乏力。自觉胸中大气不能上达咽喉，语言无力，劳后尤甚，小腹坠胀感，四肢冷，梦多，舌淡、苔薄，脉沉弱。此乃中气虚陷，心气不足之太息重证。正如《灵枢·口问》所言："忧思则心系急，心系急则气道约，约则不利，故太息以伸出之。"治宜补气升提法。拟补中益气汤加味。处方：黄芪30g，党参、白术、陈皮、桂枝各15g，当归、鸡内金各9g，升麻、柴胡、甘草、桔梗各6g，水煎服，日1剂，6剂。

24日二诊：仍心悸、寐差，情绪低落，焦虑尤甚。舌淡、苔薄，脉细滑。乃虚痰上扰，心神不安之端倪。于上方去桔梗、桂枝、鸡内金，加远志15g、酸枣仁30g，以增强宁心安神之效，续服12剂。

10月6日三诊：药后仍无效应，患家几失治愈信心，余亦几近技穷耳，唯赧颜汗下矣。思忖良久，药证若合符节，何以难见寸功？其间必有辨证不确之处。乃细询病者，方知此病得之于夫妻吵架之时，其夫用脚踢伤右胁部之后，常感胸闷胁胀，气窒难舒，每以叹气舒之，而渐成斯证。刻下：右胁下隐痛，神疲纳差。仍恶梦纷纭，易惊醒；且心惕惕然，如人将捕之。舌淡、苔薄，舌下青筋隐隐，脉沉小弦带涩。此郁怒伤肝，复被踢伤肝络，致气滞血瘀之太息证。治宜疏肝解郁、理气活血之法，拟逍遥散合丹参饮化裁。处方：丹参、百合各30g，白术、佛手、茯苓各15g，柴胡、白芍各12g，薄荷、干姜、甘草、砂仁各6g，檀香3g。

19日四诊：3剂太息已减，6剂神旺纳佳；连服至12剂诸症均安，恢复轻体力劳动。以逍遥丸常服巩固疗效。

按 本案首诊时，未理情由，径据所见而辨证为中气虚陷、心气不足，貌似丝丝入扣，实则谬以千里。其后详询病因，细察证候，始得肝郁气滞、肝络瘀阻病机。且已见肝病传胆、胆心同病诸症，治即改弦易辙，而获佳效。是故辨证论治之维艰，非认真实践、刻意求索者，难得神髓也，余辈当谨志之。

——崔桂波.太息证治误纠正案［J］.新中医，1994（4）：20.

三、水肿

案1 肝郁气滞水停误为脾肾虚

1957年12月，曾治一王姓患者，男，48岁。

自述晨起目胞肿胀，继而下肢亦肿，头晕欲呕，腹胀纳差月余。西医诊为"慢性肾炎"，虽经治疗，未能控制病情。诊时，面浮身肿，下肢尤甚，按之凹陷不起，胸闷食少，体重困倦，舌红，苔腻，脉沉有力，此为水肿。《景岳全书·肿胀》篇曰："凡水肿等证，乃肺脾肾三者相干之病，盖水为至阴，故其本在肾；水化于气，故其标在肺；水惟畏土，故其制在脾"。王姓患者，既无风邪外袭、肺气失宣之证，也无肾阳衰微、不能化气行水之候，此乃脾运失职、水湿内停外溢而成。治以健脾化湿，通阳利水，予五苓散加味6剂（茯苓、白术、桂枝、猪苓、泽泻、车前子、木通、姜皮、大枣）。

初服稍见收效，再服诸羔依然。继后加重剂量，再服6剂，病无进退。窃思，治脾利水而肿不消，莫非"水为阴，其本在肾"？试以温肾助阳、化气利水为治。投真武汤加味3剂（附子、白术、白芍、茯苓、生姜、泽泻、木瓜、车前子、炙甘草），亦无寸功。转而细思，药之不效，辨证未准，乃追根溯源，详审病因，得知其病实因生气而成。生气后，三餐未进，坐卧不宁，彻夜不眠，继而病肿。如此细究，始得其本，此乃怒气伤肝，肝失疏泄，气滞水停之水肿。治宜疏肝理气，除湿利水。以白芍12g，大腹皮6g，陈皮9g，青皮6g，紫苏9g，半夏9g，茯苓12g，桑皮9g，木通6g，桂枝6g，羌活6g，6剂，果然小便通利，肿消六七，续投上方3剂。后用六君子汤加味调治而愈。

按 仲景创立"见肝之病，知肝传脾，当先实脾"大法，但临证时，见脾之病，亦应不忘木郁土壅、木疏土荣之理。此病之误，全在问诊不详，只辨其证，未审其因。水肿病虽与肺脾肾三脏有关，但脾运水湿，全赖肝之疏泄，正如《血证论》曰："食入于胃，全赖肝气以疏泄之，而水谷乃化。"患者怒气伤肝，肝郁脾滞，水湿内停外溢而致水肿，困倦纳差，非脾虚征象，乃湿滞之候，苔腻，脉尚有力即为明证，肝脉本弦，但因肢肿而脉弦不显反沉。初用健脾利水，是治标忘本之法，故取效不显，继治拘泥于"其本在肾"之说。先病为本，后病为标，病因为本，病证为标，古人早有明论，因而行气之方才是治本之法。行气利水、标本兼顾方获速效，实为"治病求本""治水必先治气"之理矣。

——贺学泽.水肿证治之误［J］.江西中医药，1982（3）：50.

案2 脾肾阳虚误为实证

彭某，男，17岁，1968年8月2日初诊。

患者于1967年5月间突然发生全身浮肿，某医院诊"急性肾炎"。住院3个月，水肿消退。1968年6月水肿复发，住院治疗无效，来我处就诊。全身浮肿光亮，面目浮肿，两眼只现一缝，看物需用指支撑眼睑，腹部膨大不能着裤，阴囊肿大如瓮，下肢按之没指，微恶风，无汗，平卧则气促，精神疲倦，四肢欠温，心烦时作，小便微黄而短少，舌淡白，舌中无苔，舌根苔微黄，因上肢肿甚而无法切脉。小便化验：红细胞（＋），白细胞（＋），蛋白（＋＋＋＋）。辨为风水，用越婢加术汤：麻黄6g，石膏15g，白术12g，甘草5g，生姜3片，大枣3枚。3剂。

复诊时见病证不减，以为病重药轻，仍用原方加茯苓皮20g，桑白皮15g，猪苓12g。且配合蒸法取汗，以图上下分消水邪（麻黄250g，桂枝200g。煎汤倾入澡盆中，令患者坐其中，四周用草席围定）。尔后汗出不止，恶风更甚，四肢厥冷，肿益剧，疲乏卧床不起。余沉思良久，豁然醒悟，此乃误治。速用回阳救逆、温中益气法救治。方用：附子20g，白术20g，黄芪20g，3剂。汗止，不恶风，四肢转温，精神转佳，水肿见消。继用原方，共服20剂，诸症悉除。嘱服附桂理中丸两月以资调理。复查小便正常。随访15年无再发。

按 此案误治，在于初诊时只凭肿势急且甚、恶风无汗、小便短少等症，忽略了病程长、神疲、纳呆、虽炎暑之季而四肢欠温、舌淡白等脾阳虚弱之症。误投发汗利水之剂，犯"虚虚"之戒。卫阳虚衰则汗出不止，恶风甚；脾阳虚衰则不能输转，水液泛滥肿势加剧；肾阳虚衰则四肢厥逆。若不急救，必危在倾刻。故用术附汤回阳救逆、温中健脾，加黄芪补气升阳、固表止汗、利水消肿。药虽三味，但温脾升阳之功甚著，故能速起沉疴。

——黄阳生.误治医案二则［J］.云南中医杂志，1985（6）：46-47.

案3　气肿误为水肿

周某某，女，48岁。1976年10月来诊。

患者自1974年元月开始全身浮肿，早轻晚重，休息后减轻，与月经周期无关，凹陷试验（++），夜尿2~3次。曾确诊为特发性水肿，住院治疗时久用西药乏效，后易中医二十余名，迭治2年反剧而邀诊。我初凭水肿按之不起一症，断为水肿不疑，仍与五苓散合五皮饮，随利随肿。又与真武汤，仅见夜尿一症减，诸症如旧。前车之鉴，不可复蹈，须探求新径，本症之顽疾究其何因？遂反复追询起病缘由，病家良久忆起2年前与人怄气后渐肿。再察其面色青黄，气喘身重，胸腹胀满尤甚，烦躁易怒，食少纳呆，便溏日3~4次，舌体胖嫩而色淡苔白腻，脉沉细而弦。症因合参，其病机仍属肝失疏泄，致三焦气滞，水道壅塞，水聚溢于肌肤而发为肿。治当疏理三焦气机，燥湿醒脾，径投木香顺气汤加减：广木香、生姜皮、炙甘草各6g，枳壳、香附子、陈皮、青皮、苍术、厚朴、砂仁、大腹皮、紫菀各10g。水煎服，6剂显效，12剂后未见尿量增加而浮肿尽消，惟余气短乏力，乃与香砂六君子丸缓图固本，病遂告愈。

按　古人有气肿、水肿之分，谓按之即起者为气，按之不起者为水。本例按之不起，凹陷试验（++），理属水肿无疑，吾初误在泥于此说，断为水肿，故用常法治水而不效。《素问·灵兰秘典论》曰："三焦者，决渎之官，水道出焉。"说明三焦为水液代谢之通道，而肝有疏利畅达三焦气机之作用，故用疏肝理气，以通利水道，气行则水行，虽不直接利水而肿消。临证治水须注重条达气机，不可见水治水。故临证不必以按之凹陷与否以别属水属气。只要证属气肿，虽按之凹陷不起者，仍应按气肿论治。本例药中病所，3年顽肿，溯本求源用疏肝理气一法而愈。

——钱光明.误治辨析八例［J］.辽宁中医杂志，1987，42（3）：40-41.

案4　阴虚气滞水停辨治不确

杨某某，女，46岁，农民，1979年8月20日初诊。

患者自述水肿年余，多次化验检查小便均为正常，西医诊断为"更年期综合征""特发性水肿"。经多方求医，其效不佳，反复发作，近来更有加重趋势，而来余处就诊。查前医所用不外乎五苓散、五皮饮、防己茯苓汤、实脾饮、肾气丸、真武汤之类。刻诊：面目微肿，腹壁肥厚。触之有波动感，下肢浮肿，按之凹陷，腰膝酸软疼痛，头晕耳鸣，胁肋脘腹微胀不适，四肢麻木，舌红少苔，脉弦细。余认为长期水肿多与肾不能温运有关，便处以济生肾气丸治之，药用生地黄15g，枣皮12g，山药12g，泽泻15g，丹皮10g，茯苓15g，肉桂6g，附子12g（先煎），牛膝12g，车前仁15g（布包煎），2剂。

二诊：药后诸症同前。自忖：水与火势不两立，本病既有腰膝酸软疼痛的肾虚之候，又有肾虚水泛的水肿之征，用济生肾气丸，证甚为合拍，何而不效？其不效者，恐问证不全，辨证有误。于是重新细诊，望其面部微肿而潮红，舌光净无苔，问其口干咽燥，失眠多梦，大便干燥，触及手足心烦热，脉弦细数。吾如梦初醒，此乃阴虚之象也。故以猪苓汤试治。用茯苓15g，泽泻15g，阿胶15g（烊化兑服），滑石30g，酸枣仁15g，怀牛膝12g，1剂。

三诊：症状依然如故。余反复思考，本案阴虚兼水无疑，用仲景猪苓汤本当有效，但事与愿违，必有辨误之处。再询患者，除上述证候外，还时有胁肋微胀而隐痛，嗳气则舒，月经紊乱，口干咽燥以夜间为甚，两眼干涩，视物模糊。由此而心中豁然，本病乃温利过度，肾阴耗伤，因肝肾同源，肾阴不足，肝阴受损，肝阴不足，气郁不舒，气不舒则水易停也。是故反复发作而不愈也。前方猪苓汤，尽管也用于阴虚兼水，但此方乃水热互结、热邪伤阴所致，是以渗利为主，清热养阴为辅。本案以肝肾阴虚为本，气滞水停为标，故用猪苓汤不效也。于是采用滋肝肾为主，佐以舒肝，方用二至一贯煎加味：生地20g，枸杞12g，牛膝12g，川楝子6g，沙参20g，麦冬15g，女贞子15g，旱莲草15g，益母草15g，香附18g，龟板15g（醋制先煎）。

2剂后，诸症悉减，继服十余剂而愈，后嘱其服逍遥丸和六味地黄丸月余以资巩固，随访1年未复发。

按 通过此案，笔者体会到查疾问病务必全面，诊断辨证更须细致，只有这样，方能提高疗效。

——蒲正国.水肿误治一例［J］.重庆中医药杂志，1988（3）：21.

案5 气血两虚误为实证过用攻伐

1982年夏，患者杨某某，男，50余岁，农民。

数月来，头晕，四肢乏力，精神疲倦，渐见下肢浮肿，轻度腹水，当地中医诊为"肝硬化腹水"，拟峻下逐水、化瘀软坚法，以木通、车前、猪苓、商陆、甘遂、鳖甲、牡蛎、郁金、丹参等药治疗月余，病情日趋加重而入院。诊见患者全身重度浮肿，按之凹陷不起，目如蚕卧之状，腹部膨胀，全身皮肤苍白无华，头晕头倾，手足沉重乏力，行走摇晃不定，需人扶持而行，少气懒言，语声低微，气短心悸，小便短少色白，舌质淡白，苔薄白，脉沉细弱。化验：血红蛋白4g%，红细胞1.35×10^{12}/L，大便镜检虫卵0~2。辨证为气血虚极，运化无权，水邪泛滥。投以当归补血汤合黄芪防己汤（重用黄芪），10余剂后，全身水肿尽消，精神渐振。后用当归补血汤配合西药驱钩虫，肌内注射维生素B_{12}，调理月余而愈。随访至今未发。

按 此属中医水肿病（黄胖病），西医谓之钩虫贫血性水肿。前医误认为肝硬化腹水初期，过用攻伐逐水之品，主要原因是医者察病不详所致。笔者根据病人贫血外观及全身症状，借助化验检查，辨为气血虚极、气化无权所致的水肿，故拟"塞因塞用"之法，大补气血而水肿自消。

——曾红钢.水肿误利［J］.江西中医药，1985（2）：23.

案6 过用温燥致误

刘某某，男，34岁。

1965年始患"肾炎"迁延未瘥。至1982年春后头面浮肿、腰膝酸软、腰痛等证加重，常服"金匮肾气丸"，诸症减轻，因病情反复，于1982年9月30日入院。症见：头面浮肿，面色暗晦，腰膝酸软，腰痛，四肢不温，夜尿频多，小便清长，头晕心悸，失眠多梦，精神疲惫，舌淡苔白，脉细弱。医以补肾温阳兼利小便为治，方用金匮肾气丸加味：附子6g，肉桂5g，牛膝10g，杜仲10g，熟地10g，山药15g，山茱萸10g，云苓10g，泽泻10g，丹皮10g，车前子10g，益母草20g。水煎服，每日1剂。

连服十余剂后，头晕心悸、失眠多梦、腰痛浮肿等症大减，精神好转。惟仍四肢不温，夜尿频多，小便清长。遂改方为：附子10g，桂枝10g，白术10g，细辛3g，木通10g，当归15g，白芍10g，炙甘草10g，泽泻10g，黄芪12g，生姜3片，大枣5枚。

连服4剂，患者自觉头晕如坐舟中，两目发胀，四肢酸软麻木，口苦口干，舌质红，苔黄白相兼，脉弦劲有力，小便黄。患者反映更方后病情大逆，提请全科讨论，会诊结果一致认为是更方过用温燥，又无滋阴之品以佐之，致阳亢于上而出现逆证。仍改用金匮肾气丸改汤加减：附子6g，肉桂3g，生地15g，山药15g，山茱萸10g，云苓20g，丹皮10g，泽泻10g，车前子10g，金樱子15g，杭菊花15g，白茅根30g，连服8剂后，诸逆证消失。

按 本病例中途误治是过用温燥，药不对证，"金匮肾气丸"方中虽有温燥大热的附子、桂枝，但量少，意在微微生火，以鼓舞肾气，取"少火生气"之义；更有地黄、山茱萸、山药等滋阴补肾。即《景岳全书》曰："善补阳者，必于阴中求阳，则阳得阴助而生化无穷"。患者证属肾气不足兼有阳虚。用金匮肾气丸加减恰到好处，故诸症大减。后见仍有四肢不温、夜尿频多、小便清长等肾气不固、阳虚之证，误为阳虚寒甚，投以当归四逆汤，并重用附子之量，又未佐济阴之品，骤进大剂辛温热燥，故致阳亢于上。由此可知，肾气虚与肾阳虚内寒有别，补肾气不可过于温燥。

———江淑安，叶琼花.临证误治谈［J］.江西中医药，1984（3）：32.

案7　阳水误为阴水

舒某，女，10岁，1983年3月10日就诊。

患儿口唇周围生脓疱疮后数天，面目浮肿，渐及全身。其父亦医，已用实脾饮5剂，肿不见退。现全身浮肿，头面为甚，诉头身困重，倦怠，时有恶风感，小便短少，视其舌苔白腻，脉之沉缓。四诊合参，此属水湿浸渍为患，法当通阳利水，拟五苓散合五皮饮为治。3剂后，水肿消退大半，后宗上方加减5剂，水肿全消，继以温运脾阳之剂收功。

按　舒姓患儿病属初起，虽既往体质怯弱，面白神疲，纳少，然观目前之证，仍属阳水，水湿浸渍为患，故治当先祛其邪，否则虚不受补，而其父不分缓急，不辨阴阳，即按阴水论治，投以温阳之剂，故水肿不减。阳水之水湿浸渍型与阴水之脾阳不运型，虽均有肢体浮肿、按之凹陷和舌淡苔白、脉沉等见症，但两者在病变阶段、症状上仍有区别：前者病在初期，有头身困重和苔腻等湿重见症，乃湿邪困脾；后者多在后期，且有脘闷腹胀、纳减便溏等脾虚见症，属脾（阳）不运湿。前者治当通阳利水，后者法宜温阳健脾。如阴阳不辨，缓急不分，一见水肿就投温补之剂，势必会加重病情。董建华教授说："例如肾阳虚损及脾阳虚的病者，伴有局部或全身浮肿的，亦不能一开始就用补药。若误投补药，则会越补病情越重"，诚为经验之谈。

———舒鸿飞，舒志明.误补致害及分析四则［J］.新疆中医药，1986（2）：50-52.

案8　湿热水肿误为气虚

王某某，女，18岁，农民，于1983年9月5日诊治。

患者半月前因全身浮肿，小便减少，面色萎黄，舌质淡苔薄腻，服防己黄芪汤10剂后，浮肿有增无减。细问病情：7月淋雨数次，旋即全身不适。8月上旬全身热疮，二腿尤多，不治而愈，8月下旬，发现全身浮肿。刻诊：面目浮肿，按之有凹陷状，入暮两足肿胀尤甚，小便黄赤混浊而少，面色萎黄，舌质淡苔腻，脉略数，全身有热疮瘢痕。尿常规：蛋白（＋＋）、白细胞（＋＋）、红细胞（＋）、颗粒管型（＋）、透明管型少许。此是疮毒内聚的水肿，西医诊断为急性肾炎。方用麻黄连翘赤小豆汤合清热利湿解毒之品：麻黄6g，连翘、桑皮、石韦、车前草、银花、泽泻各15g，赤小豆、蒲公英、白花蛇舌草、马蹄金、白茅根各30g。服5剂后，诸症均减，此方加减连服15剂后，诸症均除，尿检正常。再用六味地黄丸调治两月，至今未复发。

按 笔者从面色萎黄、全身浮肿、舌质淡苔腻角度分析，无明显的热证依据，但此类病人察小便是辨证的关键，又结合曾发疮毒的病史，诊断为暑热湿毒客于皮肤，用麻黄连翘赤小豆汤祛表分之湿热，加银花、蒲公英、马蹄金、白花蛇舌草增清热之力，加白茅根、泽泻、石韦、车前草增利湿利尿之功，桑皮代梓皮，药证相符，疗效显著。

——沈敏南.析误治病例五则［J］.江西中医药，1988（1）：27-29.

案9　阴亏水肿、肺气不宣证救误

王某某，女，29岁，工人。

患者1984年2月患肾炎，当地治疗无效。外出治疗，发现大量蛋白尿，浮肿，胆固醇增高，血浆蛋白低，诊为肾病型肾炎，投以大剂量泼尼松，症减，但激素无法撤除，已出现柯兴综合征。1984年7月16日患者来我院门诊，见全身浮肿，面发赤，"满月脸"，五心潮热，舌质红绛无苔，脉细数，咽红，易感冒，小腹胀痛，尿少色黄。尿检查：蛋白（＋＋＋＋），红细胞（＋），白细胞（＋），管型（＋）。患者因服大量激素，已出现阴虚阳亢见症，正气日虚，以致无力抵抗外邪。这是一例肾病顽固蛋白尿消除过程的病案，兹分3个阶段叙述。

第1阶段：患者浮肿，"满月脸""水牛背"，五心潮热，唇红，舌质红绛无苔，时而衄血，脉细数，并有大量蛋白尿，诊为阴虚阳亢，热入营血。1方：清营汤法，以清营凉血滋阴：水牛角，生地，玄参，天冬，丹皮，白芍，银花，连翘，槐米，地榆，大蓟，旱莲草。约服半月，病情较稳定，但尿蛋白波动在（＋＋＋~＋＋＋＋）之间，时有感冒。2方：知柏地黄汤法，以滋养肝肾为主，兼以清热：知母，黄柏，生地，山药，枣皮，丹皮，茯苓，泽泻，女贞子，旱莲草，白茅根，石韦。服此方，阴亏症状并无大改善，尿蛋白基本如前。3方：黄连阿胶汤法加益气滋阴药：黄连，阿胶，生地，玄参，麦冬，山药，枣皮，黄芪，黄精，白术，白茅根。服此方仅2剂，全身浮肿加重，尿混浊。尿检查：蛋白（＋＋＋＋），红白细胞、管型均（＋）。其他症状亦加重，自觉难受。遂改用第1方加蝉蜕、益母草，服3剂，病情略有好转。

第2阶段：患者因劳动又加感冒，病情反复，头痛发热，咽喉红肿，全身浮肿，心烦口渴，舌质红绛又加深。尿检：蛋白（+++），红白细胞均（+）。4方：麻黄连翘赤豆饮加味，宣肺疏风清热：麻黄，连翘，银花，赤小豆，防风，荆芥，柴胡，黄芩，女贞子，旱莲草，大蓟，白茅根。药后，感冒发热退，余症均减。尿检：蛋白（++）。感冒解后，阴亏现象未有大改善，时有气虚症状，拟用益气养阴法。5方：玉屏风散、六味地黄汤合法：黄精，黄芪，白术，防风，生地，山药，枣皮，丹皮，女贞子，旱莲草，天冬，玉竹，白茅根。服药后病情较稳定。

第3阶段：1985年1月，病人要求工作，因劳动又加感冒，病再大反复，浮肿。尿检：蛋白（+++），红白细胞（+）。舌质红绛，心烦失眠，手足心灼热，面发赤，两颧尤甚。此乃阴亏阳亢，血分有热。6方：麻黄连翘赤豆饮、犀角地黄汤合法，宣肺疏风，凉血养阴：麻黄，连翘，赤小豆，水牛角，生地，丹皮，白芍，银花，益母草，蝉蜕，大蓟，旱莲草，槐米，地榆。上方服3剂，病情好转，继服1月后，尿检：蛋白（±），肿消，舌绛退，诸症基本好转。善后用药以益气滋阴、清热解毒、活血化瘀为主。鉴于每次用麻黄连翘赤豆饮均有效果，故在诸法中均加有宣肺之麻黄连翘赤豆饮，诸症渐愈，尿蛋白转阴，计治疗全过程约7月余，服药20余剂，症状痊愈，休息5月后，已参加工作，观察1年未见复发。

按　本案属阴亏水肿、肺气不宣证，西医学属于肾病型肾炎。这是一个比较难治的病，临床所见，大多肺脾气虚、脾肾阳虚及肝肾阴亏。经用大剂量激素后，多出现阴亏阳亢见症，本案即是如此。本案第1阶段用滋阴清热凉血，大法是无可非议的。但阴亏症状消退缓慢，尿蛋白消退亦不理想。特别用黄连阿胶法加滋阴之品后，突然病情加重。黄连阿胶汤加滋阴之品，余曾治肾病多例，均收到满意效果。而此人服后突然病情加剧，是否阿胶过敏，尚待进一步研究。在第1阶段蛋白尿顽固不减，患者长期感冒，时常鼻塞声重，即证实肺气不宣，风寒外袭。应当在当时即用宣肺发表之麻黄连翘赤豆饮，或许能早期减少尿蛋白。在第2阶段，因感冒加重，用麻黄连翘赤豆饮，不仅治好感冒，而且尿蛋白减少。肺气宣通，通调水道，下输膀胱，水液代谢才正常。水化于气，其标在肺，其本在肾，其制在脾。故用麻黄宣肺，从而改善症状。患者中药治疗2~3月内，即撤除全部激素，这不能不归于养阴宣肺之功。在第3阶段，因前用麻黄连翘赤豆饮尿蛋白得减，于是在辨证论治的基础上，加入此方。果然在短期内取得明显减少尿蛋白的满意效果，而且阴亏症状很快好转。再者，本病西医学认为是变态反应所致，本案用麻黄连翘赤豆饮、犀角地黄汤及某些凉血止血药，是否对变态反应的病理变化有所改善，尚待进一步研究。

——郑惠伯.临床救误案辨析［J］.1991，6（4）：39-40.

案10　水肿利水不效，益气养阴而愈

阙某某，男，62岁。

"肺气肿、肺心病"夙疾十余载，1985年1月2日入院。患者咳嗽气促，动则加剧，周身肿胀，溲赤短少，纳呆无味，精神萎靡。舌红绛无苔，脉细数无力。虑其心功能衰竭，欲利水减轻心脏负荷。处健脾、宣肺、峻逐诸法罔效，加服西药氢氯噻嗪、速尿，水肿暂得缓解，数日后依然如故。请吾师王海龙会诊，拟熟地30g，怀山30g，云苓12g，枣皮15g，丹皮10g，泽泻10g，五味10g，生晒参20g，菟丝子10g，薏苡仁20g。服药1周，浮肿基本消退，咳喘亦明显减轻，纳增神佳，继服数剂以巩固疗效。

按　此症阴伤气耗而本虚，水热胶葛属标实。吾师识证析理不落他医窠臼，疏方遣药独出己见。拟六味地黄汤育阴以利水，生晒参益气养阴以驱邪，配薏苡仁、云苓、泽泻类平淡之品健脾利水以消肿。可谓用兵精巧则克敌制胜，用药方良则冀挽重危。

——唐学游.临床误治记实［J］.江西中医药，1988（5）：44.

案11　过用利水，伤阴发痉

周某，女，38岁。

因颜面及四肢浮肿就诊于某医，投五皮饮3剂并加服氢氯噻嗪25mg，每日3次。3日后浮肿消退而出现四肢拘急，尤以两手发痉为甚，求余诊治。据舌红无苔、脉象细数而虚，辨为阴虚动风，乃利水伤阴所致。拟滋阴养肝以息风，大定风珠加减：生地黄15g，白芍药12g，生龟板12g，生牡蛎15g，麦门冬10g，五味子3g，火麻仁10g，生鳖甲10g，双钩藤12g，阿胶10g（烊化），鸡子黄1枚。3剂后症状消失，改用六味地黄丸调整善后。

按　水肿一证，利水虽为正治，却宜中病即止。本例医者急于求成，中西利水药并用，以致利水伤阴而发痉，故以滋阴养肝息风之大定风珠加减获效。

——黄炳初.临床救误三则［J］.江西中医药，1988（4）：38.

案12　水肿气机壅滞，补肾利水不效

谢某某，女，37岁，职工，1986年3月22日诊。

患者全身浮肿时达三载，时轻时重，多方求治，众医皆以肾炎论治，迭进中药百余剂，所用之药多属通利补肾之剂，久治无效特邀诊治。刻诊：全身浮肿，午后肿甚，下肢凹陷，经前肿胀增重，伴疲乏嗜睡，心烦易怒。尿检：上皮细胞（++）。舌尖色暗，苔心微厚，脉沉细弦。此病由气机壅滞、水气不行所致。法当舒肝解郁，畅达气机，以冀气行水行，浮肿自消。药用：紫苏10g、柴胡10g、焦术10g、茯苓10g、猪苓10g、泽泻10g、生桑皮10g、麦冬10g、木瓜10g、槟榔10g、益母草10g、丹参30g，药进3剂，浮肿减半，初恰病机，方法既对，原方加郁金10g、菖蒲10g、香附10g，击鼓再进。多年顽疾，服药半月，诸羔顿失。

按 本案水肿病乃气机壅滞所致，众医失察，只见病不辨证，误作肾炎套用治肾之法，投药虽多，不符病情，何以能效？盖"气行则水行，气滞则水停"之理与此案吻合。我们谨守其病壅滞之机，"伏其所主，必先其所因"，从气郁立论，善守善进，三载顽疾，半月治愈。此案说明，临证之时，辨病与辨证应有机结合，辨病可明病之类属，辨证可审证求因，论治可区别缓急，方为图本之法。故前贤徐灵胎谓："凡病之总者谓之病，而病必有数证矣。"若囿于病的范畴，不循辨证规律，盲目对号入座，势必非错即误。

——郭维一，郭补林.救误验案二则［J］.陕西中医学院学报，1989，12（3）：44.

案13 湿热误为脾肾虚

黄某，男，18岁，1986年6月19日就诊。

去年10月，患急性肾小球肾炎，曾在某医院住院治疗3月，肿消，尿检转阴。近月来，因劳倦过度，冒雨涉水，病情复发，症见：面肿，脚胫浮肿，腰酸，尿少，身倦乏力，苔白腻，脉弦滑。某医以脾肾两虚论治，投党参、白术、茯苓、熟地、黄精、肉苁蓉、杜仲、金狗脊、干姜等药，服10余剂，终不见效。后转诊于余，刻诊：面肿，萎黄少华，眼胞浮肿，脚胫按之微陷，头目眩晕，身重肢困，咳嗽咯白痰，胸闷脘胀，纳差欲呕，口干思饮，少腹胀憋，尿少频急，舌质淡红，苔白腻，舌根部苔黄厚腻，脉弦滑。尿常规检查：蛋白（++），红细胞（+），白细胞（1~2），颗粒管型（+）。

劳倦过度，冒雨涉水，水湿乘虚而入，浸淫肌肤，肺失宣化，脾不健运，三焦不利，水道欠畅，湿积化热，湿热郁遏，乃现斯症。前医施健脾补肾之法，壅补太过，以致气机更滞，闭门留寇，湿无出路，热不得泄，焉能见效？遂改用三仁汤、滋肾通关丸出入，方为：淡竹叶、白蔻仁各6g（后下），苡仁30g，滑石15g（鲜荷叶包煎），杏仁、厚朴、法半夏、通草、知母、黄柏、佩兰、鸡内金各10g，肉桂粉3g（另包冲服），服3剂后，诸症见减，唯头重着，原方加羌活12g，继进10剂，浮肿全消，尿常规复查正常。唯身倦乏力，苔薄腻，后用香砂六君子汤加减收功。

——何顺华.三仁汤纠误举隅［J］.陕西中医.1988，9（6）：268-269.

按 治疗当分轻重缓急，急则治其标，此案患者虽有腰酸、身倦乏力等虚象，毕竟水肿乃刻下主要矛盾，当据证施治，宣上畅中渗下，气机通利，则湿热分消，水肿自除，再徐图健脾利湿以收功。

案14 麻黄剂禁忌不清致误

某，男，60岁，汽车司机。

1989年11月9日以"发热浮肿3天"入院。入院时症见：发热咳嗽吐白痰，胸闷气喘，恶寒肢冷，恶心纳差，尿少便溏，一身悉肿，舌暗红、苔薄白，脉沉细。体检：T38.2℃，P54次/分，R24次/分、BP140/90mmHg。精神倦怠，语言低微，面色晦暗无华，口唇轻度紫绀，咽腔稍红，扁桃体无肿大，颜面四肢浮肿。双肺可闻少许散在湿性啰音，以右肺底部较明显。心率84次/分，律齐，$A_2 > P_2$，心界叩之无明显扩大，肝脾未触及，腹部未叩出移动性浊音，肾区无叩击痛，皮肤无蜘蛛痣。余（-）。化验：血常规及肝功正常。尿蛋白（++++），红细胞（+++）。血肌酐186μmol/L，尿素氮25μmol/L。胸透："右下肺感染、右胸腔少量积液。"心电图报告："前侧壁心肌缺血"。中医诊断：发热（风热袭肺）、水肿（脾肾阳虚）。西医诊断：肺部感染，肾炎尿毒症。入院后立即频服清热解毒之剂，未服用西药退热剂，当晚体温渐降。次日继服上方，连服3日，体温正常，精神好转，但仍恶心纳差、咳嗽胸闷、浮肿尿少。12日换方以麻黄连轺赤小豆汤合五苓散加减（麻黄10g，连轺10g，赤小豆30g，猪茯苓各15g，白术20g，泽泻10g，桂枝12g，葶苈子12g等）。此方刚服1剂，当晚即感胸闷汗出、咳喘不得平卧。经吸氧及肌内注射氨茶碱后缓解。13日又继服上方1剂，当晚8点上述症状再发，且更加严重：胸闷喘息、咳吐大量白色泡沫痰，端坐呼吸，面色灰滞，大汗淋漓，四肢厥逆，脉搏细微。血压220/140mmHg，心率108次/分，可闻奔马律。双肺满布干湿性啰音。病势危笃，立即停服中药，组织抢救。经吸氧及西药强心剂静注后，患者逐渐脱险。15日中药改为助阳益气、活血利水之剂，以生脉散、五苓散、桃红四物汤合方加减（太子参30g，麦冬20g，五味子15g，当归15g，川芎12g，桃仁12g，红花10g，丹参30g，桂枝10g，泽泻20g，猪茯苓各15g，葶苈子20g，白术10g，大枣5枚，白茅根30g）。3日后浮肿消退，血压正常，胸闷咳嗽减轻。继遵此方加减巩固治疗1个月，病情稳定，饮食正常而出院。

按 麻黄连翘赤小豆汤临床可用于湿毒浸淫之水肿，但应有严格的适应证和禁忌证。现代药理证明麻黄有类肾上腺素样作用，对动脉硬化患者不利，有促使发生心衰或脑血管意外的危险。故凡含麻黄之方剂，如麻黄汤、大小青龙汤、麻黄连翘赤小豆汤、麻杏石甘汤等，均应对高血压、冠心病及老年人（多有动脉硬化症）禁用或慎用。即使使用也必须严密监视病情变化，以防出现不测。对临床流行的中西医汇通的观点，如炎症用清热解毒，治尿毒症即需清利湿毒等，均不可绝对化看待。临床用药一定要辨病与辨证相结合。我们应该重视西医诊断，可以借用西医病名指导治疗。但也不可过于拘泥西医诊断和化验单，而放弃中医固有的辨证论治的精髓。面对复杂的临床表现，必须全面考虑，不要随意取舍，以削足适履去迎合西医的概念。此例误治即盲目跟随西医化验诊断走，而误入歧途。此例误治事实证明了中药误用也会产生严重后果。在没有确凿证据排除原有禁忌之前，我们必须重视中医理论和中药的宜忌证，减少误治。

——张延群，徐英敏.麻黄连翘赤小豆汤误治1例分析［J］.河南中医，1993，13（5）：234.

案15 一病四误

田某某，男，8岁，本乡大刘庄村人。

其父携患儿初诊谓："2天前因发热，时咳，面睑微肿，面微红赤，请医诊治，该医诊为过敏"，肌内注射1次，服药2天（药不详）不效，稍重故又来诊。余查：发育正常，营养中等。心跳快，肺部无异常，腹平软，面及四肢微肿，目窠肿较显，时咳，大便如常，小便较平时短少，体温38.3℃，舌苔薄白，脉浮紧。据上诸症，余诊为阳水、风水证（急性肾炎）。建议尿常规检验，因检验员外出，介绍别院检验。经该院某医师诊为急性肾炎，并取中药3剂，肌内注射青霉素80万U，鱼腥草2支，每日2次；口服土霉素0.25g，泼尼松5mg等3日量。当晚服药1剂。第2天晨起，患儿面肿如斗，目无隙缝，时咳微喘，急来应诊，并带剩下两剂中药。体温40.7℃，其父即询何故加重，查看2剂中药，药内除麻黄、生石膏、滑石等，又见麦冬、大生地、炮附子3味，余觉不妥，随嘱停服。

余即按风水证立法：宣肺行水，以越婢加术汤加味。药用：生麻黄、炒杏仁、炙甘草各6g，生姜2片，大枣7枚，炒白术、炒苍术、连翘各8g，生石膏20g，水煎，先服1剂，以观其变。第2天上午来诊，见患者肿似全消，咳喘有减，体温37.6℃。

服上方症大减,照原方量又3剂。1剂尽,次晨患儿头面复肿,体温39.8℃,故又急急来院,其父母忧郁不安。患母将剩下2剂药边打开边问:"是否药错啦?"说话间,我看到药里的石膏是煅熟的。此时心中一亮,随即将石膏全部除净,每剂另加生石膏20g(并嘱必选成块、晶亮,确为生者,轧细方可)继续再服。待服完2剂来诊,肿已全消,不咳不喘,体温37.2℃,唯食欲不如常时,上方加高良姜、鸡内金、焦三仙各9g,继进3剂。

上药服完,饮食有增,余均如常,但检验小便蛋白仍(±)。患儿家长听说某院医师专治肾炎,前往求治,取药6剂。服尽2剂,头面复又肿起,其父携童及剩下4剂药又来寻余,查药乃五皮饮类,余仍照前宣散肺气、通调水道之法随症调之,继服10余剂诸症皆愈。多年未见复发。

按 一病竟有此四误,诚可叹也!《素问·水热穴论篇第六十一》说:"肾汗出逢于风,内不得入于脏腑,外不得越于皮肤,客于玄府,行于皮里,传为胕肿,本之于肾,名曰风水。"该患儿风水证证候悉具,治以宣肺行水,方以越婢加术汤加味,其效如鼓应桴。某医初诊错为过敏不述,而次医却妄加麦冬、生地、炮附子,试论此阳水、风水证,属风邪袭表,肺失宣降,不能通调水道,下输膀胱,因致恶风发热,时咳,水泉不利,头面身肿,脉浮等。风乃阳邪,水为阴邪,风水相搏,阴阳互结,水道不通,泛滥肌肤,发为水肿。炮附子者,辛甘有毒,大热纯阳,阳虚畏寒,回阳救逆,或阴寒过盛者用之最当。此风水证,而以炮附子加于本证,服之岂不助其阳邪生成,致患儿体温由微热陡增至40.7℃;又麦冬、生地乃凉血滋阴生津之品,阴虚血枯津少者宜之。证本水液不循常道,潴留肌肤而发水肿,岂可再加增液生津之属?况其寒凉岂不有碍麻黄、生石膏发散之功效?服后怎会不使微肿加剧至头面如斗?再医者,却以五皮饮用于此证,五皮饮者,乃治阳水水湿浸渍型水肿。其证虽与风水证略同,而其脉沉缓可鉴,故服后反使肿剧。司药者,将生石膏错配为煅熟的。医圣张仲景创越婢加术汤用生石膏意在取其辛散解肌清热,助麻黄宣散肺卫,使水道得以通调。而却将生石膏错配成煅石膏,这一生熟之差,即使其散而变为敛,与其所用之意恰相反,实乃如张锡纯老前辈所说"是变金丹为鸩毒也"之意,真乃毫厘之差,千里之谬也。

——刘家来.风水证误案[J].新中医,1992,15(11):24+34.

案16 阳水误从肾虚治

赵某,男,38岁。1992年3月18日初诊。

3月前因劳累过度,发现面目、四肢浮肿,按之凹陷,神疲纳少,腰腿酸软，小便黄少，就诊于某院。小便常规：蛋白（++），红细胞、颗粒管型（+），BP158/113mmHg，诊为"急性肾炎"。除肌内注射青霉素，口服利尿剂，同时给予中药治疗。历观前方，先用知柏地黄汤加味，服后诸恙依然，反见腹胀纳呆，大便溏薄，怯冷，四末不温。继改用金匮肾气类，以巴戟天、淫羊藿易桂、附，并加神曲、白术之属。1周后出现面部烘热、心烦不寐，邀余诊治。刻诊：面目四肢浮肿，四末欠温，颜面烘热，头晕胀痛，心烦不寐，腹胀纳呆，尿少，大便溏滞不爽，舌红润，苔黄腻，脉弦稍数。查BP：162/120mmHg。小便常规：蛋白（+++），RBC（+++），WBC、颗粒管型（++）。证属湿邪化热，湿热内阻。诊断：阳水兼夹风阳证。从清热利湿、化浊息风立法。投八正散合小蓟饮子加减。处方：萹蓄、瞿麦、小蓟各15g，淡竹叶、连皮苓、川牛膝、木通各10g，白茅根30g，焦山栀、藿香、白蔻仁、佩兰、甘草各6g，双钩藤16g，石决明（先煎）20g。5剂后浮肿减退，尿量增多，诸症皆轻，唯心烦未解，夜寐不实。守原方加减，辅以合欢皮、夜交藤等宁心之品。3剂后除晨起两目微肿外，四肢浮肿已消并转温，心宁寝安，大便干且爽，舌质淡，苔根部薄腻，脉缓。复查BP：120/79mmHg（16/10.5kPa）。化验：Hb80g/L、RBC3.6×10^{12}/L、WBC4.5×10^9/L，N0.6，L0.38，E0.02。小便常规：蛋白微量，RBC（−），WBC偶见。因久病气虚血亏，生化无权，予以益气活血、健脾补肾调理善后。经随访已参加农田劳动，至今未复发。

按　本例早期属阳水证，系劳倦伤脾，脾失健运，致水湿内蕴，泛溢肌肤，治宜健脾行水，应投五苓散、五皮饮之类。前医误辨为阴虚火旺，用知柏地黄则不效。以致湿邪壅滞，阻遏脾阳，健运无权，反见腹胀纳呆，便溏，怯冷，四肢不温。后又未详审细察，责为肾阳不足，孤立地给予金匮肾气丸加减，更使湿邪蕴结不解，湿邪化热，引动风阳，出现一派湿热见证和头面烘热、心烦不寐等新症。故首采清热利湿、化浊息风法，继辅以宁心之品，再重用健脾化湿方药，终以益气活血、健脾补肾而告愈。

——刁吉祥.水肿病误辨误治案二则［J］.四川中医，1995（8）：35.

案17　杂投方药而致脾肾阳虚

黄某，男，47岁。1993年11月6日初诊。

患者初病时，头面及下肢午后浮肿，经西药断续治疗月余，未见疗效。后多处投医，并改用中药治疗3个月左右，病情反而加剧，邀余诊治。综观病历，有按阳水辨治，选清热宣肺行水之剂；有辨为水湿浸渍型水肿，投以健脾燥湿、化气行水之五皮饮、胃苓汤类；病者还曾用单方草药，内服外用等等。

现症见：全身浮肿，按之凹陷不起，小便短少，饮食不进，虽渴不欲饮，神倦体寒，着衣被而不暖，面色灰暗无华，舌苔黑而滑润，舌质红且艳，脉浮大无根。证属真阳衰极，土不制水。诊断：阴水（脾肾阳虚型）。治宜温阳利水，健脾化湿。拟真武汤加减。处方：熟附子30g（先煎），白术、肉桂各12g，白芍20g，茯苓、生姜、党参各15g，生黄芪25g，炙甘草10g。6剂后浮肿消之六七，小便增多，精神徒增，已不畏寒，苔已不黑，脉不浮而反沉，此乃虚象渐平、正气未复之佳兆。前方减熟附子为12g、肉桂为6g、生姜9片，继服8剂获瘥。

按 本例未经连续系统治疗多处求医，杂投方药以致病邪久延缠绵，正气日衰，脏腑受损日趋加重，脾胃不能运化水湿则浊邪不断产生，终致阳虚湿困不解，脾阳不振，土不制水，寒水日渍，形成脾阳虚，渐浸而损及肾阳，形成脾肾阳虚。故呈现神倦体寒、苔黑而润、脉浮大无根等阴盛阳衰之象。"水之所制在脾，水之所主在肾。脾阳虚，则湿积而为水；肾阳虚，则聚水而从其类。"故予以真武汤回阳益火，化气消水，脾肾同治。真武汤有釜底增薪、暖土御寒之功用。病机方药切合，疾病转机快，其效显著。

——刁吉祥.水肿病误辨误治案二则［J］.四川中医，1995（8）：35.

案18 肾阳虚衰误为脾虚湿盛

余某某，女，36岁，2000年4月26日初诊。

主诉：一胎产后40天，用凉水洗脸发生面部及下肢浮肿，曾服西药利尿，肿稍退，而药停又起。近1周来浮肿愈甚，来我院就诊。症见颜面稍肿，双下肢浮肿，按之凹陷，尿常规检查未见异常。时值春日多雨，此为水湿浸渍，治以健脾利湿，通阳利水，药用五皮饮合胃苓汤，连服5剂。10天后，患者再次来诊，诉服药后浮肿稍减，而药停浮肿又起，并较前更甚。追问病史，产后感腰膝酸软，耳鸣，畏寒肢冷，小便清长。查体：面色㿠白，浮肿以下肢为甚，按之凹陷不起，舌质淡胖，边有齿痕，苔薄白，脉象沉迟无力，证属肾气虚衰，阳不化水，水湿下聚，肾阳不足，命门火衰，不能温养，治宜温肾助阳、化气行水，方用真武汤合济生肾气丸，去泽泻、车前子，加菟丝子、补骨脂，水煎服，每日1剂。5剂后诸症均见好转，原方续服10剂，诸症均愈。嘱其服中成药金匮肾气丸2个月余，至今未再复发。

按 本例初诊，因未加细辨，见水就利，以致药证不符，犯了虚虚之戒。水肿一证，外感内伤皆有，病理变化主要在肺脾肾三脏，其中以肾为主，临床辨证以阴阳为纲，尚须注意阴阳、寒热、虚实之间的错杂与转化，临证须详辨虚实，并非见湿就利，治病宜求其本也。

——刘益南.误治匡正取效病症3例［J］.浙江中西医结合杂志，2002，12（3）：184–185.

四、痰饮

案1　虚实夹杂偏用补法

李某某，女，59岁，城关镇居民。

因呕吐日久，于1969年11月20日邀余往诊。自述脘痛20余年，本次发病20余日。近5天来呕吐频频，所吐之物尽为清水痰涎，胸脘满塞，饮食不进，头目眩晕，卧床不起，恶寒厚衣，形体羸瘦，容憔息微。检视前医处方，首服香砂六君，次用理中，继拟旋覆代赭，病无进退。前医着眼于呕吐日久、纳呆、形羸，断为中焦虚寒，拟温健脾胃、降逆止呕，何以罔效？细察脉象沉细而滑，舌苔白滑。此乃痰饮之征。饮停于胃，胃失和降，上逆而呕吐频作；呕而不饮不渴，乃水饮未尽之故；饮邪停积，心下满塞；气机不畅，清阳不升，故头目眩晕。此与《金匮·痰饮咳嗽病脉证并治第十二》"卒呕吐，心下痞，膈间有水，眩悸者，小半夏加茯苓汤主之""呕家本渴，渴者为欲解也，今反不渴，心下有支饮故也，小半夏汤主之"二条病理相符。病在胃，其因在脾，饮邪为标，虚象为本。治宜先制饮邪，呕逆自平。方用小半夏加茯苓汤：半夏12g、茯苓15g、生姜12g，服药两剂。11月22日患者竟能徒步半里来院复诊。自述服完两剂，已气顺呕停，少进米粥，精神稍振，恶寒已微，舌苔转白薄，脉细无力。饮邪既去，当复脾阳，筑中堤而防泛于未然。拟理中汤加味善后康复。

按　本例具典型饮邪证候，前医虽三易其方，仍药不中的。此案之误，在于对饮证之概念认识不足。察其虚，未究其虚中之实，益其脾，而未制其饮。揆脾之为病，可因湿困致虚，亦可因虚而饮停，故水湿痰饮乃脾家之本病。然标本缓急，亦临证之要诀。标本不得，邪不服，此之谓也。

——李俊贤.临证辨误四则［J］.湖南中医杂志，1985（3）：44-45.

案2　痰湿误为痰热

蔡某某，男，60岁，干部。

反复咳喘10余年，每感风寒则咳剧，不得平卧，X线检查：两肺透明度增高，右心室肥大，诊断为阻塞性肺气肿、肺心病。患者面色紫赤晦暗，咳而微喘，动则加剧，胸闷多痰，痰如清胶状，连绵不断，舌暗红，苔厚腻微黄，脉弦滑，重按击指，诊为痰热蕴阻，拟用"千金苇茎汤"合"小陷胸汤"治之。服药后反觉胸闷不适，咳喘愈甚，因患者云素喜热饮，改投"苓桂术甘汤"病情好转，后某医因见其咳喘而于方中加桑白皮，服后患者瞀乱欲死。

按 ①温药和之:《金匮要略》云:"病痰饮者,当以温药和之",实乃痰饮病治疗之大法。"和"有"微温""微补"之意,即温而不燥、补而不滞,如桂枝、茯苓、白术、甘草等。②证多属虚:上述痰饮病,病症多显实象,尤其脉弦大有力,按实证治之而反剧。观《金匮要略》:"男子平人,脉大为劳。"笔者认为:此"大"应是大而弦劲,无冲和之象,乃胃气受损之脉,故曰"脉大为劳",然实中亦有虚象,口渴喜热饮即是佐证。③慎用寒降:患者服桑白皮则瞀乱欲死,观《金匮要略》于"王不留行散"中曰:"如风寒,桑东根勿取之。"病痰饮其本阳虚,常因风寒而引发,故寒降之品当慎用,确属标急痰热盛者,不在此列。④需防燥化:水津不能四布,聚而为痰、为饮,必有津液之不足,若温燥太过,则劫伤阴液,临证可见喉痒、咳痰不爽,可于温药中加清润之品,如贝母、瓜蒌仁、麦冬等。

——程建.痰饮病误治案例二则 [J].贵阳中医学院学报,2000(4):38.

五、汗证

案1 肝郁误为阳虚

吕某,女,32岁。1980年8月5日初诊。

产后4天,与丈夫发生口角后入睡,醒后自觉周身不适。于是喝热姜汤一碗,全身微汗,始觉轻松。次日仍感周身不适,又喝热开水一杯,不想继而大汗淋漓。若不汗出,则周身发紧,甚时如针刺,心胸烦闷。无奈只得喝热水,令其汗出。嗣后则终日大汗不止,口渴大饮。前医多以补气固表、滋阴收涩等法医治月余不效,而延余诊治。刻诊:面色潮红,周身汗出如洗,烦渴思饮,倦怠乏力,心悸失眠多梦,烦闷善太息,不思饮食,微恶风寒,小便短涩,大便不畅,脉浮洪。吾从大汗出、恶风着眼,诊为阳虚漏汗证,处以桂枝加附子汤,加黄芪、龙牡、浮小麦。嘱服3剂。服后汗出略少,但胸闷加重。细思之始悟,该病系产后气血不足,又情怀抑郁,复饮辛散之姜汤,必耗气损阴。虽以益气固卫收敛止汗之品,而收汗少之效,亦必致肝气郁结、气机不畅更甚,当从解郁养肝入手。故变法为疏肝理气,予逍遥散3剂,服后大汗顿减,心情舒畅,饮食亦增,睡眠转佳。继以逍遥散加减调理半月而瘥,随访至今未再复发。

按 该患终日大汗不止月余,初诊时误认为虚证,故予桂枝加附子汤益气固表止汗。药后,汗虽少,但胸闷反剧。后以疏肝解郁的逍遥散,不止汗而汗自止,汗止而余症渐瘥。

——杨荣春.误治析义 [J].辽宁中医杂志,1989(3):34-35.

案2　肾阳虚衰误为痰浊阻肺

陈某，男，54岁，干部。

主诉：咳嗽、痰多、汗多已半年余。现病史：1980年8月开始，咳嗽气急，咯吐白色泡沫状痰涎，每因咳嗽或活动后，汗出不止。经当地卫生院肌内注射青、链霉素，口服氨茶碱等药物，症状暂时缓解。今年3月，因咳嗽气急，汗出较多，曾在南通某医院胸透提示：①肺气肿；②肺心病。近2个月来，咳嗽气急，痰多色白质稀，白天动辄汗出不止，夜寐后汗出如淋，于1981年4月1日以肺气肿、多汗症收住本院。主症：咳嗽气急，痰多色白质稀，呈泡沫状，每天咳吐痰涎约800ml，白天活动或夜眠后，汗出不止，浸湿衣服、被褥，舌苔白腻，脉滑，右脉软，尺脉不耐按。病机：痰浊阻肺，肺气失肃，治拟化痰浊、肃肺气，投杏苏二陈汤加减。

二诊：服上方5剂，病情未见好转，舌质淡、苔白腻，脉滑、右脉软、尺脉弱。病机：肺气不足，痰饮中阻，治以补肺气、化痰饮，投沙参麦冬汤合苓桂术甘汤。

三诊：服上方5剂后，病情未见好转，舌脉如前。此为表气不固，营卫不和，中气不足，治宜补中气、和营卫，旋用桂枝汤合六君子汤。

四诊：服上方5剂罔效，患者自述有阳痿史，畏寒肢冷，舌质胖嫩，诊其尺脉不耐按，证属肾阳式微，肾不纳气，气不化水，痰饮内生。古人曰：肺为痰之器，脾为痰之源，肾为痰之根。治拟温肾阳、化痰饮，投桂枝加附子汤合苓桂术甘汤出入：肉桂、桂枝各8g，煅龙牡各20g，煅刺猬皮30g，黄芪、白芍、白术各15g，熟附子、仙灵脾、云苓各10g，炙甘草6g，生姜3片。服5剂后，咳嗽平，痰饮少，汗出止，再服5剂告愈出院。

按　笔者初起从咳嗽、气急、痰多这一标象治疗，忽视汗多如淋、阳痿、肢冷这一本质，故屡服中药无效验。患者汗出湿浸衣被，此谓"漏汗"也。《伤寒论·辨太阳病脉证并治篇》云："太阳病，发汗，遂漏不止，其人恶风，小便难，四肢微急，难以屈伸者，桂枝加附子汤主之。"《伤寒论》中治漏汗，因太阳表证，发汗遂漏不止，阳衰津伤。此例患者，素有阳痿史，畏寒肢冷，阳虚则气不化水，水湿停聚，上泛则为痰，痰阻于肺，肺失肃降则咳嗽，气急，痰多；阳气不能来复，表气不能固密，腠理大开，汗出如水流滴。故用桂枝加附子汤，温肾化气，和营卫，苓桂术甘汤温化痰饮，参入固涩之品，一药而中的。

——尤仲伟.漏汗症辨误一得［J］.陕西中医，1987（1）：25.

案3　病久血瘀误为阳虚

康某，男，50岁，退休干部，佳县人。

患者于1982年3月就诊，自诉汗出淋漓不止已2年，加重2月。曾服中西药治疗罔效。患者形体丰腴，面色晦滞，动则气短，遍身溅溅然汗出，神倦乏力，纳食正常，小便清长，五更泄泻，舌胖苔少，脉沉细弱。检阅前医处方，有以阳虚论治者，亦有以阴虚论治者，敛汗固表之品皆兼用之。余辨为阳虚不固，卫外失摄，投以桂枝加附子汤，并外用牡蛎粉扑之，但其效不显。继因思病久汗出既耗阳亦伤津，故投补中益气汤合生脉饮加浮小麦、麻黄根治之，药后五更泄止，然汗出如前。于是患者去某医院诊治，西医诊断为高血压、冠心病。遂请一名中医处以中药治疗。时隔十余日，患者喜而告余，汗已止矣。察其面色红润，精神转佳。余问其故，乃示处方如下：丹参15g，川芎10g，红花10g，沙参10g，麦冬10g，生龙牡各30g，草决明15g，桃仁10g，赤芍10g，生地15g。上方服药10剂，3年顽症悉除。

按　本例从病程、症状及精神表现看，确属阳虚自汗，但投桂枝加附子汤不应，是忽视了辨病与辨证的结合，患者年老体弱，体胖多痰，患高血压、冠心病日久，阳虚阴盛，阴乘阳位，痰湿痹阻脉络，气血运行不畅，二诊中虽用扶阳益阴、敛汗固表之法，但终未抓住"瘀血"之病根，故罔效。唐容川曰："汗者，阳分之水，血者，阴分之液""然汗虽出气分而未尝不与血分相关"。

——吕钟笑.治误教训三则［J］.江西中医药，1987（5）：40-41.

案4　阴虚误为肝热

陈某，男，45岁，1983年8月1日初诊。

自述盗汗月余，3~5日1次，每次汗出湿衣，睡眠不佳，时有烦躁，饮食二便尚可，余无不适。查舌质偏红，苔薄黄微腻，脉弦细略数。时带教老师不在，实习2月，跃跃欲试，遂建议到药店购药。自以为盗汗虽有阴虚之说，但临症当辨证为是。选龙胆泻肝汤化裁，以观其"桴鼓"之效。处方：龙胆草8g，淡黄芩10g，北柴胡8g，细生地15g，车前仁12g，生甘草3g，川木通8g，煅牡蛎15g，麻黄根12g。2剂。

8月3日复诊：患者脸有怒色，自知用药失误，幸老师解围，并由老师诊治。述药后盗汗加重，每晚汗出湿衣，渗及被褥，心烦难眠。伴面赤目胀，两耳瘙痒，鼻干冒烟，口燥咽痛，倦怠纳呆，尿色黄无灼热，大便可。舌质偏红苔薄，脉细弦。处当归六黄汤加煅牡蛎、麻黄根，3剂。

8月6日再诊：1剂当晚汗止，尽剂虚火之证消失。后以归脾汤调理，随访半年未发。本例因笔者虚实辨证不清，加上跃跃欲试之心理，以致治疗失误，当为随师临证者戒。

——李汉胜.盗汗误治案［J］.江西中医药，1984（4）：52.

按　"自汗气虚，盗汗阴虚"之说，几乎已经成为习中医者之"格言"，但临证之际，既不可拘于此说，一见盗汗即从阴虚论治，仍应细致辨证；亦不可但求标新立异，见舌偏红、苔薄黄微腻、脉弦细略数即认证为肝经湿热，反而忽视了最常见的阴虚火旺之病机，误虚为实，谬以千里。

案5　湿热内蕴误为气虚

朱某某，女，53岁，教师，1983年12月1日就诊。

患者自述头额及上半身时时自汗出已3年余，天热时汗出不曾在意，然天气冷时亦常大汗自出，颇感痛苦，经某县人民医院诊断为"自主神经紊乱"，多次服用维生素B、谷维素等，无效，遂来求中医诊治。余以玉屏风散加味投之，其汗反甚。乃详察细问，尚知头额及上半身自汗时作，且汗出较多，然下半身无汗，同时伴见面赤颧热，烦渴引饮，便秘，口苦咽干，胸闷，胁胀不适，舌质红，苔黄腻，脉弦滑稍数。脉症合参，诊为半身自汗证，辨属湿热郁蒸、少阳不利所致，治以疏利少阳、清热利湿为法。方用小柴胡汤加味：柴胡12g，黄芩9g，制半夏9g，党参9g，龙胆草12g，大黄（后下）9g，栀子10g，茯苓15g，炙甘草6g，生姜3片、大枣4枚为引，2剂，水煎服。药后大便稀薄，汗出有减，余症均轻。效不更方，守方再进，先后服9剂，诸症尽除，病终告愈。1986年随访无恙。

按　初诊时余未详辨，以旧习误用玉屏风散益气固表止汗，致使内蕴之湿热更趋内伏、不利之少阳更为不疏，故汗反甚。从《伤寒论》266条"本太阳病不解，转入少阳者，胁下硬满，干呕不能食，往来寒热，尚未吐下，脉沉紧者，与小柴胡汤"及148条"……今头汗出，故知非少阴也，可与小柴胡汤。设不了了者，得屎而解"。方知头及上半身汗出，是因枢机不利、郁热上蒸所致，即取小柴胡汤加味以疏利少阳，清热利湿，通腑泻下，使内蕴之邪或出太阳、或出阳明而解，故邪去汗出，病除体康。

——梁中.仲景方救误二例［J］.河南中医，1989，9（6）：15.

案6　脾胃湿热误为气虚

曾治一女性患者，体质尚可，经检查无明显阳性体征，患自汗已数年之久，每至春末夏初病情加重，病即头胸汗出，口干饮水不多，尿黄便秘，舌红苔薄黄，中心燥边腻，脉滑。屡用益气固表生津止渴之剂，经治数年未见好转，细询病情，知汗出之前有心胸烦热，全身酸困，属脾胃湿热，热蒸汗出，遂改黄芪防己汤加黄连，3剂病衰大半，6剂痊愈。

——邢须林.临诊之误［J］.河北中医，1985（1）：49.

按 自汗不尽属气虚，但凡医者细心辨证，见其头胸汗出，口干不多饮，尿黄便秘，舌红苔薄黄，中心燥边腻，脉滑诸象，四诊合参，即可得出正确结论：此实证，病在中焦，病性属湿热。然经治数年未见好转，诚可叹也。

案7 湿热汗出误为气虚

宋某某，女，48岁，干部，1984年11月10日初诊。

患者素喜饮酒，自1981年来两腋下及头面部时时大量出汗，尤其冬季衬衣常被湿透，每天几换，但下半身反无汗。经本院内科诊断为自主神经紊乱，用复合维生素B、谷维素等治疗无效，外用西施兰夏露反致两腋下过敏红肿溃烂，颇感痛苦而求开中药止汗，余遂与玉屏风散加味、桂枝汤加味，腋汗反剧！何以反剧？吾经细心察问，除上述见症外，尚见面色黄秽，烦渴引饮，消谷善饥，大便秘结，口苦咽干，胸胁苦满，舌红，苔黄厚腻，脉弦滑数有力。脉症合参，证属湿热郁蒸在里，少阳三焦不利，湿热上蒸流注。治当清热利湿、疏利少阳三焦。方用茵陈蒿合小柴胡汤：茵陈30g，柴胡24g，栀子、大黄、黄芩、半夏、党参各9g，生、炙甘草各6g，大枣7枚，水煎服，2剂后大便稍稀，头面腋汗减半。效不更方，守方再与3剂后，诸症尽除，病遂告愈，随访1年未复发。

按 本例误在病家索中药止汗，而余未详询辨证，套成方与之，用益气固表、调和营卫之剂于湿热内蕴之体，腋汗反剧，实属火上浇油。后重温仲景经文"……但头汗出，身无汗，剂颈而还，小便不利，渴引水浆者，此为瘀热在里，身必发黄，茵陈蒿汤主之""……今头汗出故知非少阴也，可与小柴胡汤。设不了了者，得屎而解"方顿开茅塞。故用茵陈蒿汤以清热利湿通便，合小柴胡汤枢转气机，药机合宜，故使三载宿疾，数剂而除。

——钱光明.经方救误六例［J］.国医论坛，1988（1）：32-33.

案8 盗汗湿热郁蒸误作阴虚

胡某某，男，47岁，工人，1987年7月诊。

感冒发热6天，经西医治疗热退。但头晕身困，神倦乏力，便溏溲赤，夜间汗出不止，延他医以求止汗，医处以敛汗方药，进2剂后觉胸闷烦躁，头沉身重，耳堵眼蒙，渐至昏瞀。口干苦不欲饮，舌尖红、苔边白，中根部黄腻，脉细稍数。视所服之药，乃知柏地黄汤加麻黄根、五味子、龙骨、牡蛎、浮小麦等滋阴敛汗之品。据病史和舌脉症，此盗汗症并非阴虚内热，乃湿热郁蒸之故。即拟菖蒲郁金汤，宣畅因收敛所致之郁闭，以化湿开窍醒脑。药后神清，胸闷舒而烦躁静，但盗汗未止。继以三仁汤加黄芩、茯苓、石菖蒲、青蒿渗湿泄热，6剂后湿热渐消，盗汗亦随之自止。

按　汗证，有虚实寒热之分，即使盗汗，亦非唯阴虚一途。虚者固宜补敛之，实者则当审其何实，去其实则汗止。以收敛必闭门留寇，非但汗不能止而变他候。本患者系湿热内蕴，熏蒸汗泄。本当化湿清热以杜汗源，医未审汗出之由，见汗止汗，误用滋阴收敛，反助其湿而闭其热，湿随热升，上蒙清窍以致昏瞀。诚如吴鞠通所云"湿为胶滞阴邪，再加柔润阴药，二阴相合，同气相求，遂有胶结而不可解之势……湿气弥漫，本无形质，以重浊滋味之药治之，愈治愈坏"。后改弦易辙，以渗化清泄收效，足见"治病必求于本"之义。

——李继贵.误治析误［J］.新中医，1992（4）：18-19.

案9　表证误治变为表里俱热

胡某某，女，32岁，工人。因上半身无汗半年，于1993年7月23日初诊。

患者于半年前因产褥期间疏于调理，遂出现微恶风寒，发热，头痛目眩，心烦胸闷，上半身汗出减少。数易几医，有曰气血亏损之外感；有曰太阳中风，营卫不和；亦有曰痰瘀闭阻，气机不畅，先后投以补中益气、十全大补、桂枝汤、越鞠丸等化裁，不但罔效，反致大便秘结，上半身汗闭不泄。入夏以来，尤觉苦楚，需张口伸舌，以助散热，才得稍适。经友人介绍，邀余诊治，症见以脐为界，上半身肌肤枯燥如鳞，下半身时有汗出，伴微恶风寒，发热（体温37.6℃），头晕目眩，口苦咽干，心烦胸闷，腹满拒按，大便秘结，小便短赤，舌红苔黄燥，脉洪数。再追问病史，素为阳盛之体，产褥期进食姜、酒、醋较多。四诊合参，此实为表证误治之变证。外邪未罢，里热内盛，热结于腑，升降失调，此乃证候之病机无疑。治宜疏风解表、清热泻下、升清降浊，予防风通圣散加减：防风、麻黄、荆芥、连翘、薄荷（后下）、当归、白芍、栀子、桔梗各10g，大黄（后下）、芒硝（冲）、黄芩、菊花各15g，石膏（先煎）50g，甘草5g。1剂，水煎服。

24日复诊，病者欣告：大便已通，身热头痛，胸闷腹满诸症锐减，上半身已见汗液略渗。肌肤柔润，全身舒松。舌略红，苔黄，脉数。药中病机，效不更方。守原方去大黄、芒硝，加竹叶、芦根、葛根各15g，又进2剂。

26日再诊：药后全身汗出正常，肌肤润泽，诸症悉除。舌质淡红，苔薄白，脉和缓。继以清络饮合沙参麦冬汤化裁养阴透络，清除余热善其后。随访1年半，未见复发。

按 半身无汗症多因外感六淫，营卫不和；或七情所伤，痰瘀阻滞；或气血亏虚，肌肤失养；或精血亏竭、经脉闭阻所致，当审证求因，辨证施治。本案患者素为阳盛之体，乃因产后感冒，风热郁闭；又因过食辛热酸敛之品积热在里；更因误治，表证未罢，妄进温补，使邪闭于上，热结于里，肺、脾、肾、三焦气化功能失常而成此候。防风通圣散具有解表通里、上下分消之功，正如王旭高所云"此为表里气血三焦通治之剂"，药中病机，故半年之苦，霍然而除。由此可见，审证求因，辨证施治，至为关键

——梁锦汉.上半身无汗症验案［J］.四川中医，1995（8）：40.

案10 肝火亢盛盗汗误为阴虚火旺

刘某某，男，32岁，1999年7月2日来诊。

主诉：近半月来自觉夜间发热，睡时汗出，测体温却又正常。余未加细诊，总以为盗汗每多阴虚火旺，治以滋阴清热敛汗，药用麦味地黄丸加牡蛎、浮小麦煎服，每日1剂，然连服6剂未效。再次来诊，诉汗出如前，汗液黏稠，两胁胀，烦躁易怒，口苦，呕恶厌食，小便短赤，素嗜辛辣烟酒。细查患者，见其面红目赤，舌红苔黄，脉弦数。余恍然醒悟，此为肝火亢盛、湿热内蒸，治以清肝泄热、化湿和营，方用龙胆泻肝汤加味治疗，药用：龙胆草6g，黄芩、栀子各10g，柴胡6g，泽泻、木通、车前子各10g，当归6g，生地9g，甘草5g，生白术10g，薏苡仁12g，每日1剂，忌食烟酒、辛辣。服药5剂后诸症皆失，随访1年余，未再复发。

按 盗汗一证，多由阴虚内热、热逼津液外泄而成，治宜滋阴降火，清热敛汗，以火热为主者，予以当归六黄汤加减；以阴虚为主，火热不甚者，予以麦味地黄丸加减；同时配用滋阴敛汗药物，常常收效甚佳。而此例患者素嗜辛辣烟酒，酿成湿热，内蕴肝脏，余先前予以滋阴敛汗，未能取效，反而助湿为患。后予龙胆泻肝汤加味，方中龙胆草、黄芩、栀子、柴胡清肝泄热；泽泻、木通、车前子清利湿热；当归、生地滋阴养血和营；生白术、苡仁健脾利湿；甘草调和诸药、泻火清热。药证相符，全方虽无一味敛汗之药，但湿热得除，诸症自止。因此治疗盗汗临证必须详细辨证，不能拘泥于阴虚，当辨别虚实，以防误诊误治。

——刘益南，周雪芸.误治匡正取效病症3例［J］.浙江中西医结合杂志，2002（3）：56-57.

六、瘿病

案1　甲亢误治为甲减

赵某某，女，45岁，干部。

主因甲状腺肿大2个月，伴心悸气短、多食多汗、乏力而于1996年6月5日首诊于某医院。彩超检查提示：双侧甲状腺肿大（左3.0cm×2.2cm，右3.3cm×2.3cm）。化验TSH9.1mU/L（正常值＜10mU/L），$T_3$4.9nmol/L（正常值1.3~3.4nmol/L），$T_4$321.1nmol/L（正常值73~155nmol/L）。诊断为弥漫性甲状腺肿伴功能亢进症。

患者因对大部分西药过敏而于6月17日开始就诊于某中医师。病历记述当时症见舌淡苔白脉细数，首拟处方：生地15g，熟地15g，山药12g，山萸肉12g，茯苓15g，丹皮10g，泽泻10g，昆布12g，海藻12g，柴胡10g，栀子10g，当归12g，炒枣仁30g，玄参15g，莪术10g，浙贝10g，夏枯草15g，生牡蛎30g，海蛤壳12g，太子参12g。日1剂，水煎服。以后每周复诊1次，处方渐将夏枯草加至20g，玄参、熟地加至30g，后加黄芪15g。患者心悸乏力症状稍减，仍有多食、烘热多汗，舌淡苔薄白，脉沉细。7月15日修改处方：黄芪15g，太子参30g，天麦冬各12g，玄参30g，夏枯草20g，浙贝10g，生牡蛎30g，昆布15g，海藻15g，青皮10g，莪术10g，山甲6g，熟地30g，栀子10g，炒枣仁30g，合欢皮15g，地骨皮20g。7月22日于上方加黄连10g。7月25日抽血复查TSH80mU/L（明显增高），$T_3$1.39nmol/L（正常低限），$T_4$46.9nmol/L（明显低于正常）。B超提示：甲状腺左叶2.8cm×1.9cm，右叶2.7cm×2.0cm（较前缩小）。7月29日病历记述患者微有面目浮肿，多汗多食，舌淡体胖大，脉沉细。处方于上方去昆布、海藻，加杭芍15g，当归15g，黄芪25g。8月8日再次复查TSH81mU/L，$T_3$1.54nmol/L，$T_4$49.9nmol/L，与前次结果大致相同。

患者于1996年8月9日来我院就诊。当时症见：形体偏胖，颜面肿胀，双目微突，多食多汗，甲状腺肿大，舌淡体胖，苔薄白，脉沉弦缓。诊断：继发性甲状腺功能减退症。遂请董燕平老师亲自诊治。首拟处方：大贝母15g，生牡蛎30g，党参15g，白术10g，仙灵脾30g，菟丝子10g，百合10g，夜交藤30g，莲子心10g，珍珠母30g。先服7付，后加肉苁蓉6g、巴戟天10g又服14付。患者于8月29日复查TSH19mU/L（较前明显降低），$T_3$2.3nmol/L，$T_4$97nmol/L（已恢复正常）。此时患者面部浮肿已消退，颈部稍显肿大，眼睑微肿，其他症状不明显，舌淡红苔白，脉沉弦细。于前方加用夏枯草10g，继服7付。9月5日复诊时眼睑浮肿消失，自觉两乳发胀，于前方再加青皮12g、橘叶

6g。9月12日再次复查TSH9.2mU/L，$T_3$2.1nmol/L，$T_4$115.9nmol/L，均已恢复正常。遂减仙灵脾至15g，巴戟天至6g，另加郁金12g、香附12g。服用7天后，症状全部消失，甲状腺正常大小。中药改为隔日1剂服用。10月17日复查TSH、T_3、T_4仍在正常范围。此后逐渐停药，至今追访未见复发。

按 甲亢临床上以高代谢症状群、神经和心血管兴奋性增强、甲状腺肿大等为主要表现，多属中医学"瘿病"范畴。中医学认为本病多系素体阴虚，复加精神创伤等多种原因，导致肝气郁结或肝郁化火或痰气凝聚。因此，阴虚、气滞痰凝、肝火内盛是本病的主要病理基础。如果中医辨证用药准确，能起到与他巴唑等抗甲状腺药物相似的疗效且无毒副作用。然而，正如服用抗甲状腺药物进入减药期要加服小剂量甲状腺素等一样，中药也存在着适时减量、随证调整、勿忘顾护命火的问题。不能一味泻火，克伐太过，苦寒用药只增不减。

此例患者形体偏胖，病历记载舌质一直偏淡。中医学历来认为"肥人多痰多湿，多属阳虚"，该患者当初虽有虚火亢盛见症，但命火不盛。前位医师遣方用药，无论实火、虚火，一并猛力清泻，不知中病即止，及时调整。除长期应用栀子、夏枯草外，大量滋阴药物寒凉太过，亦有伤阳之弊。更加黄连10g，又如雪上加霜。终致大剂苦寒克伐脾土，斫伤肾阳，导致阳虚水泛，发为继发性甲减之水肿等见症。此外，长期使用碘剂亦可引起甲状腺功能减退。现代药理研究证明，昆布、海藻等中药中所含之碘较单纯的碘、碘化钾吸收慢，体内保留时间长，排出也慢。因此，患者体内碘蓄积而产生的抑制甲状腺激素合成的作用也是引起该患者继发性甲减的原因之一。患者来我院就诊之时已成甲减，辨证与前大相径庭。命门之火既衰，必先扶阳补肾，助命门之火以消阴翳。而当肾阳渐复，又当适时减用温阳补肾之剂，阴阳并举，温凉兼顾，方不致虚火复燃，甲亢复发。

——郝艳新，何芳，董燕平.温阳补肾法纠正甲亢中药误治为甲减1例报告［J］.中国医药学报，2000（3）：75-76.

案2 甲亢误诊心肌炎、肝损害

女，36岁，1999年5月27日初诊。

主诉：心悸2个月。现病史：约2月前感到心悸、胸闷，某乡镇卫生院诊为病毒性心肌炎，服药治疗病情未见好转。4月14日又去省级某医院就诊，因胸闷不适、乏力、厌食，化验检查ALT265U/L，遂诊为肝损害。经输液治疗15天，病情仍不见好转。现患者感到心悸、胸闷、消瘦、怕热、两眼发胀，舌质红，苔薄黄，脉弦滑数。体检：心率120次/分，律齐，无杂音；两眼突出不明显，伸舌及两手平举试验细震颤亦不明显；甲状腺不肿大。疑患者为甲亢。化验检查：Hb109g/L，PLT104×10^9/L，TT$_3$4.4nmol/L，FT$_3$16.9pmol/L，TT$_4$212.2nmol/L，FT$_4$22.4pmol/L，TSH1.5μU/ml。辨证为郁证（肝郁化火，热扰心神）；西医诊断为甲状腺功能亢进症。处以丹栀逍遥散加减：柴胡10g，白芍10g，当归10g，茯苓12g，苍术10g，薄荷6g，牡丹皮12g，栀子10g，百合30g，乌药12g，生龙骨、生牡蛎各30g，玄参30g，夏枯草15g，郁金10g，知母10g，甘草6g，3剂，日1剂，水煎服。同时服用甲巯咪唑10mg、利血生10mg、普萘洛尔10mg，每日3次。药后，患者病情大减。上方加减共服15剂，并一直服用上述西药。至8月20日，实验室检查：TT$_3$1.03nmol/L，FT$_3$3.99pmol/L，TT$_4$12.1nmol/L，FT$_4$0.2pmol/L，TSH0.3μU/ml。病情基本控制，西药减量治疗。

按 从患者就诊过程可以看出，前医思路狭窄，见到心悸、胸闷就诊为病毒性心肌炎，见到肝功能不正常就治肝。其实，心悸、胸闷只是疾病的部分症状，肝功能不正常也只是甲状腺激素对肝脏的直接毒性反应，致使肝大、ALT升高。如果临证能进行症状鉴别诊断，就可能避免两次误诊。

——王守铎.误诊误治病例分析［J］.山东中医杂志，2001（10）：632-633.

七、消渴

案1 肾阳不足误为阴虚火旺

杨某某，男，45岁。

口渴引饮，1日饮水3水瓶许，小溲亦多，食少，纳谷欠馨，肌肤枯瘦，舌淡苔薄，两脉沉细，尺脉尤弱。笔者初诊为消渴病（阴虚火旺），屡用养阴生津之剂罔效。先师陶君仁指点（当时笔者随其实习），患者舌质不红，舌苔不光，亦无易饥多食，而脉象沉细、尺脉弱，虽然烦渴多饮，并非阴虚消渴之证，宜舍症从脉进行辨治，改用温补肾阳治则，拟金匮肾气丸加减（改为汤剂煎服）。药用：制附子9g，熟地12g，肉桂1.5g（后下），准山药15g，萸肉9g，红参6g（另煎），覆盆子、菟丝子、枸杞子各10g，茯苓12g。连服7剂，口渴得缓，尿量亦明显减少。前方已效，仍守原方略事增损，服药月余，诸症俱除。

按 肾阳虚衰，不能蒸腾津液，则口渴欲饮，肾气虚弱，失于调摄水液之功，故小溲多，肾火衰惫，火不暖土，脾运失健，故见食少，肌肤枯瘦。"治病必求其本"，脉象可为本例定性，正如李士材说："辨证之法，首重于脉，辨脉之法，以沉候为准。"

——陈启石，吴孝华.临证医案辨误实录［J］.江苏中医，1989（3）：23-24.

案2　消渴误为闭经

尤某某，女，23岁，工人，1989年4月2日初诊。

主诉：1988年3月结婚后，月经不调，自8月份行经后至今月经未行。开始几个月，自以为是怀孕。待到1989年1月份，因不觉有妊娠反应，饮食不减而反增，体重不加而反减，腹中不觉有胎动，到乡医院检查，排除妊娠，诊断为闭经病。治疗两周后未见效，转县医院检查治疗，同意闭经诊断。中西医结合治疗3个月，效不显而求治于余。刻诊：闭经8个月，面色潮红，身形消瘦，头晕耳鸣，腰膝酸软，失眠多梦，饮食健旺，口渴喜饮，便干尿多，舌净少苔，脉象细数，一派阴虚血亏之象。余仍辨证为闭经，属肝肾亏损型。治以补肾填精、滋阴养血。方以左归丸加味：熟地15g、生地15g、怀山药15g、菟丝子（包煎）15g、玄参15g、山萸肉10g、枸杞10g、牛膝10g、鹿角胶（烊化）10g、龟板（先煎）10g、枣仁10g，另配杞菊地黄丸。1日服汤剂，1日服丸剂。服药近1个月，月经未行，诸症不见好转，暗忖如此重证，短期焉能取效，守上法继续治疗。1日诊余，信手翻阅门诊病案，对此案细加反思，始觉辨治有误。一是阴虚口渴不多饮，为何本例口渴喜饮？二是饮食健旺，为何还逐步消瘦？三是阴虚血亏为何反见尿多？消瘦、喜饮、多食、多尿……岂不是消渴（糖尿）病见证！后作血、尿糖测定，结果尿糖阳性，空腹血糖为8.96mmol/L，诊断为消渴病。患者得知病情，急转南昌治疗。

按　本案误治主要有以下几点启示：①辨证思路要广，要与临床各科相联系。本案治疗半年之久，历经数位医生，均未确诊。其主要原因是辨证思路局限，只着眼于妇科，忽视了临床各科之间的联系。本案虽以闭经就诊，但对引起闭经的病因病机未深加推敲，若能对本案的每一个临床症状条列分类，综合归纳，联系临床各科，就可能发现闭经是消渴病所致。治疗就应以消渴为主以闭经为次。误诊虽切中阴虚之本，但未明确诊断，主次泾渭，于证何益！②医生对患者要有高度的责任心。医生立法处方的正确与否，直接关系到患者的痛苦乃至生命。故凡有良知的医生均应对病人高度负责任，在诊之余将对患者的治疗处理重新进行检查分析，发现有误，及时纠正，并从中吸取教益。如果我们这些亲手治疗过本案的医生具有这种精神，误诊也许不会达半年之久了。③中医临床要重视各项检查。西医学先进的检测手段是临床诊断的有力武器。中医临床有此作参考，对辨证论治无疑是大有裨益的。本案若能早作血、尿糖检查，诊断不就早明确了么！

——黄荣昌.二则殆案的启示［J］.上海中医药杂志，1991（11）：10-11.

案3　消渴误从闭经治

汤某某，女，34岁，农民。1991年10月27日就诊。

主诉：闭经6个月。伴四肢无力，消瘦，纳食一般。曾服益气养血、活血通经药40余剂，月经仍未来潮，他症渐剧。诊见其体瘦面褐，毛发枯槁，皮肤干燥，舌红苔黄，脉细数。脉症合参，证属气血俱虚、胞宫失养致闭经。投八珍汤化裁：白晒参10g（炖吃渣），白术12g，云苓10g，熟地12g，当归10g，川芎6g，牛膝10g，醋香附10g，阿胶10g（烊服）。进药3周无效。四诊时增述白带量多为豆腐渣样，奇痒。即想到糖尿病并发阴道霉菌感染。验尿糖（++），血糖8.1g/L。拟滋阴降糖、燥湿止带法。处方：西洋参6g（另炖吃渣），葛根30g，木通6g，白芍10g，花粉20g，生地15g，苍术15g，荆芥、防风各10g，山药20g，麦冬10g，大枣3枚。每日1剂，药汁分3次冲服消渴丸5g、玉泉丸9g。外用方：苦参20g，白鲜皮15g，蛇床子12g，蛇舌草15g，枯矾10g，雄黄1g。煎水外洗早晚1次。20天后血糖正常，带除痒止。继而于上方去荆防，加丹参15g、紫河车粉15g（冲服）、川牛膝10g、路路通10g。服药2月余，月事如期而至。

——昝兴平.糖尿病误治2例反思［J］.江西中医药，1996（3）：22.

按　本案提示，临证之际，对于已经在他处就诊过而无效的患者，此前的诊断尤需认真思考分析：既然治疗无效或效不佳，是否疾病诊断有误？或虽然针对患者主诉的疾病诊断可能无误，但辨证是否准确？尤其是在医者开出与前医类似的处方时，务必三思而后行，避免重蹈覆辙，给患者增加不必要的负担。

案4　消渴误为阳痿

姚某某，男，36岁，干部。

主诉：阳痿2年。始乃遗精早泄，举而不坚，渐至痿废。经多方求医，均按肾虚论治，投补肾壮阳之品，病趋严重。1990年8月9日来诊。首诊见症：面黄肌瘦，两颧泛红，失眠多梦健忘，下肢麻木发凉，口干咽燥不饮，纳可乏味，两便正常。舌红，苔薄黄少津，脉细数。疑为心肾不交，水火失济。拟滋阴降火、交通心肾法。处方：炒黄连5g，肉桂2g，熟地10g，山萸肉12g，山药15g，炒枣仁15g，甘草5g。此方增损服30剂，他症虽有转机，阳痿不见起色，疑为药证不合。细询之，知其腰酸乏力半年后继之阳事不举。即查血糖8.06g/L，尿糖（++）。更方以滋阴清热，分清泌浊为法：大生地15g，天花粉

20g，粉葛根30g，玄参15g，生黄芪30g，石菖蒲15g，知母10g，山药20g，萆薢15g，子芩10g，甘草5g。另服消渴丸、降糖舒。治疗1个月，血糖5.9g/L。治疗3个月，身健体胖，已能行房。

按 糖尿病相当于中医学的"消渴"。可分上、中、下消，上消多饮，中消多食，下消多尿，然而部分患者临床表现并不典型，若非细察，易造成误诊误治。本文误诊案例，其原因有：①对疾病缺少全面了解。②忽视了患者的腰酸无力先于阳痿。③过分重视阳痿的治疗，而忽视了寻求导致阳痿的内在因素，"治病必求其本"，行医之本也。

——昝兴平.糖尿病误治2例反思[J].江西中医药，1996（3）：22.

案5 糖尿病误为单纯泌尿系感染

男，42岁，2000年3月13日初诊。

主诉：尿痛1年。现病史：患者1年来小便时疼痛、灼热、会阴胀痛，但尿不频、不急，多次彩超检查前列腺均不肥大。长期用多种新型抗生素治疗效果欠佳。舌质暗红，苔薄黄，脉沉细。尿常规：GLU（++++），PRO（－），进一步问诊，患者平时倦怠乏力，精神萎靡，不欲睁眼，即查血糖17.3mmol/L，诊断为2型糖尿病并发泌尿系感染，辨证为气阴亏虚、瘀血内阻、湿热下注并肝郁不疏。处以降糖方合知柏地黄汤加减：黄芪30g，山药15g，苍术12g，玄参15g，葛根30g，丹参30g，熟地黄25g，山茱萸12g，牡丹皮10g，泽泻10g，茯苓10g，知母12g，黄柏10g，金钱草30g，川楝子10g，甘草6g。3剂，日1剂，水煎服。同时服格列本脲3.75mg，每日3次，小檗碱0.2g，每日2次。药后，患者小便疼痛、灼热、会阴部胀痛减轻，体力增加。4月7日化验血糖6.1mmol/L，症状亦大减，继续用药治疗。

按 患者泌尿系感染是标，而糖尿病则是根本。前医仅治标，所以一直不能取效。糖尿病的诊断并不难，医生临床诊病不能只凭着高、精、尖的医疗设备，而应从最基本的诊断检查着手。

——王守铎.误诊误治病例分析[J].山东中医杂志，2001（10）：632-633.

案6 消渴误为慢性胆囊炎、胃炎

患者，女，42岁。

胃脘胀闷不舒、嘈杂易饥1年余，于2002年6月16日初诊。

1年前因劳作后饱餐，当晚因感胃脘胀闷不舒，恶心呕吐，呕吐物为食物残渣，以后即出现胸脘满闷、嘈杂易饥、口苦、呃逆，经服中西药治疗无明显好转，到某医院做B超、胃镜检查示："慢性胆囊炎""胃黏膜粗糙"，服胆维他、法莫替丁、中药数十剂仍不见好转，来我院门诊中医治疗。症见面目清瘦、神倦，胃脘嘈杂不适，口苦、渴不多饮，手足心发热，睡眠欠佳，月经延后，量少色红，腰腿酸软，舌红少苔，脉弦细数，证属肝胃不和，胃阴不足，拟柴胡疏肝散合养胃汤加减：柴胡、香附、枳壳、川芎各10g，杭芍15g，陈皮12g，沙参、麦冬、花粉、石斛、茯苓各20g，丹皮12g，甘草6g，3剂，1日1剂。

6月20日复诊，服上方后仅感手足心发热稍减，余症依旧。患者情绪低落，怀疑自己得了什么不治之症，再追问病史：胃中嘈杂，饱食后即减，夜间仍感嘈杂难忍，大便秘结，小便频多，夜间也有4~5次，且自我感觉体重逐渐减轻。速查血糖，结果16.1mmo/L。确诊：糖尿病。中西医结合，按消渴病辨治，病人症状很快得到控制，投玉女煎合六味地黄汤加减：生石膏30g，生地30g，知母10g，麦冬15g，黄连6g，玄参30g，丹皮10g，怀山药20g，枣皮15g，沙参20g，五味子6g，龙骨、牡蛎各30g，5剂，1日1剂。服上方后胃脘嘈杂已减，手足心仍有低热，睡眠好转，夜间小便1~2次，大便稀溏，舌质红，苔白而干，脉细，上方去生石膏、黄连，调整两月余，复查血糖已基本恢复正常。

按 前医误将消渴病以"慢性胆囊炎""胃炎"论治，累治不效，盲目依靠仪器的检查结果，又未能根据病情再作相关检查，如血糖的检测。在治疗中如果不掌握病证的病因病机，治疗方药就会出现偏差，前医大多采用疏肝利胆、和胃降气之法，未把胃热亢盛、胃阴不足、阴虚火旺这一重要的病机作为重点进行辨析，导致累治不效的结局。当做了血糖检测为糖尿病时，对消渴辨证施治，疾病很快得以治愈。

——马忠正.临证误治二则例析［J］.实用中医内科杂志，2005（2）：173-174.

案7 盲从阴虚燥热误治消渴

王某，男，44岁。

1997年被诊为糖尿病（消渴），口服西药优降糖、降糖灵等降糖，有时加用中药治疗，血糖控制不满意。其时体质壮实，无明显症状和不适。2002年为更好控制血糖开始注射胰岛素（诺和灵30R）每日20U左右，血糖控制仍不理想，但较注射胰岛素前有改善，于2002年开始经常下肢水肿，在当地服利水中药而愈。2003年3月12日来我处初诊，因水肿在当地治疗不效，遍身浮肿，足不软，胸闷轻微，空腹血糖12.1mmol/L，尿蛋白阴性，尿糖（++++），舌淡红，苔黄腻，脉细数而弦，诊为皮水，以五皮饮加减治疗。药用桑白皮

15g，茯苓皮15g，麻黄5g，玉米须30g，瞿麦10g，萹蓄10g，大腹皮15g，猪苓20g，白茅根30g，益母草15g，蛇舌草15g，生姜皮10g，5剂而肿消，空腹血糖7.9mmol/L，继服济生肾气丸巩固，后因为笔者工作调动脱访。

3年后病人又找到我处，形体消瘦，已不能行走，需两人扶着方能迈步，惊问其故，述3年来以注射胰岛素为主治疗，血糖控制尚满意，期间时而水肿，时而下利，时而感冒，时而乏力，当地随证治以中药六味地黄汤、玉女煎、玉液汤、葛根黄芩黄连汤、银翘散之类，均为消渴常用之方数百剂，体质日衰。刻下烦躁易怒伴口渴，饮水不多，二便如恒，不寐，空腹血糖7.1mmol/L，舌淡红，苔黄腻而极厚，脉细数而弦。辨证为湿热，与龙胆泻肝汤加黄连，4剂后复诊，诉口渴不多饮，乏力加剧，能够睡眠，困倦乏力，大便稀，舌苔黄腻而益厚，百思不得其解，是否寒热辨错？遂投平胃散加减：厚朴6g，苍术6g，茯苓8g，甘草3g，姜半夏5g，干姜4g，枳壳6g，升麻3g，白术5g，2剂。药后病不减，已不能坐起，增小便赤，舌苔更厚而黄腻，脉细无力，更方补中益气汤加味：党参10g，太子参15g，白术6g，黄芪15g，陈皮5g，茯苓10g，黄连4g，白茅根15g，升麻3g，白芍15g，小蓟10g，2剂。药后不应，空腹血糖6.5mmol/L，家属准备后事，舌苔厚极而黄腻，余私下想，莫非真寒假热证？却不敢用温药，时值危北海将来我校讲学拟等危老诊治，然病人日见不济。遂试以附子理中丸加味：党参15g，太子参15g，附子8g，干姜6g，炙甘草5g，补骨脂10g，1剂，药后无不良反应，再进1剂，诸症减，可以单独行走，要求再服。其时危老将至，欲留舌苔之厚问疑危老，遵嘱患者服附子8g，黄连4g，煎汤饮，日1剂，5日后问于危老，却厚苔全无，精神大增，危老调理后病情渐趋康复，危老处方：药用黄芪30g，太子参30g，北沙参30g，葛根30g，苍白术各15g，茯苓30g，苦参15g，黄柏15g，丹参20g，川芎15g，补骨脂10g，枳实15g，大腹皮15g，香附20g，吴茱萸4g，黄连8g，桂枝6g。

——邓棋卫，孟萍，万军.盲从阴虚燥热误治消渴案 [J].实用中医内科杂志，2007（3）：88–89.

按 此案由正常平和体质之人，因燥热一说，诸医不谋而和，用苦寒3年，致阳气虚衰，变证蜂起，阳虚而生痰湿，生瘀血，久而化热，不仅难治，尚且难辨，病情久治不解，故临证时当牢记辨证论治，切不可泥于燥热之说。

案8　误补致消渴加重

患者，男，53岁，农民。

2003年12月20日初诊。患者自诉近2个月来，自觉乏力肢酸，腰背重滞，夜间尤甚。身体消瘦，因平日胃纳尚佳，故认为是体质虚弱。其女儿购得别直参1支，给父冬令进补。2周前，将人参（约20g）炖服，并分2次服完。此日夜间，烦热口干，暴饮不止，病更加重。翌日，去县人民医院西内科就诊，经其诉说病况，西医认为是误服人参所致，嘱其解人参之作用。故患者前来中医院求诊。刻诊：患者面色潮红，两颧尤甚，形体消瘦，尿频而多，夜间尤甚，口干引饮，饮不解渴，腰背酸痛，四肢倦怠，脉弦细而数，舌红苔微腻。从症分析，证若消渴，建议做尿常规，以排除糖尿病。并嘱其次日再做空腹血糖测定。经尿检，尿糖（+++），余无殊。从症所见为气阴两亏、内热伤阴之象，给予苦寒养阴、益气降火之品：黄芪30g，山药30g，天花粉15g，苍术10g，川连6g，鲜石斛30g，地骨皮15g，杞子20g，西洋参6g。另配消渴丸（30g）2瓶。

5剂后复诊，自诉药后诸症明显缓解，尤其尿频而多、口渴引饮基本消失。期间又去西医院检查，确诊为2型糖尿病，要其住院治疗。患者一因经济困难，二因中医治疗效果明显，故拒绝住院，要求中医继续治疗。此时其面色红润，纳食一般，尿已减少，口亦不渴，腰酸减轻，稍有体力，脉弦滑，舌红少苔。治宜苦寒养阴，佐以补益肝肾，药用生地30g，萸肉10g，五味子5g，山药30g，丹皮10g，泽泻10g，川柏10g，知母10g，川连8g，天花粉15g。另配消渴丸2瓶，5粒，3次/日，服7剂。7剂后，查尿糖（-），血糖（空腹）5.7mmol/L。病趋正常，嘱其调节饮食，劳逸结合，适时进补，定期检查，增强体质。

按 当今临床消渴病多发，公众有较多的了解，但往往仅限于典型的具有"三多一少"症状者，部分患者发病症状不典型，或者以其他貌似与消渴病"无关"的主诉而求诊，医者若疏于细致问诊、四诊合参辨证，忽视基本西医检查（如血糖、尿糖检测），则很容易误诊漏诊。

——董汉良.误补致消渴加重［J］.中国社区医师，2004（7）：38-39.

案9 病轻药重误治消渴

徐某，女，50岁。糖尿病史5年，口服达美康80mg/次，每日2次，就诊时口渴，多食，多饮，大便结，时盗汗，舌偏红，苔薄黄，脉细数，空腹血糖14.6mmol/L，药用花粉15g，生熟地各15g，石斛15g，麦冬15g，玄参10g，酸枣仁10g，远志7g，丹参10g，怀山药15g，黄连3g，北沙参15g，枸杞子10g，菊花7g，5剂后诸症大减，空腹血糖10.8mmol/L，再进5剂。

又2月后再诊诉乏力，口黏不爽，纳差，口渴，大便结，舌偏红，苔黄腻，脉数，空腹血糖7.2mmol/L，自述2月来因为上方效果显著，自行服用60剂，初时有效，后渐觉身体困重，因血糖继续下降，不以为然，2月后乏力日增，不思饮食，渴不多饮，乃湿热为患，予龙胆泻肝汤加味：龙胆草10g，泽泻10g，茯苓10g，丹皮10g，黄芩8g，栀子8g，川木通5g，柴胡8g，前仁10g，生甘草3g，3剂，诸症减轻，黄腻苔去大半，继服上方加苍术10g、巴戟天10g，4剂而愈，空腹血糖6.4mmol/L。

按 此例属矫枉过正，患者初为阴虚内热之轻证，用滋阴药2月余，病轻药重，遂助湿为患，消渴病患者常自行购药或偏信单方，药不对证；市井偏方，以滋阴清热为多，往往助湿碍脾，此案虽病家自误，然时医多有此弊，不可不慎。

——邓棋卫，孟萍，万军.盲从阴虚燥热误治消渴案［J］.实用中医内科杂志，2007（3）：88-89.

案10 脾肾阳虚、湿热内蕴误为肾阴虚

由某，男，55岁，2012年3月27日就诊。

主诉：手干裂十余年，甚则干裂出血，无手足痒，近3年来血糖增高，空腹血糖7.0mmol/L以上，未进行系统降糖治疗，未控制饮食，现患者手干裂脱皮出血，晨起口干苦，后背沉重，膝盖以下凉，眼干涩，下肢微肿，查见患者手掌鲜红，舌淡胖，有齿痕，苔白，脉沉。我校附属医院某医治以：枸杞、桑葚、麦冬、玄参、花粉各30g，续断、洋火叶、茯苓各20g，7付，水煎服。服上方后，患者手干裂明显加重，后到我处治疗。辨证：脾肾阳虚，湿热内蕴，伤阴化燥。处以：龟板10g，麦冬、女贞、生地、炒薏米各30g，党参、炒白术、苍术、寄生、川断、茯苓、干姜各20g，黄连、制附子、半夏各15g，服药1周后，患者手足干裂明显好转，口苦减轻，肿减身轻，按此法调治数月，手干裂基本痊愈。

按 本证属本虚标实之证，其本属阴证，脾肾阳虚；其标为实，湿热内蕴，其变为阴亏。正由于我们受糖尿病就是"消渴"，"消渴"就是阴虚火旺的影响太过，而忽略了辨证论治、整体观念以及三因制宜的辨治原则。阴阳互根互用，相互转化。本证即体现了阴阳的对立制约，又有相互转化，为阴阳互相夹杂的病理阶段。

——寇吉友，卫彦，佟欣.基于临床误治案例论阴证辨治规律［J］.中国医药科学，2015，5（16）：186-187.

八、内伤发热

案1 血虚误为表热

张某儿媳，24岁。

1963年孟秋分娩，一胎双男，数日后忽高热神昏，恶露不绝，腹不痛，注射抗菌素无效，乃改请中医。症见：舌苔淡黄，脉象浮大，面红耳赤，大便不行，余不顾产后血虚，径予黄芩汤以撤其热，服后身蜷肢厥，双脉几伏，后来竟至覆被蒙首，寒战龄齿。余心茫然，然而临危履险，因天雨路遥，药难骤觅，于是以生姜块合伏龙肝煎水服之，取其暖水燠土，斡旋胃阳之旨，服后厥回脉生，转危为安。浮黄之苔告退，微细之脉反露，虽神困脉数而身热殊未除也。于是以当归补血汤加肉桂、甘草投之，益气生血，兼理其营，3剂后热退神旺，恶露渐止。嗣于圣愈汤4剂而愈。李东垣尝谓"血虚发热证似白虎"者，此类是也。

——郝文轩.误药救逆四则［J］.河北中医，1985（3）：37.

按 本案之误，在于见热治热，忽视了患者产后血虚之本，使其虚更虚，几成危证。"血虚发热证似白虎"，前人有得之言，当谨记心中以备临证参考。不治热而热自退，治本之明验。

案2 阳虚误为阴虚

赵某，男，38岁。1975年8月2日初诊。

患结核性胸膜炎住院月余，经用抗痨药配合激素治疗，胸水吸收，临床症状消失，惟发热不退，而改用中药治疗。前医予以滋阴清热泻火剂，前后共进20余剂罔效而邀余诊治。刻诊：面色㿠白，双眼睑微浮肿，语声低微，每日上午T39℃，午后降至38℃以下，不思饮食，舌淡嫩，苔薄微腻，脉浮大重按无力。脉症合参，属脾肺气虚，中焦夹湿，拟甘温除热法少佐芳香化湿，予补中益气汤，黄芪重用至40g，加白蔻5g，佩兰叶9g。进3剂，热退至38℃，饮食略增，效不更方，继以补中益气汤加减共进12剂，体温恢复正常。嘱继服补中益气丸。以资巩固。

按 此例系阳虚发热，前医忽视了脾肺气虚这一症结。只认为肺痨发热多为阴虚火旺所致，而妄投滋阴退热剂。故服药甚多而效果平平。后以甘温除热法，投补中益气汤数剂，药中肯綮，体温复常。

——杨荣春.误治析义［J］.辽宁中医杂志，1989（3）：34-35.

案3 脾肾阳虚误为肝肾阴虚

蒋某某，女，55岁，新宁镇二居民。

1978年2月中旬诊，舌红无苔，口和不渴，手心欠温，纳呆不馨，胃脘处隐痛牵引季肋，形容憔悴，语言清而声低，面色萎黄，而午后颧红，大便不畅，小便色黄，脉右关弦数，左脉沉细而弱。据舌红无苔，小便黄，午后颧红，胃脘处隐痛牵引季肋，脉右弦数，诊为肝肾阴虚、气滞不运、肝胃不和的一贯煎见证。处方：生地11g，沙参11g，枸杞10g，麦冬10g，当归10g，川楝10g，石斛10g。事隔两周，出诊延其家，患者告余曰，服你方后，腹胀甚，诸症如故。延他医治之，病见日减。窥其方，附子理中加桂心、砂仁。方悟口和不渴、手心欠温，乃中焦虚寒，阳虚不运，舌红无苔，当是嫩红有津，由于望而不细，辨而不精，误诊肝肾阴虚，实脾肾阳虚，气液不化，中寒之真象。

——王义广.午后发热和阳虚中寒证的辨误［J］.江西中医药，1984（6）：37+31.

按 阴虚阳虚，本属相反之证，但临床所见往往症在疑似之间，望闻问切，务须全面，症状、舌脉之取舍，更需仔细权衡，阴阳寒热表里虚实八纲，来不得半点马虎。

案4 血瘀误为阳明发热

李某，女，18岁。

于1980年夏，突起高烧，患者颜面潮红，体瘦不丰，肤色不泽。症见身大热，口大渴，欲冷饮，两目直视如呆状。或谵语呢喃，或狂呼头腹俱疼。腹平软无异常，二便自调。舌绛苔黄，脉洪数。问其病因，则云受暑夏之热。询其经史，则茫然不知所云，羞而简言，仅云时至时不至，并无异常，未予细究。脉证已显，非阳明经证为何？急与白虎汤。服后，汗出身凉，言行如常人，余心窃喜，深感仲景方之效验如斯。岂知至日暮，高热复甚，家人哗然，医者颇感棘手。若以暑温论之，脉证均不甚符。细思患者正当年轻，本应艳丽，何肤若斑锈？莫非经闭血瘀而作祟乎？清·唐容川曾云：“瘀血在腑，则血室主之，症见日晡潮热，昼日明了，暮则谵语，以冲为血海，其脉丽于阳明，故有阳明燥热之证。”推敲再三，乃师其法，与小柴胡汤加红花、桃仁、甲珠、丹皮、大黄，服1剂，即见腰腹微有胀痛，2剂即经行如墨汁，热势尽退矣！继用桃仁四物汤加养阴之沙参、石斛、天花粉，4剂而收全功。

按 此例证似阳明而实非阳明，皆因患者经水闭阻，瘀血在腑，内热已伏；又受暑热之蒸迫，引而外发，故有斯证。治病必求其本，经曰：“血实宜决之。"今用小柴胡汤以疏肝理气化郁；加红花、桃仁、甲珠祛瘀通经；以大黄、丹皮清热凉血，瘀血既行，热病亦去矣！

——曾满学.临证辨误二则［J］.湖南中医杂志，1987（6）：59.

案5 气虚发热误芳化滋阴

王某某，女，61岁，农民。

1980年7月20日以神疲发热、微咳20天、西药抗痨治疗无效转中医门诊。患者既往有胸膜炎、淋巴结核史，体检：T38.6℃，慢性病容，右颌下摸到枣核大小的浅在淋巴结肿5枚，质较硬可移动，肝肋下2~3cm，脾未触及，脉濡，苔薄。血色素10g，白细胞3.7×10^9/L，中性粒细胞0.60，淋巴细胞0.33，酸性粒细胞0.07，血沉30mm/h，肝功能正常，肥达反应（−），胸透及全胸片，右侧肋膈角变钝，痰找抗酸杆菌及癌细胞均（−）。据证认为，时值夏令，湿邪困遏，肺胃不和，清阳失旷。拟芳化疏表法：藿香、豆卷、法夏、茯苓、杏仁、苡仁、桔梗、枳壳、陈皮、通草、滑石、荷叶等。

服3帖，身困减轻，而乏力更为明显，发热在37.4℃~39℃之间，上午轻，午后重，有时面颊露红，脉细数，苔薄。除同意链霉素、异烟肼、维生素B_6等西药继续应用外，中药改从阴虚痰结论治。药用青蒿、鳖甲、丹皮、知母、黄芩、生地、桑叶、夏枯草、柴胡、白芍等。

药进5帖，发热不退，反增腹胀，不思饮食，大便不实，周身疲乏，懒于言语，口干不饮。10天后第三次门诊，细审证情：上两次服药未效，某些症状反有增加，面少华色，唇淡舌嫩而润，脉象软弱，T38.4℃，乃中虚不足之象。《内经》云："有所劳倦，形气衰少，谷气不胜，上焦不行，下脘不通，而胃气热，热气熏胸中，故内热。"患者年过花甲，田间劳动，劳力伤气，又加暑热耗气，脾胃不运，中州不通，郁而生热。正如李东垣所说："气虚则邪气外浮，而在下之阴火乘其土位""火与元气不两立，一胜则一负。"病属内伤发热，故用芳化、滋养无效，转予补中益气汤加减。药用黄芪、党参、白术、当归、青蒿、法夏、桔梗、陈皮、升麻、柴胡、甘草、大枣等，5帖，并停用抗痨药。药后热渐下降，原方去青蒿、法夏，加沙参、谷芽，再服5帖，精神日振，饮食日增，能从事家务劳动，复查血沉正常。

按 本例教训：①从主观想象：认为病发暑令，暑必兼湿，未加详细审察而投芳化剂，更耗其气。②受客观影响：患者既往有胸膜炎史，现在有淋巴结肿，不加详细分析而认为结核多阴虚，用养阴滋腻药，碍脾滞气，中阳不能伸展，而增加病人痛苦。

——陈趾麟.发热病人误诊误治案［J］.江苏中医，1988（1）：18–20.

案6 煎药方法不当

患者，男，21岁，工人。

发热、咳嗽、胸痛、咯铁锈色痰1天，以"大叶性肺炎"于1980年10月11日入院。（体格检查略。）入院时高热无汗，咳嗽、胸痛、咯铁锈色痰。查：T39.6℃，R24次/分，P108次/分，BP110/65mmHg，舌质红，苔薄腻，脉数有力，血检：白细胞32×10⁹/L，中性粒细胞0.94，淋巴细胞0.06，痰培养：甲型链球菌生长（10月17日报告），胸片：左肺中下野大片絮状阴影，边缘模糊。中医诊断：肺痈（热毒壅盛型）。西医诊断：左中下肺炎。投千金苇茎汤化裁：干芦根30g，薏仁30g，金荞麦15g，鱼腥草15g，败酱草30g，生石膏20g，知母10g，银花10g，连翘10g，大黄10g，黄芩10g，柴胡10g，甘草6g，1日2帖，4小时服1次。药进2帖，发热依然。推测是否与煎药质量有关，又以原方2帖，笔者亲自浸泡、煎药，服法同前。药后24小时后体温恢复正常，咳嗽痛锐减，血检：白细胞4.2×10⁹/L，中性粒细胞0.70，淋巴细胞0.30，10月28日复检胸片，阴影消失，痊愈出院。

按 本例误在煎药方法，由于煎煮方法不当，不浸泡，不二煮，不绞渣，严重影响了中药有效成分的析出，因而很难发挥中药疗效。由此可见，讲究加工炮制是发挥中药治疗急症的首要环节。

——卜平.高热救误三则［J］.天津中医，1988（4）：7-8.

案7 气虚湿热误为阴虚

陈某某，女，40岁，1981年4月10日诊。

午后发热（37.8℃~38.5℃）月余未退，曾经中西药治疗未见改善，邀余诊之。患者除发热外，伴见头晕，神疲，食少乏味，舌红苔黄而滑，脉洪大乏力以右关为甚。诊为阴虚内热，法拟滋阴降火，给知柏地黄汤加味：生地15g，山萸肉7g，云苓、泽泻各6g，知母、黄柏、丹皮、地骨皮、青蒿各9g。

2剂后，病情如故，再服3剂，热势反增，胃纳更差，神疲益甚，始知药不对症，乃细审病因并对各症进行分析。询知患者于未病前加班熬夜，习以为常，使其元气暗耗。再从脉诊察觉，患者之脉洪大乏力以右关为甚，显系中气虚馁之证，食少乏味，是因服滋阴药过剂，造成脾阳失运。其头晕神疲为气虚清阳不升所致。至于舌红苔黄滑，是无形湿热，阳不化气使然，正如叶天士在《温热论》中论黄苔时说："若光滑者，乃无形湿热中有虚象。"此论，堪为本案借鉴。笔者仿东垣以《素问·调经论》"有所劳倦，形气衰少，谷气不盛……胃气热，热气熏胸中，故内热"的论点为依据，结合患者劳累过度，脾胃元气受伤，脏失所养则阴阳失衡，导致"阴火乘土"而生内热，故予伸展坤阳，斡旋中洲，俾清升浊降，火息热退，以补中益气汤加减：黄芪15g，西党20g，当归、白术各10g，升麻、柴胡各6g，陈皮5g，甘草3g，生姜2片，大枣3枚。2剂知，4剂已。

——王义广.午后发热和阳虚中寒证的辨误［J］.江西中医药，1984（6）：37+31.

按　本案初诊，见"午后发热"即诊为阴虚内热并予滋阴降火为治，服之不效，热势反增，乃细审病因，通过问诊、脉诊分析得出气虚湿热之病机，对证用药，效如桴鼓。提示医者临证当戒经验主义，务必细致审证。

案8　阴虚误为外感

陈某，女，35岁，教师，1983年6月25日就诊。

病起1周，自述发热恶寒，午后热甚，头痛且昏，口干欲饮，神倦汗出，舌红，苔薄白欠润，脉细数。经注射青、链霉素数天，身热不退。检查：体温38.2℃，血象：白细胞总数9.3×10^9/L，中性粒细胞0.66，淋巴细胞0.34，疟原虫（－）。辨为外感风热，投以辛凉解表之银翘散加味3剂，病情无好转，发热恶寒依然，且增心烦不寐，咽喉干燥。细询病史，患者自诉有低热史多年，每至夏令即发。合脉症，当为阴虚发热，治宜养阴清热，青蒿鳖甲汤加减：青蒿15g，鳖甲12g，生地15g，知母9g，丹皮12g，秦艽10g，麦冬15g，焦山栀9g，淡豆豉12g，白薇13g，五味子9g，浮小麦30g。服5剂后，低热渐退，恶寒已罢，汗出亦止，余症好转。继进5剂病愈。

按　发热分外感、内伤两种。外感发热，常伴有恶寒，而内伤发热，一般发热不恶寒，其热呈持续性，或时作时止，或发有定时，多伴有头晕、神疲、自汗盗汗、脉细弱无力等症。本例误诊，原因在于只知书谓："有一分恶寒，便有一分表证。"殊不知内伤病证，阴虚内热，营阴不守，汗出腠理不固，亦可致恶寒。故初起误用辛凉解表剂，反使病增，后经详问病史，细辨证候，方知为阴虚发热，遂改用青蒿鳖甲汤加敛汗之品而收功。

——黄云.误案3例浅析［J］.江西中医药，1990（4）：32.

案9　火郁误为阴虚

余某某，女，45岁，1983年11月5日诊。

午后发热（37.8℃~38.5℃），历时月余，经西医断为不明原因的发热。曾用多种抗生素、激素联合治疗未控制，乃求治于余。其时每天下午发热，自觉骨髓中如焚，肌肤扪之烙手，心中愦愦，烦杂无奈，莫名所苦，头晕，胸闷，胁痛，纳减，舌红口干，脉沉弦而涩，诊为骨蒸劳热，治以滋阴退热，给清骨散加减：银柴胡、秦艽、胡黄连各6g，青蒿、地骨皮各10g，鳖甲15g，生地12g，知母9g。3剂后，病无进退，又服3剂，亦无寸功。乃细询病史，得知患者于未病前与夫吵嘴，此后郁郁不乐，历时逾月，遂成此证。进而辨析各症，该患者发热，自觉骨髓中如焚，肌肤扪之烙手，皆由火郁于内，未得发越所致。胸闷胁痛，系气机郁滞，木失条达之象。心中愦愦，烦杂无奈，莫名所苦，多梦纷纭，均乃郁久化火、内扰心神之征。热灼津伤则舌红口干，脉沉弦而涩为火郁气滞使然。据此分析，改从火郁论治。循《素问·六元正纪大论》"火郁发之"之旨，予升阳散火汤：生甘草、炙甘草、升麻、葛根、羌活、独活各6g，柴胡9g，白芍10g，西党12g。3剂后，体温渐降，饮食渐进，药见效机，毋庸更张，继进3剂，诸症随之而愈。

——王义广.午后发热和阳虚中寒证的辨误［J］.江西中医药，1984（6）：37+31.

按　汗证常规论治无效，显属药证不符，究竟证候为何，仍须从细节着眼，四诊合参，尤其是对于病因的深入询问，为最终准确辨证治疗奠定了基础。

案10　血瘀误为阴虚、气虚

刘某某，女，34岁。1984年5月8日初诊。

患者午后低热10余天，体温波动在37.6℃~38.0℃之间。病初以为伤风感冒，服用感冒冲剂、西药安乃近、SMZ等，而低热仍不见有退。遂就诊于本院西内科，查血Hb11.2g%，WBC8.6×10⁹/L，N0.70，L0.30，ESR28mm/h。胸片示：两肺纹理增粗，余无殊。予青霉素、链霉素肌内注射5天，低热如故。后经人介绍来余处服用中药。诊得患者形体消瘦，面色萎黄，手足心热，口渴不欲饮，少寐多梦，舌红苔薄，脉濡数，T37.8℃。遂辨为阴虚发热，予青蒿鳖甲汤加减（青蒿、醋鳖甲、地骨皮、知母、丹皮、黄连）。嘱服3剂。

5月11日二诊：服药3剂，低热有退，体温波动在37.3℃~37.8℃之间，上方既效，当击鼓再进。嘱续服原方3剂。

5月14日三诊：低热未除，体温又有上升之势，有时高达38.2℃，惟夜寐多梦，手足心热稍减。因思患者形体消瘦、面色萎黄，脉来濡数，考虑气虚发热使然。信手处以补中益气汤以甘温除热。连续服用补中益气汤15剂而未见寸效。至此，余颇有技穷之感。因嘱患者赴上级医院作详细检查。月余后，患者来余处抄方，询其病情，曰："去上级医院检查，未见异常。后去某名老中医处就诊，服药5剂，低热即退，并嘱带方回家，继续服用二旬。"患者出示处方，要求转抄。余欣然允诺。详观方子，乃血府逐瘀汤也!

按　《灵枢·痈疽》篇有"营卫稽留于经脉之中，则血泣而不行，不行则卫气从之而不通，壅遏不得行，故热"之说。夫瘀血为病在血分，血属阴，故其热多在下午或夜晚出现，郁热在内故口干咽燥，但因热郁于营中，故饮水不多或不欲饮。余辨证不详，审因不精，局限于"气虚发热""阴虚发热"而胶柱鼓瑟。更可悲者，患者已有明显瘀血表现而不从瘀着手治疗。不亦呆乎?

——梁林.误案三则 [J].成都中医学院学报，1988（1）：22-24.

案11　下不得法

刘某，男，26岁，农民。1985年8月20日初诊。

患者始因发热数日不退而就医，经综合检查，西医确诊为伤寒，因故未能住院，在家中经中、西药物治疗月余未见好转，且病情有趋于危笃之势。此间先后数易其医，观其方早期多为滋阴清热之品，后期则属润肠通便之类，日更一方，无一奏效。现症：面垢神疲，目光呆滞，口角流涎，褥疮数处，体温39.5℃，脘腹痞满，大便10日未行，舌红、苔燥，脉细数。急予大承气汤，1剂便通热退而思食，嘱以饮食调养而痊愈。

按　西医学之伤寒，系肠道传染性疾病，类于中医学之湿温，本病湿热互结，缠绵难愈。此例中医治疗之误者，早期之治于病无益自不必提，仅后期之治则贻误不浅。该证后期属湿邪燥化而成阳明腑实之证，诸医皆用下法，但恐有肠穿孔之险弃峻下而不用，缓图何益？有是证则用是药，先贤教诲不可遗忘，"有故无殒亦无殒"，此之谓也。

——郑建民.中医误治3例临床分析 [J].江西中医药，1995（S4）：20-21.

案12　阴虚误作湿热

罗某，男，35岁，工人。

因发热微恶寒4月不愈，于1986年5月8日入院。患者从去年农历12月中旬酒后起病，始觉发热恶寒、头痛、少许清涕、咳嗽胸闷，在某医院作"感冒"论治。经抗炎（用青、链、红、氯霉素和氨苄青霉素等）及间断使用激素治疗2月余无效。曾摄胸片及多次胸透检查均无异常。后又改服中药以麻黄细辛附子汤和清金化痰汤、小陷胸汤等方加减治疗月余，病情亦未见好转，乃转入我院住院治疗。入院时：发热（40.2℃）微恶寒，以午后及夜晚热甚，少汗出，头晕头痛，精神疲惫，干咳少痰，胸闷乏味，纳少腹满，大便干结，小便灼热，舌质红苔少根部淡黄微腻，脉濡数。诊为外感发热，湿热久留，投三仁汤合甘露消毒丹加味，药用：杏仁10g，白蔻仁10g，薏苡仁15g，法夏10g，厚朴10g，六一散30g，土茯苓20g，木通10g，藿梗10g，石菖蒲6g，茵陈10g，连翘10g。

服药3剂，病势未见好转，发热反甚（40.8℃），盗汗出，五心烦热，口稍渴，舌红苔少，脉细数。详问病史，患者发热每至午后及夜晚热甚，伴微恶寒，汗出，夜自必盗汗，头晕头痛而非如裹样，胸闷而身无困重感，且大便干结，数日行，药后又现五心烦热，脉细数。遂知此为内伤发热之阴虚内热证，改拟清骨散滋阴清热，药用：银柴胡15g，胡黄连10g，北秦艽10g，鳖甲10g（先煎），地骨皮10g，青蒿5g，肥知母10g，牡丹皮10g，生甘草6g。昼夜各服1剂。

服药2剂后，午后发热稍退（39.5℃），但夜晚体温仍是40.2℃，遂原方加黄柏10g、白薇10g，两剂后热势下降，纳食增加。连服4剂，发热消退，唯干咳，有时夜晚盗汗，上方加北沙参15g、麦门冬10g、生地黄10g。日服1剂，连服6剂，诸症消失，痊愈出院。

按 内伤发热一般病程长，病势缓慢，发热以低热多见。本例却表现为高热微恶寒，究其原因，实为外感发热误治而成。此证因初治不得法，以致延误病情，又累进辛温燥热之剂，徒伤其阴。入院时又见发热午后热甚，少汗出，头晕胸闷干咳，腹满，舌根苔淡黄微腻等症，颇似湿热内蕴之象，此时又未能仔细审查诸症，而投淡渗利湿、苦温燥湿之剂，反更伤其阴，遂致发热愈甚，且出现一派阴虚内热之证，改拟清骨散加味，而获痊愈。《温病条辨》论述湿温证有"午后潮热，状若阴虚"之说，证诸临床湿温与阴虚内热证确易混淆，疑似之际总宜详询病史，细察病情方可于误中求是。

——孙辉成.阴虚似温误治1例［J］.江西中医药，1988（2）：40+50.

案13 腑实误为气虚、湿热

邹某某，男，53岁，1986年7月21日入院。

1982年行胃癌切除术，1985年7月感腹部胀满，隐痛，肠鸣阵作，大便硬泄交替。近期诸症加剧，经治疗月余胀满略减，潮热突现，每日午后恶寒半小时至1小时不等，随后体温波动在37.5℃~39.5℃之间，夜半汗出热退。大便泄泻，1日数次，秽臭难闻，体虚羸弱，跗肿难行，舌淡苔白稍腻，脉弦，重按无力。拟补中益气汤、小柴胡汤、三仁汤等加减，发热始终未除。其家属延请一草医诊治，用攻泻类草药，泄泻更甚，但腹胀明显减轻，潮热退净。后因癌症扩散于10月29日衰竭死亡。

按　失治之因，误认癌症发热，无药可医；体羸潮热，缘于气虚；大便痞泄，无燥实证，岂知潮热一症示腑实已成，非泄热荡实之峻剂不行。此之误，实赖读书不细，浮光掠影，瞬目即逝。

——唐学游.临床误治记实［J］.江西中医药，1988（5）：44.

案14　两次发热套用一方

患者，女，58岁，退休工人。

患有慢性肾盂肾炎十余年，以"慢性肾盂肾炎急性发作"于1986年9月28日收治入院。（体格检查略。）此次发作已3天，入院时高热鸱张，伴腰痛，头晕，尿频量少，无尿痛。检：T39.5℃，R21次/分，P114次/分，BP210/100mmHg，舌质红苔黄腻而干，脉数有力。血检：白细胞15×10^9/L，中性粒细胞0.81，淋巴细胞0.18，大单核细胞0.01。尿：蛋白（+），颗粒管型极少，脓球（++），红细胞（+），上皮细胞（+）。中医诊断：热淋（湿热蕴结型）。投八正散化裁：生地15g，木通10g，车前草24g，萹蓄15g，瞿麦15g，银花10g，连翘10g，麦冬10g，丹皮10g，牛膝15g，六一散10g。泡1日2帖。3日后体温降至正常。10月3日因洗澡受凉，高热又起，T39.2℃。仍用上方治疗，5日间体温一直波动在37.5℃~38.8℃之间。发热以午后尤甚，伴乏力畏冷，大便稀溏，小便一夜6~7次，有尿意未尽感，口干，苔根腻，脉细数无力。此气阴两虚，余邪未尽。宗无比山药丸化裁：黄芪15g，山药15g，生地15g，薏苡仁30g，白术10g，防风10g，白薇15g，青蒿12g，茯苓18g，泽泻10g，滑石15g，淮牛膝10g，桑寄生10g，甘草6g，4帖。药后体温降至正常，观察1周后痊愈出院。

按　本例两次发热，虽症状相似，但本质有异。第一次发热时邪袭表，正气抗争有力，故虽热势鸱张但投清热利湿之剂，药进病退，奏效甚捷。二次复感，正气已伤，虽发热不甚，但正气抗争无力，套用上方只治其标不顾其本故难以奏效，改从扶正祛邪着手，由于药切枢机故能应手而瘥，可见辨证论治的重要性。

——卜平.高热救误三则［J］.天津中医，1988（4）：7-8.

案15　少阳发热误为气虚

洒某，女，45岁。1987年5月5日就诊。

患者自述15年前仲夏在农田劳作时，无明显诱因突觉周身发冷，双腿酸痛，尤以小腿为甚，僵直不展，不能行走，遂由家人送回，经服用"阿斯匹林片"后，全身大汗出，汗后周身舒适。但自此后每日下午低热，体温持续在37.4℃~37.8℃，每日须服"阿斯匹林片"，否则，上症复作。曾被外院诊为"疟疾""风湿性关节炎"。近3年来靠服"泼尼松片""去痛片"等维持，诊见面色不华，周身发冷，低热，头痛，小腿痛而胀，头晕，乏力，纳少，月事如常，带下淋漓，舌淡苔白，脉弦细。病为发热，证属久病气虚，中气不足，卫外不固所致。治宜甘温除热，方选补中益气汤加减。处方黄芪30g、党参12g、白术12g、升麻5g、柴胡7g、当归12g、白薇12g、陈皮10g、青蒿15g、地骨皮10g、炙草10g，服药二十余帖，低热不退，细查患者低热时，多有寒热往来之象，伴口苦、头晕，更方如下：柴胡30g、黄芩20g、半夏15g、生石膏30g、党参15g、知母15g、白薇15g、草果12g、大枣10g、常山10g、首乌10g，服药2帖，低热消失，头痛、头晕、腿胀痛减轻，继服6帖，诸症悉除。

按 患者罹低热15年，迁延不愈，初诊时考虑久病体虚，其热多因虚而致，尤似气虚发热，故拟补中益气汤，以甘温除热。因泥于久病多虚，故屡进不效。后辨其热时有寒热往来之象，并有头眩目痛、口苦等少阳经病，本《伤寒论》柴胡汤有一证便是之旨，改拟小柴胡汤合达原饮，以和解少阳清达膜原之邪，药证合拍，15年病疾，解于一旦。本案说明，久病未必多虚，亦有实证及虚实夹杂者，临证时，不可泥常法而略辨证。

——石景亮，马汴梁.误治病案二则［J］.中医药研究，1989（4）：41.

案16 阳虚内寒误为他证

熊某某，女，36岁，教师。

3年来，下午低热，手足心灼热，伴右胁及胃脘部刺痛，纳少，食后脘胀，嗳气，口中和，不烦躁，大小便可，失眠多梦，平时两足膝踝部畏冷，虽盛暑尚须盖毛毯，舌质淡红，苔薄白，脉细稍弦。已服疏肝解郁清热药40余剂，活血化瘀解郁清热药30余剂，养阴清热药20余剂，脘胁疼痛有所好转，但午后低热依旧，体温仍然波动于37.3℃~37.9℃之间。据其低热虽伴胁痛，却不随胁痛的好转而降低，又无烦躁口苦，知非肝郁发热；虽伴脘胁刺痛而无症见舌暗，知非血瘀发热；虽发于午后而无口燥苔少，知非阴虚发热，前治无效理即在此。患者午后发热，手足心灼热，乃标症之热也；膝踝畏冷，常欲覆被，口中和，二便调，舌淡苔白，乃阳虚内寒病之本也。正如景岳所说："阳浮于外，而发于皮肤肌肉之间者，此其外虽热而内则寒，所谓格阳之火也。"治宜温肾，肾气温则在外之浮阳可敛，在下之阴寒自散，然"善补阳者，必于阴中求阳，则阳得阴助而生化无穷"，故用肾气丸加减：肉桂6g，生地24g，山茱萸16g，山药16g，五味子6g，丹皮9g，泽泻9g，云苓9g，柴胡9g，酒白芍9g，炙鳖甲12g，白薇20g。18剂而热降至37.1℃，再20余剂低热退净。

——周慎.临床正误法刍议［J］.江西中医药，1988（4）：36-37.

案17　假热妄清，几至危殆

李某某，女，52岁，退休工人，1988年9月12日诊。

恶寒发热5天，体温持续于39℃上下，先后服速效伤风胶囊、扑热息痛、麦迪霉素，肌内注射柴胡注射液、静脉点滴青霉素等，高热持续不退求治中医。患者戴帽裹巾，身着棉衣，声低气怯，恶寒身痛，口干思凉饮，溲赤便秘。舌红、苔橙黄少津，脉浮数。以为表寒内热，投麻杏甘石汤加大黄解表清里。药后大便得下，发热少退但脉转虚大，唇舌焦干，四肢逆冷，汗出阵阵，神识昏沉，时烦躁不安。病情突变，恐阴竭阳脱，急投四逆加人参汤以救危殆。药后冷汗止，唇舌转润，但仍恶寒身痛，后按少阴病治法，以麻黄附子甘草汤温阳解表，体温下降，舌质反转淡，但四肢转温，恶寒止而身痛息，唯精神不振，继以黄芪建中汤调治而痊。

按　本案患者初视有一派内热之象，然伴发热恶寒身痛，自不属阳明，因阳明病外证为"不恶寒，反恶热"，而舌红苔黄、溲赤便秘又不属太阳，若云少阴更多所不类。辗转惶惑，后按"寒者热之，热者寒之"之训，投清泄之剂，而反至危笃，方悟其热有假。药后之变，深知疾若世事，真之为真，假亦似真，真假之辨，理论了了，临证难明。为医者并不难于识真而难于识假，亦不难于识假而难于识似真之假，而每至错事者正在于真假之间。

——李继贵.误治析误［J］.新中医，1992（4）：18-19.

案18　腑实误为阴虚

吴某，女，18岁，1989年11月10日诊。

每天下午3时左右起低热37.5℃~38℃间（腋下），晨起时退尽。在当地医院输液抗炎2天无效。而改请中医治疗，前医予养阴清热之药10余剂无寸功。察患者舌红、苔薄黄，脉细滑数，腹诊按左少腹疼痛，询知大便虽每日一行，但干燥量少，尿黄。系腑有热滞为患，拟小承气汤变化：枳实、厚朴、槟榔各10g，大黄6g（后下）。服药4剂而低热全退。

——章火胜.临证辨误［J］.江西中医药，1999（1）：32.

按　午后潮热，既可见于阴虚，亦可因于阳明腑实，前医之误，在于审证不明、经验用事。

案19 肝肾不足误作气阴两虚

田某，男，26岁。1989年11月12日初诊。

素易精神紧张，夜寐不安，婚后渐重，刻下：全身低热，手足心热，鼻息气热，心悸气短，头晕头重，心烦寐差，恶心乏力，腰膝酸软，筋惕肉瞤，小便黄少，曾自服维生素类、地黄丸类、逍遥丸等不效。笔者视之，舌淡红少苔，脉细弱无力。以为中气虚损，心肾阴虚，予补中益气合百合地黄汤加龟板，6剂不效，更予炙甘草汤与上方交替服用6剂，诸症大减，惟身热、入睡困难如前，复予6剂反加重如初，渐悟本证并非气阴两虚，系肝肾不足，虚风上扰，急投三甲复脉汤6剂，身热渐平，剂进二十诸症悉除而告捷。

按 初诊乍似一派气阴两虚之象，闻其服用地黄丸类不效，见头晕头重、心悸气短、乏力恶心、低热以为中气下陷，虽已考虑心烦、手足心热、腰膝酸软、筋惕肉瞤为肝肾不足，只因阴阳辨证掌握不精，终辨不明阴阳之孰轻孰重，仍以补气为主，养阴为辅，炙甘草汤取效一时，方悟病在阴不在阳，以法治之果效。

——丰广魁.临证误治当审阴阳［J］.辽宁中医杂志，1994（9）：423-424.

案20 血瘀误为阴虚

张某某，女，16岁，学生。1990年4月2日初诊。

患者素有经前腹痛，量少色紫。近2月来面部烘热，入夜烦热，手足喜凉物。曾以低热待查，对症治疗，无效而求治于中医。刻下形瘦神疲，心悸气短，纳少腹胀，小腹痛拒按，经期延后十余日，口干渴不喜饮，面色晦滞，唇色略紫，肌肤干涩，大便色黑，舌淡紫少苔，脉细无力，T38.4℃。辨证属阴虚内热。治以养阴清热，方选青蒿鳖甲汤加减：青蒿、生地、白芍各15g，黄柏12g，知母、鳖甲（先煎）、生草各10g，花粉20g，服上药6剂后，烦热及腹痛不减，体温波动在38℃~38.6℃。再审病情，患者似有阴虚之象，但瘀血内阻隐见其中，证属：瘀血内阻兼阴血亏虚。治以活血化瘀，佐养阴清热。方选桃红四物汤加减：当归、生地、益母草、玄参各15g，桃仁12g，赤芍、川芎、红花、泽兰叶、青蒿、地骨皮各10g，服上药3剂后，腹痛轻，烦热减，纳食增，T37.5℃。药中病所，效不更方，继以上方加入粉丹皮10g、生山楂10g，调治10余剂，烦热腹痛消失，体温降至正常。

按 内伤发热临证以低热常见，病机有阴虚、气郁、血瘀、气虚等之不同，尤当细辨。此例患者入夜潮热，五心烦热，心悸脉细，极似单纯阴虚内热。然《医林改错》言血瘀之发热为"心里热，晚发一阵热"。与阴虚发热之夜暮潮热实难分辨，但患者更见素来经色紫黑，经来腹痛，经期推后，唇色素紫，肌肤干涩，腹痛拒按，渴不欲饮，此皆瘀血内阻之象。《金匮》云："病者如热伏，烦满口干燥而渴，其脉反无热，此为阴伏，是瘀血。"即是言此类瘀血发热。初诊时，辨证不细，误以单纯阴虚而专一养阴清热，低热不除。后以活血化瘀、佐养阴清热之法，以赤芍、川芎、桃仁、红花、泽兰叶、益母草、生山楂破血行瘀；当归、生地、玄参养阴血；青蒿、丹皮、地骨皮清虚热，瘀血去，其热自除。

——牛阳.临床误治四则［J］.中医药学报，1990（6）：19-21.

案21　厥阴病误为少阳发热

杨某，女，49岁。

自述往来寒热月余，经服中西药效不显。初诊时从少阳病论治，投以小柴胡汤后病反增重。症见：面色时红时青，起伏不定，头晕目眩，往来寒热，口苦咽干，伴呕吐腹痛，时痛时止，大便微干，小便稍黄，舌中黄燥、边白滑苔，脉来弦数。投以乌梅丸化裁。处方：附子20g（另包、先煎）、生姜15g、细辛3g、桂枝12g、太子参15g、藏黄连5g、川黄柏12g、川椒3g、杭芍20g、乌梅20g、川楝子20g、木香5g。1剂。服药后，发热腹痛减半，其症消失，守上方加柴胡12g、黄芩20g，2剂。复诊：发热腹痛已止，嘱守上方继服1剂，以资巩固。

按　此例初诊时，并非邪伏少阳，故投小柴胡汤病反增重，发热仍不止，此乃外感陷入厥阴，蛔虫上扰。盖少阳与厥阴相为表里，邪入厥阴，则邪从阴化而多寒，邪从阳化而多热，邪正相争，故寒热往来。以乌梅丸调和寒热，安蛔定痛，阴平阳秘而收功。

——苏宝银.临床误治医案3则［J］.中国农村医学，1990（5）：41-42.

案22　血虚阳浮误为阴虚

李某某，女，60岁，家庭妇女。1991年8月25日初诊。

失眠、全身烘热1个月。1个月前，丧偶之后，复操劳过度，渐少寐心悸，心烦烘热，神倦，行走乏力，形瘦，纳少脘闷，经理化检查，未发现病理现象，西医诊断为"神经官能症"。刻下全身烘热阵发，发作时间无规律，以午后或傍晚为多。发则全身烘热，心烦不宁，头晕如醉，其背脊或胸腹灼热难忍，须当风或紧贴石墙方感舒畅。神疲膝软，口干不欲饮，肌肤摸之略热，面色无华，T37℃，舌红少苔，脉弦细。证属肝肾阴亏，虚火内扰。治以滋阴降火，予大补阴煎合知柏地黄丸出入5剂，烘热如故。考虑阴虚于下，阳亢于上，心肾不交，故热起则心烦，改拟黄连阿胶汤加味，继服5剂，亦无少效。窃思，若药中病，即非顿效，亦当少验，奈何寸功未建？乃细询病情，患者诉每于说话过多后烘热即发，结合脉症，遂断为血虚阳浮。治以益气补血，当归补血汤加味：生黄芪30g、当归5g、知母10g、龙牡各12g，服6剂，烘热大减，精神明显好转，唯头晕如故。再以原方加生地、白芍，调理1周，诸症消失而出院。

按 本例所以误治，究其因有二：①辨证粗糙，一见全身烘热、口干、舌红少苔等症，便认为阴虚无疑。细思之，肌肤虽热而手足心如常，脉虽细而不数，且无夜热早凉，盗汗颧赤等阴虚内热之特征，而见面色萎黄，语多热作，神疲肢软等气血不足之象。设若当时细加辨别，当不致一误至斯。②病史上只考虑到年逾六旬、肾阴不足之常，而忽略了久郁兼劳倦，肝脾血虚之变。同时，治法呆板，缺乏灵变。初投知柏地黄丸不效，则药证不符已昭，而不知变通，再投黄连阿胶汤，一误再误。

——周世光.误治验案二则［J］.北京中医，1992（6）：54.

案23 肺胃阴伤误为肝肾不足

郑某，男，34岁。

因高热、头痛、抽搐而入院，诊为乙型脑炎。经过对症支持治疗两周，患者热退神清、搐止。因头痛、低热等邀诊。刻下：面色不华，气短懒言，头痛时作时止，午后为甚，五心烦热，急躁易怒，眠差，左眼睑惕动不已，颈项僵硬，纳呆，口渴欲饮，大便干结，小便黄赤，舌质红，苔白而干，脉细数。辨为余邪未尽，肺胃阴伤。治拟滋阴清热。方选竹叶石膏汤加减：太子参15g，生石膏30g，麦冬12g，沙参15g，竹叶6g，地骨皮10g，葛根12g，炙甘草10g。服药3剂，体温退至37.2℃，头痛等症渐减，苔转薄黄而润。因项强、左眼睑惕动等症如故，即以虚风论之，宗原方加熟地20g，阿胶（烊化）10g，女贞子15g，旱莲草15g。药后体温升至37.8℃，头痛加剧，失眠烦躁加重，左眼睑惕动次数增多，舌苔黄腻。遂按一诊方加佩兰10g、合欢皮30g继服。3剂后体温降至正常，夜眠安和，烦躁渐减，胃纳亦可，左眼睑惕动次数见少，颈项稍柔和。后以沙参麦门冬汤合异功散调理旬余而瘥。

按 本例为肺胃阴伤而施以补肝肾之品。盖此例邪在上中焦气分，项强与眼睑惕动不已均为余邪留滞经络，热伤肺胃阴津所致，而以熟地、阿胶、二至浓浊味厚之品峻补下焦，非但药过病所，反易变生他证。

——刘进录，冯怀坪.温病后期误补两则［J］.上海中医药杂志，1992（8）：10.

案24　温病后期滋阴致误

尚某，女，44岁。

因寒战高热、肢体困倦就诊，以"发热待查"收住本院内科，后依证候特征及肥达反应阳性等临床检测，确诊为伤寒而转传染科。经用氯霉素等治疗3周，高热退，仍有低热、惊惕不安等症而邀诊。刻下：低热起伏（体温波动在37.3℃~37.8℃之间），惊惕不安，闻声响则加剧，恶风畏光，心烦急躁易怒，夜不能寐，口苦咽干，时时欲呕，易饥而不欲食，口渴而不欲饮，大便溏，小便黄赤，舌质红，苔黄腻，脉滑数。辨为余邪内留，肝（胆）胃失和。治拟清肝利胆，和胃降逆。方选温胆汤加减：黄连5g，黄芩10g，竹茹10g，枳实10g，法半夏6g，茯苓12g，栀子9g，枣仁12g，合欢皮20g，佩兰9g，竹叶6g，生甘草6g。药进2剂，低热已平，夜能成眠。

二诊宗原方去半夏，加淡豆豉9g，续进3剂。

三诊时除心烦、咽干、肢体困倦乏力外，余症均除。考虑到邪热易于伤阴，遂于前方去芩连栀子之苦寒，加沙参、百合、玉竹、旱莲草以养阴。药后食纳顿减，心烦急躁加重，温温欲吐，时有心悸。再服，药入口即吐，遂停药再诊。查：舌质红，苔白厚腻，脉细数。急疏芳香化湿和中之法：藿香9g，佩兰9g，苏梗9g，砂仁6g，枳壳9g，茯苓12g，茵陈10g。2剂后胃纳渐开，继从温胆汤法加减，调理周余而安。

按　温病之治，贵在护阴，后期尤当重视。然护阴之法，贵在得体，或清热以保阴，或急下以存阴，或脏腑兼顾，或三焦分治，或益气，或生津，非滥施补阴之谓也。本例为余邪内留肝胆，胆胃失和，并无明显阴伤之象。治疗中忽视了清热即可护阴之要，而以阴柔之沙参、百合、玉竹、旱莲草之属资邪，则湿热蒙蔽清阳，胃气不舒，腻滞不化之证在所难免。所幸易方再图终得痊愈，然于病家则增加了痛苦，追悔之余，特录之于笔，以为殷鉴。

——刘进录，冯怀坪.温病后期误补两则［J］.上海中医药杂志，1992（8）：10.

案25　伏暑夹湿感寒误治

王某，男，28岁。

入院前因初起头痛、寒热，医者认为"寒疟"曾用桂枝、常山辛温之方2剂，病情转增。入院后诊为"乙型脑炎"又服大剂辛凉苦寒3剂，仍病无转机，且加重。高师会诊时证见：高热不退，体温39.6℃，头痛，无汗，目微赤，腹胀满微硬，大便未行，口不渴，尿少，嗜睡，神清微烦，鼻塞，舌质不绛，苔白中心秽干无津，脉浮不濡，右大于左。高师详审病情，观其脉症，断为胃阴已伤，表里郁闭之证，治以宣通表里，以救胃阴，俾郁闭之邪热从表里两解。方用小陷胸汤加味：瓜蒌仁（打）、玄参、鲜韦根、银花、连翘各10g，郁金、炒枳壳各6g，豆豉15g，黄连5g，连须葱白三寸，紫雪丹3g（冲服）。服药1剂，大便通，周身微汗出，热退，体温37℃，烦除睡安，舌上津回，脉缓和。继以益胃养阴之品3剂，诸症悉平，遂以饮食调理，痊愈出院。

按 此案由伏暑夹湿感新秋凉风而发，但前医不明伏气、新感，误作"寒疟"，应用辛温，胃阴被灼。入院后又辛凉苦寒并进，伏邪被遏，不能外达造成表里俱闭，实属一误再误。高师详审脉证，认为因误诊误治，已酿成变证，既非里实不可与承气，舌津已干再不可发表，唯宜清解，故以小陷胸汤解胸中微结之热；复以葱豉引导郁热从表而出；佐以玄参生水；银翘、韦根、郁金皆微苦微辛轻宣之品，不再耗津；使以紫雪丹直透三焦，虽不用表里双解之正法而收表里双解之功效，并且使里结自通不碍正，表闭自透不伤津。

——于有山，王发渭.高辉远临证救误案撷英［J］.北京中医，1994（5）：3-4.

案26 气分热炽过用寒凉，内传少阴虚阳外越

李某，男，20岁，内科住院病人。

西医诊断："肾病综合征伴高热待查"，应用泼尼松等西药治疗，1周后突然高热伴血小板降低，曾用抗生素等治疗，仍高热不退，查血小板$63×10^9$/L。请高师会诊，症见高热1周未退，胸满烦闷，口渴，便秘，两下肢皮肤红斑，苔黄腻而干，脉虚细且数。高师析为正气虚亏，客邪乘虚而入，邪热亢盛，炽于气分，灼伤阴津，且有入营之势，治宜扶正清热化邪，佐以凉血以杜传变之法。用人参白虎汤加减：太子参、知母、银花、连翘、茅根、赤芍、丹皮、川牛膝各10g，生石膏15g。服药3剂，高热得平。内科医师认为效果显著，又令续服6剂。1周后再邀高师会诊时，症见患者嗜睡懒言，面色萎黄，汗出较多，口渴胁痛，血压偏低，舌质红中裂，苔根腻，脉细数重按无力。高师判定此由过服寒凉之剂，加之邪伤气阴，阳气受损，有虚阳外越之兆，邪热未撤，已有内传少阴之虞。急予益气养阴，佐撤余邪。方用太子参、白芍、牡蛎、银花、连翘、石斛、生地各10g，黄芪15g，柴胡6g，炙甘草5g。共服6剂，诸症皆除，热病告愈，复查血小板升至$310×10^9$/L。

按 观本案，高师以人参白虎汤扶正清气，药服3剂，高热得平。内科医师不识以寒治热应量其证，误以此方为清热妙剂，续用而致过服寒凉，致使阳气受损，邪热未撤，内传少阴，虚阳外越。高师知常达变，救治得法，终使热病得愈。

——于有山，王发渭.高辉远临证救误案撷英［J］.北京中医，1994（5）：3-4.

案27 阴虚发热救误

林某某，女，58岁，教师。初诊：1993年11月13日。

患者素有肺结核病史，经治疗已经钙化。3个月前因患关节疼痛住市某某医院中西药治疗88天，治疗后，关节疼痛虽减，但时觉心悸，背痛，乍寒乍热，手足心热而颧不赤，体温37.1℃～37.3℃（腋下），口干喜热饮，纳呆，二便尚调。舌质偏暗，苔白厚，脉细数，辨证：阴虚伏热，治当滋阴清热，因虑其久病已伤及脾，故佐以健脾益气之品，药用：青蒿、鳖甲、银柴胡、地骨皮、秦艽、百部、黄芪、怀山、茯苓、泽泻、大枣、生姜，服3剂。

次诊：症未见减，而热势反增，（体温37.8℃）尤以午后为甚，且见神疲乏力、心悸、头痛、心下满、呕恶等症，舌苔黄厚腻，脉弦细数。何以滋阴清热而热势反增？细审其因，患者病始于久病长期服药之后，尤以中焦症状突出，思李东垣"脾证始得，则气高而喘，身热而烦……其皮肤不任风寒而生寒热"。今病热，当脾阴已虚，阴郁不升，阴火上乘所致，寒之阴气益困则热势益增，遂改甘温除热法，以补中益气汤加麦冬治之，服药3剂，寒热除，诸恙瘥。

按 草木无情，过服则伐生生之气。本案患者，关节疼痛，服药将近3个月，并见纳呆，舌苔白厚，当知脾阴受损、脾虚则枢机不转，升降失调，阴气郁而不升，阴郁则无以护营卫，肌表不耐风寒侵袭，乃生寒热；阴火上乘，则心动悸，身热而烦，脾虚不运则脘胀纳呆，舌苔白厚。然初诊时，但思其素有肺结核病史，又见其午后低热，手足心热，脉细数，脉细为虚，细数为阴虚，竟拟秦艽鳖甲散以滋阴养血、清热除蒸，不审阳虚亦可致"热"。讵料服药3剂，非但不应，身热反增，且见心下满、呕恶、苔黄腻之症。实乃初审不细，轻投滋阴。太阳主开，太阴亦主开，脾气上输则太阳之气可多达。脾喜燥恶湿，秦艽鳖甲散，其性滋腻，虽于方中佐以健脾益气之品，仍不足以制其黏腻之性。致脾阳益困，太阴之气不能升达，热势反增，诸症加剧。脾阳既虚，何以反见苔黄腻，脉细数？盖温邪不化，蕴而生热也。次诊改甘温除热，处以补中益气汤加麦冬，麦冬旨在"于阴中求阳"，阴阳既平，诸症皆除，故临床治病应审察病机，知其进退，无得虚虚实实，切莫舍有辜，伐无过，以防误治。

——刘佛均.中医救误治验二则［J］.现代中西医结合杂志，1995（4）：155.

案28 气虚错断阴虚发热

赵某，女，39岁。1994年2月20日初诊。

半年来，时时发热，夜间尤甚，手足不能持被，烦躁不得安卧，体温

37.8℃，常服去痛片、感冒通解热，头晕倦怠，恶心纳差，渴喜热饮，汗多，身热夜甚，汗多倦怠，舌淡苔白，脉虚。似阴虚有热夹有气虚，选方当归六黄汤，2剂症状如前，3剂尽，反见身痛呕吐，头晕嗜卧，发热如前，忽悟此乃中气受伐之兆，改投补中益气汤加砂仁。1剂热退寐安，3剂尽再未发热，继服3剂以善其后。

按 身热夜甚，多见阴虚，高热、手足喜凉考虑为阴虚有热，见汗多倦怠、脉虚等气虚之象，遂出当归六黄，重用黄芪轻取三黄，不料反见呕恶身痛，始悟此乃气虚发热。气虚发热以午前为重，此见身热夜甚，虽脉虚舌淡、头晕体倦等症，但总识不清是病在阴还是病在阳，气虚误作阴虚，可谓谬以千里。

——丰广魁.临证误治当审阴阳［J］.辽宁中医杂志，1994（9）：423-424.

案29 气虚误为阴虚

晁某，女，32岁，1995年12月20日诊。

低热4月余。4月前因劳累后解出白色黏液样烂便，日5~8次，午后低热，用抗生素治疗后大便好转，低热如旧。症见：午后低热（T37.5℃）。晚间渐至正常，面色少华，劳后气短乏力明显，畏寒自汗，腹胀便溏，口干不欲饮水，牙龈肿痛，咽痛唇红，小便调，舌淡、舌苔薄白，边有齿印，脉细缓。血常规：WBC3.0×10^9/L，RBC4.2×10^{12}/L，N0.7，余未见异常。诊为白细胞减少症，辨证为阴虚内热、虚火上炎之低热。方选青蒿鳖甲汤加减，以滋阴清虚热为治。10多天后低热如故，邀余诊治。此例午后发热，牙龈肿痛，咽痛唇红，口干不欲饮水，颇似阴虚内热之象，但劳后气短乏力，腹胀便溏，舌淡嫩、边有齿印，脉缓，为一派脾胃气虚之征。逐改甘温益气为治，拟补中益气汤加减，处方：黄芪、党参各20g，升麻、柴胡各6g，茯苓12g，砂仁8g，神曲、白术、白薇各10g，连翘15g，甘草5g，日1剂，水煎服。5剂后体温37℃，大便转调，药已中的，继守原方调治，并嘱用牛脊髓1条，大枣20g，加水煮服，每周1~2次，1月后体温正常，WBC4.5×10^9/L，后续依法调治，半年后随诊，一切正常告愈。

按 此例白细胞减少症属《脾胃论》中"脾胃气虚，下注于肾，阴火得以乘其土位"所致的低热。前诊置劳后气短乏力、腹胀便溏、舌质淡嫩边有齿印不辨，为牙龈肿痛、咽痛唇红、口干不欲饮水之"阴火"症所惑，治以养阴退虚热，以致阴阳反作，故病终难除。改用甘温益气的补中益气汤加减，以党参、黄芪、白术、升麻、柴胡补益脾胃之气升其阳，连翘、白薇甘寒泻其阴火，有的放矢，即收显著疗效。

——李谱智.阴虚误辨纠弊2则［J］.新中医，1997（5）：48.

案30　邪伏少阳膜原，误以甘温除热

刘某某，女，43岁，1998年6月3日就诊。

患者自述：1988年盛夏赶集时，正午突然昏晕，便就地休息，刹那间全身冷麻，两腿酸困疼痛，尤以小腿明显，僵直不能伸展，不能站立，由家人送回，口服APC两片后，全身大汗淋满，汗后周身舒适。从此之后每日下午低热，伴有四肢麻木酸困，体温在36.5~37.8℃，每日须服APC或去痛片，否则，上述病症便发作。此期间曾被西医诊为"疟疾""风湿症""风湿性关节炎"。近5年来依靠安乃近、泼尼松、去痛片、地塞米松等维持度日。故于1998年5月20日在兰州某医院中医科求治，刻下见症：面色不华，周身发冷，低热，头痛，小腿痛胀，头晕，疲困乏力，纳少，虽月事正常，但白浊带下甚多，舌淡苔白，脉弦细。病为发热，证属久病耗气致虚，中气不足，卫外失固所致。治以甘温除热法，方选补中益气汤加减：黄芪35g，党参15g，白术10g，柴胡9g，升麻7g，当归7g，陈皮、青蒿、地骨皮各9g，牡、龙各30g，炙草6g。用此方并略加减12余剂，无效。遂于6月3日转诊于余。余仔细审证，见低热不退，体温在36.5℃至37.8℃左右，且见寒热往来之象，发无定时，胸闷呕恶，伴有口苦、咽干、头晕、头痛烦燥。脉弦细数，舌边深红，苔白厚如积粉。证系小柴胡汤兼达原饮之属。治宜和解少阳，清达膜原。遣以党参15g，柴胡12g，黄芩10g，制半夏9g，炙甘草9g，生姜9g，玉片9g，厚朴9g，草果6g，知母9g，白芍9g，常山9g，首乌6g，大枣3枚。服药3剂，低热消失，诸症大减。遂守原方去常山加防风，继进5剂，诸症若失。月余随访未见复发。

按　该患罹低热10年，缠绵不愈，前医诊时考虑久病致虚，该低热多因虚证发热，误以气虚发热，故遣以补中益气汤加味，12余剂不效。是因审证不详，泥于久病多虚，故屡进不效，后医辨其热时有寒热往来之象，并见头晕目弦、头痛、口苦等少阳经病，本着《伤寒论》柴胡汤有一证便是之旨；更有久病必夹他邪，本案即是其例，夹湿浊、夹痰滞等邪伏膜原之候。故又本于《温热经纬》中云："膜原者，外通肌肉，内近胃腑，即三焦之门户，实一身之半表半里也。邪由上受，直趋中焦，故病多归膜原。"因此症见：烦躁，头痛，口干，脉数，舌边深红而苔白厚如积粉。故拟以小柴胡汤合达原饮，以收和解少阳、清达膜原之功。药证合拍、脉症合参，积年痼疾，愈于一旦。教训：临证勿拘泥于一方一证，久病未必多虚，亦有实证及虚寒、痰湿夹杂者。临证时，不能

泥常法而略辨证；泥一方一法而略复方多法。必须病史、新故脉症合参，统筹辨证。

——赵峰.甘温除热法误治低热例析［J］.中医函授通讯，1999（2）：45.

案31 脾虚气弱误为阴虚

王某某，女，45岁，1998年12月16日初诊。

午后发热1月余，体温波动在37.8℃~38.5℃之间。经血、尿、便等常规检查均无异常。西医诊为不明原因发热，治疗多日无效。刻诊：午后发热，清晨即退，伴心烦不安，头晕头痛，倦怠乏力，口咽干燥，时有胸满，舌质红、苔薄白，脉沉弦细。辨证属阴虚发热。治以滋阴清热。方用清骨散加味。药用：银柴胡10g，胡黄连10g，地骨皮12g，青蒿12g，知母8g，川芎6g，甘草6g。每日1剂，水煎服。

12月2日二诊：服5剂后，发热仍如前。且自觉热自骨髓中而来，肌肤灼手。患者时有两胁肋痛，善太息，眠差梦多。细询才知：病发于与同事吵架之后。又察其面色白、少气懒言、纳少便溏等脾胃气虚之象，舌脉仍如前。当属脾虚火郁发热。方用升阳散火汤加味。药用：葛根9g，升麻9g，柴胡9g，羌活9g，独活9g，党参30g，白芍15g，防风15g，黄芪6g，生甘草6g，炙甘草6g，川芎15g。每日1剂，水煎服。

12月28日三诊：5剂尽，心烦渐安，胸满头晕减轻，体温降至37℃，唯觉口干咽干。效不更方，原方加麦冬15g、玄参10g继服。3剂后体温降至36.5℃，热退神静，欣然离去。

按 午后发热，最常见于阴虚，而该例据心烦口干、舌红脉细等按阴虚治疗未见效，说明辨证有误。二诊细察，患者有神疲纳差、少气懒言、面色白、便溏等症，乃一派脾虚气弱表现；病起于情志不舒，并有胸胁疼、善太息等肝郁木失条达之征；肌肤灼热，午后发热，乃火郁中焦，升降失常之故；头晕头痛，乃脾阳不升，胃阴不降，火郁上攻所致；心烦梦多乃肝郁化火扰心；口干舌红乃郁热灼津；脉沉弦乃肝郁之症。故辨为脾气虚而火郁证，用东垣升阳散火汤升脾胃之清阳，散郁火之滞。其中生甘草泻火而助清热，炙甘草补气而助阳升；防风散肝而无耗阳之弊，且为理脾之引经药；羌独活，辛温芳香，发散上行；党参、黄芪，补气健脾；白芍养血柔肝；升麻、葛根，升提中阳。药证相符，故收良效。

——李聚梅.临证辨误医案3则［J］.山西中医，2001（4）：36.

案32　血瘀误为阴虚

患者，女，78岁。

半年来于每日下午2点至晚上12点自感上半身烘热，烦闷，伴右腿发麻，行走困难，其余时间一切正常。曾到医院就诊，各项检查未发现异常，诊为神经官能症。予肌酐片，3次/天，1片/次。服后症状减轻，但感头晕不适，遂来诊。症见舌红少苔，脉数。诊为阴虚发热，拟滋阴清热。方选清骨散（鳖甲8g、银柴胡10g、胡黄连10g、知母10g、地骨皮12g、青蒿10g、秦艽10g、甘草15g）。服药5剂后症未见好转，二诊细问患者口燥咽干但不欲饮，舌红苔少而润。诊为血瘀发热。方选血府逐瘀汤加减（桃仁10g、红花10g、当归12g、川芎10g、赤芍15g、生地15g、枳壳10g、川牛膝12g、青蒿15g、知母15g、生石膏30g、黄芩15g、党参12g、柴胡12g、甘草10g）。服3剂后，背部有手掌大小一片热感，又服4剂症状全无。

——李小飞.血瘀发热误治案［J］.中国疗养医学，2010，19（3）：286.

案33　正气不足误为炎症火毒

李某，男，50岁，2010年10月20日就诊。

患者因阑尾术后伤口不愈3个月余，3天来突发高热，伤口红赤热痛而就诊，血白细胞计数13.4×10^9/L，N0.78，遂诊为窦道染毒，治以清热解毒之剂。药用：金银花30g，连翘20g，蒲公英20g，生地黄20g，紫花地丁10g，牡丹皮10g，栀子10g，黄连10g，丹参10g，甘草6g。服药后伤口肿痛、高热均未消。查右下腹麦氏点处有一刀痕，有2.0cm×0.5cm大小伤口未愈，肿胀略红，分泌物较多且稀薄，体温38.4℃，舌胖大而淡，苔薄白而腻，脉数无力。患者局部虽肿却不红赤，虽有脓性分泌物却清稀，体温虽高却不舌红，脉虽数却无力，辨为正虚毒陷，无力托出，故应治以益气和解辅以利湿消肿，处方：生黄芪20g，柴胡18g，党参10g，半夏10g，黄芩10g，金银花20g，茵陈蒿10g，茯苓10g，丹参10g，甘草6g。3剂热退肿消，后经刮痧法，取出线结6根后，伤口痊愈。

按　本案是辨证的错误，凭白细胞和中性粒细胞升高及发热而辨为炎症火毒治之，发热不辨其因，见发热皆辨为热毒为患。疡科诸疾感染者居多，发热者也不少见，验血常规其白细胞、中性粒细胞升高者也不鲜，故不少医者不是以中医辨证来施治，而是见白细胞及中性粒细胞升高就视为炎症，但若据此都诊为"火毒"，则不尽正确，中医曰"火毒"者，必见局部红肿热痛，分泌物黄稠，舌必红，脉必数而有力方为要点。而本案可见局部虽肿略红，但无红赤，分泌物量少而清稀，舌不红反淡，脉虽数而无力，显为正气不足，虽发热但热不甚，自诉时冷时热，为少阳证也，故治以生黄芪托里，党参扶正，小柴胡和解为要，再见分泌物，苔薄而腻，辅以消肿利湿，金银花清热而无苦寒之弊，故药到热退，由此可以说明非所有炎症都是火毒，也非白细胞、中性粒细胞升高或发热全为火毒，一定要按辨证为准，方无误也。

——刘芳，陈宝元.疡科常见病误诊误治5则［J］.
中国中医急症，2012，21（7）：1194-1195.

案34　阴证误为实热

王某，男，57岁，于2013年12月10日就诊。

主诉：发热半年，患者发热始于直肠癌手术之后，体温高达39.8℃~40.0℃，恶寒，发热，寒热如疟，每天午后11时~夜间1时发热重，晨起发热减缓，每每服用安瑞克后则大汗淋漓，热暂缓而旋即又热，各种抗生素均已用遍，疗效甚微，日渐加重。刻诊见体温38.8℃，神疲乏力，面色晦暗，冷则寒战，热则大汗淋漓身如水洗，无自主排尿，大便溏稀，便次多，语声无力，动则喘促，口干渴，喜热饮，舌胖大有齿痕，苔白厚腻，脉沉细数。辨证：久病伤阳，元阳已衰，龙雷不潜。治法：急当散寒回阳、引阳归宅。处以：制附子40g，干姜50g，炙甘草30g，红参15g，生麻黄6g，砂仁10g，葱白4根。但因家属意见不一，未按方服药，又延请肿瘤科专家予以诊治，辨为实热壅盛，处以：生石膏50g，知母15g，甘草10g，玄参、金银花、麦冬各30g，蛇舌草、土茯苓各20g，患者服此方后，转为全天均热，最高达42℃，且腹泻，周身乏力，动则喘汗。2013年12月15日，又来就诊，诊断治疗仍依前法，处以制附子、干姜各90g，炙甘草60g，红参20g，砂仁10g，生龙牡各30g，葱白4根，患者家属诉其发热无身痛，去生麻黄。3付，以冷水3000ml，浸泡2小时，文火煮取600ml水煎服，分3次口服。

二诊，热势减退，虽热，但体温未超过38.5℃，后半夜可自行缓解，喘汗已减，自觉乏力减轻，腹泻已无。守方守法，先后历时半月，体质渐复，又行手术1次，切除肛门周围脓肿，热止，逐渐康复，至今仍在。

按　本证虽发热，但实为阴证。直肠癌手术后即发热，已属本虚标实，此时正气尚可抗邪，而后一切治疗——各种清热制剂及抗菌素的应用，只攻无补，致使元阳亏损，下元冰结，元阳外泄而午后即为发热，子时自退，此时只宜散寒回阳，温敛固涩，而不宜寒凉清下，故服寒凉之剂后，而见泻、喘、大汗之症。此时但求扶正，故治以四逆汤加减得以力挽残阳，正气得复，为后来手术争取时机，得以恢复。

——寇吉友，卫彦，佟欣.基于临床误治案例论阴证辨治规律［J］.
中国医药学，2015，5（16）：186-187.

九、虚劳

案1 用药不遵医理之误

吕某，女，40岁，1985年10月13日入院。

患者自1984年6月始头晕乏力，腰酸胫软。多次查血常规，白细胞均较低。诊断为"白细胞减少症"。此次因国庆节前劳倦过度而诸症加重。见头晕眼花，头顶有空洞感，神疲乏力，不耐烦劳，倦怠嗜卧，少气懒言，面色萎黄无华，腰酸胫软，便纳如常，舌淡，苔薄白，脉弱。查血常规：Hb10.7g%，RBC36.5×10^{12}/L，WBC2.9×10^9/L，N0.70，L0.23，E0.05，M0.02。证属脾气虚弱、肾精亏损。法当健脾益气、补肾填精。方药：炙黄芪20g，党参12g，山药15g，当归10g，阿胶10g（另烊），黄精12g，枸杞子12g。经上方治疗半月，患者头晕乏力，腰膝酸软消失，精神健旺，白细胞升至4.2×10^9/L。月经来潮，量、色正常，但经后诸症复显，白细胞降至3.4×10^9/L。笔者据资料记载，活血化瘀药如鸡血藤、丹参、穿山甲、乳香、没药、五灵脂等可以升高白细胞，而党参可降白细胞。故于前方中去党参，加入大剂量丹参、鸡血藤、制乳没。治疗20余日，白细胞徘徊于3.1×10^9/L~3.5×10^9/L，临床症状未能缓解。后仍宗健脾益气，补肾填精法，药用：黄芪30g，党参12g，山药30g，阿胶10g（另烊），茯苓10g，枸杞子12g，黄精15g，菟丝子12g，熟地15g，陈皮3g，炙甘草6g。药仅5剂，诸症大减，白细胞升至4.2×10^9/L。原方再进10剂，诸症皆失。嘱服六味地黄丸合归脾丸，以资巩固。随访1年。白细胞维持在正常范围。

按 吕某病系脾气虚损，肾精不足，而其治于辨证方中参照西医病因及某些药理研究，加入大剂活血化瘀之品，以期"升高白细胞"。然此等药物常能斫伤人体正气，于正虚之体反投伐正之剂.无异于雪上加霜，犯了虚虚之戒，因此临床症状反加重，而白细胞亦未能升高。悟及于此，再按辨证用药，临床症状很快改善，白细胞回升至正常，取得满意疗效。

——胡珂.误案二则［J］.江西中医药，1987（4）：33.

案2 重脾而轻肾之误

钱某某，男，82岁，退休工人。

2个月前因前列腺肥大伴急性尿潴留而行手术切除，术后不思饮食，精神日益衰惫，经西医支持疗法、对症处理等治疗无效而转入中医病区。1991年6月11日诊：术后2月，神气倦乏，少气懒言，卧床不起，饮食不振（每餐仅食粥半两），面色萎黄，肌肉瘦削，舌淡苔少，脉细小数。诊为虚劳。由术后脾胃两虚、气血俱损所致。年高八旬，难以速效，宜缓图之，归芍六君子汤治之。党参30g、白术15g、茯苓12g、炙甘草6g、半夏10g、陈皮6g、当归6g、白芍6g、生姜2片、红枣7枚，7剂。此后宗原法出入，夹暑湿易东垣清暑益气汤，脉结代易炙甘草汤，舌红少苔、胃阴不足改以养胃汤。

1991年8月20日诊：选投建中健脾之剂达2个月之久，胃纳未见明显改善，神倦形消，仅能坐床片刻。考虑久病及肾，元阳虚衰而中阳不振，治改从温阳补肾入手。淡附子5g、官桂3g、熟地15g、鹿角胶（烊冲）12g、杜仲12g、仙灵脾12g、白术12g、党参18g、萸肉6g、怀山药12g、陈皮6g、炙甘草6g，6剂。

1991年8月26日诊：药后精神明显好转，纳食增，能下床扶杖而行。原方继服3周。痊愈出院。

按 本例重脾而轻肾，误治之理，弥足为鉴。初诊时为一派脾胃不足之象所泥，忽视了患者年逾耄耋、元阳虚衰之体质。并主观地认为久病脾虚，难以骤复，历投健脾益胃之剂达2月之久而食不少增。再诊时，悟及火衰无以腐谷之理，改投景岳右归丸出入，温补肾阳而获捷效。

——周世光.误治验案二则［J］.北京中医，1992（6）：54.

案3 补益太过致中州不运

姚某某，男，71岁，汉族。

贲门癌术后10年。因纳少、消瘦1年于1995年7月11日入院。其面色萎黄，形体羸瘦，大肉削脱，气短乏力，头晕倦卧，夜尿多，舌光红少津，脉细弱。去年至今体重减少10kg。辨证诊断为脾胃损伤，水谷精微失于摄纳与运化，至气血两亏、阴精不足之"虚劳"。治以益气健脾、滋阴补血。处方：党参25g、黄芪30g、白术10g、云苓10g、当归10g、川芎9g、熟地15g、阿胶（烊化）12g、枸杞子15g，水煎服。1周后，其腹胀，不思食，面浮肢肿。方悟患者虚劳已极，骤进重剂滋补，阻碍中州运化。不能运化水谷则腹胀纳呆，不能运化水湿则面肢浮肿。是忘"补而不滞"之戒，再者言，气虚补气，血虚补血，惟胃气调和者宜。胃气不足，滋阴补血则凝滞在脘，温阳补气则劫烁胃阴，饮食不进，虚何由复？故胃气为一身最重，此时当根据病证，益胃阴兼益胃气，勿使滋腻，处方：生地12g、北沙参12g、石斛9g、麦冬9g、杭芍4.5g、冬瓜皮12g、炒麦芽10g、陈皮4.5g、党参12g、甘草3g，水煎服。调理1周后，腹胀及面肢浮肿消失，思食。嘱少食多餐，继续以上方调理20天，神气渐佳。

按 对虚劳已极之体，使用补益药时，要牢记"补而不滞"的原则，同时不可急于求功，骤进滋补重剂，此时不可小视轻方缓补的作用。五脏无论何脏虚损，必先从胃治，方可奏效。

——史星梅.三例误治案分析［J］.陕西中医函授，1995（5）：40-41.

十、咳血

案1 咳血止血不效，治气收功

陈某某，男，25岁，教员。

素患风湿性关节痛，历时四载，屡治无效。延至1959年5月间，求治心切，误服单方草药，忽然咯血数口，即往省立医院透视，诊断系浸润型肺结核，右上吸收好转期。复因关节忽愈忽痛，经往福州某诊所风湿科医师处，买回丸药7料。才服5料（每料30丸），吐血有四五碗之多，当即继续注射凝血质、仙鹤草素等止血剂，而血仍不止。身见壮热，人事不省，腹胀气喘，胸高鼻煽，于7月17日来本院治疗。曾经再注各种止血剂，血仍源源而来，各医师皆以为死症，请我会诊。按其脉寸口弦急鼓指，两关滑数有力，舌苔老黄而腻，面色苍白，两颊深红，胸高气喘，似有抬肩之势，血复连续不止。我想此定乃血随气升，古人有"见血休治血，气平而血自止"之法。即与葶苈大枣合苇茎汤，重用侧柏。处方：侧柏二两，葶苈四钱，韦茎、藕节各一两，冬瓜仁、竹茹各八钱，薏苡仁六钱，生地五钱，大枣三钱。

二诊：服前药后，气平，血稍减，咯痰颇畅，惟神倦欲寐，便闭，咽喉不利。处方：藕节一两，葶苈三钱，冬瓜仁八钱，川贝二钱，侧柏二两，浮海石五钱，芦根一两五钱，山栀三钱，花蕊石四钱。

三诊：前方速进两剂，烦热已解，神识转清，而四肢倦怠无力，咳痰不爽，仍有余血，再按上方出入连服3剂。处方：郁苏参五钱，生地四钱，侧柏二两，藕节一两，冬瓜仁八钱，秋石丹八分，防己二钱，桃仁三钱。

四诊：速服3剂，大便已解，纯系燥粪，精神焕发，食量渐增，继以营养脾肾收功。

前后计2星期出院。现已恢复正常。

——黄斌藩.误药咯血［J］.福建中医药，1960（3）：38.

按 血证止血，当为常法，所谓"止血消瘀宁血补虚"之训固然也。然止血血不止，则应调整思路，"有形之血不能速生，无形之气所当急固""见血休治血，气平而血自止"，气血关系，当以气为主导。肺主气，肺热壅盛，气失肃降，血随气升，血出于肺，故清肺降气则出血可止。

案2 燥热咯血，益气加剧

郑某某，女，50岁，社员，1984年9月17日初诊。

患者素有心脏疾患（心电图略），近两个月来心悸，胸闷，下肢浮肿，按之呈轻度凹陷，足背紫黑，虽未至秋分，已着棉背心，尚有形寒之感，伴纳呆、厌油、唇燥、口干苦、两鼻时出血，头晕，神疲倦怠，大便时结，小便色黄。视其舌体淡胖，苔白滑，脉之细而结代。综上述脉症，属心肾阳虚、虚阳上浮，治当补益心肾、引火归元，拟用济生肾气丸加味：肉桂3g，泽泻10g，丹皮10g，熟地15g，车前子10g，茯苓10g，山药15g，牛膝15g，附子10g，旱莲草10g，党参12g，炙甘草12g，山茱萸10g，3剂。

9月22日：服上方后鼻衄已止，口苦唇燥及心悸、胸闷、浮肿减轻，饮食增加，足背紫黑之色渐退。

10月26日：患者因受凉，加之家务劳累，致心悸、胸闷和浮肿诸症又作，并诉胸痛，咳嗽，口干唇燥，昨吐鲜血数口，视其舌红少苔，脉细数结代，拟宗上方去炙草、茯苓、加桑叶、杏仁为治。数天后，路遇患者之女，告知服药2剂后，咯血加剧，已改投某医治疗。

按 本案中前方虽较切中病机，用之有效，然本次之病作，乃由受凉而起，且有咳嗽和口干鼻燥等燥热外感和胸痛咯血见症，故为新感宿疾同病。此时治疗当分清标本缓急，治疗应分步进行，即先治咯血和外燥之卒病，然后再治心肾阳虚之痼疾，故不辨证而套用药方，仅略为加减，显然失误，此一也。前用党参，寓保元汤在内，意在温阳益气摄血，尚属对证。本次咯血势急，并伴胸痛咳嗽，与前次鼻衄势缓，证情不同，病机有别。本次仍用党参，一则补气，加重气逆，气逆无制，血随气升，血从上溢而咯血加剧；二则病兼燥热，以党参甘温，用于本证，无异于抱薪救火，以热助热，热迫血行则咯血加剧。本例误补的教训说明了在运用补法和补药时不注意辨证鉴别而滥套用前方的危害性。

——舒鸿飞，舒志明.误补致害及分析四则［J］.新疆中医药，1986（2）：50–52.

案3 虚实夹杂补虚之误

曾某某，54岁。

素患痰嗽，苦嗽喘20余载，医治不效，咳喘日甚。去年初春，渐至痰、血兼夹，遂来我院治疗。胸片示："浸润型肺结核并右上肺野空洞。"收住传染科。经西药调治20余天，仍痰血不止，求治于中医。诊见咳嗽气喘，动则短气难续，咯痰色白，状如泡沫，痰血夹杂，晨起尤甚，血色暗红，时而有块，饮食少思，形体消瘦，舌质淡红，边有齿印，苔薄白，脉细弱。脉症合参，诊为脾运失司，湿痰内聚，上停于肺，肺络壅滞，气血被阻，外溢络脉，发为咯血。治拟益气运脾摄血。投参芪胶艾汤加味（党参、炙黄芪、阿胶、艾炭、姜炭、白及、炙草、麦芽）6剂。痰血如故，诸症不减，药不对证，遂换他医。重审病情，因其结核，动则喘甚，处以百合固金汤去麦冬、桔梗、白芍，以生山药易二地。药用：百合、玄参、贝母、生山药、牛蒡子、五味子、白术、内金、枣皮，服药8剂，诸症如前，且有加重趋势，拒服停药。邀余诊治，余仍囿于结核空洞之西医诊断，虑为肺经劳伤，唾内有血，投鸡苏散：鸡苏叶、生黄芪、生地黄、阿胶、白茅根、桔梗、麦冬、炒蒲黄、贝母、炙甘草，冀图寒凉清补，以求速效，3剂不应。细察病情，患者咯血1年有余，气血双亏；但精神尚好，语声宏亮有力，且喜言语，心烦易怒，证属虚实夹杂。又闻前医屡用大剂参芪温补，强图补气摄血。结果违"气有余，便是火"之古训。又长期服药，脾胃劳伤，"虚不受补"，大剂补气，虚不任受，越补越滞，痰气胶结，久郁化火，更伤阴血；肝主藏血，体阴而用阳，阴（血）伤肝火偏旺，阳升火逆，木火刑金，血涌外溢则咯血不止。法拟平肝降逆、和胃、止血之法。仿泻心法处以半夏泻心汤加生地、蒲黄炭、血余炭，4剂。咯血尽止，随证化裁，调治月余，纳增嗽止，胸片复查，空洞愈合，结核明显吸收，出院调养4月无复发。

按 本例咯血，三治不效，首犯"虚不受补"之戒，见饮食少思、舌淡有齿印、脉细弱则投大剂参芪补气，似中病机，然细察详究，仍未中肯綮。殊不知咯血日久，气血本伤，阴血已亏，又投温补，俾补气摄血，实则助阳伤阴。本例痰嗽20余载，服药甚多，脾胃已伤，温补不受，清泻不应。二诊复行清泻，不为殆哉！三诊又囿于结核空洞诊断，循劳伤肺经之旨，以苦寒甘润复伐脾胃，故仍未中的。终以半夏泻心汤和胃降逆，清补兼施，寒温并用，加生地一味甘寒滋润，平肝木之逆火，伍半夏之辛燥，滋而不滞；半夏得生地之滋润，降逆气散而不过，且根据现代药理研究，生地有很强的止血作用。更用蒲黄炭、血余炭活血止血，塞瘀血之源流，是以中的。

——卢明述.咯血三治三失析误［J］.湖南中医杂志，1987（2）：53.

案4　咯血养阴清肺罔效，培土生金收功

周某，男，52岁，教师。

患肺结核十余年，每年夏秋之交咯血，此次咯血量约200~300ml，在县医院住院，经输血及用安络血、垂体后叶素等药对症治疗后，出血量减少，但痰中血丝持续半个余月。吾初诊为阴虚肺燥，以百合固金汤养阴清肺，服药5剂未效，反觉口淡乏味，食欲骤减，精疲力尽，动则喘息，舌质淡，苔少津，脉细弱。忆五行学说中土能生金，脾与肺属母子关系，故以培土生金为法，重在调理脾胃，选参苓白术散化裁：白参10g（另煎），云苓15g，白术15g，扁豆20g，山药20g，白莲15g，白及15g，仙鹤草15g，陈皮6g，大枣6枚，炙甘草6g，5剂后病人自觉精神爽快，食欲渐增，痰中无血丝。于上方续服20余剂，病情稳定，照常上班。

——王国庆.运用五行学说救误三例［J］.江西中医药，1987（3）：56.

按　肺痨一病，属肺阴虚无疑，然患病十余年未愈，病多传变。脾肺为母子之脏，所谓"虚则补其母"，参合其舌脉症，确有脾虚见症，培土生金一法，用之无疑。

案5　血瘀妄用止血

邓某，男，50岁，干部。

患者间断咯血3年加重3天而于1986年8月8日急诊入院。入院前3天失血总量约500ml以上，胸片、支气管纤维镜检查见"两下肺支气管呈囊状扩张"。入院后患者仍反复咯血，血色鲜红，伴胸闷心烦、失眠、口干口苦，无恶寒发热，不咳嗽，舌质淡红有瘀斑，苔薄腻罩黄，脉弦。宗唐宗海血证四法以止血为先，用十灰丸合黛蛤散化裁，1日两帖分4次口服。上方连续观察3天，咯血不见减少而胸闷气短日渐加重，复查肺功能较之入院时（仅少数指标轻度改变）明显下降，出现限制性通气功能障碍和轻度小气道阻塞。涂老师详问病史，患者出血方式每次开始（第一口）均为紫暗色血块，继则纯咯鲜红，结合舌有瘀斑，甲皱微循环见管祥有瘀血，从而辨证为瘀血内阻之出血。改投血府逐瘀汤加减，药用当归、生地、桃仁、赤芍、红花、柴胡、川芎、郁金、丹参、黛蛤散等，药进1帖，出血量反见增多，次日锐减，守方5日，诸症悉除，复查肺功能正常，血象较之入院时血红蛋白从11.26g增加到13.23g，红细胞从

301万增加到420万，血小板从9.8万增加到10.6万，病去而欣然出院。

按 本案之失误在于见血止血而食古不化。虽然唐氏止血、化瘀、宁血、补虚之四法为历代医家所推崇，但此乃言其常，临症须辨证分析，知常达变。该患者入院时虽咯血鲜红，但发病之初为先紫后红，舌质瘀斑皆瘀血内阻之征。瘀血留滞，气机受阻，故胸闷气短加重而肺功能下降。由于在治疗上妄用炭类止血药以致瘀血加重，故胸闷气短益甚。后从活血化瘀着手，不仅止血迅速，且各项实验指标均有明显改善，说明严格遵循辨证论治的原则是提高疗效的关键。

——卜平.咯血救误举隅［J］.江西中医药，1987（5）：39+41+45.

案6 咳血降气无功，宣肺合拍

李某，女，46岁。

患者以"咳嗽大咯血1天（约500ml左右）"急诊入院，经多项检查确诊为支气管扩张并咯血。症见咳嗽痰少色白质黏，痰中夹鲜血，伴胸闷胁痛，头晕口干脉弦等，仿缪仲淳降气通络法，投苏子、降香、川牛膝、郁金、白及、代赭石、百部、紫菀、款冬、炙枇杷叶等药，连续治疗3天，病情不见转机，第四天突感胸闷加重，听诊右下肺呼吸音减弱，胸片见右下肺实质性变，提示肺不张，考虑为血块阻塞小气道所致。改从宣肺止咳宁络止血入手，投杏仁、桔梗、瓜蒌皮、沙参、紫菀、款冬、黄芩、郁金、白及、桑白皮、甘草等药，方中重用桔梗24g，次日上午咯出10ml左右棕黑色陈旧性血块，随之胸闷咳嗽骤减，3日后咯血停止，胸片复查右下肺实变阴影消散，善后调理8日出院。

按 清·徐灵胎在眉批《临证指南医案·吐血篇》云："桔梗升提，凡嗽症血非降纳不可，此品欲与相反，用之无不受害……气逆痰升，涩潮血涌。余目睹甚多。"纵观临床，徐氏之论确非欺世之言，肝肾阴亏气火上冲之嗽血，用桔梗等宣肺升提之药确有加重出血之虑，故宣气之法常为咳血吐血之忌。本例患者原非气机不降所致咳血，故套用前贤成法无效，按辨证分析，乃瘀血阻滞、肺气不宣引起，故使用变法，重用桔梗等宣肺理气之品，气行则血行，血行而瘀除血止，亦所谓"有故无殒"之义也。

——卜平.咯血救误举隅［J］.江西中医药，1987（5）：39+41+45.

案7 喉痒治上焦不减，固下元自除

江某，男，40岁，技术员。

患者大咯血2小时（量约50ml），以"支气管扩张并咯血"收治入院。主诉有"支气管扩张"咯血病史12年，每次发作均始于喉痒，一感喉部不适旋即咯血，无恶寒发热，无咳嗽胸痛，此次入院后经喉科会诊，咽喉部未见出血病灶。镜检见两下肺支气管呈柱状扩张。鉴于患者喉痒不除而咯血难止，遂以清燥救肺汤、百合固金汤等方化裁以滋阴润肺宁络止血。宗此法治疗6日，喉痒依然，每日咯血量仍持续在20~30ml左右。细思叶天士治喉痒每每从下焦入手，按阳浮旋扰、肝风内震、木火刑金等治疗。该患者腰膝酸软、头面烘热，咯血每作于深夜和早晨，系冬不潜藏使然，改投六味地黄丸加味以栽培肝肾、封闭下元。药用生地、山萸肉、怀山药、茯苓、泽泻、丹皮、川牛膝、淡菜、旱莲草、白及、代赭石等。药进症减，1周后喉痒渐除，咯血亦止。继续巩固治疗周余而出院。

按　在临床中笔者发现干性支气管扩张症并咯血患者，不少人在无外感见症的情况下有顽固性喉痒一症。可见喉痒并非外感所独有。对此早在叶天士《临证指南医案》《三家医案合刻》等著作中就有大量类似记载。定性有虚实之分，定位有上下焦之别。本例患者初时囿于上焦施治，由于方证不合故收效甚微，继以上病治下，药中肯綮，故效如桴鼓。可见中医学辨证的整体观是提高临床疗效的"合理内核"之所在。

——卜平.咯血救误举隅［J］.江西中医药，1987（5）：39+41+45.

案8　咯血按辨证未效，辨病收功

李某，男，24岁，技术员。

患者以反复间断咯血两个月而收治入院，胸片见两中下肺支气管呈囊状扩张，中医诊断：咳血。患者年方三八，体质尚健，除每日咯血7~8口色鲜红外，无头痛发热，无咳嗽纳差，自诉无其他任何不适，苔脉正常，临床亦无多少阳性体征可询。入院后按中医咳血的多种思路予以治疗（由于除咯血外无证可辨，故治疗多套用成法成方），经住院治疗1月，病情毫无变化。作支气管纤维镜检查，镜下见两肺支气管有脓性分泌物（临床并无咯大量脓痰症状），遂结合支纤镜所见，辨病后从肺痈入手治疗。投千金苇茎汤化裁，药用芦根、冬瓜仁、黄芩、金银花、连翘、蒲公英、川贝、败酱草、生苡仁、百部、款冬花、橘红等。服药周余咳血量开始减少，守方半月咳血完全停止，支纤镜复查脓性分泌物消失。

按　单纯咯血无咳嗽脓痰、无发热胸痛等症，按中医辨病为咳血并无不当之处。然本案患者在几乎无证可辨的情况下，按咳血多种思路治疗却收效甚微。结合现代科学手段，辨病按肺痈论治取得了良好效果。由此可见，采取

"拿来主义"，引进部分现代科学技术手段，为我所用，对于扩大临床思路，提高疗效是一条值得探索的成功之路。

——卜平.咯血救误举隅［J］.江西中医药，1987（5）：39+41+45.

案9 支气管扩张咯血误用桔梗

陆某，女，47岁。

患慢性支气管炎、支气管扩张已20余年，近1周因情志不悦觉胸闷心悸，动辄气急，咳痰不畅间有痰血，色鲜红量不多，右肋胁掣痛，嗳气频频，形体消瘦，舌尖光红，中裂根腻，脉弦。5天前求诊他医，经辨证系木火刑金、痰阻络脉。治以清热抑木、顺气化痰之剂，投以清金抑木方加枳壳、旱莲草、黑皮三叶青、桃仁、桔梗。7剂。患者服药3剂后咯血量反见增多，为免意外即停药。复求诊于吾师赵炯恒。刻诊诉症如前，便询查前医处方，赵师仔细分析后与笔者原方去桔梗，加代赭石30g（先煎），再服3剂。再诊时患者告之咯血已止，诸症俱痊。

按 赵师从长期的临床实践中悟出治疗"支气管扩张"咯血的经脸。他认为支气管扩张咯血期应忌用桔梗，理由有三：首先桔梗辛苦性平，主入肺经，开提肺气为其主要特点。支气管扩张咯血时，肺气宜降不宜升，气降则火降，火降则气顺，气顺血平则上溢之患息矣。桔梗属温化寒痰药，故咯血因郁、因火而致者，本当慎用，此为二；三为现代药理研究桔梗有溶血作用，支气管扩张咯血理应凉血止血为宜。汇中西药理之验案，发人深省。

——俞承烈.救误治案［J］.甘肃中医，1996（4）：8.

十一、吐血

案1 麻黄汤证误为燥热

1942年7月中旬，成都三桂前街，春和饭店厨师余某，男，36岁。咳嗽吐血，身热烦躁，头疼，舌干红，舌心略薄黄，脉细数，已3日。余断为"血燥生热，导致气逆而血不归经"用自拟"旱茅汤"：旱莲草25g，陈棕炭15g，白茅根30g，侧柏叶20g，仙鹤草25g，生栀子12g，生小蓟15g，慈竹茹10g，炒地榆15g，陈藕节30g，生槐花12g。2付，血止，余症亦消失。

第二年7月初，前症复发，兼加身疼，小溲黄灼，苔白滑，脉浮紧。仍用"旱茅汤"服后无效。再诊，因患者不能入睡，加生地20g、阿胶15g，滋阴液，兼止吐血。服后不但血不止，反而大吐，并增咽痛躁扰，极其痛楚，症象又与去年同。今用已效之方不验，何也？乃脉舌有异。去岁脉细数，数为血燥，细为阴津被灼，舌干红，苔微黄是热邪内扰，故用一甘寒凉血之剂收效。今脉浮是有表，脉紧为有寒，其白滑之苔，加以壮热身疼无汗，正是《伤寒论》之"麻黄汤"证。但总碍于时令大热，患者又是"血证"，万一差错，必生医疗事故。继思《伤寒论》云："伤寒脉浮紧，不发汗，因致衄者，麻黄汤主之。"按"衄"与"吐"均是血离经上越之象，虽夹有咽痛，亦是寒邪闭郁不出、冲犯咽喉之故。余思之已定，然尚惶惶不敢下笔，暗想当年石顽老人，无怪乎为"白虎汤"而踌躇！最后还是用"麻黄汤"：麻黄10g，桂枝10g，杏仁10g，甘草3g。服1剂，微汗出，咳减血止，连服2剂，诸恙消失而愈。

按 本案之误，是对第二次发病，不辨脉舌，未加辨证，套方治之。后既悟及是"麻黄汤"症，尚经久踌躇，一线之明，差点再误！此皆由于平时基本功不扎实，一次侥幸，二次便生疏忽之心，尤是慎之！

——刘静庵.吐血误"滋"案［J］.江西中医药，1983（2）：16.

案2 阳明腑实火热误为中焦虚寒

李某，男，32岁。1978年4月12日晚，突然患吐血盈碗之病。邀余详诊。见面色㿠白，齿龈见血迹黏糊，舌质红，苔白，脉六部见沉紧。小便黄赤，大便3日未行，原患胃脘痛4年，近日常吐清涎，证属中寒，治当温中止血。急拟：人参9g，白术9g，黑姜10g，茜草10g，甘草3g，1剂，水煎分4次服，每次配云南白药3g冲服。

次日复诊：血频吐并见心烦，身热汗出，面色潮红，舌红苔黄，脉洪大。脉症细参，证为火热，治以泄热止血。急投大黄9g，黄连6g，黄芩10g，鲜柏叶12g，炒蒲黄12g，百草霜30g（冲服），1剂，水煎分4次始尽。

4月14日三诊：大便已行，血止烦平，热退汗收，舌淡红，苔薄黄，脉细数。续原方加芦根15g，生津护胃，1剂。

4月16日四诊：病祛脉和，神爽步健，以养复正气善后，随访5年未发。

按 吐血一证，其因有别，治法亦殊。本案则误为胃寒，泥于温摄法，是治有误。再诊细审二便、舌、脉及其诸症，实为阳明腑实，火热内燔，灼伤胃中络脉，络破血溢，于口而吐。取仲景治痞证祛邪热之大黄、黄连、黄芩泻心汤，清泻火热止血，加鲜侧柏、炒蒲黄、百草霜增止血之力，防血瘀之弊。药仅两剂，均中病机，故效也。

——彭元成.误治后遵仲景法补救案5例［J］.吉林中医药，1984（5）：20-21.

案3　肾阳不足误为肝胃郁火

患者张某，男性，61岁，1985年9月30日急诊。

今晨吐血满口，色黑成块，约半碗许。西医拟诊：胃溃疡并发上消化道出血。诊见面色微红，语言不弱，脉象洪大，举按有力，舌质红润。余据脉症，拟肝胃郁火上腾，迫血于外，投以釜底抽薪之大黄黄连泻心汤加味。大黄、黄连、炒山栀、侧柏炭、茜草炭、丹皮、赤芍各10g，生地20g，日进2剂，煎服，服后出血益甚，气逆而喘，腹胀肠鸣，大便溏泻日四五次，食欲锐减，诊脉未变，舌质晦暗无苔，余甚惊骇，细察之，素有腰脊酸痛，阴雨加重，屈曲受限，前医皆谓腰肌劳损，常有小便频数，下肢不温等症，余得其悟，乃肾元不足，阳气浮越，龙雷之火上潜，鼓动脉道，迫血妄行，急以温补下元、潜纳浮阳为主。熟地炭、山萸肉、山药、黑附子、侧柏炭各10g，炮姜炭5g，龙齿、牡蛎各20g，童便一盅为引，煎服1剂血止，继服2剂巩固。1年后追访未发。

按　本案愧在余墨守脉洪大为热为实、语言低微为寒为虚之常论，而疏忽于真假虚实与真假寒热之辨异，乃致初诊之误。

——洪中孝.误治纠偏案三则［J］.安徽中医学院学报，1991（2）：25-26.

案4　吐血伤中，芳化消肿

谭某某，男，45岁。

素有胃病史，因饮酒及油腻之物，复受风寒而发腹痛，突然暴吐鲜血，经住院治疗，吐血见止，面色萎黄，精神倦怠，形体消瘦，下肢浮肿，透明如珠，按之凹陷难起，舌质淡，苔腻，脉细，吾予益气血，淡渗利湿，治其虚。处方：半夏泻心汤去姜枣加黄芪30g、防己9g、车前子30g。3剂后浮肿减轻而腹中膨胀，大便数日未行，纳差，转江老治疗，中气虚固然可补，然苔腻、中满，属湿浊未化，肿虽消，腹胀甚，急宜芳香化湿，以平胃散加吴茱萸、川连、甘松，3剂而愈。

按　病属湿热壅遏，暴寒饮冷，伤及脾胃，胃络受伤，火随气逆，而发吐血，脾胃气血随之亏损，脾虚不能运化水湿，湿浊下流，遂成水肿，予甘温大补气血，壅遏了胃气，先生以轻剂燥湿，药仅10味，拨醒脾胃，芳香化湿之力甚强，更佐辛散苦降，清化湿热，中州得安，病自愈。

——章新亮.拨醒脾胃救误四则［J］.江西中医药，1987（2）：34+33.

十二、便血

案1 中焦脾虚误为血热

逄某，男，24岁，农民。

1980年7月以"腹痛、大便下血4~5日"为主诉前来就医。诊见形体瘦弱，面色萎黄，双下肢内侧见有密集片状瘀斑，脘腹疼痛，大便下血（先便后血或血便混杂），量多如柏油样，水食不得入，入则腹痛难忍，随即大便下血；口渴喜热饮食，舌淡，苔薄白，脉弦细缓而无力。1周前，某医以热入血分、迫血妄行之证，投以犀角地黄汤1剂。服药后全身不适，呼吸急迫，腹痛加剧，四肢不温，前额角出现约鸭卵大小包块，疼痛质软，按之有波动感，四肢瘀斑增加，连点成片，四肢暴露部位遇冷风则瘀斑加重，全身不能自支，胸透两肋膈角变钝，此病不退反进，病情危笃，求余诊治。经脉症合参，认为此非热入血分之证，乃中焦虚弱，脾失统摄之属。此证非但不能凉血，反应治以益气健脾温中，佐以止血。选用归脾汤加减，是为正治。处方：黄芪30g，党参15g，当归15g，艾炭20g，白芍25g，阿胶15g（烊化），木香5g，炮姜5g，陈皮15g，甘草5g，水煎服2剂后，腹痛下血明显减轻，皮肤瘀斑明显减少，呼吸平稳，四肢复温，胸透肋膈角正常。守方继服10剂，腹痛下血消失，饮食正常，全身无不适，为巩固疗效，嘱服人参归脾丸早晚服用，随访至今，未见复发。

按 出血证，是由于血液不按经脉运行而溢于脉外，亦称血不循经。临床上多因气虚、气逆、血瘀、火热等原因引起。常见吐血、衄血、便血、尿血、崩漏及瘀斑等证。本证病因有虚实寒热之分，病位有上下内外之别，病情有轻重缓急之不同。故临床上有血热妄行之出血；有瘀血所致之出血；有冲任虚损之出血；有气不摄血之出血。为此，临床诊治应四诊合参，辨证求因，审因论治。犀角地黄汤是治疗热入血分、迫血妄行之出血证，非但见有出血证，大便色黑易解或斑色紫黑，还必须见舌绛起刺，脉细数。前医一见下血色黑，肌肤瘀斑，便全然不顾有无舌绛，脉象有无细数，盲目舍脉从症，以致诛伐无辜，使虚者更虚，附些丧生。

笔者认为，该患者有便血色黑易解，肌肤瘀斑之出血证，但其形体瘦弱，面色萎黄，口渴喜热饮食，舌淡而不绛，脉不数反虚缓无力，全非有热之象，乃一派中虚（寒）之征。另肌肤暴露部位遇冷风吹袭则瘀斑加重，说明该患形体素虚，又中虚气不摄血，使卫气不固。故投以归脾汤益气健脾，温中止血，使中焦得温，脾气复健，统摄有权，血循常道而诸症自愈。

——李艳玲.归脾汤加减治误救逆一得［J］.长春中医学院学报，1995（4）：33.

案2　热入营血误用养阴止血

石某，42岁，男。

患伤寒17天，初起邪在卫气，治用三仁汤、藿朴夏苓汤芳香化湿；后湿渐化燥，用黄芩滑石汤、白虎加苍术汤清热燥湿；热邪由气入营，用清营汤、紫雪丹清气凉营。但热稽留不解，神昏不清，烦躁谵语，热邪传血分，大便出血。甲医诊为热邪迫血妄行，用犀角地黄汤，血不止；乙医认为热邪伤阴，用黄连阿胶汤养阴止血，用生脉散生脉固脱，发热不降，便血依然，神昏不清，故邀会诊。症见高热烦躁，神昏谵语，口干唇焦，腹微痛而拒按，便色紫黑，一日七八次，脉细数，舌绛苔焦黑而起芒刺。病乃邪入营血，瘀热蓄于肠间。治宜清营凉血，泄热祛瘀。方选泻心汤加味。大黄10g，黄芩15g，黄连2g，犀角粉1g（药汤下），丹皮10g，生地15g，赤芍10g，地榆10g，山栀10g。安宫牛黄丸1粒（分两次吞服）。午前服1剂，下黑便3次。午后又服1剂，发热渐次下降，大便两次，黑便渐少，神志渐清，腹痛拘急拒按消失。瘀热衰退，病由险入夷。原方大黄改为5g，去犀角、安宫牛黄丸，加玄参12g。服药两剂，热去血止，神志清醒。惟精神疲倦，语言无力，嗜睡多汗，脉细而数，舌红绛苔剥落。改用增液复脉调治，病即痊愈。

按　本病因湿热化燥，热邪由气传入营血，故证现高热，烦躁，神昏谵语，口干唇焦，脉细舌绛。热由营入血，血与热结，蓄于肠间，故腹微满拒按，便色紫黑，舌苔焦黑而起芒刺。治用犀角地黄汤凉血止血，尚属正治。若用黄连阿胶养阴止血，生脉散生脉固脱，则为误治。因热已入营分，瘀热内蓄，岂可妄用滋腻止血，补气救脱之品，反助其热，敛涩其血，故病转危剧。治应清营凉血，泄热祛瘀。方用清营汤、安宫牛黄丸清营开窍，泻心汤泄热祛瘀。药后营分之热渐去，故神志清醒，肠中蓄热祛除，故出血停止，病由危境转入坦途。《温病条辨》说："时欲漱口不欲咽，大便黑而易者，有瘀血也，犀角地黄汤主之。"说明温病热邪侵入血分，瘀热积于下焦，邪自外出，故大便黑而易，治当用犀角地黄汤清其瘀热。如瘀热去除则大便出血自止。又说："少腹满，小便自利，夜热昼凉，大便闭，脉沉实者，蓄血也，桃仁承气汤主之。"说明温病瘀热蓄于下焦，则当用桃仁承气汤（大黄、芒硝、丹皮、赤芍、当归）清热凉血、攻下瘀热。详细论述了温病热入血分瘀热内蓄的证治。因在临床中必须根据瘀热内蕴的轻重，来辨证，即不可误用滋阴止血，生脉固脱，贻误病机，导致不救。至于伤寒肠出血不止，面色㿠白，精神疲倦，语言无力，甚则四肢厥冷，脉象虚弱，则为脾气虚寒，气不摄血，有血脱亡阳之虞。

治当温肺摄血，补气固脱。方用黄土汤加人参。从虚脱论治，方能有救。

——张谷才.从临床来谈误治与治误［J］.辽宁中医杂志，1981（8）：19-21.

案3 妄用寒凉致气随血脱

昝某某，男，36岁。

患湿温迁延逾月不瘥，胸脘痞闷，时腹微痛，面黄肌瘦，昨日夜餐过服硬食，今晨大便下血，心烦不安，急邀余往视，唇舌色淡，脉来细数，亟投犀角地黄汤用之，犀角尖3g（磨汁冲服），生地20g，白芍12g，丹皮9g，紫草10g，茜草15g。药下1剂，岂料大便出血不止，颜面苍白，汗出肢冷，脉现微细，神识不清。余见此证知其犯寒冷之误，证情危急，变化甚速，如不急救，元气必脱，急投独参汤合黄土汤用之，人参12g，炒黄芩10g，干地黄、阿胶各15g，白术12g，炙甘草6g，灶心黄土60g（先煎澄清去泥）。进药3剂，血止汗收，肢温神清，舌淡苔灰，脉象细弱而迟，险岭虽逾，未入坦途，改予六君子汤加味，药用半夏、党参、陈皮各12g，白术、茯苓各10g，附子、干姜、炒黄芩、炙甘草各6g，地榆炭9g。每日1剂，逾旬而瘥。

湿温化燥，深入营血，内伤阴络而致大便下血，有寒热之异，若不细辨，极易混淆。大便下血，灼热烦躁，舌绛口渴，便下鲜红，治宜犀角地黄汤，凉血止血方能奏效。大便血出不止，倦怠肢冷，面色晦暗，脉见迟微，非黄土汤加参不能收功。余虽知湿温下血宜于凉血止血，却不知有虚实寒热之别，又有温清之分，故犯"虚虚实实"之戒，妄用寒凉，以致气随血脱，幸而省悟得察，急投益气固脱宁血之药，方获转机，免于阴竭亡阳之祸。

按 治病之难，难于识证，尤其遇到虚实夹杂，或病被假象所惑者，才疏识浅之人，更难辨清。吴瑭曰："不死于病，而死于医，是有医不若无医也。"故医之为业，平时必须披览群书，精勤不倦，博采诸家，辨证细心揣摩，才能探幽索隐，为治不殆。

——许振亚.温湿三误［J］.江西中医药，1989（3）：37-38.

十三、尿血

案1 阴虚血热久用寒凉不效

1969年4月，在大队保健站治一张姓患者，男，47岁。

自述小便带血半年余，时轻时重，曾在县医院作过小便化验，报告红细胞满布视野。半年之中叠进中西药而似效非效，所服中药多为清心泻火、凉血止血之品（导赤散加味、小蓟饮子加减方等）。诊时，小便短赤带血，腰腿酸软，神疲乏力，舌红苔薄，脉细数。久病多虚，结合脉症，此肾阴亏、虚火旺、灼伤脉络所致。非心经实火，小蓟芩连所宜。治宜滋肾阴、清虚火、凉血止血，用知柏地黄汤加减：生地30g，山药15g，知母15g，黄柏15g，丹皮10g，茯苓15g，地骨皮30g，旱莲草20g，小蓟30g，连服6剂，病无进退。考虑到"慢性病宜有方有守"，又进6剂，诸恙如故，更添五心烦热、胸闷食少。窃思丹溪曰："血之妄行，未有不因热之所发"，为何本病清心泻火不效，滋阴凉血亦不应，莫非脾肾气虚，统摄无权？正准备以补中益气汤合无比山药丸补肾健脾试之，患者推辞进县城有事，不能继续服用汤药。3日之后，患者持一处方取药，并言道，他在县城请某中医诊治，仅在原方中加入荆芥12g、升麻6g、柴胡6g，我真不相信这会有效，不料服药3剂，诸症均减。患者非常高兴，又服5剂，去公社医院查尿，报告红细胞少许，继以上方减量服5剂，六味地黄丸调治而愈。

按 病虽愈，而我百思不得其解。滋阴凉血剂中为何佐以辛温升阳之品？求教于县城某经治老中医，他解释：病虽阴虚血热，然而久用寒凉，火被寒郁，寒热格拒，形成"郁火"。经言"火郁发之"佐以升麻、柴胡，既有火郁汤（《兰室秘藏》）之意，又有"下病取上"之理。荆芥温散而不燥，既无伤阴之弊，又有止血之功，用于本证最宜。《灵枢·师传》有"热无灼灼，寒无沧沧"之教，张景岳有"阳中求阴""阴中求阳"之验，临证用药，不可不循。

——贺学泽.尿血、便秘治误二则［J］.陕西中医，1982（5）：47.

案2 凉血止血不效，益气升提建功

陆姓患者，男，65岁。

溺血经常举发，溲时不痛，多次检查，诊断不明，每次发作，医生均投以凉血止血之品，有时亦能暂止，但不能根治，如此缠绵年余。其面色萎黄，倦怠无力，午后发热，体温38℃左右，口渴思饮，脉洪大，舌质嫩红、苔薄白。初以为出血已久、肝肾阴伤，投清滋肝肾之剂，进20余剂，病无进退。后考虑此患年逾花甲，素体中虚，进寒凉之品过多，以致中气愈陷，气不摄血，故溺血不止，改投补中益气汤加味，5剂溺血即止，发热亦退，精神转振。

——临证辨误录［J］.中国农村医学，1982（2）：59.

按 血证初发，热证多见，肾主水，尿血从肾辨治，此为常识；但若舍弃辨证，见尿血即投以凉血止血之剂，此医之过也！即使初发因于血热，久服寒凉之剂，年近古稀，其体、其证岂能毫无变化？但凡稍作细致辨析，患者恐不至于迁延年余。此案，医者当反思之。

案 3　肝郁误为湿热

周某某，女，49岁。

县城关镇园艺场职工。患者尿血年余，在县级医院门诊，初作尿路感染治疗，肌内注射青霉素20余天无效。经照片检查诊断为泌尿系结核，肌内注射链霉素、口服黄连素治疗月余亦无效。近月来显见肌肉瘦脱，请中医诊治，作淋证治疗，用八正散加黑栀、阿胶治疗月余，病情日趋严重，于1986年12月就诊于余。刻诊：尿急而频，小便短赤，溺色鲜红，舌苔淡黄，脉寸关带弦、尺弱，诊为肾虚夹热，乃拟知柏地黄汤加减：知母10g，黄柏10g，生地黄30g，山药25g，山萸肉15g，丹皮10g，大小蓟各20g，藕节、旱莲草各20g，白茅根30g，仙鹤草20g，生甘草6g，服上方10剂，患者反觉溺楚，鲜血增多。细查此症溺时痛楚连及小腹，血色深红，心情抑郁时尿频尿血更甚，舌质红、唇稍干，脉弦细带数，此系膀胱失于肝木疏泄气化，故溺而不畅，厥阴肝络甚热，热伤阴络血即下。拟凉血疏肝、破瘀止痛为法。方用：当归、柴胡、赤芍、丹皮、生地、炒山栀、小蓟、侧柏炭各10g，白及20g，甘草6g。

复诊：上方服完6剂，病见转机，尿血大减，尿之频数缓解，惟咳嗽口渴，乃以原方加侧柏炭10g、阿胶10g，续服上方5剂，诸症消失。

按　泌尿系结核出现的尿频尿血，亦属中医血证范畴。是肝郁化热、热伤阴络所致。初诊专用八正散清热利湿无效，后查患者尿血是主症，尿频尿急是伴随症，且尿频尿急时形容憔悴，精神抑郁，积疾日久，肝郁愈甚，则成痼疾，故用当归、柴胡、赤芍养血疏肝；配丹皮、生地、白及、小蓟、侧柏炭凉血止血；栀子、木通导热从小便排出，使诸症若失耳。

——曾立崑，曾海莲.临证辨误三则［J］.湖南中医杂志，1988（1）：50-51.

案 4　脾阳不足误为肝肾阴伤

安某某，男，60岁，医生。1994年6月5日就诊。

患者肉眼血尿反复发作8月余，经北京医科大学附属医院诊断为"精囊炎"，曾接受西医药治疗，因疗效不显遂来我处求治，要求中医药治疗。现症：肉眼血尿、血色鲜红、偶有尿热，但无尿痛，腰酸，口干，舌尖偏红薄白苔，脉沉弦细。笔者以为病程较久，肝肾阴伤，投以滋补肝肾、清热凉血止血之品。选用生地炭、女贞子、旱莲草、川断炭、白茅根、黄柏、丹皮、生地榆等药，服药30余剂，病情毫无退怯。患者述腰酸加重，虽天气温暖但手足末端发凉，大便溏。笔者猛悟，此病已是阴损及阳、脾阳不足、中焦虚弱。治宜益气健脾、温阳止血之法。拟方：黄芪30g、当归15g、白芍15g、肉桂10g、干姜炭10g、白术10g、云苓12g、仙鹤草30g、怀牛膝20g、熟地10g，水煎服。上方服10余剂后肉眼血尿消失，于上方去干姜，加仙灵脾10g又服15剂，尿常规：镜检红细胞2~3/HP、尿潜血（++），嘱其服用补中益气丸、全龟胶囊以巩固疗效。

——刘秉忠.误治医案几则［J］.内蒙古中医药，1996（S1）：105-106.

按　本案初诊，据患者尿血色鲜红、偶有尿热、腰酸、口干、舌尖偏红、脉沉弦细，再虑病程较久，辨为肝肾阴伤，似不为谬，然予滋补肝肾、凉血止血之剂不效，则说明辨证有误。又据腰酸加重、手足发凉、便溏诸症，方悟其证为脾阳不足、中焦虚弱，其实细思之，阴阳见症相反，二诊因用药无效方才注意其阳虚症状，初诊若全面深入辨证，不为假象所惑，或许早已愈病。

案5　气虚误为肝肾阴伤

徐某，男，68岁，2000年6月17日初诊。

溺血反复发作，溲时不痛。多处求医，辄投以凉血止血之品，有时亦能暂止，但难以根治，如此缠绵半年余。诊时尿色淡红，午后低热，口渴思饮，舌质嫩红，脉洪大。初以为出血已久，肝肾阴伤，投清滋肝肾之剂。药用：生地10g，白芍15g，女贞子12g，玄参6g，旱莲草12g，小蓟6g，血余炭10g。每日1剂，水煎服。进药10剂，病无进退。追根溯源，细加分析，视其面色萎黄，倦怠少神，脉洪大、重按无力，均为气虚表象；至于口渴、舌质嫩红，乃气不化津、津不上承之故；低热见于午后，阴虚为多，但气虚亦可发生，气不摄血，可致溺血不止。遂改投补中益气汤加减。药用：炙黄芪12g，党参15g，白术10g，升麻6g，茯苓10g，当归10g，陈皮6g，枳壳10g，白及10g，炙甘草6g。每日1剂，水煎服。服药7剂，溺血渐止，低热已退，精神转振。嘱服补中益气丸巩固疗效。

按　此为气虚失摄引起的溺血案。溺血一证，多由湿热下注肾与膀胱，损伤脉络所致。但脾主统血，脾气虚弱，气不摄血，血溢脉外，亦可发生溺血。此案患者年过花甲，脾胃本虚，脾虚则血失统摄，本当补气以摄血，然前医未辨，投以凉血止血。寒凉过剂，中气愈伤，脾失统血之职，故溺血缠绵不愈。初诊时未察前鉴，误辨为肝肾阴伤，而投寒凉清滋，愈伤中阳，病情毫无进展。再诊时，方明辨证候，施以补气摄血而愈。此案教训说明辨证准确与否，实在几微之间，不但要知其常，还要知其变，稍有差异，则立法遣方皆错。

——王兴柱.救误案例举隅［J］.山西中医，2001（4）：35-36.

案6 脾肾两亏误为阴虚火旺

患者男，21岁。

因劳累过度引起腰酸、头晕、神疲、乏力、纳少、面萎。1天前发现尿血，舌淡红，脉细数。尿检：蛋白微量，WBC少，RBC（+++），西医诊断为无痛性血尿，中医诊断为尿血，辨证为阴虚火旺、虚火灼络，治拟育阴清火、凉血止血。予小蓟饮子加减治疗，每日1剂。

3天后复诊：尿色暗红，头晕、腰痛及乏力神疲加重，纳少，面萎不华，舌淡，脉细数无力。尿检：蛋白（+），RBC（++++），WBC（+）。腹部平片：未见结石阴影。综合四诊，此乃脾肾两亏、固摄无权。治疗上转拟健脾益气、益肾固摄。方用补中益气汤加味。处方：炙黄芪30g，西党参20g，炒白术、当归、补骨脂、菟丝子（包煎）、沙苑蒺藜各10g，陈皮、柴胡、炙甘草各5g，炙升麻3g。服药2剂后尿检：蛋白少许，RBC（++），WBC0~3，诸症均有好转。前方续服3剂。药后尿检：蛋白阴性，RBC0~3，WBC0~2。予补中益气丸口服，每次10g，日2次。1月内3次尿常规检查均无异常。

按 本例脾肾两虚而致尿血，治应补脾益气，益肾固摄。笔者误在忽略了头晕、腰酸、乏力神疲、纳少、面萎等脾肾两亏之候。误认为尿血多由火旺阴亏、灼伤脉络所致。故处方育阴清火、凉血止血之小蓟饮子加减治疗，以致更伤脾肾，尿血增多，诸症加重。后用补中益气汤加益肾固摄之剂，药切病机，尿血乃愈，失误乃救。此例提示医者临证治病，应审慎辨析，毋忘整体。

——高望望，沈企华.临证误治案3例［J］.现代医药卫生，2003（2）：208-209.

十四、紫斑

案 气虚阳衰误为气不摄血

李姓妇女，52岁，因肌肤发斑、齿衄、鼻衄，辗转各大医院，均诊为血小板减少性紫癜，屡用激素等西药，未见效果，迄已年余。1976年12月求余往诊，其时全身皮肤现淡红色斑，渐变暗紫，四肢内侧尤密，并见齿衄、鼻衄、月经色淡、量多如注，面色无华，唇淡甲白，肉脱形羸，精神憔悴，心悸不宁，神疲乏力，气息低微，汗出短气，纳呆便溏，舌淡胖嫩，脉弱无力。血常规：血小板50×10^9/L，红细胞2.5×10^{12}/L，白细胞7×10^9/L。初诊为脾气亏虚，不能摄血，投健脾益气摄血之剂，归脾汤加阿胶。连服15剂，似有小效，血象依然，再审其证，除上症外，尚有形寒怕冷，手足不温等，细加辨析，乃脾肾阳衰，肺气虚弱，气阳俱虚，血失其主而妄行外溢。思《局方》有十四味建中汤，治阴斑劳损之证，遂改用十全大补汤加减。处方：党参、当归、补骨脂、炒白术各12g，炙甘草5g，熟地20g，黄芪24g，肉桂、熟附子各6g，炮姜、五味子、炒白芍各9g，10剂。药后症状和血象均见改善，虽非大效，亦奏肤功，乃守原意，继进20剂，紫癜完全消失，诸症大有改善。复查血常规：血小板150×10^9/L，红细胞3.8×10^{12}/L，白细胞6.5×10^9/L。继宗前法出入，调理3月，血证未发，形丰，神振，颜润，其病愈矣。

按 此例初诊气不摄血，虽非大错，亦属小误，故效不佳。后经细审，乃气虚阳衰、血失其主，而妄行外溢。盖气者虽为肺所主，但肾为气之根，脾为气之源；今下焦肾阳衰微，气之根不足则气失温煦，许学士谓："下冷极则阳气不能升"，釜底无火，脾阳不运，则化源失充；根源俱衰，肺气更虚，气失其主，则血无气摄矣。十全大补汤温补阳气，滋养阴血。因嫌茯苓之淡渗、川芎之辛走故去之；另加炮姜、熟附、补骨脂者，以增强温壮脾肾阳气之功，更益五味酸敛收涩。如是阳壮气旺，乃能固摄，出血自止矣。

——叶益丰.临证治误医案四则［J］.新中医，1983（7）：18-21.

小结

气血津液病证方面，共有误案107例，包括内伤发热34例，水肿18例，汗证、消渴各10例，咳血9例，尿血6例，吐血4例，虚劳、便血、郁病各3例，厥证、痰饮、瘿病各2例，紫斑1例。其中内伤发热、水肿、汗证、消渴的误案居多。其误诊误治的原因主要如下。

内伤发热：主要是病机证型的诊断错误，易将气虚发热、血虚发热以及瘀血发热误诊为阴虚发热，导致立法遣方出现错误，造成失治、误治；其次是易与外感发热相混淆，必须从病史、起病特点和临床表现等多方面仔细鉴别，才能避免犯错。

水肿：常见病机证型的诊断错误，如将肝郁气滞、阴虚气滞、湿热水肿误作脾肾阳虚水肿，将气血两虚水肿、脾肾阳虚水肿误为实证水肿等，以及在此基础上过用温燥、过用利水、误用温补等。

汗证：主要是病机证型的诊断错误，如自汗将肝郁、血瘀误为阳虚，将湿热内蕴、脾胃湿热误为气虚，将肾阳虚衰误为痰浊阻肺等；盗汗将阴虚误为肝热，将湿热郁蒸、肝火亢盛误为阴虚火旺等。提示自汗不尽属气虚、盗汗不尽属阴虚，临证务必结合四诊，在准确辨证的基础上才能获效。

消渴：常见疾病与证型的诊断错误，如将消渴误为闭经、阳痿、单纯泌尿系感染、慢性胆囊炎、胃炎等，将肾阳不足误为阴虚火旺，脾肾阳虚、湿热内蕴误为肾阴虚等，以及治疗方面基于错误观点导致的失误，如盲从阴虚燥热误治消渴、误补致消渴加重等。提示临证要重视疾病诊断，必要时可借鉴西医检查手段，要有鉴别诊断的意识，同时也要重视中医辨证，不能盲从"经验"。

第九节　头身肢体病证

一、头痛

案1　血虚误从肝风治

陈某某，女，43岁，1946年农历3月1日就诊。

初诊：头痛时作，偏右尤显，虽为势不甚，惟隐隐然无宁时，或似牵掣而痛，眩晕，甚则呕哕，纳少，心悸，神疲，舌淡红，苔薄，脉来一息五至，虚而有数意。询得每月必作，作则经旬方罢，急躁时则剧，已经三载有半，此次发作较之往昔严重。当时从肝风上扰、胆胃不和论治，方以天麻钩藤饮合温胆汤出入。药用明天麻、淡黄芩、水炒柴胡各3g，香白芷、朱茯苓、制半夏、上广陈皮、嫩钩藤、姜竹茹各9g，石决明15g，3剂。

4日复诊：头痛午前依旧，日晡暮夜较前增剧。形寒，寝食俱废，心悸益甚，神疲却又难以交睫。两日来已不能下榻。细询癸水情况，始知汛期如常，但每潮必量多，历时五七日始净。刻下经行4日，量多若崩，其头痛正多起于经期经后。可见其头痛之由，实来自血虚。于是用归脾汤出入，药用潞党参、熟地黄各12g，炙绵芪、当归身、清阿胶（炖化冲）、生熟枣仁、远志肉、朱茯苓、桑菊各9g，龙眼肉10枚。2剂。

6日三诊：药后经量大减，有欲净之势，心悸渐定，神情亦振，且能进食，惟头痛未除。改用归脾丸240g，每晚服9g，菊花茶过口，嘱下月经行复诊。

4月2日四诊：昨暮汛水适潮，经量已减过半，头痛未作，略有晕意，余无所苦。嘱服上月4日复诊处方3剂，继之仍服归脾丸240g。如前法。遂瘥。

按　陈案之误，误在套法。总认为"高巅之上，惟风可到"，而"诸风掉眩，皆属于肝"。风阳上扰清空之窍，不痛何待？之所以今重于昔，乃因适值

"春三月""发陈"之际，肝木当令，其病应剧，此其一；其二，由此而产生肝胆同病，甲木化火，循少阳经脉而上，这就是痛甚于右侧额角及颞之缘由；其三，木旺必克土，风阳扰胃，于是乎纳少、呕哕诸疾丛生。基于诊断谬误，以致处理失当，尤其柴胡、白芷温升之品耗气伤血，所以痛势反增。复诊时细思"套法"失灵，必有原委；考虑到患者年逾"六七"，已近经绝之年，或许此即症结所在，亦未可知。通过问诊，得悉经量过多已3年有半，而其痛又出现在经期及经后，可知其痛实由经病而来。《女科经纶》指出："妇人有先病而后经不调者，有因经不调而后生诸病者。如先因病而后经不调，当先治病，病去则经自调；若因经不调而后生病，当先调经，经调则病自除。"这实质上是《内经》中所说的"必伏其所主，而先其所因"的宗旨。经改用归脾汤以治其本，略参平肝息风之品以理其标而愈。

——王淑善.老中医王少华谈杂病误治经验［J］.新中医，1983（1）：10-12.

案2　厥阴头痛误为风湿

刘某某，女，45岁，1971年3月20日就诊。

自述初起头痛头晕，倦怠，胸脘胀闷，纳差，喜呕，口腻。前医诊为"风湿头痛"，方用羌活胜湿汤加减，服中药3剂，病情加重。察其外，面色青晦，精神倦怠。询其病史，患胃病多年，头痛以巅顶为甚，伴胸脘满胀，呕吐白色泡沫样痰涎，咽喉干燥，热饮反快，大便干结，舌苔白滑，脉沉弦。肝经与督脉会于巅顶，肝气受寒夹饮随经上扰，清阳被遏而头顶疼痛；横逆犯胃，胃失和降则呕吐；胃中寒饮温化则舒，故而热饮反快。寒饮不化，水津不布，上则咽干，下则便燥，病为厥阴头痛。拟吴茱萸汤：吴萸9g，半夏9g，党参12g，生姜15g，服药1剂，症状大减，服完两剂，仅稍觉头晕、倦怠、纳差。继服原方两剂，拟理中汤加减康复。

按　头为诸阳之会，五脏六腑之气血皆上注于此。故外感六淫，脏腑内伤，均可发生头痛。本例之误，在于病因不明，病位莫辨，相对斯须，便处汤药，焉能药中肯綮？

——李俊贤.临证辨误四则［J］.湖南中医杂志，1985（3）：44-45.

案3　血瘀头痛误作虚

陈某某，女，40岁，宁乡县印刷厂。1977年4月就诊。

患者自诉3年前因事不遂，忧郁不解而致巅顶头痛，始发时间较短，间歇较长，继而发作频繁，终日不休。曾在几个医院检查，诊断为头皮神经痛，服用氯丙嗪、异丙嗪、巴氏合剂等多种镇静剂，开始有效，久服则无效。改服养血安神、滋补肝肾之品100余剂，亦未见好转。症见：头顶疼痛，头皮发麻如触电感，精神萎靡，失眠多梦，腰酸背胀，食欲不佳，四肢发热，手心汗出，乳房及双下肢胀痛，每遇经期更甚，月经延期量少，色黑有块。查其头发脱落稀疏，头皮有多个压痛点，面色黧黑无华，四肢肌肤甲错，舌质紫暗，脉弦细有力。投以血府逐瘀汤加味（干地黄5g，当归10g，桃仁10g，红花9g，枳壳6g，赤芍15g，柴胡6g，牛膝10g，桔梗6g，甘草3g，枣仁10g，丹参15g，夜交藤15g）。服10剂后，上述症状俱减。再投前方15剂，头顶疼痛、头皮发麻消失，肌肤甲错消退，其他症状亦随之而愈。停服上方汤剂，改用生首乌煎汤吞服逍遥丸善后。追访2余年，未见复发，且月经正常，脱发慢慢生长。

按 患者乃情志所伤，气机不利，日久而成气滞血瘀，玄府闭阻，不通则痛，首用镇静止痛，只能缓其标，不能图其本，继用养血安神、滋补肝肾之品，更碍气机，瘀上加瘀。改用血府逐瘀汤散瘀决闭，并佐滋养安神之品，以养心肝，安神定志。合而用之，攻中寓补，祛瘀生新，使气血调和，诸症悉除。

——喻干龙.血府逐瘀汤治愈顽固症二例［J］.成都中医学院学报，1980（5）：36.

案4 厥阴头痛误作外感

孙某某，男，47岁。干部。1984年5月11日就诊。

自诉夙有喘疾，3天前因淋雨后，头痛甚剧，必欲以头顶壁方觉稍减，咳嗽吐痰涎，微喘，形寒，手指尖冷，小便清，某区医院中医辨为外感头痛，投以川芎茶调散加减。服药2剂后，头痛更甚。口吐清涎增多，苦不堪言，其邻居介绍来我处诊治。刻诊：症如前述，观前医所用方药，似无遗恶不当之感，然药后症剧，又不无可榷之处，细细思之，审视脉舌，脉细而沉，舌淡苔白，咳吐涎沫，悟及头为诸阳之会，诸阴至项而还，惟足厥阴肝经络头至巅顶，参验苔脉，质体虚寒，此本阳气不足，阴寒得以乘之，故病厥阴头痛。法宜温中、降逆、散寒。方用苓夏吴茱萸汤：茯苓10g，法夏10g，吴茱萸6g，鲜生姜6片，大枣3枚。服药1剂后头痛减轻，咳嗽吐清涎已止，3剂后诸症豁然。

按 头痛一证，或因外感时邪，或因脏腑内伤，外感头痛治以疏风散寒、清热胜湿之法，内伤头痛每用平肝潜阳、涤痰化瘀为治。本例头痛，前医辨为外感，治以疏散，须知质体虚寒、阳气不足之人，复因疏散，更累其阳，故痛愈烈，当从阳气虚弱、厥阴寒气上攻之头痛为治，故用吴茱萸之苦热泄其厥阴之逆气；生姜之辛热散寒而止呕；西党、大枣益胃补虚；更用云苓、法夏助其降逆止吐。致使浊阴下降，阴寒渐除，诸恙顿失而康复。

——周锡鹏.头痛治误案析 [J].湖南中医杂志，1989（5）：55.

案5 痰瘀误从肝阳治

张某某，男，56岁，干部，1986年3月7日初诊。

患者既往有高血压病史。本次起病时头痛，伴恶寒感，2天后恶寒消失，头痛以左侧为甚，自觉如脉搏跳动一般，以夜晚睡眠时为剧，活动后减轻。伴口苦口干欲热饮而不多，时吐白色涎沫。视其形体较肥胖，舌淡红苔薄白滑，脉弦而有力，测其血压160/120mmHg。据上述脉症，拟平肝潜阳为法，药用：枸杞12g，杭菊12g，石决明15g，钩藤15g，生地15g，桑叶10g，茯神10g，杭白芍15g，牛膝15g，川芎10g。服上药5剂毫无寸效，遂详问其既往病史，云其70年在水库工地时曾因脑震荡住院月余，此后即头痛一二年一发。根据病史和现症，断为瘀血和痰饮所致，改从祛瘀涤痰着手：桃仁10g，红花10g，川芎10g，赤芍10g，法夏10g，茯苓15g，陈皮10g，天麻10g，蔓荆子10g，炙甘草10g，麝香0.1g（冲）。上药5剂后头痛大减，夜能安睡3~4小时。治已得手，仍宗前方加玄胡，5剂，头痛乃止，夜能入睡6~7小时，测其血压129/90mmHg。

按 有些人一见高血压，也不辨证，就按中医的肝阳上亢，投以平肝潜阳之剂，还美其名曰"中西结合"。殊不知西医学之高血压病，并不等于中医之肝阳上亢，肝阳上亢仅为高血压病的一种类型。本例初诊教训在于以西医的诊断为依据，从肝阳上亢套用中药治疗。后据其脑震荡之既往史和刻下临床之见症，辨为瘀痰所致，改用祛瘀涤痰，未专降压而血压自降，未行止痛而痛自止，此其全在辨证施治之功也。

——舒鸿飞.误治案例分析 [J].江西中医药，1987（4）：31-32.

案6 风寒误从肝阳治

许某，女，40岁，渔民。

患者头部呈抽掣样疼痛2月余，痛甚难忍，抱头碰墙，遇风寒痛剧，反复发作。诊得脉象弦而有力，观其舌苔薄白，舌质稍红。初按肝阳头痛论治，予平肝潜阳，息风止痛。仿天麻钩藤饮加减。药用：明天麻10g，双钩藤9g（后下），生石决明（先煎）20g，牛膝、栀子、黄芩、丹皮、茯神各10g。连服5剂，不应，唯恐病久入络，药难奏效，仍守原方，继进6剂，症情依然如故。细心揣摩，何以久治乏效？乃索前医病案观之，亦皆"从肝论治"，叠投羚羊粉、天麻、钩藤之类均罔效。面对前车之鉴，踌躇再三，务望辨治符合疾病客观实际，对其主症重作辨析，按风寒头痛辨治，乃为贴切，法当疏风散寒，通络止痛，改投川芎茶调散化裁（改作汤剂煎服），3剂痛减，9剂诸症俱除，头痛告愈。

按 盖掣痛并非肝经风邪为患，风寒客于膀胱经脉，亦可掣痛，乃寒性凝滞收引故也，详审病因，从事渔业，常年水上作业，触冒风寒，留阻经络，遇风触发头痛加重，加之屡进凉肝息风之剂，致寒邪内伏，不易外解；脉弦不为肝之独主，痛证亦然。

——陈启石，吴孝华.临证医案辨误实录［J］.江苏中医，1989（3）：23-24.

案7 肝阳上亢头痛忽视升清阳散阴火致误

刘某，男，54岁。1989年3月20日诊。

原发性高血压病史2年余。平素靠服复方降压片、复方芦丁等药维持血压在正常范围。近2日感头痛头晕，双目胀涩，口干苦欲饮，纳食不馨，心悸烦闷，周身烘热，夜寐不宁，舌红少津，苔腻，脉弦带滑。血压230/130mmHg。初诊为气阴不足、肝阳上亢。治以育阴潜阳，杞菊地黄汤加龟板20g、牡蛎30g、丹参10g。每日1剂。另配合西药复方降压片2片，每日3次口服。巯甲丙脯酸50mg，每日3次口服。治疗1周，诸症不减，血压不降，时有波动。遂重新四诊合参，得知其罹患慢性结肠炎4年余，平素大便溏薄，四肢困倦，周身烘热，纳食不香。结合舌苔脉象，辨证得知本患既有肝阳上亢的一面，又有清阳下陷、阴火上冲的一面。即改弦易辙，从升清阳散阴火着手，兼事息肝风、养心血、潜肝阳。柴胡、蔓荆子、赤芍、白芍、生地、黄芩、钩藤、远志各10g，丹参、茯苓各15g，葛根6g，石决明20g，羚羊角粉2支冲服。服药5剂后，诸症大减，精神好转，血压渐降（170/100mmHg），原方继服10剂后，诸症悉除，血压平稳（150/83mmHg）。多年未愈的结肠炎亦告好转。观察1周，症情无反复，痊愈出院。

按 此例系清阳不升、阴火上冲兼夹肝阳上亢所致顽固性高血压。初诊单以潜阳育阴剂，大用降药，虽使肝阳得降，但更致清阳不升，浊阴不降，故诸症不减，甚或加重，血压波动，不能回复正常。后改用升清阳、息肝风、养心血之法，药中肯綮，故效如桴鼓。

——徐生生.误治辨析三则［J］.四川中医，1990（1）：16-17.

案8 虚证误作实证治

郑某某，男，54岁。

头痛1周。1周前，头部外伤后，出现头痛头晕，胸闷呕恶，心悸少寐等症，以脑外伤综合症收入院。经治诸症均减，惟头痛未已。现头额及两颞部微胀痛，口干，小溲短黄，舌苔薄白腻，脉缓滑，辨为湿浊内阻，清阳蒙蔽，治以半夏白术天麻汤加味，3剂不应。

复诊时，虑及外伤后情志不畅，气机郁滞，心神不宁，且伤后难免留瘀，遂改以调气宁心、活血通络。连服3剂，亦无寸效。窃思对证施治，为何殊无寸功？乃细询病情，诉头痛每晨起轻微，午后渐重，伴疲乏感，入暮头痛加甚。顿悟错将虚证误为实，故迭投化湿理气活血诸剂而无效。《内经》云："朝则人气生，病气衰，故旦慧；……夕则人气始衰，邪气始生，故加。"是症乃中气不足、清阳不升、清空失养所致，遂投益气聪明汤加味以益气升阳，5剂后，头痛消失而愈。

按 本例误诊，其因有三：①虚证表现不明显，除头痛外，无明显虚象，且病程短，有外伤史，苔白腻，脉滑，似属实证无疑。②医者临证，似嫌浮浅。认为既有外伤，则瘀滞难免；苔白腻，脉滑，必痰湿无疑。主观上先入为主，客观上又未能透过现象抓住疾病的本质。③临诊粗心，未能详问病史，致遗漏头痛晨轻暮重的特点，病史上只注意外伤史，忽略患者家务劳倦、中气素亏的体质。

——周世光.临证误治验案三则［J］.新中医，1991（3）：24-25.

案9 本虚标实单用解表罔效

盛某某，男，63岁。1993年5月3日初诊。

该患者素体羸弱，4月初到野外拾柴回来，即感头痛时作，巅顶尤甚，延及项背。服用去痛片、重感灵，症状曾有所缓解，2天后头痛再发，继服上药无效，迁延至今月余。刻诊：头痛隐隐，神疲恶寒，夜寐多梦，腰痛间作，舌淡苔薄白，脉细。诊为风寒未清，拟疏风散寒、辛温解表之法，用川芎茶调散加减处方：荆芥10g，防风10g，白芷10g，川芎10g，藁本10g，吴茱萸3g，生姜2片（后下），薄荷10g（后下）。服2剂，恶寒减，头痛如故。表邪虽挫，正气未复，肾虚精亏，髓海失养，拟益肾扶正、填精充髓法以固其本，方用右归丸加减：怀山药15g，当归12g，枸杞10g，熟地10g，山茱萸10g，杜仲20g，菟丝子25g，仙茅10g，升麻6g，葛根10g，巴戟天10g。初服2剂，头痛若失，精神振奋，效不更方，继服4剂告愈

按 《景岳全书·头痛》曰："凡诊头痛者，当先审久暂，次辨表里。盖暂痛者，必因邪气；久病者，必兼元气。"患者素体羸弱，初病本虚标实，服用

解表药后，表邪虽挫，肾虚精亏、髓海失养之证显露，而见头痛隐隐、神疲恶寒、夜寐多梦等，故复诊以右归丸加减，补肾益脑，药中病所，诸症告退。

——曾洪生.外感、内伤病纠误举隅［J］.江西中医药，1999，30（6）：31.

案10　气血虚弱误用清降

患者男性，56岁。

头痛伴头晕，动则更甚，时有昏睡，劳累即发，面色白，唇甲无华，发色不泽，心悸少气。神疲懒言，食少纳呆，舌质淡，手足麻木，脉细弱。诸医皆谓头痛头晕，手足麻木，乃高血压，久治不愈，然我测血压正常。以上诸症皆是由于气血不足、清阳不升、脑失健养所致。故应该采用补气养血、升阳健脑之方法，方药如：补中益气汤、归脾汤、复脉汤、健脑液及生脉针等灵活加减而治愈。

按　头痛首先要分清外感内伤，辨别虚实，再辨新久。明代名医张景岳《景岳全书·头痛》载曰："凡诊头痛者，当先审久暂，次辨表里。盖暂痛者，必因邪气，久病者，必兼元气。以暂病言之，则有表邪者，此风寒外袭经也，治宜疏散，最忌清降；有里邪者，此三阳之火，炽于内也，治宜清降，最忌升散，此治邪之法也。"然本例头痛，既非表有邪，亦非里有邪，故清降无效。而是气血虚弱，清阳不升。故当补气补血，升阳健脑。这样中的而治愈。

——云杰，范仲毓.中医误治四则［J］.中国医药指南，2009，7（23）：112-113.

案11　忽视辨病致误

黄某，女，37岁，反复头痛1年，再发加重3天。

此次发病因与其爱人争吵诱发，以巅顶及双颞侧为主，呈胀痛，无恶心呕吐，无肢体乏力，伴咽干口苦，胸胁胀满。查体：颈软无抵抗，脑膜刺激征阴性，四肢肌力正常，舌苔黄微腻，脉弦。初诊予针刺百会、风池、率谷、太冲，患者自觉疼痛减轻，予中药小柴胡汤加香附、天麻、钩藤、石决明、栀子。患者服药4剂后，头痛加重。再诊时，发现巅部出现散在疱疹，手不可近，触之即痛，此带状疱疹无疑，本拟改方继续治疗，但此时已失去患者信任，其拒绝任何治疗。

按　笔者在治疗此案时仅关注中医辨证论治。诚然，患者头痛系情志内伤、肝气不舒、郁而化火、上扰清空所致，针刺亦取效。但患者初诊时未查看头皮是否有皮疹发出，诊断思路上局限，忽视辨病，予和解少阳、平肝潜阳方剂后，患者疼痛加重，考虑柴胡、香附等疏肝理气之品犹如火上浇油，此教训终生难忘，日后凡是遇头痛患者，笔者均会在病历体格检查中添上一句"头皮未见皮疹"。

——王俊，宣丽华.中医误诊误治举隅［J］.江西中医药大学学报，2015，27（3）：23-24.

二、痹证

案1　辨病有误，辨证亦失

张某，女，43岁。工人。

因咽痛，间歇寒战高热，全身肌肉疼痛，关节红肿半年，于1983年11月23日入院。查：体温38.3℃，心率100次/分，呼吸22次/分，血压100/70mmHg。神清，巩膜无黄染，浅表淋巴结不肿大，全身肌肉灼热触痛，未触及皮下结节。咽喉充血，双侧扁桃体轻度肿大。两下肺野少许湿啰音，心律齐，无杂音，腹平坦柔软无压痛、反跳痛，肝脾未扪及；脊柱无崎形。双膝关节红肿疼痛，指关节增粗、活动受限。神经反射正常，无病理反射。实验室检查：血色素9g%；白细胞$18.9×10^9$/L（最高达$32×10^9$/L），中性粒细胞0.81，淋巴细胞0.19；抗O＜500，血沉49mm/h，类风湿因子阳性；血中无疟原虫及狼疮细胞，骨髓无异常。心电图示肢导联QRS低血压倾向，SFT改变。肝功能正常。X线胸片示两下肺感染。诊视全身皮肤潮红以面部为著，无斑疹，神倦体困，恶寒，自汗盗汗，肌肉关节疼痛拒按，便秘尿黄，舌质红、苔薄黄腻，脉弦数。中医辨证为热痹。西医诊断为：①急性咽炎；②类风湿关节炎；③两下肺感染。治以清热解毒除痹。用桂枝芍药知母汤去附子，加生地60g、丹参30g、生石膏30g或大青叶10g、葛根15g、板蓝根10g等，同时配合使用西药肾上腺皮质激素及补液抗炎等治疗，经治数月，诸症稍解，但仍时发潮热，热时诸症复起，热退则疲乏无力。1984年8月先后在长沙、上海等地医院检查，其结果与原诊断相符。然患者形体日见消瘦，面色紫黑不泽，口唇发紫，张口困难，渐至皮肤变硬起皱，关节强直，活动受限，仍潮热盗汗，舌红绛、无苔，脉细数。继用麦味地黄汤、知柏地黄汤等化裁治疗，证无转机，遂于1985年底再经省某医院诊治，确诊为硬皮病，迭经中西医结合治疗，病情稍有好转，现能从事一般家务劳动。

按　硬皮病，多由肾阳不足，气虚血瘀，复感外邪，阻于皮肤肌肉，痹塞不通，营卫失和所致，属于中医学"皮痹""肌痹"范畴。该案误诊误治达数年之久，由辨病不明，又被错综复杂的寒热虚实现象所迷惑，因而没有把握疾病总的病机及其衍变规律，加之过用辛燥苦寒之品，致使肾阴大亏，病趋恶化，若能早期诊断，辨证精当，治疗无误，配合适当的西药治疗，当能使患者早日康复。

——苏宏文.临证治误实录［J］.湖南中医杂志，1987（3）：58-59.

案2　身痛因于不荣，理气活血反增

魏某，女，23岁。

周身疼痛酸重，腰部尤甚，头晕气短，神疲乏力，纳差，面色无华。曾服西药及中药20余剂不效。诊其脉沉细弱无力，舌淡苔白。以肝肾亏虚、风寒湿邪侵袭、经脉闭塞不通论治。独活寄生汤方出入，连服3剂少效。因忆"病来已久，除之以渐"之训，宗前方又进3剂，仍收效甚微。前贤云："久痛入络"，改用行气活血、通络止痛为法，身痛逐瘀汤加减：桃仁、当归、红花、灵脂、香附、秦艽、羌活、川牛膝、乳香、地龙、赤芍、鸡血藤各10g，甘草、枳壳各6g。2剂药尽，身痛较前加重。诊治3次，两易方药，仍难收功，颇感棘手，实有技穷之感。然病者求治心切，权衡再三，仍勉为疏方。据其面白少华头晕，气短乏力，纳差，舌淡，脉细无力等症，以脾胃虚弱，气血匮乏，筋脉失养论治。方用十全大补汤出入：党参、黄芪、茯苓、熟地、白芍、当归、白术各10g，川芎、甘草、肉桂各6g，鸡血藤30g，枸杞、桑寄生各15g。连服2剂，身疼、腰痛明显好转，余症亦随之而轻。药已中病，前方随证增损，又进6剂，诸恙悉除。

按　脾胃为后天之本，气血生化之源，为"五脏之母"，主肌肉与四肢。脾胃气虚，则气血生化不足，筋脉失养，"不荣则痛"。服补肝肾、祛风除湿止痛之独活寄生汤乏效，因非气血瘀滞，不通则痛，故予行气活血散瘀之身痛逐瘀汤，反增耗伤气血而致身痛加剧。后以大补气血之十全大补汤佐补肾之品，而收补气健脾、益气养血之功，兼顾先天之虚，则脾肾相济、气血充盈而诸症自瘥。

——王兆奎.临证误治三则［J］.辽宁中医杂志，1986（11）：34-35.

案3　痛痹误作湿热治

刘某某，男，55岁，干部。

四肢关节游走疼痛反复发作13年，伴右膝左踝关节肿胀疼痛拒按，局部发热，活动不受限，口干苦，喜冷饮，脘中灼热时痛，两便正常，舌尖红，苔黄白而燥，脉弦细而数。血沉：76mm/h，胃镜：胃、十二指肠球部复合溃疡、慢性浅表萎缩性胃炎、十二指肠球炎。入院初辨证为湿热阻络，用三妙丸合上中下通用痛风方加减，14剂后，仅脘中灼热消失，余症未减，且关节疼痛更明显，夜间因痛而不能寐且影响手足活动。斟酌再三，乃断为痛痹。因用寒药而痹痛加重，可见口干苦等热象，不能反映痛痹本质，故其治立祛风胜湿、散寒通络之法。处方：生芪12g，桂枝6g，防风6g，防己12g，羌活6g，独活6g，威灵仙15g，炒桑枝30g，松节10g，蜈蚣2条，全蝎3g，炒延胡6g，蜜麻黄6g，白芥子6g。2剂即疼痛明显减轻而活动自如，再7剂则疼痛消失而出院。

按　疾病是发展变化的，起病之初，症状不典型；已病之后，病情又错综复杂，是误诊的客观因素。怎样才能发现误诊呢？只能从前面用药后的反应来分析病情的变化是趋向好转，还是逐渐加重，进而斟酌今后的治疗方法。

——周慎.临床正误法刍议［J］.江西中医药，1988（4）：36-37.

案4　川草乌用量过大致中毒

刘某，男，33岁，工人。

10余年前久居山洞，致右下肢剧痛，活动受限，曾住院按坐骨神经痛服小剂乌头汤3月余缓解，但右下肢寒冷未愈。此后每遇寒冷诱发。5天前夜卧凉席致右下肢剧烈跳痛，发冷，不能活动，于1989年6月16日入院。有嗜酒史，舌暗红苔薄，脉弦紧。BP120/75mmHg，右拉赛格征阳性，腰椎片示未见异常。诊断：中医为痹证，西医为坐骨神经痛。乃寒凝经脉，气血不通。思其久病，必有瘀血。故仿张锡纯之活络祛寒汤意：生乳香、生没药、当归各15g，黄芪40g，独活、地龙、川芎、苍术各12g，元胡21g，川牛膝30g，细辛、红花、香附各9g，白酒1两兑服。药进7剂，症状减轻，右踝肿胀，右下肢仍发凉，舌脉同前。此乃气血已通，寒凝未减，改投乌头汤化裁：黄芪20g，桂枝、生乳香、生没药、川牛膝各15g，僵虫、地龙、五灵脂、独活各12g，制川草乌（另煎）各9g，生白芍30g，细辛9g，白酒1两兑服。药1剂患肢有热感，患者迫求重用乌头以速祛病。考虑其年青体壮，舌脉无明显变化，且寒凝血瘀多年不愈，况有小剂乌头汤获效史，故"非重剂不能起沉疴"，重用川草乌各15g与蜂蜜1两、生姜15g、大枣5枚同煎沸后1小时取汁，白酒1两兑服，一汁即觉发热，隔2小时煎服二汁，20分钟后口舌四肢麻木，言语困难，头晕，继而腹痛流涎，呕吐，并心悸、胸闷、厥冷，BP79/49mmHg，心率120次/分，律齐。诊断：急性乌头碱中毒，急用阿托品0.5mg肌内注射，输液保温。1小时后缓解，查血沉63mm/h。改拟入院时处方加制附子15g，加减服药月余，诸症悉除，舌淡红，脉缓，血沉10mm/h，痊愈出院。

按 中药有毒之品的安全有效剂量，多无统一之说。虽起沉疴、除瘤疾的用药经验，屡见报道，但临证投药，其量莫衷一是。《实用中医内科学·痹证》中介绍：戴氏常用自拟乌附麻辛桂姜草汤煎服治疗痹证，其方中川草乌的剂量为30~120g，"无论寒热，乌头为必用之药"，并谓"对久病、重病，使用大剂量川、草乌、附子为主药，用轻量则无效"。而多数学者认为乌头剂量以药后口舌麻木效为最著，但值此即为乌头碱轻度中毒之征。本例即为笔者意欲速验，而片面追求乌头最佳药效，使药量升幅较大，药力偏于集中，几乎害命于旦夕。故临证运用乌头等有毒之品，既不可因噎废食，又不能随心所欲，宜因人、因时、因地、施小剂量渐增的个体用药方式，以有效为度。古人云：为医遣药，当"胆大心细，治正方圆"，此言甚是。

——李波.临证误治病例分析三则［J］.河南中医药学刊，1995，10（1）：50-51.

案5　误用益气活血致鼻衄

李某，男，6岁，1993年2月13日初诊。

因右下肢无明显原因地出现麻木疼痛10余日，其母带来诊治。察患儿发育良好，面色红润，心肺正常，舌苔薄白。右腿麻木疼痛，行走困难，关节不肿，对寒凉及温热亦无明显反应，余无明显症状可查。以"小儿气血不足，营血不和"证予以益气养血、活血通脉之剂。处方：党参、黄芪、白术、当归、丹参、葛根、木瓜、地龙各10g，白芍、鸡血藤各15g，川芎、川牛膝各6g。嘱煎汤加红糖30g，温服。当晚其父母急来告曰患儿服第一煎后约45分钟，突然双侧鼻孔出血不止，其势甚急。嘱取生地、大黄、黄芩、栀子各15g，煎汤服后血止。

按 患儿右腿麻木疼痛，无热证表现，用甘温益气、养血活血之法治之，欲取气血得补、营血调和、麻痛自止之效，看似无误，却忽视了小儿"阴常不足，阳常有余"的体质特点。方中参、芪、术、红糖诸药甘温益气，升阳助火，其他诸药则多辛温走窜、通脉活血。合以为方，辛甘温燥，使气火冲升，血随气涌，上走鼻窍，发为衄血。教训使我们认识到，诊治小儿疾患应充分考虑小儿的体质特点，具体问题具体分析，在寒证瘀血证表现不明显的情况下，忌投温热药物和活血走窜药物，必用时可根据情况酌情伍寒凉药物，做到准确辨证，审慎用药，方可用药准确可靠，安全稳妥。

——胡子水，王存生.误投方药导致动血2例［J］.河南中医，1996，16（1）：47.

案6　气虚血瘀误为湿热、风湿

谭某，女，48岁。

因经常下乡，涉水淋雨，居处湿地，罹患风湿关节疼痛15年，常常复发。近1年来肢软乏力，心悸自汗，头脑昏沉，偶尔神情呆滞，熟人亦叫不出姓名，左半身麻钝，双下肢灼热疼痛如温炭火烘烤，夜间尤甚，烦躁夜不安席，双足需透露在被褥外才稍得安宁，舌红少津，脉沉无力。余以三妙合秦艽鳖甲散治疗，连进数剂见效杳然，改服独活寄生汤亦无机转。细观舌质红而晦暗、舌脉迂曲，扪及双足肤冷凉不温。追本穷源，综观全貌。此证当属气虚血瘀，拟补阳还五汤加减施治：黄芪50g，赤芍25g，当归20g，红花10g，桃仁10g，鸡血藤膏10g，葛根25g，秦艽15g，木瓜15g，牛膝15g，桂枝25g，水蛭、地鳖虫各5g，研末吞服。

药仅服完1剂，翌日喜告说昨晚双足灼热已息，数月来能第一次心宁气静地安然入睡，遂继进7剂，诸症悉消。

按　本案之失在于管窥一斑，仅以双足灼热疼痛妄作骨蒸劳热论治，或又据肢体疼痛轻投以祛风除湿之方，故治不中款。痛定思痛，审查病症，不得浮光掠影，浅探辄止，否则即沦为庸医俗子。

——赵振华.误治挽诊四则剖析［J］.云南中医中药杂志，1996，17（4）：21-23.

案7　虚痹误用发散致瘛疭

徐某某，女，59岁。

患者因工作长期接触水湿，多年来骨关节酸软疼痛，时轻时重，退休后逐年加重。曾到多家医院求治，仍反复不愈。由人介绍一验方（川草乌50g，附子50g，桂枝30g，羌活30g，川芎30g，麻黄15g，细辛15g，甘松30g，桃仁15g，红花15g，赤芍15g，乳、没各15g，千年健30g等）。此方服药1剂，疼痛未减反大汗不止，心悸，入夜手足交替伸缩、震颤，甚则抽搐，转筋疼痛难忍，虽经西药急诊解痉止痛，仍不缓解，转求中医。

观其面色㿠白，印堂鼻准及唇口皆现青色，手足抽动时肌肉僵硬，但抽动止时按之肌肉松软异常、喜揉按，呻吟不止。自述服上药后气短乏力，汗出不止，恶风畏寒，遍身强痛加剧。舌质暗绛而红、苔薄少津、舌心有裂痕，脉细弱微数。辨证：此虚痹误用大剂发散攻痹之剂，气血津液被伤，筋脉失养发为瘛疭。治法：益气养血，补益肝肾，以治其本；祛风除湿，止痹痛，兼治其标。处方：八珍蠲痹汤加味。药用：黄芪100g，当归20g，赤白芍各30g，生熟地各30g，南沙参30g，茯苓30g，白术20g，薏苡仁30g，杜仲30g，续断30g，怀牛膝30g，山茱萸20g，淫羊藿30g，酸枣仁20g，豨莶草30g，鸡矢藤30g。

服药2剂后瘫痪之症顿减，疼痛明显缓解，后依扶正祛邪之法调治而愈。

按 此为虚痹之证。患者年近花甲，痹病日久，气血阴阳皆虚，正虚为本，邪恋为标，治法理当扶正以祛邪。然前医却误作实痹，一味祛风除湿，更用大剂乌、附、麻、辛、桂、羌等发散攻痹，耗伤气血津液，以致筋脉失养而成瘫痪。

——刁本恕，张光中，刁灿阳.痹证救误录［J］.中医杂志，1998，39（10）：592–593.

案8 热痹误用风药

韩某某，女，29岁。

患者关节疼痛反复发作2~3年，时轻时重。今年入春因感冒而疼痛加剧，经中西药治疗无缓解，1月前到某医院求治，半月后症反加剧，手指关节疼痛难忍，入夜尤甚，医者告之此乃邪气外出之象，嘱其再服并加大活络丸服之。患者服后疼痛更剧，指关节肿大，遂停药，又改服草药仍痛不解，前来诊治。

患者形体消瘦，面色淡白，手指关节肿胀发红，按之灼热疼痛，伸屈不利，手不能握，近日疼痛偏在手脚指趾关节处，入夜逐个关节痛遍，不能入被中，欲入冷水中则痛减，心烦不安，失眠，汗出发热，小便黄赤灼热，便秘。时值经期，量多色红。自述经后疼痛更剧，伴腰膝酸软，头晕目眩，舌红苔薄黄，脉细数。查前医处方数张，多为羌活、独活、桂枝、秦艽、川乌、草乌、细辛、苍术、威灵仙、乌梢蛇等。辨证：此乃热痹误用风药成历节。治法：清热解毒，宣通经络，兼滋阴降火。处方：犀角白虎宣痹汤加味。药用：水牛角15g，鲜芦根30g，知母10g，粳米15g，石膏30g，银花藤30g，黄柏30g，黄芩15g，大黄10g，桃仁6g，红花3g，地龙10g，桑枝30g，生地30g，玄参30g，丝瓜络15g。外用鲜活麻叶、芙蓉叶敷。

2剂后疼痛缓解，经量减少，神倦恶风。于前方加黄芪、当归、川芎再服，服6剂后，诸症悉减，手指关节红肿疼痛明显减轻，夜能安睡，手能握物。其后去水牛角、石膏，加牛膝、鸡矢藤、野菊花藤。经治疗月余，手指关节肿胀完全消除，疼痛止，能自行料理生活和工作。

按 此为热痹之证。医者以行痹治之，反复不愈，更加辛温燥烈之大活络丸，致邪热不解，损伤气阴，漫及全身经络血脉，煎精熬血，血受灼则停而为瘀，津受煎熬则化为痰，于是痰、湿、瘀、热互结，聚而成毒，积于关节，肿胀变形而成历节之证。乃急改犀角白虎宣痹汤，以清热解毒、宣通经脉，兼以养阴，遂使诸症应手而愈。

——刁本恕，张光中，刁灿阳.痹证救误录［J］.中医杂志，1998，39（10）：592-593.

案9　着痹过用苦寒致泄泻

李某某，女，62岁。患者肢体关节疼痛、麻木不仁，反复发作数年。近因感冒加重，服中药后，胃痛，腹泻如水，关节疼痛逐日加剧。

详审病情，患者久居低洼潮湿之地，肢体疼痛麻木随年龄增大而加重。曾服中药治疗，常得大汗而疼痛缓解，不久仍复如故。此次因气候骤变感冒，症见发热恶风，咽痛，咳嗽，身强痛，服中药（麻黄10g、杏仁10g、石膏30g、甘草3g、金银花15g、连翘10g、荆芥10g、板蓝根30g、大青叶30g、射干15g、葛根20g、芦根30g、玄参15g，同时服六神丸、山豆根片）后，感冒症状似减，但药未服完即干呕、胃痛、腹痛，大便泄下清水、日十余次，神倦乏力懒言，胸闷纳差，遍身疼痛重滞，活动不灵，舌质红、苔白腻微黄，脉细濡滑。辨证：此着痹误用苦寒成泄泻之证。治法：先予理脾和胃、芳香化湿。药用：苏梗10g，藿香15g，茯苓15g，苍术10g，白术10g，厚朴10g，陈皮10g，猪苓15g，泽泻15g，砂仁6g，白蔻仁10g，薏苡仁30g，车前草30g，半夏曲10g。另，用健脾和胃膏外敷神阙穴。

二诊：内外合治3剂后，腹泻止，饮食增加，精神明显好转，关节仍重痛。改予除湿通络，佐以祛风散寒，兼顾脾胃。药用：薏苡仁50g，苍术10g，羌独活各10g，木瓜30g，附子15g，黄芪30g，鸡矢藤50g，防己15g，白术10g，白蔻仁10g，伸筋草30g，橘络15g，丝瓜络30g，姜黄10g，牛膝10g，秦艽15g，天麻15g。另，用除湿固本膏外敷神阙穴。

半月后麻木疼痛重着等症明显缓解，用上方加白芍、乌梢蛇、豨莶草、海桐皮常服。30余剂后，上症愈，仅左肩偶有轻微阵痛，常随气候变冷或过劳而发，以豨桐丸善其后。

按　本例着痹症状明显，诊断不难，但前医只重治标而忽略其本，过用苦寒之品伤及脾胃之阳，运化受纳失司，寒湿内盛，清浊不分而成泄泻之证。《内经》云："湿胜则濡泄"，故先救其误，理脾和胃，芳香化湿，待脾气得复再予除湿通络、祛风散寒以收功。

——刁本恕，张光中，刁灿阳.痹证救误录［J］.中医杂志，1998，39（10）：592-593.

案10　痛痹妄投辛温燥烈致痿躄

张某某，男，70岁。

患者关节疼痛以下肢为甚，反复发作，近日服药（羌活15g、独活10g、防风12g、细辛10g、苍术10g、白芷10g、川芎10g、秦艽15g、桂枝10g、当归10g、白术10g、乳香10g、没药10g、海风藤30g、千年健10g、甘松15g）后疼痛不减反而发现手足痿软，下肢不能活动行走，前来就诊。

患者面色萎黄消瘦，痛苦面容，呻吟不断，伴阵阵干咳，皮肤干枯，脚下肌肉松软微肿，疼痛麻木，两脚痿软不能站立，小便赤热。辨证：乃痛痹误治发为痿躄。治法：先宜清热润燥滋阴，佐以化湿。药用：北沙参30g，麦冬15g，天花粉20g，黄芪30g，白术10g，山药30g，黄柏10g，黄连10g，玉竹20g，桔梗10g，苍术10g，薏苡仁30g，怀牛膝30g，鸡矢藤50g。另：用丹溪治痿补阴膏外敷神阙穴。

二诊：服药2剂咳嗽大减，下肢疼痛麻木缓解，原方加猫骨、乌梢蛇、龟板、鹿角再服3剂。

三诊：服药后疼痛再减，能由人搀扶行走，改用逐痹止痛汤加减：川、草乌各20g，黄芪30g，白芍20g，沙参30g，知母15g，玉竹20g，狗骨15g，猫骨15g，乌梢蛇30g，龟板15g，鹿角胶15g，黄柏15g，薏苡仁30g，怀牛膝30g，鸡矢藤30g，苍术10g，白术10g，山药30g，钻地风30g。

服药5剂后痿躄之证已愈，能自行前来门诊，用虎潜丸以善其后。

按 此案痛痹，前医不顾根本，妄投辛温燥烈之品强攻其痹，遂使燥邪耗伤肺津，津液伤而寒湿未除，反致郁而为热，湿热燥邪合而伤及筋脉，弛纵不用而成痿躄。所幸病尚初起，急用大剂清热润燥、滋阴化湿之品救其误，使阴生津复；继用祛风除湿止痛、益阴填精，以虚实兼顾，促使宗筋复而痿躄起。

——刁本恕，张光中，刁灿阳.痹证救误录［J］.中医杂志，1998，39（10）：592-593.

案11 血瘀湿热误作风寒湿痹

马某，男，60岁。

因双下肢疼痛1周来诊。患者诉膝关节以下疼痛，蹲下后不易起立，双下肢肿胀，畏寒，舌质暗，苔薄白，脉弦滑。辨证为风寒湿痹，治以养血祛风、通络止痛为主：当归9g，熟地15g，独活9g，桑寄生15g，秦艽9g，木瓜12g，牛膝6g，茯苓9g，桂枝6g，鸡血藤25g，天花粉15g，甘草3g。服药6剂，腿痛未减，余症同前，口干而黏，大便干结。诊见双小腿明显静脉曲张，伴触痛，舌脉同前。证属血脉瘀阻，湿郁化热，治以活血化瘀，清热燥湿。方用桃红四物汤合三妙丸加减：桃仁9g，红花9g，当归9g，川芎9g，赤芍12g，苍术9g，黄柏12g，牛膝9g，木瓜9g，防己15g，白术9g，玄参15g，石斛9g，肉苁蓉

15g。服药6剂，诸症明显好转，继服12剂，小腿肿痛基本消失。

按 本例初诊时所以误诊为风寒湿痹，是由于忽视了局部望诊，以致将本来容易诊断的血脉瘀阻，凭经验误诊为风寒湿痹，故治疗无效。复诊时经过局部望诊纠正了错误的认识，抓住血脉瘀阻这个主要矛盾，采用活血化瘀兼清热燥湿方法治疗，取得了良好疗效。

——张育轩，董振华.中医临证误诊误治原因探析［J］.中级医刊，1998，33（8）：12–13.

案12 脾阳虚湿阻经络误作风寒、湿热治

万某，女，50岁，干部。

手足关节疼痛近10年，反复发作，遇冷热则关节易肿，西医诊断为类风湿关节炎，曾服消炎痛类西药。查前方曾服桂枝芍药知母汤、四妙散加味等方，未见明显缓解。

详查病情，肩膝关节怕风畏冷，诸小关节活动不利，局部有热感，两足背浮肿，胸闷心悸，素略稀痰量多，咽喉部常有痰阻感，大便偏稀，夜寐差，舌淡红边有齿印，舌苔薄腻，脉弦略滑。每至冬季，晨起则四肢僵硬麻木加重。虽有风寒湿热证，但陈师辨为中阳不足、痰湿停聚、痹阻经络，施以苓桂术甘汤加茯苓皮、汉防己、瓜蒌壳、薤白、远志、海桐皮，以期达到化湿通络之效。患者服完7剂，诸关节疼痛减轻，胸闷缓解，脚肿渐消，略痰量亦减，但全身仍畏冷，腰及腹部尤甚，诸小关节疼痛以夜间为主，守上方加干姜，涵肾着汤意。其间审其证而择药，共服50余剂，临床诸症渐消。

按 此案提示类风湿关节炎不可一味投以桂枝芍药知母汤祛风散寒除湿或四妙散清热利湿之品，应详加辨证，关注其是否有本虚标实的一面，方可投药，以收良效。

——郑华青，周建虹.陈瑞春病机思辨救误举隅［J］.江西中医药，2004，35（9）：5–6.

案13 阳虚寒湿束表误作脾虚湿热治

苟某，男，44岁，2008年8月4日初诊。

自述胸脘痞闷，身重乏力5年，加重半月。入院时精神不振，面色少华，身重倦怠，少气懒言，时时欲寐，行动迟缓。兼胃脘胀闷隐痛，口苦黏腻，食不甘味，多食则呕吐嗳气，大便溏薄，欲出不爽，日行2~3次，舌淡红，苔薄黄，根部厚而黏腻，脉濡无力。有慢性浅表性胃炎、慢性胆囊炎、乙肝病史。笔者辨证属脾虚湿困兼夹郁热，方用藿朴夏苓汤合平胃散加减。服药两剂后，自觉上述症状略减，加服香砂养胃丸9g，每日两次，叠进上方6剂。三诊自述

上述症状复原，尤言身重，腰背痛，困倦乏力。

笔者沉思良久，辨证似乎精当，为何用药罔效。追问患者病史：20年前在东北当兵时，经常露卧雪地，回内地工作也常处高楼凉爽之地，得阳气较少；复因患者性格内向，懒言少动，阳气少生；加之诸医治"胸脘痞闷、口苦黏腻"，常用清热除湿之剂而伐中阳。三因相加，阳气虚于内，寒湿浸于外，故患者6月暑天也有畏寒之时，冬季常觉身重如绳捆索绑之状。近日来并感腰膝酸痛，问及房事，一年半载，也难行房。

笔者据此诊断"皮痹"，属少阴之症。病虽复杂，但病因已明，此为阳气内虚，寒湿束表，邪伏少阴。治宜温补阳气以化湿邪，兼用发表之药透其邪气。治内先安外，表清则邪却。药用麻黄、桂枝、细辛各10g，附子30g，独活15g，淫羊藿30g，浓煎300ml，分3次温服，每日1剂。服药须臾，啜热粥一两余以助药力，覆被取微汗；药至4剂，身暖微似汗出，身重乏力等症状略减轻；将上方加减迭进20余剂后，食欲增加，精神好转，而且大便成形，身重乏力、胸脘痞闷、食不甘味、口苦苔黄等症悉除，另以他药调理月余出院。

按 本案首诊因拘于"胆囊炎、乙肝"多属湿热为患，临证又见"舌淡红、苔薄黄，根部厚而黏腻""脉濡无力"等，而辨湿邪为患。细查"舌淡红，苔薄黄"当属寒湿，"脉濡无力"实为"脉沉细无力"。笔者认为，对待病情复杂之症，仅仅凭夏时炎热而因时辨证欠妥，特别是屡用对症之药而不效者，更应追寻病史，了解生活起居，结合病因，综合辨证分析。方中附子、细辛温化少阴寒湿并补肾中阳气，麻黄、桂枝透表逐邪以充卫阳，独活、淫羊藿散寒除湿以止痛，共收外湿内湿同治之全功，此乃仲景"知犯何逆，随证治之"之大旨矣。

——王廷治.皮痹误治一得［N］.中国中医药报，2011-08-22（5）.

三、痿证

案1 痿证误作风寒湿痹

李某，男，6岁，1980年2月17日初诊。

患儿近10余天来自觉右下肢麻木疼痛，行走困难。余无其他感觉。查右下肢不红不肿。无外伤史，舌质淡，苔薄白，脉沉细无力。笔者考虑时在冬寒，小儿穿衣单薄，证属"风寒湿痹"，以祛风散寒止痛之法治之。处方：附子、川牛膝、川芎、当归、独活、威灵仙各6g，鸡血藤、木瓜、黄芪、党参各10g，地龙6g，水煎服。当晚服头煎药液后约30分钟，双侧鼻孔出血量多，家人惊恐万状，急来院治疗，血止后改投他医，他医以痿证辨治而愈。

按 本案教训有二，一是辨证草率，仅据其右下肢麻木疼痛，行走难而辨为"风寒湿痹证"，与痿证混淆，虚实不辨。二是用药上忽略小儿"阴常不足，阳常有余"的生理特点，益气温阳燥烈之药味多量大，使原本阴虚内热之体如火上浇油。

——孙伯琴，张继荣，古光林.误治举隅［J］.实用中医内科杂志，1994，8（3）：48.

案2 肾虚津亏误作湿热治

周某，男，42岁。因发热、头痛10天，二便不畅，双下肢瘫痪两天，于1982年7月28日入院。

患者开始时恶心呕吐、全身不适，自述体温在38℃~39℃之间。用解热镇痛西药治疗两天，出现尿少尿黄、淋漓不爽、便秘、双下肢麻痹瘫痪。入院体检：体温38℃，血压108/70mmHg。诊见双下肢不能行走，胸腹部有紧缩感。腹壁、提睾反射消失，舌质暗红，脉细数。尿蛋白微量，脓细胞（+）。脑脊液：黄色清晰无凝块，潘氏试验（+++），糖含量2.8mmol/L以上，细胞数150个，单核细胞0.96，多核细胞0.04，未发现癌细胞，氯化物197.4mmol/L，革兰抗酸染色阴性。椎管造影：第十胸椎水平呈油滴状改变。西医诊断为结核性脑膜炎并脊髓蛛网膜黏连。据证分析：发热、尿黄、便秘、胸中烦热、舌红，为湿热内蕴，痿躄乃湿热浸淫筋脉，壅塞经络，气血凝滞故也。遂予三妙散加减：苍术、黄柏、怀牛膝、防己、萆薢、生地、玄参、石斛，3剂后，大便非但未下，反而出现尿潴留，胸腹紧束感加重，胸闷憋气。急插导尿管导尿，窃思药之不效，乃辨证未准，断不能以痼疾难疗相释。细加推敲，忽有所悟：患者虽便秘、腹胀、舌红脉细数，而无口臭、苔黄燥，脉不滑实有力，并非阳明腑实、燥屎内结，而是大便努挣难下，责之肾虚津亏、无力排出。小便虽淋漓不爽，但非尿痛、排尿中断的砂石阻塞，也非外邪内侵、循经下传的太阳蓄水，而是肾阳不能气化、州都开合失司的虚证。双足痿废、胸腹紧束，是精虚髓空、血虚不荣、腰脊失养的阴证。顿悟前人有"至虚有盛候"之云，如此虚劳之疾，妄投寒凉，恰犯"虚虚"之忌。急易以补肾养肝、填精益髓、温肾壮阳之剂：仙茅、仙灵脾、熟地、山萸肉、何首乌、补骨脂、桑椹、阿胶珠、鹿角霜、怀牛膝、制附子，水煎服。猪脊髓250g，煮熟后服，每日1次。6剂后，胸部紧束感减轻，除掉导尿管。两个月后能扶床下地活动，3个月后能持杖蹒跚步行。上方略出入，共服二百余剂，1年后，生活自理，且每日晨起散步五里路而不感疲劳。

按 此例初诊，囿于患者发热、尿黄、便秘、胸闷烦热等湿热假象，没有看透虚在肝肾的本质。在错综复杂的症状中，真伪不辨，良莠不分，理不明，法错立，施治焉能得效！遣用辛燥苦寒之味，耗气伤血，内劫真阴，病情安能不加重！

——赵法文.辨误案四则 [J].山东中医杂志，1987（1）：25-26.

案3　脾肾两虚忽视肾亏致误

张某，男，68岁，干部，1987年10月8日初诊。

患双下肢肌肉萎缩，行走不便，上肢抬举无力已年余，曾经某某医院诊断为"肌营养不良症"，叠经治疗无效，近日因劳累而发，症状加重，遂来求治。诊见除上述症状外，尚有筋惕肉瞤，动则汗出，心烦眠差，脘腹胀满，纳食欠馨，大便溏薄，日二三行，神疲乏力，四肢不温，舌质淡红，边有齿印，苔薄白，脉弦缓，右脉尤著。证属脾虚失运，生化无力，肝郁血虚，筋脉失养。治拟健脾柔肝、养血濡筋，药予：炙黄芪20g，潞党参、生白术、炙甘草、建神曲、薏苡仁、怀山药、枸杞子、生熟地、炒赤芍、粉丹皮、全当归、丝瓜络各10g，升麻3g，10剂，每日1剂水煎服。

11月8日二诊：睡眠安，精神振，自汗减，又自服原方10剂，大便减为1日1次，脘腹胀除，食已知味，余症依然。故于原方去建曲、升麻，加茯苓10g，10剂。

11月28日三诊：服前药后，病无进退，又自服原方10剂，近来非但诸症依然，且觉腰酸膝冷，脉转沉缓。自思辨证无误，何以疗效欠佳，反复考虑，始悟其年已过八八，肾气衰败，火不生土，强行补脾，难以奏效，唯待火旺土自壮，于是乃改用益火补土之法，方宗右归丸加减：肉桂6g，熟附子6g（先煎），鹿角胶（烊化、兑服）、龟板胶（烊化、兑服）、肉苁蓉、山茱萸、杜仲各9g，山药、茯苓、白术、太子参、炙黄芪各12g，10剂。

12月13日四诊：服药2剂后大便成形，4剂腰膝酸冷除，药尽上肢抬举力增，下肢活动稍有改善，余症同前。效不更方，上方加减连服50剂，病情稳定无复发，上肢活动日趋自如，故以此方制成丸剂，计服年余，下肢肌肉萎缩明显恢复，虽行走缓慢，但步履自如。

按 本例系由肌营养不良症发展而成的痿证。首诊所见殊多脾虚之见症，故投补脾为主之方药达40剂，然而效果却不明显，反增腰膝酸冷之症，从患者年逾八八着眼，结合其肾阳亏虚之症状，改用脾肾双补之法，始获良效。本例说明，辨证不考虑年龄等因素，治疗又不灵活运用《内经》之经旨，实为临证之大忌。

——龚云.痿证误治案一则 [J].吉林中医药，1990（6）：12-13.

小结

头身肢体病证方面，共有误案27例，包括痹证13例、头痛11例和痿证3例。其中痹证的误案最多，其次是头痛和痿证。其误诊误治的原因主要如下。

痹证：常见疾病或证型的诊断错误，如行痹、痛痹、着痹、热痹以及痰瘀痹阻证常辨析不清，忽略肝肾亏虚证，导致立法遣方出现错误，或过用发散、苦寒、辛燥之品，造成误治、失治，提示医者必须从病史、起病特点和临床表现等多方面仔细鉴别，才能避免犯错。

头痛：常见外感头痛与内伤头痛相混淆，致使实证与虚证误治。

痿证：本病与痹证临床表现类似，但痿证以虚证为多，故常易致误。

第二章

中医外科误案

第一节 疮疡

一、疖

案 阳证误用温补发散

黄某某，男，41岁，医生，1984年11月7日初诊。

右侧后脑下患一小疖，色红肿，根浅突起，顶有黄白色脓头。昨经拔除疮顶头发，挤压去脓头，今日红肿热痛重，肿块倍增，其质较硬，颈项活动牵引作痛，舌淡红，苔薄白，脉弦。医用托毒透脓、清热解毒法。效《医宗金鉴》托里透脓汤，并且静脉滴注抗生素。处方：炒党参15g，生黄芪30g，全当归10g，炒苍术12g，小青皮10g，白芷10g，升麻8g，炮山甲10g（先煎），皂角针12g，半枝莲30g，七叶一枝花30g，银花30g，生甘草6g。2剂，每日1剂。

11月9日二诊：药后罔效，痈疡扩展，易医诊治。局部红肿热痛甚，肿块4cm×8cm，质硬按痛，恶风无汗，舌淡红，苔薄白，脉弦滑。治法疏表祛邪，解毒消痈。方仿《外科正宗》七星剑，继用原来抗生素。处方：麻黄8g，荆芥10g，白芷12g，羌活12g，苍耳子12g，豨莶草10g，乳没各5g，天葵子10g，象贝母10g，连翘10g，重楼30g，皂角针10g。2剂，每日1剂。

11月11日三诊：药后无效，病证继增，头后右项烘热胀痛，剧烈难忍，有时刺痛，彻夜不眠，发热口干。外科要行十字形切开，患者惧怕手术而又寄望于消散治疗，来余处诊治。刻诊：脑后颈部烘热红肿，颈项活动受限，肿块8cm×5cm，质硬，触痛厉害，顶有单个白色粟样疮头，无波动感。舌边尖红，苔薄根黄尖白，脉弦数。体温38.4℃，白血球11×10^9/L，中性粒细胞0.79，淋巴细胞0.01。此乃初感湿热邪毒，气血郁滞，邪毒凝聚，血肉腐败，即为疖肿，后由拔发挤压误治，痈毒扩窜而成脑疽。证属初期，尚可消散。治宜清热解毒，活血消痈。方选仙方活命饮增损，仍用原来抗生素。处方：银花15g，连翘10g，野菊花12g，紫地丁30g，七叶一枝花30g，半枝莲15g，天葵子10g，白芷10g，天花粉10g，象贝母10g，赤芍10g，制乳没各5g，升麻10g，羌活6g，炮山甲10g（先煎），皂角针10g。3剂，每日1剂，分3次服。

11月15日四诊：药后症除，唯患部皮下仅遗黄豆大结节，按之质中，微有压痛。体温37℃，白血球计数与分类正常。此为热毒将净，气血未畅。治宜清解余毒，利气活血，消肿散结。原方去野菊花、半枝莲、制乳没、羌活，加生黄芪20g、当归10g、川芎6g、小青皮10g。服药2剂，结块全除，脑疽获愈，未再复发。

按 本案初诊，误在挤压与补托，党参、黄芪、当归、苍术助长热毒，使痈毒扩散，以致痈疡加重。二诊，患者热毒壅盛，病证属阳。医见痈肿质硬，恶风无汗，而忽视了红肿热痛，误投治疗之方，偏进麻黄、荆芥、白芷、羌活等辛温发散，使热毒扩散而致脑疽。后抓住了红肿热痛、尚未成脓之关键，拟仙方活命饮加减清热解毒、活血消痈而愈。

——黄瑞彬.1例疖肿误治成脑疽［J］.江西中医药，1990（1）：42+53.

二、痈疽

案 阴证误作阳证

壬午之秋，余在故里行医，维山高峰农民曾某之妻，年二十有五，背痛右侧肿块如伏掌，疼痛难忍，俯卧床上，呻吟不已，痛苦万状，前请数医，皆用清热解毒方剂，结合外敷如意金黄散，经治月余，不但肿疡未消，忽于傍晚时分、神志昏昧，扬手掷足，躁扰不宁，面赤如妆，汗出如油，其夫急来延余救治。吾闻病情危笃，乃忙往诊，初凭脉急躁疾，舌黑如墨，遂断为"肿毒攻心""热陷营血"，乃书以犀角地黄汤加钩藤、天竺黄、石膏、菖蒲与之。次早病家来人告急，言药后病情更显危重，神昏躁扰，大汗淋漓，四肢厥冷、牙关紧闭……。余闻之愕然，窃思辨治未差，何以致此耶？速至卧榻观之，病果如述。细诊其脉：虽躁疾而无根，撬口扪舌，舌苔如墨，然滑如鱼体，始恍然大悟，愧当初之草草，证非肿毒攻心，热陷营血，乃高峰夏热反寒，雨湿背部经腧，寒闭络阻，滞寒成痈，加之病延时日，真阴耗竭，且屡用寒凉，致毒迫虚阳格于上之危候，再按诊冲阳脉未绝，知生机之犹存。急于两腋下掐筋三下，用姜隔灸印堂、人中、太冲，并以党参15g、附子10g、五味子6g、麦冬10g、葱白3个，煎汤，撬开牙关，徐徐灌入，从晨至夜令2剂喂尽。适子夜阳回之际，始见患者汗止神清，四肢渐温，安然入睡。

次日按脉反转迟缓，肢体欠温。宜温补和阳，散寒行滞。拟用阳和汤加减：熟地20g，白芥子10g，鹿角霜10g，麻黄8g，肉桂10g，黄芪10g，甘草6g，水煎服。

三诊：背部痈肿脓成，乃以手术取脓盈碗，质清稀，每日仍按外科引流换药，内服黄芪内托散加减：黄芪30g，当归15g，党参15g，白术15g，皂刺6g，穿山甲10g，附子10g，炙甘草10g，陈皮6g，水煎服。调理月余，脓尽肿消。

疮口愈合，纳谷转香，身体逐渐康复。

按 背痈经治不愈，久服寒凉，阳气衰微，无阳则脓不成，毒难以泄，使阴竭于内，格阳于外，故使寒痈见盛候，病虽致虚，而外现烦躁面赤、昏乱闷绝、扬手掷足等邪实之假象，然通过细查，舌苔黑而滑如鱼体，脉虽疾促，但乏神无根，抓住至虚之本质，本阴阳互根之原理，当神昏危重之际，采用针灸与扯痧结合救急，待神清后，投以参附加白参，用参附救重危之阳，配白参敛将尽之阴，使厥回神清。更选阳和汤，祛寒行滞，使痈成毒泄，则肿消痛愈。

——曾立昆.辨证失误二则［J］.湖南中医杂志，1987（3）：59-60.

三、唇疮

案 阳虚误作热治

王某，男，65岁，退休工人。

初诊：自2003年11月后反复出现上唇近人中处红肿，轻度溃烂，疼痛较轻，面部有发热感。查血常规基本正常，在当地医院予"克林霉素""头孢呋辛""鱼腥草注射液"静脉滴注5天无效，多处服中药效差，自予芦荟汁涂擦患处，唇疮可消散，但数日后又发。服药及涂擦药物后面部发热不减反增，于2004年1月6日初诊时诉面部时有烘热、发红，尤以乘车时及午后明显，恶热，口干欲饮，饮水不多，大便由溏转干（有数十年大便溏的病史），轻微头晕，饮食可。视之颜面暗红，舌质淡红，苔白润，中后根稍黄腻，脉滑数。考虑为饮热上犯，予苓桂术甘汤合三仁汤加减：茯苓20g，桂枝15g，白术15g，生甘草5g，杏仁15g，白蔻仁15g，薏苡仁20g，厚朴10g，法半夏12g，竹茹10g，服药3剂。

二诊：服药3剂后面部烘热、发红减轻，仍恶热，口干欲饮，舌苔中后根黄腻消退，脉滑数。无明显诱因出现阳强不倒达1小时，眠差，上唇又出现红色疱疹，呼气鼻孔有灼热感。自予芦荟汁涂擦患处无效，于2天前凌晨突然出现腰部疼痛，转侧不利。考虑阴虚发热，予滋阴降火，佐以清热解毒：银花15g，野菊花15g，蒲公英20g，紫花地丁15g，黄连5g，肉桂3g，桔梗10g，玄参30g，川牛膝20g，生地黄30g，服药3剂。

三诊：嘱予食盐炒热布包热敷后腰部疼痛即缓解，服药后其余症状无缓解，至其他医师处服清热解毒、滋阴降火药物4剂，并用藤黄、蛇参、川乌等药研粉外敷上唇患处，仍红肿明显，肿处色稍暗黑。三诊时畏热、出气热、口干欲饮及唇疮红肿明显，舌淡红，苔白而润，脉浮大，重按不绝。改用滋阴潜阳、引火归元，予六味地黄丸加味：盐炒黄柏10g，熟地黄15g，山药15g，枣皮15g，茯苓12g，丹皮12g，泽泻12g，制附子15g，龙骨30g，服药3剂。

四诊：服药后畏热、出气热、口干欲饮及唇疮红肿均消退，阳强不倒之象消失，出现畏寒欲近衣被，大便溏，2次/日，考虑浮阳回潜，阴盛阳虚，以右归丸加减：熟地黄30g，山药15g，枣皮15g，枸杞15g，鹿角胶15g，菟丝子15g，杜仲15g，肉桂10g，制附子20g，茯苓12g，砂仁10g，服药4剂后症状基本消失。

按 本例为阴盛阳虚，误以饮热、实热治疗，戕伐虚弱的阳气，使阴气更盛而阳气更虚，虚阳上浮，熏蒸头面而表现为畏热、口干饮水、面部发热、潮红及上唇疱疹、红肿等一派阳热之象；阳强不倒为肾中阴盛逼虚阳于外，不得回归肾中；其脉象滑数亦为外浮的阳气推动血行及鼓动脉道所致，表现为实证的脉象，未能分析出其长期大便溏泻，虽口干欲饮，但饮而不多，舌质淡、苔润有津等真阳不足的表现为疾病的本质，却被虚阳所致的假热所迷惑，治以寒凉，犯了"虚虚"的错误，因而治疗无效并出现阳虚失于温通的腰痛。初用芦荟汁涂擦患处，唇疮可消散，此为外用清热解毒药物能暂时使浮火消散，但其病机实质为真阳虚，故唇疮反复出现，而误用寒凉更伤阳气后无效。

——杨明高，陈红.面热唇疮误治案［J］.上海中医药杂志，2005（1）：36-37.

四、瘰疬

案　脾虚痰浊误治标

患者，男，31岁。2009年8月7日首诊。

发现左颌下肿块0.5年，大小约3cm×3cm×2cm，局部无压痛，但影响面部美观，曾在我院和外院淋巴结活检，诊为慢性淋巴结炎，拟行手术切除肿块。患者乏力、大便溏，时有口腔溃疡，餐后腹胀。西医诊断：慢性淋巴结炎。中医诊断：瘰疬。先用软坚化结、疏肝健脾中药治疗两周无效。后改中医诊断：脾胃虚弱，痰湿阻滞。立法：补脾化痰兼理气化痰。予肠泰合剂2支3次/天口服、舒肝片4片2次/天，口服半月，消化道症状控制，淋巴结减小一半，继服半月，淋巴结基本消失，乏力改善。口腔溃疡未再复发。之后随访3个月未复发。

按 初治时仅考虑左颌下肿块0.5年就诊，注重软坚化结，但未重视患者乏力、大便溏，时有口腔溃疡，餐后腹胀，舌胖淡，苔白腻，脉细滑等表现，未抓住脾胃虚弱而成痰浊的基本病机，治标为主，治本力度不足。该患者病程0.5年，正气不足以驱邪导致正邪胶着。邪之所凑，其气必虚，慢性疾病宜治本为主，故肠泰合剂补益脾气为主，加用舒肝片健脾祛湿行气，强调扶正为主而获显效，使患者免去手术痛苦。

——张琳，朱培一，李乾构.虚实夹杂证病案误治3例分析［J］.

中国误诊学杂志，2011，11（6）：1406.

第二节 乳房疾病

一、乳漏

案 乳漏误诊疖肿

张某，女性，30岁，2010年5月4日就诊。

自诉右乳乳晕部疖肿反复发作不愈4年，1周前因肿痛破溃不愈而入院治疗，住院后施切开及清创术，现术后月余，伤口仍不愈合。经治医师介绍，患者1个月前因右乳乳晕部乳头下疖肿破溃收住院，当时乳晕部有3个溃疡，经查相通，故施清创术，术中将3个溃疡全部打开，部分切除，刮出坏死组织及水肿肉芽，后换药治疗，术后伤口生长良好，仅剩0.7cm大小伤口不愈。查：见右乳乳头内陷，乳头下乳晕部距乳头1.5cm处有一约0.5cm大小伤口，有少量分泌物，肉芽水肿外凸，探查之伤口通向乳窍，遂诊为乳晕部乳瘘，择日施乳晕部乳瘘切开生肌治疗，术中首先探查探针从溃疡探入，从乳窍中穿出，切开切除乳头两侧皮肤，生肌药外敷，2周后痊愈，1年后随访愈合良好。

按 陈师曾多次会诊此类患者，医者因局部疖肿或反复发作而多误诊为乳晕部疖肿、乳晕部粉瘤、乳晕部粉刺等。本病的诊断应注意：患者都有乳头内陷史；乳晕部疖肿反复发作；多发于非哺乳期妇女，尤以30~40岁多发；探针探查伤口与乳窍相通。

——刘芳，陈宝元.疡科常见病误诊误治5则［J］.中国中医急症，2012，21（7）：

1194-1195.

二、乳癖

案 冲任亏虚误作肝郁气滞

李某，女，30岁。

素来月经愆期，经水清稀色黑，近2月来行经乳房疼痛，右乳外上方有鸡卵大一硬块。西医诊为乳腺囊性增生，曾服用天冬素片2瓶，其疾依然，遂来就诊，患者形瘦面色不华，平素性情急躁，夜间烦闷少眠，脘腹满闷不适，舌质色淡晦暗，六脉沉细。余初以肝郁气滞论治，予逍遥散加郁金、川楝子、香附，连服4剂。服药后疼痛非但不减，反而日见加重。细揣本案，肝郁气滞是标，冲任不调是本，急改弦易辙，拟用调补冲任之剂，处方：淫羊藿20g，鹿角霜25g，肉苁蓉25g，锁阳25g，川芎10g，当归20g，郁金15g，香附15g，三棱10g，莪术10g。连服12剂之后，肿块消散，痛止，经行正常。

按 此例乳房结块疼痛，经行衍期，为肝气郁结无疑，但疏导何而无益，经再三审度，患者面色不华，经水清稀色黑，舌淡脉沉，其病根在于冲任亏虚。现徒疏泄肝木是舍本逐末之治，故未能切中肯綮。西医学认为，本病多与内分泌失调有关，而内分泌失调又多与肾虚有关，临证治疗本病，不可泥于疏肝解郁一法。

——赵振华.误治挽诊四则剖析［J］.云南中医中药杂志，1996（4）：21-23.

三、乳岩

案 乳岩误诊乳腺增生

祝某，女性，32岁，因右乳肿块1周于2009年3月1日初诊。

自诉因右乳经前疼痛，触之可发现肿块1周，询之每次月经前乳房疼痛，经后消失。查：右乳外上象限有一肿块约1cm大小，质地较硬，略有压痛，余未发现肿块。B超提示右乳外上象限有1个1.0cm×0.8cm大小肿块，边界清楚，肿块内未见明显血流，诊为：①右乳肿块？②乳腺增生？选疏肝活血、软坚散结中药为主7剂治之。1周后复诊，触之肿块并未见缩小，硬度同前，但表面似不光滑，故建议手术切除，以明确诊断，患者同意，当日施切除术，术中发现边界不甚清楚，1周后病理诊断为腺癌，3天后施右乳乳腺癌手术，并辅以化疗。2010年4月复诊，未见转移。

按 本例右乳乳腺肿块者，初诊时因质地不甚硬，表面尚光滑，且经前疼痛，经后消失，加之B超提示边界清楚，并无血流，误诊为乳腺增生。7天后触之表面不光滑，而建议手术切除以明确诊断，后手术根除而愈。本案教训：B超检查可作为参考，不可作为诊断金标准；肿块边界是否清楚只能作为诊断条件之一，但绝不是唯一，切不可以此而判断善恶；增生多经前加重，经后明显减轻，本案因有此特点而误诊；乳腺增生者，用药1~2周，肿块仍无明显缩小者，皆应及时停药，做进一步诊断，以免误诊而耽误治疗时机；乳腺增生者多发生35~45周岁妇女，肿块多成多发或多样性（片、片块、沙粒型），散在发病，肿块呈弥漫性，其肿块可变性（增大、缩小）大，而且肿块和疼痛在经前经后以及喜怒后变化也较大，而恶性肿物者多单发，边界不清，生长迅速，且变化不大，表面不光滑，质地坚硬如岩。掌握了以上各点再结合触诊、B超、钼靶多可明确诊断。

——刘芳，陈宝元.疡科常见病误诊误治5则［J］.
中国中医急症，2012，21（7）：1194-1195.

第三节　皮肤及性传播疾病

一、蛇串疮

案1　湿热兼阴亏过用苦寒

刘某某，女，65岁，家庭妇女。

6月其夫殁后，寡居无以自解，寝食俱减。9月中遂发带状疱疹。来诊时见疱疹布于左胁，疼痛难寐，口干，尿黄，大便秘结，其脉左弦，舌色深红似绛而干。以为肝胆热盛，以清热除湿汤（龙胆草、生石膏、板蓝根等）加减治之，10日疱干结痂，而疼痛不减。医以为余热未尽，继进苦寒之剂2周，大便愈干，7日不行，纳减困顿，疼痛愈重。

按　此例之误为不辨湿热患者亦常兼具阴液之亏。带状疱疹虽多属肝胆湿热，然老年女性，天癸先竭于内，复遭变故，情志郁结于中，阴血暗耗，脏腑垢浊熏蒸肌肤，发为疱疹。固当急清其热以治标，亦须知其内虚顾其本。脉弦属肝主郁，亦主阴血不濡之象。舌绛固主血热，干绛亦主营液不足。发病之初即须兼滋阴液。盖苦寒虽可燥湿以清标热，然不能解不荣之痛，故仅可用于一时。若其人纯实无虚，则攻伐之品当可速效。今其痛不减，而大便反难，知为苦寒凝滞阴液、肠腑不通之故也。其后转与增液之品沙、麦、归、地为主，加解毒之品，连进两周，而痛止、便通、眠安。此乃脉络充而瘀滞去，肠腑润而垢浊除故也。

——张苍，陈凯.皮肤病误案四则例析［J］.中医药学刊，2003，21（5）：782.

案2 外寒入里化热误作心经热盛、肝胆火郁

患者甲，女，54岁，初诊2004年5月26日。

左侧背部患带状疱疹十余日，疼痛剧烈难忍寻求中医治疗。自述自发病后，住院输液1周，口服止痛药，但仍旧疼痛难忍，彻夜难眠。刻诊：患者痛苦面容，面色晦暗，左侧肩背部至左乳下，分布着四大片簇集状疱疹，偶有零星散布周围，疹周皮肤呈紫红色，疱内水液不多，微呈淡黄色，咳嗽，口干，口苦，便秘，无食欲，苔腻，舌尖红且痛，脉弦数。诊为：心经热盛、肝胆火郁，治以泻心通便、清利肝胆。处以导赤散合小柴胡汤加减：柴胡15g，黄芩12g，龙胆草9g，清半夏9g，党参9g，连翘9g，生大黄5g，厚朴6g，枳实9g，生甘草6g，生地12g，淡竹叶6g，生姜5g，大枣5枚。共2剂，1剂/天，水煎服。

二诊（5月28日）：服中药后，疼痛依然，仍需口服止痛药。再详察病情才知患者一直畏恶风寒，时值夏季仍穿毛衣、毛裤，睡觉必须盖棉被，并述每当疼痛难忍时，便用热毛巾湿敷患部，比服任何止痛药都灵验，立刻痛止；咳嗽，口渴，已不口苦，无汗，耳内及头部疼痛。舌苔黄厚，舌边痛，脉沉弦数。细思此症为外感风寒未解、入里郁而化热，发为本病，遂改用外解风寒、内清郁热之法。处方：麻黄10g，桂枝10g，杏仁9g，防风9g，细辛5g，升麻6g，生黄芪18g，制附子9g，生石膏30g，连翘9g，胆南星9g，生甘草6g，生姜10片，大枣5枚，1剂，水煎服。另用外敷方为：生川、草乌各10g，细辛10g，川芎10g，延胡索15g，金银花10g，1剂，嘱其煎汤用毛巾湿敷患处。

三诊（5月29日）：服上药后开始怕冷，覆被后，浑身大汗出，遂不恶寒，诸症若失，自此不再服止痛药，能安然入睡。后经中药调理，完全痊愈。未留任何后遗症状。

按 凡临证四诊务须全面，四诊基本功必须扎实过硬。笔者治疗本例患者自认有三失：①望诊之失。患者夏穿春秋衣物，初诊竟然视而不见，或见而不思，一味认为是火是热。②问诊之失。《十问歌》中"一问寒热二问汗"便未尊奉，自认属火是热，懒得问。到二诊时寸功未建，才倾听其用热敷痛减，睡觉须盖棉被等，才意识到此证绝非单纯的火热之证，而是在风寒外束，又入里化热，郁而发为此病。③切脉之失。笔者当时认为此例患者是弦脉，过后细思，为紧脉可能更准确，因为紧脉与弦脉极易混淆，紧脉有寒，弦脉气郁。只因心中存有火热成见，指下便难于明了。

凡临证治病应不为经验及书本知识束缚，不为法缚，"应无所住而生其

心"。带状疱疹中医学称为"火带疮""缠腰火丹""蛇丹""蛇串疮""蛇巢疮""蜘蛛疮"等，是以突发单侧簇集状水泡呈带状分布皮疹，并伴有烧灼刺痛为主的病证。明·陈实功在《外科正宗·火丹八十六》中论述此病为："火丹者，心火妄动，三焦风热乘之，故发于肌肤之表，有干湿、红白之异。干者色红，形如云片，上起风粟，作痒发热，此属心肝二经之火，治以凉心泻肝，化斑解毒汤是也；湿者色多黄白，大小不等，流水作烂，又且多疼，此属脾肺二经湿热，宜清肺泻脾，除湿胃苓汤是也。腰胁生之，肝火妄动，名曰缠腰丹，宜柴胡清肝汤，外以柏叶散、如意金黄散覆之。"其所选用方药或为苦寒清热，或为清热利湿之品。中医学对此病也多以"火""丹""疮"来命名，丹为火之色。另外，《素问·至真要大论》病机十九条中认为"诸痛痒疮皆属于火"，可见历来中医学主要是以火热来看待此病的。笔者诊治本例之初，也是按照常识常法，本着火热来进行治疗的，然而为常识常法所迷，寸功未收。

通过此例患者的诊治，笔者认为医生临证，要心无成见，认真体察，方能避免视而不见、听而不闻、问而不遗、切而不明的过失。

——腰向颖，葛丽英，王晓静.带状疱疹中医误诊误治1例分析［J］.中医临床研究，2014，25（6）：92-93.

二、湿疮

案1　表邪未解，误治闭肺

壬申夏，小女高热（39.4℃）不退，神志清。

因无他症可辨，颇难用药，故延西医诊治。查血白细胞总数略高，X线胸片示肺纹理稍粗，余（-）。经用青霉素、地塞米松静脉滴注，2日后热退。越半日，复热如前，仍以上药治疗5日，其热不减。后转外院诊治亦无寸功。适值炎夏，酷热难寐，起而视之，见其周身起粟米状红疹，面赤气粗，身热无汗。诊视间忽衄血，由此恍悟证属表邪未解，肺气因激素之用而郁闭，邪热无从外泄而内逼营分。此时宣肺开闭之法所当急用，清气透邪之剂正堪一施。急翻检家中存药，恰有麻杏石甘汤一包。计：炙麻黄1.5g，生石膏15g，炒杏仁10g，浮萍10g，甘草5g。取而煎之与服。药后约一时许其热即退，周身漐漐汗出，红疹渐消。次日按方复取2剂服之而痊愈。

按　风温毒邪客于太阴，误用激素郁闭其邪，故高热无汗之症多日不退。邪热无从外泄，渐逼营分而见发疹、鼻衄。本案以此为辨，方用麻杏石甘汤加浮萍，一开肺气之闭，一透气分之热，清透并用，恰中病机。所谓"非此方不能治此病……所投必效，如桴鼓之相应"（《医学三字经·医学源流》），经方之效，洵属不欺。

——刘鸣.经方救误治验［J］.山东中医杂志，1995，14（2）：62.

案2　湿热过用苦寒伤阳

王某某，男，37岁，罹患湿疹多年，数年前曾在我科诊治。

时其人剧痒，彻夜难眠，周身大片潮红丘疹斑片，家人诉其每日赤裸全身，立于床上，手舞足蹈，抓痕遍体。医以之为湿热，乃予大剂清热除湿之品1月，痒未减而舌红干转甚，大便干结，以为热尤深重，加大清热之力，继进数周，其人痒止，唯每日蜷卧于床，气短声低，大便滑泻，日3~5行。

按　此例之误为用药不知有度，而致阳证转阴。用药如用兵，绝无恣意纵情之理。须知阴阳之消长，虚实之转机。大略实热之证，清热1周见效，3周足矣。医者若只知舌红为热，一味攻伐，必先伤其阴而舌干，后伤其阳而便溏，痒固可止，而中阳受损，为患尤甚。此病人初为湿热，固可大进苦寒之品，然舌红转干之时即须虑其津伤，当以养阴清热为法。然医者不知变通，迭进苦寒，终致中阳虚愈，关门不守，大便滑泻，诚可戒也。神怯无以自持，故蜷卧于床，阳气不及肌表，故痛痒止。此非治之效也，实治之误也。后其人以参苓白术调理数月方愈。

——张苍，陈凯.皮肤病误案四则例析［J］.中医药学刊，2003，21（5）：782.

案3　心火过旺误为血虚风热、湿热

赵某，男，59岁，2016年2月11日初诊。

全身皮疹伴瘙痒两年。两年内，患者先后反复数次门诊、住院治疗，静脉及口服抗炎、抗过敏药物不可计数，外涂醋酸地塞米松乳膏、丙酸氯倍他索乳膏、卤米松乳膏、炉甘石洗剂等各种中西药剂，甚至形成静脉点滴激素依赖。据患者自述，凡是医院临床治疗湿疹的药物全部用过，凡是市面在售的外用药膏几乎都涂过，亦曾多方问诊于中医，服中药近百副，但均无明显效果。因听闻笔者治愈小儿顽固性湿疹，遂来儿科门诊求治。刻诊：患者全身密集黄豆大小红斑、丘疹，背部尤重，表面多有溃破及大量鳞屑附着，抓痕明显，全身皮肤干燥、脱屑，瘙痒剧烈，入夜尤甚，辗转难眠。舌暗红，苔黄厚腻，脉滑。诊断：湿疹。笔者尝读顾师植山教授临证医案，凡症见风疹燥痒者，顾师喜用当归饮子加味，窃闻同门临证摹仿，皆多速奏功。笔者去年师法学步，收效甚著，未曾失手。察患者既往病史及刻下证候舌脉，不禁暗喜，此非营虚卫伤、风热内蕴之当归饮子的证何属？自谓成竹在胸，便从容遣方，期覆杯而愈。处方：西当归15g，干生地15g，北口芪15g，炒白术15g，大川芎15g，白蒺藜15g，西防风15g，制首乌12g，荆芥穗12g，生甘草9g，紫草根10g，土茯苓12g，粉丹皮6g，薏苡仁15g。5剂，每剂水煎成300ml，分早晚两次空腹温服，日1剂。

2016年2月16日二诊：患者述皮疹继有新萌，此起彼伏，诸症一如既往，未见逆转，且近日腹胀不适，大便失调。笔者闻已便惑，当归饮子，屡试不爽，何此例竟无寸功，莫非辨证失当？细察患者新疹略带水泡状，舌苔较前更加厚腻，脉滑数，酌改用芳香化湿、清利湿热之自拟方，惴惴然以期改观。处方：广藿香10g，苏叶梗（各）10g，川黄连6g，白僵蚕10g，净蝉蜕10g，干生地30g，川厚朴10g，制苍术10g，薏苡仁30g，绵茵陈15g，西升麻10g，炒枳壳10g，炙甘草10g，嫩青蒿（后下）15g。5剂，每剂水煎成300ml，分早晚两次空腹温服，日1剂。同时予淡黄芩、川黄柏、生甘草各30g，日1剂，煎汤放凉冷敷患处1日数次。

2016年2月22日三诊：患者仍述症状如故，唯洗剂冷敷暂有些许止痒效果，夜间瘙痒转为阵发，虽能勉强入睡，但痒甚时仍有惊醒，一夜数次。常规辨证，内服上方，似亦无功。正愁眉不展时，忽忆顾植山教授讲座中曾述及，北宋苏东坡用偏于香燥的圣散子方治疫效果非常好，但金元以后，医家用圣散子方多无效。刘完素曾云："此一时，彼一时，奈五运六气有所更，世态居民有所变。"

前用当归饮子有效，今则无效，难道也是此一时彼一时？又再详加问诊，患者2014年（甲午）2月初起皮疹，是岁少阴君火司天；2015年（乙未）5月后明显加重，时恰值二之气少阴君火客气加临；此时就诊，又属丙申年初之气客气少阴君火时段。《素问·至真要大论》云："谨守病机，各司其属。"

此患皮疹瘙痒，病机十九条云："诸痛痒疮，皆属于心"，张介宾《类经·疾病类·一》注曰"热甚则疮痛，热微则疮痒。心属火，其化热，故疮疡皆属于心也"，三因司天方之黄连茯苓汤为丙年水运太过"邪害心火"所设，尤适用于丙申年"少阳在上""寒盛火郁之会"。道理虽通，但疗效究竟何如，未见临床实例，心中无底，踯躅不下。然既无方可用，抱着不妨一试的想法，遂处方如下：川黄连10g，赤茯苓12g，麦门冬12g，车前子（包煎）10g，细通草10g，炙远志10g，法半夏10g，淡黄芩10g，生甘草10g，薏苡仁30g，广藿香10g，制苍术10g，建泽泻6g，生姜片3g，大红枣5g。5剂，每剂水煎成300ml，分早晚两次空腹温服，日1剂。

2016年2月27日四诊：患者喜述几无新疹出现，瘙痒明显减轻，发病加重至今年余，首次一觉天明，日间更是近乎忘却顽疾在身。药既中的，遂守方再进，予上方续服5剂。

2月29日电话随访，皮疹全部结痂，几无瘙痒。丙申运气方黄连茯苓汤不负所望，斩获首功，消其痈瘰，长吾志气！

——王静，顾植山.从两则湿疹误治案例谈三因司天方之黄连茯苓汤［J］.
浙江中医药大学学报，2016，40（11）：839-841.

案4 湿热内蕴误作血虚风热

赵某，男，3.5岁。

2016年2月19日初诊：全身皮疹伴瘙痒两年余。患儿自2013年9月起全身散在皮疹，随年龄增加，不轻反重。两年多来，往返于北京、上海等多家西医院求治，反复住院治疗，不但无功，反每每被劝尽早出院。目前除外涂各种药膏暂时可缓解剧烈瘙痒外，即使激素冲击治疗亦无法控制病情发展。患儿家长哭诉，患儿自皮疹后几未进食过任何蛋白质，肉蛋奶等对此患儿皆属奢望。进而又述，因多方求治西医无效，似已无处寻药，今方首次就诊中医，虽对中医中药将信将疑，但见患儿每日之痛苦，实属无奈，只得一试。

刻诊：患儿面色萎黄，身形瘦小，全身散发大小红斑、丘疹，部分融合成片。表面因搔抓多有溃破，流脓流水，瘙痒剧烈。双手最为严重，多处溃破，几无完好皮肤。指缝、甲缝亦有皮疹渗出脓水，十指指甲全部增厚、变形，甲板浑浊如同灰指甲（笔者于初心头颇为疑惑，此儿时年尚幼，何染如此严重之灰指甲？因好奇问及家长，方知经多家三甲西医院多次检查并检测确诊，此并非灰指甲，乃严重湿疹所致）。舌暗红，苔薄黄腻，脉濡数。察患儿刻下证候舌脉，处当归饮子加味，似无不当。因而故技重施，信手拈来。处方：西当归12g，干生地15g，北口芪9g，杭白芍15g，大川芎9g，白蒺藜15g，西防风15g，制首乌9g，荆芥穗9g，生甘草9g，广藿香12g，土茯苓12g，炒白术12g，制苍术9g，建泽泻6g。5剂，每剂水煎成200ml，分早晚两次空腹温服，日1剂。

2016年2月24日二诊：患儿皮疹渗出及瘙痒几无改观，搔抓不停，不思饮食，舌尖红赤，舌苔较前稍厚腻，略黄，舌中部尤为明显，脉濡数。当归饮子治疗风疹瘙痒一向神效，此患儿已是今年来第二例用之无效的病案，家长对中医中药本抱偏见，如今也未见效，似更增疑虑。当时，前案赵某已经三诊开了黄连茯苓汤，然尚未四诊，疗效未知，但对该方在理论上已经有了印象，于是耐心询问。询问得知，患儿2013年（癸巳）9月发病，时值四之气客气少阴君火加临，《圣济总录》谓"气与运同，灼化所居，湿热相搏"；2014年（甲午），少阴君火司天，"少阴之化热，若热淫所胜，即怫热至，火行其政，民病皮肤痛……甚则疮疡胕肿"；2015年（乙未），岁运少商金，火乘其敝，"宜以苦燥之温之，甚者发之泄之，不发不泄，则湿气外溢，肉溃皮坼，而水血交流"。抑或此正该患经久难治、迁延至今、不轻反重之因？此偶然耶，必然耶？此时就诊，恰值丙申初之气客气少阴君火加临时段，于是再予黄连茯苓汤一试，私忖不求应手辄痊，但愿减其苦痛。处方：川黄连9g，赤茯苓10g，麦门冬10g，车前子（包煎）9g，细通草9g，炙远志9g，法半夏9g，淡黄芩6g，生甘草6g，生麦芽9g，春砂仁6g，薏苡仁15g，生姜片3g，大红枣5g。5剂，每剂水煎成200ml，分早晚两次空腹温服，日1剂。

2016年2月29日三诊：患儿皮疹几乎全部结痂，瘙痒明显减轻，患儿已不再搔抓。家长更是喜极而泣，不知如何表达，鼓励患儿："宝贝儿，中药虽然有点儿苦，但你很勇敢，咱们再吃几副中药，就可以尝尝鸡蛋、肉、鱼那么多好吃的滋味了……"门诊现场旁观者听到后也多为之动容，心酸不已。彼时前案赵某已经四诊，其既数剂收功，此儿获效自当不疑。上方已然见功，理应守方，酌加芳香化湿之广藿香6g，再服5剂，以固疗效兼运脾开胃。

3月2日电话随访，家长喜述皮疹结痂，渐与周边正常皮肤平复，几无瘙痒，肤色渐变，明显向正。

按 陈无择《三因方》黄连茯苓汤，本为六丙年岁水太过、寒气流行、水胜土复所立之方，而细细玩味此二则病案，一成人，一小儿，发病时、加重时、迁延时、就诊时，都不离少阴君火，此何故哉？笔者请教了顾植山老师，顾师引导细读龙砂医家缪问对黄连茯苓汤的方解："岁水太过，寒气流行，邪害心火。此而不以辛热益心之阳，何耶？按六丙之岁，太阳在上，泽无阳焰，火发待时。少阴在上，寒热陵犯，气争于中。少阳在上，炎火乃流。阴行阳化，皆寒盛火郁之会也。故病见身热、烦躁、谵妄、胫肿、腹满等症，种种俱水湿郁热见端。投以辛热，正速毙耳。丙为阳刚之水，故宗《内经》气寒气凉，治以寒凉立方，妙在不理心阳而专利水清热。以黄连之可升可降、寒能胜热者，平其上下之热。更以黄芩之可左可右、逐水湿清表里热者，泄其内外之邪。茯苓、半夏通利阳明。通草性轻，专疗浮肿。车前色黑，功诉水源。甘草为九土之精，实堤御水，使水不上陵于心，而心自安也。心为君主，义不受邪，仅以远志之辛，祛其谵妄，游刃有余。心脾道近，治以奇法也。但苦味皆从火化，恐燥则伤其娇脏，故佐以麦冬养液保金，且以麦冬合车前，可已湿痹，具见导水功能。土气来复，即借半夏之辛温以疏土。实用药之妙，岂思议所可及哉。"缪问强调了运气病机之"寒盛火郁之会"，方义之"专利水清热"，则黄连茯苓汤之治少阴君火病机，不言自明矣。

——王静，顾植山.从两则湿疹误治案例谈三因司天方之黄连茯苓汤［J］.
浙江中医药大学学报，2016，40（11）：839–841.

三、接触性皮炎

案　苦寒太过化燥伤阴

李某某，男，69岁，农民。

1971年10月10日初诊：自述1971年用土农药杀棉虫时，顿觉身痒，搔后，全身皮疹暴起，状如粟粒，色红痒甚，经草药外洗，症状稍缓。3年来皮疹时多时少，多方治疗，未见良效。8天前又复全身奇痒，遍体红疹，尤以大腿内侧及阴囊部为甚。其中大腿内侧各有3cm×3cm的皮损区，破溃流水，阴囊红肿呈湿疹样皮损，流黄水，整日瘙痒不息。伴头晕、失眠、口苦、纳差、溲黄、便燥，舌红、苔薄黄，脉细弦。拟清热解毒为治，方选五味消毒饮加减，两剂。

10月13日复诊：痒减，睡眠好转，口苦减轻，大便仍紧，阴囊、大腿之皮损范围稍扩大，分泌增多，脉舌同前。实习同学见症状减轻，仍拟原方3剂。再诊时病情复急，皮疹暴增，眉发区亦满布疹子，皮肤红肿，满布爪痕血迹，皮损区增大一倍，分泌大量瓜浆样清亮液体。舌质淡红，中部光剥无苔，舌边黄薄欠润，脉沉细略弦。究其病变之由，同学们恍然大悟。患者年近7旬，精、血、津液本亏，更因风热湿毒郁结肌肤多年不解，气阴两亏。故初服有效。然此方苦寒太过，易于化燥伤阴，舌中光剥无苔，脉细弦即为明证。治宜滋阴养血祛风。方拟党参15g，女贞15g，生地15g，白芍15g，沙参10g，麦冬10g，首乌20g，尾参15g，甘草6g，胡麻仁15g，苦参10g，当归12g。服药3剂，瘙痒已微，食欲转佳，皮肤红肿减轻。继进原方3剂，痒止，皮疹隐没，饮食睡眠二便均复正常，疮面结痂。再继服4剂，三载沉疴，一举告愈。

按　本证之误，在于苦寒过剂。而对其风湿热毒未尽、津亏血燥已甚的病理特点认识不足又是造成过剂的根本原因。不能先其所因，焉能伏其所主？此之谓也。

——李俊贤.临证辨误四则［J］.湖南中医杂志，1985（1）：44.

四、风瘙痒

案　阴血亏虚，骤补生热生燥

周某某，女，29岁，农民。1998年10月10日就诊。

半月前持续解黑大便伴右上腹隐痛，在当地医院查血红蛋白：90g/L，血压：90/40mmHg，诊断为十二指肠球部溃疡伴轻度贫血。经用代血浆（药名不详）后，血压恢复正常。1周后出现全身发痒，昼夜不安，经服用中西药均无明显效果。初诊：自述痒无定处，全身未发现丘疹，口鼻干灼，口干欲饮但饮不多，尿黄，舌色红，苔薄白，脉细弦而数。辨证：阴血不足，肺胃阴伤，风燥相袭。治则：清解血热，滋润肺胃，酌加祛风止痒之品。选方：沙参麦冬汤加减。处方：沙参30g，麦冬15g，扁豆30g，桑叶10g，天花粉30g，当归15g，赤芍10g，紫草10g，钩藤15g，蝉蜕10g，地肤子20g，甘草6g，凌霄花叶为引。2剂。

1998年10月14日复诊：身痒减轻，咳吐稠痰；舌边尖红，苔薄白；脉浮数而细。此为阴液已复，邪转卫分，血热有经肌肤外解之势，当轻解风热，继搜血分之根。方用桑菊饮加减。处方：桑叶10g，菊花10g，桔梗10g，连翘10g，蝉蜕10g，当归15g，赤芍10g，钩藤15g，地肤子20g，黄芪30g，扁豆30g，厚朴15g，甘草6g，凌霄花叶为引。2剂。患者此方进2剂后，身痒尽失。1月后随访，未再复发。

按 此例属皮肤瘙痒症，按中医辨证，为"痒风"之证。《外科证治全书》中对"痒风"的记述："遍身瘙痒，并无疮疥，搔之不止。"患者原已阴血亏损，虚不受补，而经西医骤补荣血，致血分热生，热生燥生，又正值秋燥之季，肺胃阴液亏耗，再加外风相袭，形成此症。此时急当固护肺胃之阴，息风润燥止痒。而且，"治风先治血，血行风自灭"，因此，需酌加补血活血凉血之品。当阴液渐复，邪转卫分之际，应按叶天士所述"在卫汗之可也"轻解而祛邪外出。此例辨证得当，处方用药次序有加，故两诊而愈。

——谭成钢，尹光玉.临床误治、失治验案3例［J］.四川中医，2007（8）：55-56.

五、瘾疹

案1 湿热交蒸治标不应

杨某某，男，12岁，学生。

1991年10月2日下午初诊：见全身起红色风团，体温40℃，呼吸20次/分，脉搏86次/分，诊为皮肤过敏，给地塞米松5mg口服，扑尔敏4mg肌内注射。

10月4日二诊：称治后风团消失，今又复发，治法如前，罔效。10月5日他医又用青霉素及地塞米松亦无效。

10月12日三诊：称因淋雨起病，近3日未大便，发热，第4日开始"拉痢

疾"，渴欲饮水，饮食尚可。见全身斑疹如初，口臭、烦躁，声高气粗，舌红
苔黄厚，脉洪数。此乃温邪犯肺，入里伤阴，兼夹湿邪，湿热交蒸而成此证。
拟清热解毒、燥湿和营为治，方为：银花、公英、射干、地榆、白头翁、玉竹
各15g，土大黄12g，黄连、山豆根皮各3g，桂枝10g。1剂而愈。

——孙思.温病误治一例［J］.贵阳中医学院学报，1992（2）：3.

按 当今临床，西医学作为主流医学，其治疗思路影响深远，各科常见见
热退热、见痒止痒、见"过敏"即消炎抗过敏之例，其结果，有效有不效，从
中医角度出发，无论标本缓急，总要做到审因明证论治方可收到最佳效果。

案2 风寒侵袭误用疏风清热

杨某，女，48岁。

身起痒疹历有2月，疹点状如豆瓣，搔抓后成块成片，西医诊断为荨麻疹，
已遍尝激素与多种抗过敏药物，仍然反复发作。待吾诊时，疹块刚散未能视
及，见舌红口干，脉濡缓，拟用疏风清热法，投以荆防、蝉蜕、白鲜皮、刺蒺
藜、甘草等药，连服4剂均不见好转。待细询问，得知疹块色淡不甚红，遇风
受凉及早晚常发，平时常恶风，精神困倦。方悟此证当属风寒侵袭，营卫不和
之证，法宜祛风散寒，调和营卫，处方如下：麻黄5g，葛根20g，防风10g，地
肤子10g，桂枝15g，杭芍15g，川芎10g，当归20g，大枣20g，甘草5g，生姜
5g。服药4剂后，疹未见再起。

按 证属风热之风疹固属良多，但由于营卫不和、表虚不固风寒侵袭之风
疹亦复不少，余初不识，一遇风疹，视辛温如砒鸩，率用辛凉宣散，虽偶能侥
而幸中，却有无效验而反剧者，临证当谛参四诊，细辨寒热虚实，方不误人。

——赵振华.误治挽诊四则剖析［J］.云南中医中药杂志，1996，17（4）：22.

案3 血燥生风脾胃不健，治以当归饮子不应

张某，女，50岁，农民，西医诊为顽固性荨麻疹已十数年，2008年10月
来诊。

周身疹块，瘙痒难忍，近5年来，每月必发，见风症加，屡用诸法，治而
乏效。刻下症见：全身疹块，苦于奇痒，时息时发，见风痒甚，纳差神疲，面
色无华，舌淡脉弱，此证血虚日久则肌肤失养，化燥生风，风气搏于肌肤，故
风团、瘙痒反复迁延日久，方选当归饮子加养血之品。5剂后复诊，痒小减而
纳差较著，病者觉获效复索前方，笔者暗思，方虽获效，而当归饮子则用于血
虚风燥而中焦健运者，然薯蓣丸则护中扶正祛邪，气血双补，此两方之异也。

日久脾胃一伤，百病丛生，治当顾护中焦，扶正祛邪，改弦易辙方选薯蓣丸原方，5剂奇痒大减，复进5剂，诸症近平，再进10剂，诸症悉平。服汤药之后，将本方按仲景比例制成丸药，巩固2月，其痒若失，于2010年4月因纳差来诊，询及瘾疹，病未再发。

按 薯蓣丸注重培补后天，尤以健脾护中为主，兼以调补气血，稍佐补阳滋阴药，酌加消导祛湿之品。方中重用山药，味甘性平，健脾胃，补虚损。《本经》谓其"主伤中，补虚羸，除寒热邪气，补中，益气力，长肌肉，强阴"。兼擅补虚祛风之长，故为方中之主药；人参、白术、茯苓、甘草、干姜益气温阳；又用神曲、大豆黄卷作为辅助药，寓消于补，使补不碍胃，振奋生化之源；地黄、白芍、当归、川芎、麦冬、阿胶滋阴养血，与补气药相配伍。则为气血并调，气旺则血生；而桂枝、柴胡、防风、白蔹等，主要用以升阳达表，驱除风气；杏仁、桔梗升降气机；大枣养胃生津；酒服以助药势。在临床运用之际，可根据证候标本虚实之别，灵活选方，运用薯蓣丸之际尚需合理化裁，若方证合拍，可不做加减，径直投用，亦可获良效。

——辛小红，巴哈尔·哈德尔.经方治愈瘾疹误治案四则［J］.
新疆中医药，2012，30（1）：84.

案4 久病杂投诸药无效

李某，女，35岁，教师，2009年4月就诊。

患瘾疹四年，平素时好时坏，周身瘙痒而少汗，其痒四肢为甚，发则身痒难以坐卧，搔之出血，烦躁不宁，纳可便调，月经量少，脉细，舌淡苔薄润，曾服西药抗过敏药等效微。今诊于中医，思之良久，断为素体气虚，难以祛寒湿外达，方选人参败毒散加养血之品进治，前3剂效著，再进5剂，以图全功，岂料后5剂丝毫无效，反生中满，思之再三，痒如故，诊其脉，细中见浮，况病程日久，病邪亦微，且身痒而无汗，治当单刀直入，小发其汗，不可益气养血祛风杂投。处以：麻黄、桂枝、白芍、杏仁各6g，鲜生姜3片，炙甘草3g，大枣1枚。3剂。当晚疹消痒平，3剂其病若失。

按 临证立法在乎合机而不在乎面面俱到，用药在乎权变而不在乎胶柱鼓瑟，药之医病，如钥之开锁，贵乎合拍。

——辛小红，巴哈尔·哈德尔.经方治愈瘾疹误治案四则［J］.
新疆中医药，2012，30（1）：84.

案5　血热误用温补

患者，男，23岁，运动或食辣后全身刺痒刺痛数月而就诊。

诊为胆碱能性荨麻疹，予以玉屏风颗粒合开瑞坦内服。次日因全身刺痛难忍而复诊。诊见全身遍布绿豆大小鲜红色风团，舌质红苔薄黄，脉细数。

按　胆碱能性荨麻疹，俗称赤疹，遇热即发，因禀赋不耐，血热内蕴，热极生风，风邪郁于肌腠，或腠理不密，卫外失固，风热之邪乘隙，蕴于肌肤，或食辛辣炙煿、茶酒肥甘、鱼腥海味等发热动风之品而致病。致病因素为风热、血热。玉屏风散可用于治疗荨麻疹，但有特定证候，表现为病久气弱、表虚卫阳不固、不耐风邪者。本病例虽属荨麻疹，却未见丝毫虚象。实证本当泄之，热象本当寒之。本药属扶正固本之剂，组方均是温燥药。予以口服，无疑是闭门留寇，火上浇油。热微则痒，热盛则痛，故患者出现难以忍受的疼痛。

——许芳.玉屏风颗粒误治皮肤病举案［J］.内蒙古中医药，2011，（21）：65-66.

案6　阳郁化热无血虚服消风散无效

王某，男，32岁，工人。

颜面浮肿，咽痛微恶寒，周身风团，色红成片，奇痒难忍，无汗身重，苔腻微黄，脉浮滑，思之片刻，此病风热之邪客于肌肤，外不得透达，内不得疏泄，故风团鲜红而热；风盛则痒甚；邪客于表则发热恶寒；风热壅肺即咽喉肿痛；舌苔薄黄、脉浮滑为风热犯表之象兼见里湿热之象。即书消风散原方，3剂，药后痒减，他症亦减，复进5剂，似效非效，再进3剂，其证如初，悉查脉症，始有所悟，此乃风湿客表，湿热内蕴，方选麻黄连翘赤小豆汤加味则更为合机。方示：蒲公英、连翘各15g，赤小豆30g，杏仁、草河车、桑白皮、白鲜皮各9g，大枣3枚，生姜、麻黄、甘草各6g。3剂痒退，再进3剂，诸症悉平。

按　麻黄连翘赤小豆汤与麻黄汤：两方开鬼门相似，但前方有清郁热之功，后方有驱寒邪解表之效。前方为后方之变剂，开鬼门而泄汗，汗泄则肌肉腠理之郁热、湿邪皆去，使邪从外而散，去桂枝者，避其热也，加连翘、梓白皮以泻其热，赤小豆以利其湿。而消风散，则以疏风养血、清热除湿取效，若阳气拂郁于表，郁而化热，无血虚之候者当为麻黄连翘赤小豆汤所主，而非消风散所宜。临证治痒，凡见脉浮苔腻，若用他方效微者，皆可分析病机，斟酌选用本方进治。

——辛小红，巴哈尔·哈德尔.经方治愈瘾疹误治案四则［J］.
新疆中医药，2012，30（1）：84.

案7　寒热虚实错杂，误为血虚风盛

杨某，女，49岁，工人。

患荨麻疹已5年，肤痒绵绵，四肢为甚，挠之色红成片，手足厥冷，不欲饮食，时有腹泻，口干不欲多饮，口苦，舌淡红苔腻，脉细，思之少顷，断为血虚风盛之瘾疹，治则养血祛风并进，方选《医宗金鉴》之四物消风散，先处3剂，以观其效。药后如初，病家觉病久难疗，自购前方10剂，服后效微，顿首片刻，猛忆"蛔厥者，乌梅丸主之。又主久利"之训，细查该病，认定寒热夹杂，虚实互见，邪犯厥阴，用乌梅丸无疑，然皮科之患，用此方医之者鲜矣，再三推敲，愈觉合拍，方药如次：乌梅12g，细辛6g，干姜9g，黄连3g，当归9g，炮附子6g，蜀椒3g，桂枝9g，党参12g，黄柏6g。先服3剂，据效而定，药后效宏，复进5剂，健如平人。

按　根据"厥阴之为病，消渴，气上撞心，心中疼热，饥而不欲食，食则吐蛔"当属肝热阳郁证。此方中乌梅、苦酒酸甘化阴，滋补肝体，以治消渴；黄连、黄柏苦寒清热，以治心中疼热；少用附子、干姜、桂枝、细辛、蜀椒之辛，辛热通达阳郁，以治饥而不欲食；气血不足，人参、当归之甘能补肝体，以治病体夹虚。本方中诸药相互为用，清热不遏阳，通阳不助热。肝体阴而用阳，阳主动，用滋阴药虽能滋肝，但妨肝阳主动，所以滋肝必用通阳，以使阴得阳而化生。乌梅丸"又主久利"，方中乌梅、苦酒收敛止泻，黄连、黄柏清泄上热，附子、干姜、桂枝、细辛、蜀椒温暖下寒，人参、当归补益气血，方药相互为用，以获佳效。上述可知乌梅丸是主治上热下寒夹虚证或寒热错杂夹虚证之要方。

——辛小红，巴哈尔·哈德尔.经方治愈瘾疹误治案四则［J］.
新疆中医药，2012，30（1）：84.

六、猫眼疮

案　湿热内蕴误用温补

患者，女，19岁，大腿红斑数日伴痒而就诊。

诊为多形红斑，予以玉屏风颗粒合开瑞坦片内服，次日踝部水肿，行走不便来诊。诊见双大腿水肿性暗红斑片，有融合，可见虹膜样损害，双小腿下段及踝部明显水肿。舌质红苔黄腻，脉滑数。

按 多形红斑俗称猫眼疮，因平素恣食肥甘厚味、辛辣炙煿，致湿热内蕴，壅滞体肤，或素禀阳虚之体，卫外不固，寒邪乘袭，气滞血凝，经脉闭阻，瘀而为患，或禀性不耐，血热内蕴，外受邪毒，毒热相合，充斥体肤。此患者湿热内蕴，法当清热利湿，解毒散结。初诊医生未辨其虚实寒热，只考虑发病于冬季，一味使用玉屏风颗粒，本想固表御寒，却不料下焦湿热反而壅滞，阻遏经络，出现下肢水肿。

民众普遍认为中药无毒副作用或副作用少，包括从医人员亦有类似想法。其实中药运用不当也会出现主观或客观的不适，甚至加重病情。尤其是中成药，因为缺乏汤剂的灵活变动，加上某些医者或患者忽视整体观念和辨证施治，想当然的以病名为前提或见一症便套用成方。事实上，某些药厂生产的中成药功效、主治均用西医术语表述，或有意强调药理研究结果，从而扩大适应证范围。譬如玉屏风颗粒，现代研究认为有增强机体对应激原的抵抗力，增强免疫功能以及抗过敏的能力，具有"适应原"的作用，俨然是中药类的免疫增强剂和抗敏剂。但实际应用只是遵循药理研究的结果肯定不可行。因为既然是使用中药就要遵循中医理论，注重个体差异，否则同样延误或加重病情，出现适得其反的效果。

——许芳.玉屏风颗粒误治皮肤病举案［J］.内蒙古中医药，2011，30（21）：65-66.

七、白疕

案 执有形结块皆为血瘀，不知正虚亦可络阻成积

马某某，男，47岁，退休干部。

银屑病史20余年。2001年9月因点滴状银屑病入院，以凉血活血汤（紫草、茜草、板蓝根、生地、茅根等）为主治疗，数月后新疹不再出现，疹色变为暗褐，融合成肥厚斑块状。此后则顽固不消。其人形体肥盛，无任何不适。皮损肥厚，无明显脱屑。查其舌淡红而苔薄白，唯两脉极沉极弱，询之则曰自幼如此，因舍脉从症，以为血瘀，大用桃仁、红花、三棱、莪术、鬼箭羽、全虫等品活血通络，但数月无丝毫功效。

按 此例之误为不辨患者素体气血不足，不知扶正以祛邪之理。虚实之辨，临证最难。有大实若羸状，亦有大虚而盛形。盖脉症不符，治疗罔效之时，须知转换之道。取舍之时，尤须顾其素体禀赋，盖生长壮已，人之常度，无可逆也。本例患者，久用活血攻逐之品，斑块不消，必当虑其虚也。其皮损结成肥厚斑块，原因有二：查其已届中年，虽形体盛，实正气已亏，推动无

力，血行瘀滞，留而成积，此其一也。两脉极沉弱，固乃精血不足之象，脉道空虚，虽欲荡涤，然阴血不足，何以载邪外出？此其二也。故单用活血通络之品数月无效。其后予大剂补药党参30~45g，熟地30~60g连用两月。第一个月，皮损无任何改变，唯其脉势渐强，升至中部，此为阴血生而脉道充，阳气足而营气行。复增以通络之品威灵仙15g，又两周后，皮损始见变薄，再两周皮损迅速消退。

——张苍，陈凯.皮肤病误案四则例析［J］.中医药学刊，2003（5）：782.

第四节　肛门直肠疾病

一、肛痛

案　肛痛误为会阴部疖肿

张某，男性，54岁，因会阴部肿物于2009年9月24日初诊。

自诉无明显诱因会阴部突发肿物20天，1周前自行破溃，脓出而肿痛减，伤口不愈10余日。查：会阴部可见12cm×1cm溃疡，有少量脓性分泌物，按之可有脓水外溢，探查向下有一腔深约3cm，诊为会阴部疖肿，成"袋脓"，施切开引流换药治疗。1周后复诊见伤口仍未愈，嘱继续换药治疗。半月后复诊，诉伤口仍不愈，伤口缩至0.5cm×0.5cm，再次探查，探针可向上探入，触诊可及一条索状结节向肛门方向，指诊发现肛门齿线6点钟处有一凹陷性结节，后做造影证实为肛门瘘，施肛门瘘近端切除，扩大外口，旷置瘘管，经换药而愈。

按　本例脓肿发生在会阴部，距肛门较远，故初诊未考虑肛门脓肿，故探查时，探针未向肛门方向探查，也未做肛门指诊，见向下有一脓腔，就认为是"袋脓"所致的伤口不愈故切开引流换药治疗，二诊时仍未考虑其他，故继前治疗，三诊时切开已20余日，伤口仍不愈，考虑是否有瘘管形成。触诊时发现有条索状结节通向肛门，考虑是否有肛门瘘，才做肛门指诊，发现了6点钟处凹陷性结节，经造影证实为肛瘘。本例教训：诊察时不细心，未发现条索状结节；未及时做肛门指诊，故将肛周脓肿诊为会阴部疖肿；其伤口之"袋脓"蒙医者之眼，故以为伤口不愈是"袋脓"所致；医者由于伤口距肛门较远，故未考虑肛瘘之可能。经此案后笔者积累了经验：凡发生在肛门周围之脓肿，无论远近，必细寻之索条状结节；探查伤口时都向肛门方向探之；必须做肛门指诊，看是否有内口；肛周之伤口只要超过两周不愈或反复发作者，也都要考虑是否有肛门瘘之可能。

——刘芳，陈宝元.疡科常见病误诊误治5则［J］.
中国中医急症，2012，21（7）：1194-1195.

二、肛漏

案1 问诊不全而误

陈某，男，42岁。

主症：肛外肿硬作痛，发热，便难，脉洪数，舌红苔黄燥。证属肛痈酿脓期（肛周脓肿）。治拟内服攻毒消肿之中药，并切开脓肿，药条脱腐，拔毒引流等常规治疗，但疮口难敛不收，脓水不止，并有矢气排出。诊断为肛痈传变为全肛瘘，用挂线疗法治疗，效果仍然不显。经追问病史，6年前曾因外伤致肛门盆腔贯通，经治已愈，但仍遗留一经骨盆至直肠间隙在5点位开口的病理性管道，外口径大、内口深高，有粪汁脓液流出，普通探针定位困难。造影显示距肛缘13cm直肠后壁有一充盈缺损并与直肠后间隙沟通，和外伤所致的病理管道相交汇，确诊为：①陈旧性肠内瘘。②继发急性直肠瘘。据此行肠修补结肠造瘘术，二期造瘘关闭术，经治痊愈。

——方路，钟传华.复杂性肛肠瘘辨治与误治探讨［J］.云南中医中药杂志.1996，17（6）：20.

案2 漏诊肠瘘

陈某，女，36岁。

主症：肛左有一溃口，根硬边高，肉腐结痂，脓水清稀淋漓，周围皮色不变，不热不肿，皮肉间潜有重管上窜肠间，下窜大腿内侧根部，脉虚缓，舌红淡苔白腻，面白颧红，午热乏力兼有阵咳。证属久瘘伤肺，阴证肛瘘。治疗内以托补，外施切皮挂线，7日线脱，疮口腐肉不去，新肉不生，脓液增多并见粪汁，预示病证传变存在着腑传脏之疑？胸片示肺Ⅲ型结核—硬结期，肛瘘造影显示乙状结肠下段有造影剂进入肠腔，管壁组织活检有干酪性肉芽肿及郎罕细胞，诊断为结核性肠瘘，继发肛瘘。剖腹探查见：乙状结肠结核性穿孔并与骨盆腹膜腔底包裹黏连，肠瘘口可插入一小号胆囊探针，经过左骨盆直肠间隙、坐骨直肠间隙，由肛瘘外口探出。明确了诊断，拟肠瘘内口病灶肠段切除一期吻合，骨盆腹膜下腔管道与会阴组配合，用粗糙纱布搔刮清创管壁，与肛外瘘口沟通，并扩大外口以利引流，盆底腹膜以两层内荷包式缝合，使壁层光滑，粗糙面外翻入创道，大网膜包覆吻合肠段，并游离一部分网膜缘加固盆底缺损，肛瘘段的内口作开放挂线。术后常规抗瘘治疗，2月余治愈出院。

——方路，钟传华.复杂性肛肠瘘辨治与误治探讨［J］.云南中医中药杂志.1996，17（6）：20.

案3　诊查不细误治

陶某，女，20岁。

主症：肛后正中有一肿块，反复作痛破溃流脓17年余，近日溃口闭合而感肿痛，疮面肿突，红热应指，根束，周边漫肿，硬结压痛，身热口干，脉洪数，舌红燥，苔黄厚腻。证属涌泉疽成脓期，内以托里透脓，外以针破泻脓而治。证反病进，并有毒陷证候，作脓腔探查见：原脓腔顶部有一深达骶骨前的多房性脓肿，清除感染灶后融为一腔，并见脓腔壁覆有上皮组织、残缺的皮脂腺囊壁及成丛毛发，此脓腔与直肠腔不相通。病检证实属组织结构瘤。临床病因病理诊断为"骶前潜毛性窦道"及"继发性脓肿"，每日以脱腐生肌膏纱条引流，待感染控制，脓腔局限，腔内造影证实不与肠腔相通，充分术前准备后，施以二期窦腔切除术，彻底切除搔刮腔内壁覆着的囊壁、结构的上皮组织及皮肤附件，创腔内置入拔毒生肌玉红膏纱布引流，直肠腔内以双腔气囊扩张肠壁与骶前创面黏连，促进愈合。经治月余告愈出院。

按　复杂性肛肠瘘原发和继发于多种肛肠瘘病，临床上仅依据继发化腐成脓的病因病机辨治，易造成舍本求末，甚至标与本证不别的误治。故凡诊瘘证，既要首辨阴阳，再辨肿、痛、孔、脓，更应重辨病位的经脉络属，掌握正邪消长、气血盛衰、表里传变的病性理论，才能别出病证的标本所属。而要做到审证求因、辨证求本、精于施治，就需结合现代的病因病理学理论，借助放射、化验等理化诊断技术，将原发与继发肛肠痈疽的疾病，诊断明确，才能保证肛肠瘘病，标与本证相结合的辨证论治特色。

——方路，钟传华.复杂性肛肠瘘辨治与误治探讨［J］.云南中医中药杂志.1996，17（6）：20.

三、脱肛

案1　虚中夹实误为纯虚证

雷某某，男，66岁，1956年9月18日诊。

近1周来，食少，肛门坠胀，时欲大便，入厕良久、努挣不出，1日十余次。腹部稍胀，两三日偶解干大便少许。舌淡、苔白、脉缓。患者年前曾因肛门坠胀，余投补中益气汤加减告愈。故仍诊为气虚下坠，拟大剂补中益气汤治之。但药后坠胀未减，腹满愈甚。细查其腹，状若鼓。详询患者：两天前外出，曾食冷鸡蛋，且天热饮水甚多。余顿悟：此为虚中夹实证也。遂改弦易辙，治以通腑消积，佐以益气之品，宗黄龙汤（《伤寒六书》方）加减：大黄10g（另泡、冲服），枳实、厚朴、苍术、山楂、神曲各15g，党参20g，陈皮、甘草各5g。仅服药两次，即腹中雷鸣，泻下腐臭稀便数次，腹满顿减，惟肛门坠胀如故。食积已除，可治其虚证下陷。乃拟补中益气汤加味2剂，水煎服。3日后腹满已消，食欲渐增，肛门坠胀亦明显减轻。效不更方，仅改党参为红参10g，击鼓再进，2剂告愈。

按 "实则泻之，虚则补之"乃治之大要。任应秋认为："由于疾病往往有虚实互为因果的时候，……必须根据虚实病情的先后缓急，灵活运用补泻两法。"本例治误乃因初诊询问不详，查体不周，辨证轻率，仅凭既往印象和表面症状，臆断为单纯气虚下陷证，未料及有饮食积滞夹于其中，妄投峻补而犯"实实"之诫。

——郑信森."虚中夹实"治误1例体会［J］.四川中医，1990（6）：34-35.

案2 肾虚误作气虚

丁某，男，10岁，1983年3月20日就诊。

患儿疳积并发脱肛，前医用补中益气汤十数剂，疗效不显。症见：发黄稀疏，肚大腿细，消瘦，乏力，大便1日4次左右，不成形并完谷不化，每次大便都脱肛，需托揉方可上。辨证属肾虚，固涩失调所致。拟以温补收涩、补肾固脱：枸杞子9g，菟丝子9g，诃子6g，煅龙骨10g，熟地黄10g，山药10g，山萸肉9g，五味子10g。3剂药后脱肛痊愈。后用六味地黄丸调理月余而疳积痊愈。

按 脱肛一症，一般从气虚论治。本例患儿疳久伤肾，肾主前后二阴，故发生脱肛症状，前医用补中益气法不效，后用补肾固涩收功。

——汪德云.三例儿科误治案［J］.江西中医药，1986（4）：45.

四、锁肛痔

案 忽视西医诊断致误

沈某，男，54岁。

因咳喘数周未愈就诊，经诊治1月基本告愈，惟大便不畅，有肛门下坠感，间断脓涕样便，伴纳差、腹胀。大便化验有少量红、白细胞，经清热燥湿健脾治疗，纳差腹胀好转，但肛门下坠及脓涕样便同前，大便日解3~6次。于开始出现肠道症状后4个多月始做肛门指检，发现距肛门8cm有一平滑硬块，乙状结肠镜病理活检证实为直肠腺癌，乃住院手术治疗。

按　本例在肛门指检前的多次中医诊治过程中，大便一直异常并伴明显的肛门刺激症状，本应考虑除外肿瘤。由于对西医诊断重视不够，对癌肿的警惕性不高，延误诊断达数月之久。

——张育轩，董振华.中医临证误诊误治原因探析［J］.中级医刊，1998（8）：12-13.

第五节　泌尿男性疾病

一、不育

案1　滋补不效，化瘀收功

屈某，男，36岁。

婚后7年未育，女方多次检查无异常。病者迭医更药，俱不见功，于1984年3月21日来我处就诊。检所用之药，皆壮阳生火、滋阴清热、填精生髓之类，多家医院化验检查，均诊为少精证。现五心烦热，性欲亢强，每于射精时及射精后睾丸或阴部有痛感，咽干口燥，漱水而不欲咽，舌红少苔，边有瘀点，脉象细数。精液检查：量为1.2ml，密度400万/ml，此证为阴虚血热夹瘀，治以滋阴清热、活血通络法。方选知柏地黄汤化裁：知母12g，黄柏12g，生地30g，山药50g，白芍30g，丹皮20g，麦冬20g，龟板15g，赤芍30g，川牛膝20g，土鳖虫5g，蜈蚣1条（研末分冲）。水煎2次，合和，得药液1000ml，每日早晚各服250ml，连用8剂，射精痛感消失。继用20剂，诸症悉除，精液检查：量4.5ml，密度7000万/ml，成活率50%，活力IV级占70%。其妻于1984年10月5日来诊，经妇科及B超检查，已受孕两月，后足月生一健康男婴。

按　患者阴虚血热俱明，前医用滋阴清热凉血而无效，要在忽略了瘀的问题，阴虚血热灼而为瘀，病久入络亦所难免。笔者根据舌象及射精之痛感，断为阴虚血热，瘀阻精窍，只是在前医处方上加用了赤芍、牛膝、土鳖虫、蜈蚣以活血化瘀，通利精窍而已。

——马汉周，郑崎峻.男性不育误案论瘀［J］.山东中医杂志，1993（2）：26.

案2　虚实夹杂，单纯扶正不效

杨某，32岁，渔民，1987年11月8日就医。

主诉婚后4年不育。现畏寒肢冷，神疲乏力，腰膝酸软，性欲低下，精液稀薄，纳差，口淡不渴，小便时有不利，舌淡胖，苔白略腻，脉弦滑。精液检查：密度1000万/ml，成活率30%，活力Ⅰ级。检视前医之病历，辨证为肾阳不足，治取温补肾阳，方用右归饮并加服成药金匮肾气丸。病者云："此方已服月余，肾气丸吃了足有两年，但收效甚微，我妻子检查多次均正常"。笔者审视再三，断其为肾阳虚、水湿内停、精道不利证，处真武汤加味：熟附子9g，茯苓15g，白芍12g，白术10g，车前子30g（包），川牛膝15g，白芥子10g，生姜为引，日1剂，连服5剂。药后纳增性旺，诸症皆有好转，继以上方加菟丝子30g，仙灵脾15g，两日服1剂，共进18剂，诸症皆除，精液化验：密度6000万/ml，成活率82%，活力Ⅳ级达76%，其妻子1988年春受孕。

按　肾主一身之阳气，亦主一身之水气，肾阳虚衰则无力蒸腾，水湿内停，聚而不行，阻塞精窍，精道不利，焉能有子？笔者据患者职业及脉舌之象，改右归饮、金匮肾气丸为真武汤加车前子，意在温阳利水，通利精道。用牛膝、白芥子者，水湿之聚，往往积液为痰，痰瘀相关，不可不防。后加菟丝子、仙灵脾，皆在促进肾之精气旺盛，使精子的密度及活力增加而已。

——马汉周，郑崎峻.男性不育误案论瘀［J］.山东中医杂志，1993（2）：26.

案3　不察器质性病变

羿某，30岁。

结婚5年不育，多次求医罔效。所进药物皆滋肾填精之品，性生活基本正常，查外生殖器无明显异常。嘱其做精液检查，不料取不出精液。询知每次性交均有排精动作，且于次晨尿中有白色乳状物。于是做尿常规检查，发现尿中有大量精子。连续查3次均如此，转泌尿外科检查为输精管开口异常。每次皆逆行射精，将精液射入膀胱，所以取不出精液，后经外科作修补术后治愈。

按　据有关资料报道，器质性病变引起的男子不育与阳痿常见的有生殖器官异常、下腹部血管疾病、隐睾症、性神经损伤、内分泌失调，等等。临床上病人往往主诉不清，医生也不易直观发现，因此必须在详查病史的同时做一些必要的检查。本例误诊的原因在于没有查出其原发病。

——江元振，张大炎.男性病误诊误治种种［J］.湖南中医杂志，1990（5）：52–53.

案4　湿浊下注误用温补

宋某，30岁。

结婚2年不育，其妻系丧偶再婚，以前曾流产1次。患者曾于1年前因阳物举而不坚求医，曾给予温肾壮阳类药3个月，阳痿治愈，仍不育。令查精液，发现精液24小时不液化。症见：舌质淡，白苔满布，脉沉滑。形体虚胖，郁郁不乐，四肢困倦，腰膝酸软。此属脾肾阳虚，寒湿凝滞以致清浊不分。治宜温阳散寒，分清别浊。用萆薢分清饮加肉桂、附子调治2月，查精液正常，半年追访，其妻已身怀六甲。

按　前方温肾壮阳，阳痿好转，但湿浊下注，清浊不分，笔者为一时假象所蒙，以致贻误。后详审病机，投药中的而愈。

——江元振，张大炎.男性病误诊误治种种［J］.湖南中医杂志，1990（5）：52-53.

案5　阴虚火旺误用温补

李某某，男，28岁，农民。1992年5月21日初诊。

结婚3年不育，爱人体健，妇检无殊。少年时有手淫史，婚后性欲旺盛。治疗前曾在部队医院查精液：精液量1.5ml，色白质稠，液化时间35分钟，精子密度1600万/ml，活动力低下，畸形率小于30%，给予口服克罗米芬、维生素E，肌内注射绒毛膜促性腺激素，治疗2个月未效。后经友人介绍饮用狗鞭浸酒未及1个月，反不射精。患者惊慌前来本科门诊。现症：阳强易兴，头晕耳鸣，心烦易怒，舌红少苔，脉细弦。证属水亏火旺，精关开合不利。治拟滋阴降火，填精补髓，开通精关。处方：生熟地各15g，龟板20g，山萸萸10g，盐知母10g，盐黄柏10g，怀牛膝10g，肉桂1.5g（后下），肉苁蓉10g，王不留行12g，菟丝子12g。5剂。

二诊：头晕心烦略减，情绪稳定，未行性生活，上方加路路通10g，7剂。

三诊：诸症大减，性交1次已有少量精液射出，脉细，苔薄。予补肾益精，育阴涵阳，用左归丸合五子衍宗丸加减。嘱节制房事。处方：生熟地各15g，山药10g，山萸萸12g，枸杞子12g，甜苁蓉10g，覆盆子15g，五味子10g，龟板15g，鹿角胶10g（烊冲），菟丝子15g，胎盘粉12g（吞），怀牛膝10g。服20剂后查精液量2.5ml，色白，液化时间15分钟，精子密度6000万/ml，活动率50%。

四诊：以上方作为基本方隔日1剂，2个月后告知其妻已早妊。

按 肾主生殖、主藏精，宜藏不宜泄，恣情纵欲，斫伤过度，则竭其精，大温大热之品，阴精为之煎烁，以致精少精凝，精关开合不利，终致射精不能。先用大补阴丸、滋肾通关散化裁以滋肾精，清相火，通精关。三诊时已能射精，但量少，盖由精髓不充盛也，故遵内经"精不足者，补之以味"之旨，用左归丸合五子衍宗丸化裁以"育阴以涵阳"，终至虚损去而妻受孕。

——孙义荣.误治验案3例[J].江西中医药，1995（S3）：27-28.

案6 阴虚内热、瘀阻精室误用温补

张某，男，26岁。1993年10月8日初诊。

自述婚后3年来夫妻性生活较频而未育。女方妇检无异常。患者平素体健，喜烟酒肥甘厚味。近半年曾到贵阳、上海、广州等地求医，先后服男宝、雄狮丸和中药散剂、煎剂至今，视其处方，多为温壮肾阳之品。细询之，各地门诊均未作前列腺有关检查。诊见心烦不安，述头晕眼花，腰膝酸软。查舌红少苔，脉细数。外生殖器无异常。前列腺核桃大小，压痛明显，表面光滑，边缘清楚，中央沟欠清。前列腺液检查：WBC（＋），RBC 2~3，卵磷脂小体（＋）。精液检查：质白黏稠，量2.5ml，精子数3000万/ml，精子活动率50%，畸形精子6%，WBC 3~6，精液液化时间：2小时以上。诊为慢性前列腺炎性不育症。中医辨为阴虚内热、瘀阻精室。方选知柏地黄汤合桃红四物汤加减：黄柏、知母、丹皮、地骨皮、茯苓、泽泻、麦冬、桃仁、红花、地龙各10g，赤芍、川牛膝、续断、怀山各20g，生地、玄参、丹参各30g。每日1剂，水煎3次分服。并嘱患者停服以前所剩壮阳药物，戒烟酒、忌辣椒姜葱蒜等刺激性食物，避免性生活过频等。连服1月，心烦不安症状消失，去黄柏加太子参20g。续服1月后头晕眼花、腰膝酸软等症消失，前列腺液和精液化验均已恢复正常。停服中药煎剂，改用中成药杞菊地黄丸和五子衍宗丸扶正固本。两月后患者来告，其妻已孕。

按 几次更医均未查前列腺，造成慢性前列腺炎的漏诊而误诊为肾阳虚性不育，一误也。因误诊而连续使用温壮肾阳药物长达半年之久，灼伤生殖之精，二误也。致误之因虽与患者无典型下焦湿热证使医者麻痹有关，然主要还是医者之误，诊治男性不育证未按常规检查前列腺。采取先清后补之治使其妻孕育，中医辨证论治功不可没。

——季科夫.不孕与不育临证辨误录[J].云南中医中药杂志，1996（4）：23-24.

案7　脾阳不振、元气不充误为单纯肾虚

患者帅某某，男，41岁，工人。2011年5月7日就诊。

近2年来夫妻同居未避孕而不育求诊。精液分析：A级8%，B级13%，C级35%，D级44%，其他项目正常。细问病史：病人一直用中药治疗近半年，A级精子最高时达18%，B级精子最高时达26%，治疗后精液质量逐渐下降。细看前医用药：以附桂地黄汤合五子衍宗丸出入，貌似对症，实为罔效！理应穷究。刻诊：患者体型高大微胖，面色㿠白，平素易倦喜卧，不耐劳，饮食乏味，大便稀溏，性欲不强，阳举不坚，性事后极为疲劳，次日晨起感头晕腰酸不适，舌质淡红，舌体胖大有齿印，苔白，脉濡软。嗜好烟酒。证属脾阳不振，元气不充。治以补中益气为主，佐以温肾助阳为辅，以大剂补中益气汤加味。药用新开河参、白术、升麻、柴胡、当归、菟丝子、补骨脂、巴戟天、黄精各10g，黄芪、仙灵脾、韭菜子各30g，甘草6g。每日1剂，水煎分服。10剂后复诊，感头晕体乏好转，大便成形，舌质淡红，舌体胖大缩小、齿印减少，苔薄白，脉沉有力。原方再进10剂，性欲增强，精力饱满，饮食转味。复查精液：A级23%，B级26%，C级32%，D级19%，其他项目正常。继在原方基础上加减再服近2月。后来告，其妻停经尿妊娠试验阳性而停药。

按　"肾主生殖"是中医重要理论，亦为中医男科学不育症诊断和治疗基础理论之一。肾虚是男性不育的主要病机之一，而补肾法为治疗男性不育的主要大法，但不是唯一。随着人们性观念的改变和性知识的增加，男人往往闻"肾虚"而色变，补肾成为当今医药广告中最流行的治法，而此患者及前诊医生先入为主、责之肾虚就不足为奇了。但此患者服温肾壮阳药后，A级、B级精子不上升而反下降，最低A级精子仅2%，补肾之法不效，医者不反思，患者亦认为不是过，因而贻误病情。患者易倦喜卧，头晕腰酸，性欲不强，舌体胖大有齿印，似为肾（阳）虚水泛之证。四诊合参，本证病机实为劳（房劳）则耗气，阳明气血不足，元气不充所致。肾主藏精，为先天之本；脾主运化，为气血化生之源，为后天之本；先天之精有赖后天之精充养而精旺，后天之精有赖先天之精温煦而化生有源，精血互生同源。阳化气，阴成形。脾胃虚损，脾阳不振，肾之精气化生不足而致精子活力下降而现诸症。治以补中益气汤加黄精大补元气，佐以菟丝子、补骨脂、仙灵脾、韭菜子、巴戟天温肾助阳。诸药合用，使脾胃充实，振奋脾阳，气血旺盛，精血化生有本，精子活力提升而收治愈之效。

——李芬如.男科病误治2例［J］.江西中医药，2014，45（10）：55-56.

二、精浊

案1　中气不足误作湿热

黄某某，男，40岁，工人。1990年5月14日入院。

患者近2月来，小腹坠痛，小便用力方能解出，余沥不尽，色淡黄。伴见头晕，身困乏力，嗜睡，舌尖红苔白腻略厚，脉濡。查：尿常规正常；前列腺液：卵磷脂小体（+），白细胞25~30，红细胞8~10。诊断：慢性前列腺炎。治以清热解毒利湿之法，方选八正散加减：滑石（包）20g，车前子（包）、山栀子、木通、瞿麦、连翘、黄柏、苍术各10g，萹蓄、茯苓各15g，大黄（后下）、生草各6g，服上药3剂后，患者述腹痛及小便不利加重，憋足小便，用力可出，大便溏，病情反重。再审病情：患者小腹坠痛，小便用力方出，但无灼热刺痛，且伴头晕嗜睡，身困乏力，证属中气不足，气化失司。治以补中益气，升清降浊。方选补中益气汤加减：炙黄芪30g，党参20g，白术、茯苓各12g，升麻、柴胡各6g，陈皮、厚朴、炙草各10g，服上药3剂后，小腹坠痛明显减轻，排尿较前有力。继用上方加入桔梗10g以达宣上通下。上药服用10剂后，腹痛消失，排尿有力，无余沥不尽，略感乏力头晕。后改为补中益气丸调治半月。复查前列腺液：卵磷脂小体（+++），白细胞3~5，红细胞1~3。即出院。

按　前列腺炎属中医学"淋浊"范畴，其急性阶段病理主要是湿热下注；慢性阶段则多为肾虚夹湿热或血瘀，临床以下焦湿热者为多。此例病人，治疗之始，颇受西医病名之影响，有炎症便以清热解毒利湿，妄用苦寒，徒伤脾肾阳气，终致病情加重。患者小腹坠痛而痛势不甚，小便不利，用力可出而无灼热刺痛，且伴乏力嗜睡。属中气不足，气化无力所致，故以补中益气汤健脾益气升清降浊。中气足、气机畅，则小便自利，坠痛自除，不清热解毒而炎症自消。

——牛阳.临床误治四则［J］.中医药学报，1990（6）：19.

案2　肝经湿热误用温补

某男，49岁，汉族，军人。1993年4月19日初诊。

曾患上颌窦息肉并行手术，有心悸、慢性前列腺炎史。自认体虚，购人参酒、熊胆酒饮服2月，肛门外擦麝香痔疮膏，渐次出现房事早泄，阴茎勃起不坚，为此甚觉苦闷。刻诊，口苦胸闷，腰酸胀困，小便涩痛，肛门热痛，舌淡红苔薄黄腻，两脉弦缓。辨属肝经湿热证。疏龙胆泻肝丸，早晚各服一蜜丸，1周后服六味地黄丸、早晚各服一蜜丸，连服12日。

二诊：喜告前症消失，性生活复常，外痔亦好转。嘱再服六味地黄丸2周以和肝肾之机，并嘱忌食肥腻辛辣之品半年，随访3月无复发。

按　素有湿热内蕴，再进人参及熊胆酒，酒性火热，引行药势，直捣三焦，壮火食气，致使旧疾复发，并添新恙。此为病者不辨药性之误，误补益疾，酿成痛苦。经清肝化湿、滋肾固精法治愈。可见酒类补品，尤当明辨适应与禁忌范围，若不详辨，冒然进服，反致虚虚、实实之弊。医患二者，当以斯为鉴。

——汪明忠.误补益疾致早泄阳痿案二则［J］.新疆中医药，1994（3）：39.

案3　下焦湿热郁阻误作肾虚

吴某，男，48岁。2003年8月8日诊。

患者小便溺后遗沥不尽，尿等待，病已2年，近日加重。经某医院辨证为肾气亏虚、肾阳不足，予相应中药治疗而乏效。刻诊：患者面色丰润，虽有腰部不适，但舌苔黄略腻，脉弦带数，饮食如常，夜尿多而尿色黄，少腹及会阴有下坠感。同时B超检查前列腺提示：慢性前列腺炎，并轻度增生。此乃下焦湿热瘀阻、气化失畅之证。治拟清化湿热、活血化瘀。处方：虎杖20g，川柏12g，苦参10g，丹参10g，当归12g，赤白茯苓（各）15g，萆薢15g，桃仁10g，杜红花10g，薏苡仁30g，甲片6g，广木香6g，桂枝6g，甘草3g。水煎，每日1剂分2次服。同时配合野菊花栓每日早晚各1粒纳入肛内2~3cm。共治疗3个月，终获痊愈。

按　溺后遗沥，非定属虚，当参脉症，全面考察，仔细分析，方能论断。本例舌苔黄略腻，脉象弦而带数，且患者饮食如常，精神面色皆可，故不应作肾气亏虚论治，当属湿热（瘀热）蕴于下焦之象，又结合B超检查所见，诊断可以肯定。治宜清利和血，因药证合拍，故能应手取效，若采用温补之法，则犯实实之戒。

——顾茂民，孙燕辉，孙燕萍，等.张浩良教授纠误医案3则［J］.
江苏中医药，2004（10）：45-46.

三、精癃

案1　阴虚热结误用温阳利水

张某，男，76岁。1986年3月17日初诊。

不慎触冒风寒，始觉全身发冷，得热稍舒，喜暖畏寒，至夜间突觉小便不通，涓滴而下，继则点滴全无。心烦急躁，小腹苦急坠胀，下肢冷上身热，食欲不振，渴喜热饮，小便黄少，大便干结，舌苔白厚夹黄，脉沉。西医诊断为前列腺肥大、急性前列腺炎。因惧怕手术而转治中医。余以宣肺温阳利水之法，予越婢汤加附子、泽泻不效，继投济生肾气汤、胃苓汤、补中益气汤合春泽汤30余剂，小便偶有滴利，仍需留置导尿，寒热除，纳增便调，小腹苦急坠胀，小便黄少，渴不喜饮如前。忽悟莫非阴亏热结，遣方六味地黄合猪苓汤，3剂小水即通，不需留置导尿，6剂小便通畅，惟夜间仍艰涩不利，剂进三十癃闭全除，随访3年未发。

按 病由感寒，见畏寒喜暖，下肢不温，口渴喜热饮，纳呆，脉沉，"便燥溲赤"考虑为阴虚致病，从宣肺、益气、温肾合利水之法不效，方悟法不对证，诊断有误，细思乃阴阳俱损、寒热错杂之证，心烦急躁，发热，小便黄少，舌象为肾阴不足，膀胱水热互结，可见阴阳两纲不可不辨，不可粗辨。岳美中认为，老年病脏腑多损，阴阳俱虚，症状颇多复杂，阴阳每易颠倒，如"老年阳虚证"反见口干咽痛，口舌生疮，手足心热，便燥溲赤。"老年阴虚证"反见胃腻恶食，食则不化，大便溏泻，遗精白浊。故在临证中需当反复推敲，细细斟酌，透过现象看本质，方能扒雾见真，以免错断。

——丰广魁.临证误治当审阴阳［J］.辽宁中医杂志，1994，12（9）：423.

案2 肾阳不足误作湿热

王某，男，56岁，1987年4月6日初诊。

先恶寒发热，继则小便突然不通，点滴全无，少腹拘紧急迫，欲尿不出，少腹如吹，48小时未见滴利，导尿2000ml，之后少腹隆满亦无尿意。面色苍白，身体壮实，声音粗亢，喜热饮，纳好，四肢不温，舌苔黄白而腻，脉滑有力尺沉。西医诊断为前列腺肥大伴急性炎症，他医以湿热壅闭下焦论治，施八正散加减。剂进二十偶有滴利，仍需留置导尿，笔者视之，以肾阳不足、气化不利立论，予服附子汤，3剂小便渐通，再未导尿，16剂后小便如常，癃闭告愈，随访3年未发。

按 本例面色苍白，四肢不温，渴喜热饮，舌苔白黄而腻，脉虽滑但尺沉，实为阳虚之证，但前医见起病急骤，体壮声亢，纳好，舌苔白黄，脉滑错断为下焦湿热，笔者以上例为鉴，首辨阴阳，阴阳既明，取效亦易。

——丰广魁.临证误治当审阴阳［J］.辽宁中医杂志，1994，12（9）：423.

案3 清气不升误作湿热瘀阻

曹某某，男，70岁，电工，初诊日期：1989年12月7日。

患者1周前卒感小溲频数而不畅，在某院查B超示：前列腺肥大。诊时症见：形体消瘦，小溲频数而不畅，夜间尿次尤频，每夜有15次左右，量少，点滴而下，小腹坠胀，舌质淡紫，苔薄黄腻，脉细。辨证：湿热瘀阻，膀胱不利，方用八正散加路路通等药物。

服3贴后，尿次仍频，每次小便后，小腹坠胀更甚，夜不能寐，颇以为苦。舌苔黄腻，揩之即去，此乃清气不升，浊阴不降所致。药用炙黄芪30g，炙升麻、炒知母各6g，桃仁、归尾、瞿麦、赤芍、黄柏、路路通、穿山甲各10g，上肉桂2g，炙甘草5g。3帖。药后，小溲渐爽，但量仍不多，少腹坠胀，遂重用黄芪至45g。5帖。

三诊：排尿接近正常，腻苔亦化。1月后其儿谓余曰：病未反复。

按 初诊为舌苔所惑，误从湿热论治，却不知是由清气不升、阳不化气所致。《素问》曰："中气不足，溲数为之变。"清气不升，则浊阴难以下降；况老年久病，肾阳已亏，阳不化气，气不化水，小溲因而少利，故舍舌从症，治疗从三方面着手：①"气虚宜掣引之"，俾清气升，浊气自降；②六腑以通为用；③温阳化气，"气化则能出焉"。由于及时修正治疗方案，才使患者免受痛苦折磨。

——雷耀晨.临证救误案析［J］.南京中医学院学报，1990（4）：33.

四、血精

案 阴虚火旺、湿热内蕴误用温补

谢某某，男，54岁。1992年10月14日初诊。

7个月前因性交射出血性精液，经西医诊断为"精囊炎"，用西药治疗获愈。3个月前入房渐感阴茎勃起不如前竖久，疑虑阳痿，在附近医院累计配服男宝20盒，又从《集验良方》依法炮制"千口一杯饮"饮用。10月3日病又复发，连续2次出现血精。刻下症见腰酸无力，会阴胀滞不适，心烦口干，寐而多梦，小便色黄，舌红苔黄少津，脉弦细数。证属肾阴虚损，湿热内蕴，相火亢盛。治拟滋肾阴，清相火，兼清热利湿、凉血止血。处方：生地20g，龙胆草10g，女贞子15g，墨旱莲15g，小蓟15g，白茅根15g，蒲公英20g，盐黄柏

10g，盐知母10g，丹皮10g，泽泻10g，栀子10g。7剂。

二诊：药后诸症有减，脉弦细，舌红苔薄黄，原方去龙胆草，加茯苓10g、山茱萸10g。5剂后，昨性交未见血精，睡眠亦转佳，予知柏地黄丸调理1个月，半年随访未再发。

——孙义荣.误治验案3例［J］.江西中医药，1995（S3）：27-28.

按 此案辨证并不困难，致误原因在于患者本人不懂辨证、初诊医者不负责任，见"阳痿"即从肾阳虚考虑，滥用温补肾阳之品，本或阴虚湿热之体，又服温热补品，何异于火上浇油？

五、遗精

案1 心火下移误为相火妄动

姚某，男，27岁，汽车司机。1980年4月6日初诊。

患遗精病半年余。初自服金锁固精丸数盒不见效，遂赴医院就诊，观其所用药物大多为补肾固涩之品，病不见轻，又添白昼滑精等症。症见：精神萎靡，阳物易举，心烦少寐，舌质红薄白苔，脉沉细。笔者以为相火妄动之证，投以知柏地黄汤加固涩之品，服10余剂病情毫无减轻，且每夜必遗。恭请本院张相知先生诊治，先生曰：此病似相火妄动之证，但实属心火下移、扰动精室之证，用药时不可妄投固涩之品。该患者因病程较长，已有气虚之征，故拟方：党参30g、炒麦冬100g、玄参30g、生地20g、牛膝30g、竹叶10g、灯心2g，水煎服。上药服5剂后，遗精之症如手摘取，张先生曰久病者其络必有瘀，上方酌加通络活血之品川芎12g、丹参15g，继服10剂。病情稳定，服归脾丸调理心脾、巩固疗效。

——刘秉忠.误治医案几则［J］.内蒙古中医药，1996（S1）：105-106.

按 青年男子，遗精半年余，且服用补肾固涩之品不效，辨为相火妄动已属不妥。心肾水火相交，既非肾阴虚，且见心烦少寐、舌红薄白苔，可从心火考虑。心火上炎，神志不宁，下扰精室，遗精频作，故取清心泻火、益气摄精为治，可为遗精证治之一参。

案2 心火亢盛、肝经湿热误用温补固涩

梁某，男，27岁。1988年4月10日诊。

结婚2年余，每次同房，未交精先泄，时小便后少量精液外流，与异性稍

有接触，则易阳坚泄精。至今尚无子嗣（其妻检查生育功能正常），求治于中西医2年余，前医多予补益肾精、固涩止遗。服左归饮30余剂不效。后又改服金锁固精丸及补中益气汤数十剂罔效，滑精频作而邀余诊治。患者身体强壮，精神萎靡，倦怠乏力，心中烦热，少寐多梦，梦则遗精，口苦渴欲饮，小便热赤浑浊，舌红苔薄黄，脉濡数。脉症合参，证属心火亢盛，肝经湿热，扰动精室。治以清心火，泻肝热。予黄连清心饮合龙胆泻肝汤化裁：龙胆8g，黄芩10g，黄连4g，泽泻、车前子、木通、栀子、柴胡、当归、朱茯神、远志各10g，莲子15g。服5剂后，症状明显改善，滑精次数减少。继服10剂，诸症悉除。后以补肾填精、燮理阴阳之法，调理善后。7个月后，患者来访喜告其妻已有身孕。

按 遗精分为梦遗及滑精，此患者二者兼有，症状庞杂，病机絮繁。前医见遗精即投固涩补益之品，未认识到此例滑精是由于心火亢盛、肝经湿热、扰动精室所致，投补益肾精、固涩止遗之品，乃犯实实之弊，使其心火更亢，湿热益盛。且固涩之品往往使湿热不易清利，犹如添薪救火。

——徐生生.误治辨析三则［J］.四川中医，1990（1）：16-17.

六、阳痿

案1 湿热误为肾阳虚

叶某某，男，26岁，工人，1978年4月27日初诊。

结婚3年，近年来阳物渐渐不举，直至性欲全无。伴头晕心烦，腰膝酸软，神倦乏力，不思饮食，尤以上午头晕身重，至夜神情清爽，小便清长频数，余沥不尽，大便时溏，视其舌红苔黄腻，脉弦数。拟诊为肾阳亏虚，治以温肾壮阳：熟地20g，茯苓10g，泽泻10g，怀山药15g，枣皮15g，丹皮10g，淫羊藿10g，肉苁蓉10g，鹿角霜10g。5剂药后诸症不减，且心烦头晕更甚，又增胸闷、口干口苦。服药不应，谅必辨证用药有误也。沉思良久，悟为湿热，于是改用下方：苍术10g，川柏10g，川牛膝15g，川朴10g，苡仁10g，滑石10g，茯苓10g，郁金10g，佩兰10g。嘱服药期间禁房事。此方共服8剂，诸症已除，阳物已能勃起，黄苔已退，脉亦濡缓。拟健脾升阳除湿，仿东垣升阳除湿汤加减5剂，以善其后。1年后，路遇其父，言已得一孙矣。

按 阳痿一病，阳虚者居多，然亦有阴虚阳亢甚或湿热而致者。清代林佩琴在《类证治裁》中就明确指出："亦有湿热下注，宗筋弛纵而致阳痿者。"本案初诊时一见阳痿伴头晕神疲、腰膝酸软等证，就断为肾阳亏虚而用温阳补肾，因滋阴则碍湿，温阳则助热，故使病情加剧。后细加玩味，患者年方二十有余，体质壮实，一也；在此之前，曾经数医治疗而不效，观其所用之方，皆不外温阳补肾，二也；心烦，身重，舌红苔黄腻脉弦数，均应是湿热之象，三也。可见本证并非阳虚而属湿热无疑，于是改弦易辙，用清热利湿而收功。

—— 舒鸿飞.误治案例分析［J］.江西中医药，1987（4）：31-32.

案2　情志所伤，补肾无效，疏肝建功

强某某，男，44岁，已婚，驾驶员。

1984年10月18日初诊：2月之内，兄被拘禁，子遭意外，惊恐不安，偶作房事，兴味索然。意稍不遂，郁怒即起，入房反频。终致阴茎勃起无力，伴头晕目眩，腰膝酸软，急躁易怒。诊时舌暗红，苔薄，脉弦细。此为阳痿，证属惊恐伤肾，阳气不举，经所谓"恐则气下"是也。治以补肾壮阳：金匮肾气丸加减：生熟地各15g，山萸肉10g，山药25g，枸杞10g，茯苓15g，怀牛膝10g，官桂6g，制附子10g（先煎）。

10月25日二诊：上药叠进7剂，阳痿似有起色，但举而不坚，难以持久，且受情绪影响，伴头痛眩晕，急躁易怒，心烦不寐，舌脉同前。一诊未效，治费踌躇，温习内经，以解疑窦。《灵枢·本神》曰："肝悲哀动中则伤魂，魂伤则狂妄不精。"《素问·痿论》指出："思想无穷，所愿不得，意淫于外，入房太甚，宗筋弛纵，发为筋痿，及为白淫，故《下经》曰：筋痿者，生于肝使内也。"因此，证属惊悲伤肝，气机郁结，宗筋弛纵。治以疏肝解郁，理血养筋：醋柴胡10g，制香附12g，白芍18g，当归10g，炒枳壳6g，郁金10g，酸枣仁15g。

11月2日三诊：改投疏肝养血之方后，情绪较前稳定，夜寐得以安宁，头晕目眩逐渐减轻，房事勉强成功。前方加女贞子15g、山药20g。

疏肝养血方加减进服20余剂后，阳痿逐渐好转，惟情绪不稳时仍有影响，嘱予逍遥丸，日服3次，每次6g，近随访性功能正常。

—— 陈超.阳痿误辨误治案［J］.中国医药学报，1990（2）：47-49.

按　初诊辨证有误，医者过度关注了病史中的"惊恐"因素，认为"恐则气下"、肾阳不升故而阳痿，却忽视了急躁易怒、脉弦细等肝之症征。肝主筋，前阴为宗筋之所聚，临床因肝郁血瘀所致阳痿实属多见，故当四诊合参、全面分析再下结论。

案3 阴虚火旺误作肾阳虚

阳某，男，36岁，工人，1984年12月2日住家庭病床。

阳痿不举6年，伴头晕胀，眼花，腰膝酸软，精神疲倦，上午昏沉，夜间清醒，心悸心烦，健忘，形寒肢冷，阴部潮湿且冷，小便清长频数，余沥难尽，大便时干时溏，舌稍红，苔薄白，脉弦数。治以温补肾阳，方用：熟地20g，党参20g，仙茅12g，淫羊藿15g，白芍12g，枸杞20g，川芎6g，黄芪15g，首乌15g，肉苁蓉20g，鹿角胶12g，5剂。药后诸症依然，且头晕胀、心烦更甚，面目及手足心有热感，口苦，舌红苔薄黄。为何病反加重？必辨证用药失误。改投知柏地黄汤加味：知母15g，黄柏12g，生地20g，枣皮22g，山药20g，茯苓12g，泽泻10g，丹皮8g，枸杞20g，菊花10g。5剂。症大减，阴器能举，但不能持久。原方再进三十余剂，诸症消失，房事正常，精液检查无异常。于1985年1月14日出院。随访至今，体康。

按 本案误治，关键是拘泥于治阳痿之常法，见其形寒肢冷，小便清长频数即认为肾阳虚。而抛弃了心烦、脉弦数、头晕胀、舌偏红等阴虚火旺之证候，辨证失误，导致治疗上的错误，故药后病情反增剧。其实，初诊之时正值寒冬，形寒肢冷，常人亦有之，不应作为肾阳虚之凭据，这是辨证时的粗心。后改用养阴清热法，投知柏地黄汤加味，药证相符，阴阳调和而收全功。

——黄阳生.误治医案二则［J］.云南中医杂志，1985（6）：47+46.

案4 温补太过伤阴

周某某，男，63岁，工人。1985年10月15日初诊。

阳痿年余，逐渐加重，现阴茎难以勃起，小溲余沥不尽，伴眩晕耳鸣，腰酸肢冷，大便溏泻。刻诊面色㿠白，精神萎靡，舌淡苔少，脉沉细两尺尤甚，此乃肾阳不足、命火式微之阳痿也。治宜补肾壮阳，以助命火。制附子12g（先煎），肉桂10g，仙茅10g，仙灵脾15g，菟丝子10g，狗脊10g，锁阳10g，水煎服。

10月20日二诊：阳痿稍有起色，阴茎于触摸后可以勃起，性交尚能勉强，且精神较前好转，腰酸诸症见减，嘱予上方20剂量，文火煎熬，蜜糖收膏，日服45ml。

11月5日三诊：患者自诉未用膏方，仍水煎日服1剂，阳痿反见加剧，日举时泄，"稍纵即逝"，遗精频作，五心灼热，寐则汗出，眩晕耳鸣，舌质偏红，脉沉细数。此温补太过，耗竭真阴，致相火妄动，阳病及阴矣！治拟滋阴助阳，以救其偏。细生地15g，山萸肉10g，山药10g，泽泻15g，茯苓15g，白芍10g，枸杞10g，淫羊藿10g。

11月8日四诊：五心烦热、盗汗脉数等症见减，阳痿时轻时重，仍坚持上方进服。

按 肾精亏损、命门火衰之阳痿，治疗本应温补。但宜滋阴壮阳，以平为期。而温补太过，真阴受劫，龙雷之火无以蛰伏，则变乱顿起。三诊后改为滋阴补肾，阴中求阳，经此治疗2月余，阳痿方得痊愈。

——陈超.阳痿误辨误治案［J］.中国医药学报，1990（2）：47-49.

案5 心肾不交误为阴虚火旺

黄某某，男，40岁，工人。1986年4月23日初诊。

外地施工时，常以黄色录像、淫秽书刊自娱，屡犯手淫，有闲必作，数月后返乡，同房难以作强，拖延月余来诊，伴遗精频作，手足心热，口苦心烦，惊悸少寐，头晕腰酸，舌偏红少津，脉沉细带数。此属阴虚火旺，治拟滋阴补肾。细生地15g，山萸肉10g，山药10g，茯苓15g，泽泻10g，女贞子10g，金樱子10g，煅牡蛎30g（先煎）。

4月30日二诊：药后症情似有好转，恐药力未及，原方加龟板30g（先煎）。

5月16日三诊：连续进服上方20余剂，阳痿依旧，且同房心烦更甚，信心不足，口苦、惊悸等症有进无退，舌脉同前。此心肾不交也！单以滋阴近乎扬汤止沸，只有清火方冀肾水来复：黄连6g，朱麦冬10g，柏子仁10g，枣仁20g，细生地25g，山萸肉10g，山药20g，朱茯神15g，泽泻10g，丹皮10g，水煎服。

经清心滋肾并举后，惊悸失眠、头晕腰酸诸症先减，继之阳痿逐渐好转，共服30余剂，诸症悉解，随访无复发。

——陈超.阳痿误辨误治案［J］.中国医药学报，1990（2）：47-49.

按 遗精之症，多与心肾相关，心藏神，主火，肾藏精，主水，心肾相交，水火既济。该患者久思淫欲，心火亢盛，相火妄动，肾阴受灼，单纯滋阴补肾，犹如扬汤止沸，治标之法也。初诊口苦心烦、惊悸少寐诸症，心火旺之征也。

案6 肝气郁闭误用温补

奚某，28岁，1986年5月8日初诊。

主诉：婚后5年，阳痿不育，未曾诊治，婚前有长期手淫史。现四肢厥逆，大便溏薄，体倦乏力，闷闷不乐，舌淡苔白。辨证为肾阳不足，命门火衰之阳痿无子证。予右归丸去熟地、山萸肉、鹿角胶，加仙灵脾、仙茅为治。

药仅5剂，患者病情大变，心胸躁热烦闷，咽干口燥，阴部虽热而不举，舌红少津，脉象弦细而数。究其病史为婚后初次同房，女方羞涩强拒而引起，即予一贯煎合四逆散化裁：沙参24g，麦冬20g，当归10g，生地30g，川楝子15g，柴胡10g，枳实10g，生甘草15g，日1剂，水煎早晚分服。

5剂后，阴虚热象得平，上方去沙参、生地，加醋香附12g、路路通10g、石菖蒲9g、远志10g。另配用陈氏亢痿灵（蜈蚣15g，白芍60g，当归60g，甘草10g）每次半包，日2次，并嘱男方畅胸怀，舒情志，远房事，女方多关心，勤抚爱，性嬉戏。三诊方连用21天，阳痿得愈，后3月，其妻受孕。

按　患者初诊，当为肝气郁闭之四逆散证。肝主疏泄，在体合筋，其气主升、主动，喜条达，恶抑郁，郁则气血逆乱，诸症横生。今病人肝气郁结，情志不畅，阳气不伸，宗筋不利，故见初诊之诸症。因追究病史不详，又无切脉，便随手而下，导致贻误。后加用菖蒲、远志以调情志、开心窍，陈氏亢痿灵，旨在通络逐邪，增强开气活血、解郁通闭之力量。

——马汉周，郑崎峻.男性不育误案论瘀［J］.山东中医杂志，1993（2）：26.

案7　温补太过，目盲阴痿

土某，男，34岁。新疆莎车县白什坎乡人。1988年1月15日诊。

身体素健，自感行房阳痿，坚不耐久，购鹿茸百克，碾末，用酒冲服。每次5g，日2次。4日后，觉视物模糊，遂停药。越3日，双目胀痛，目合难开，竟不能视物。伴心意烦躁，阴囊湿肿，经治数日乏效。余问其得病之由，遂知误服鹿茸所致。患者脉数苔黄，体丰气盛。茸乃精血温补之品，大温大补，误服4日，气机塞遏，清气受阻，精气不能上注于目，故盲。湿气下流，故囊肿。循《内经》"益者损之"法，疏遏阻之气，折过补之热，清下流之湿，清关透络，龙胆泻肝汤加味：龙胆草8g，木通、蒙花、丝瓜络各10g，栀子、前仁、黄芩各12g，生地15g，当归、柴胡、木贼、泽泻、生甘草各6g，两日1剂，日2次服。服药期间戒房事，清淡素食，4日后，胀痛减轻，渐能视物。照原方续服旬日，双目复原，余证亦除。2月后，患者喜告曰："阳痿亦愈"。

——袁博渊.误服鹿茸暴盲案［J］.新疆中医药，1990（3）：56.

按　肝开窍于目，主宗筋，本案患者平素体健，误用温补之品，致气机壅塞，清气不能上营于目，浊气下流致囊肿，宗筋不用故而阴痿。治以清肝利湿，肝火祛，湿浊除，气机升降复常，九窍功能复旧。

案8 湿热下注，补肾为误

田某，男，29岁，工人。

1988年3月9日初诊：患者婚娶半年，常有早泄，近月来动辄举阳无力，勉强同房后，当夜必兼梦遗，伴头晕乏力，口淡乏味，精神倦怠，舌质偏红，脉象濡细。此为阳痿，证属遗泄精亏，肾虚不用。治以益精补肾，阴中求阳。左归丸出入：细生地15g，山萸肉10g，山药15g，枸杞10g，龟板胶15g（烊、分冲），怀牛膝15g，砂仁5g（后下），黄精10g。

3月25日二诊：药后阳事易举，但举而不坚，为时短暂，白昼有欲亦作，夜交仍甚勉强，且遗精频作，小溲短黄，口干且苦，头身困重，舌红、苔黄腻，脉濡数。且患者身形壮实，素无疾患。再度追溯病史，自诉患病以来，进服大量补品，药有"男宝""龟龄集"；食有甲鱼、猪睾；常饮参茸补酒。此乃多食膏粱厚味、肥甘酒酪，酿湿化热，下扰精室之实证也！滋补之方寒凉滋腻，更助湿邪，湿热下注于肾，补有何益？改投清化湿热之剂。四妙散加味：川牛膝10g，苍术10g，生薏米10g，黄柏10g，车前子20g（包煎），泽泻10g，赤茯苓15g，草薢20g。并嘱其饮食清淡，起居有节，停服补品。

按 该患者属湿热下注之阳痿证，乃由多食肥甘酒酪所致。二诊时发现辨证失误后，改以清化湿热之剂投与，凡月余，症情逐渐缓解，夫妻生活和谐，1989年夏天喜得一女。

——陈超.阳痿误辨误治案［J］.中国医药学报，1990（2）：47–49.

案9 肝郁气滞、湿热下注误用温补

郑某某，男，25岁，工人。1989年5月30日初诊。

患者阳痿不举已有1年余，因治病心切，又难于启齿，暗自服用补肾壮阳之品，以及金匮肾气丸数日后，尿血成块，心中甚是痛苦，故来我院求治。近3个月腰痛乏力，整日昏昏沉沉，烦躁易怒，失眠健忘，口苦面赤，阴囊潮湿发凉，小便黄赤内夹血块，脉弦细，苔黄腻，嗜烟酒，参合脉症，此乃肝郁气滞，湿热下注，宗筋弛纵使然。宜清利肝胆湿热、疏肝活血补肾之法，以龙胆泻肝汤合四逆散为主化裁，方为柴胡、黄连、泽泻、龙胆草、桔梗、牛膝、川芎、白芍、炒栀子、桃仁、肉桂、车前子、生地、枳实、菟丝子、枸杞子，共21剂而愈，随访1年未复发。

按 《景岳全书》云："阳痿属火衰者十居七八，火盛者仅有之耳。"又云："痿证亦有湿热下注，宗筋弛纵而致者。"阳痿一证，火衰虚证，实为多见。

但近几年来，湿热下注、心怀不畅、肝郁气结致疾者亦屡见不鲜。此类阳痿多见于青壮年，究其病因，多为饮食无度，过食甘肥、冷饮，嗜酒吸烟，乃至生湿聚热，再加年富力强，气血方刚，本就多热多火，久而久之，湿热蕴郁下注，浸淫肝肾，造成宗筋弛缓，发为阳痿，然虽有是疾，难于启齿，擅自滥用补品，犹如火上浇油，致使阳痿不愈，反生他证。本案即是典型例证。患者建筑工人，饮食无节，过食甘肥烟酒，湿热内生，故面红口苦，阴囊潮湿，小便黄赤，大便干燥，舌红苔黄腻等脾胃湿热之见症，又久病不愈，心情不畅，烦躁易怒，肝郁气结，阳气不展，故加重阳痿。肝郁化火，火扰心神，故见心烦失眠。久病则虚，肝肾不足，则见腰膝酸软，健忘乏力等症。综上分析，可见本案，肾虚为标，湿热下注、肝郁气结为病本，故用龙胆泻肝汤清利下焦湿热，用四逆散疏肝解郁通阳，快其情志，而阳可举。桔梗开宣肺气，牛膝导瘀下行，二者共用，调畅气血，疏导通利，经脉通畅，阳痿可愈。而阴部又非血分之品而不达，故加少量活血化瘀之品，促进血行加快，并领诸药达病所，增进其疗效。经3周治疗，患者病愈。吾写此案，提示同仁，阳痿一证，亦分虚实，虚者必补，实者当泻，勿犯"虚虚实实"之戒。此案本实，温补过剂，助阳生火，迫血妄行，乃致尿血，幸而治疗及时，避免大祸。

——朱桂茹.临证误案三则［J］.北京中医，1992（2）：43-44.

案10 忽视精神因素

潘某某，25岁，汽车司机。

结婚半月突然出现阳痿，自购男宝、参桂鹿茸丸等服用，越3月不效。其妻渐现不满，始来就医。问诊见其吞吞吐吐，羞于启齿。经反复疏导才告之发病乃因"撞红"而起，当即惊恐万状。次日又出现一起交通事故，便疑神疑鬼，郁郁寡欢，阳物自此不举。此乃惊恐伤肾之故。于是对其夫妇分别解释，授以性及卫生常识，介绍阅读有关资料，使双方解除疑虑，言归于好，1年后喜添一子。

按 引起男性病的精神因素有封建意识、家庭压力、忧愁恐惧、夫妻不睦、性格抑郁等，此类病人一般难以药物取效。本例系因情志因素惊恐伤肾所致，故用调理情志的方法，解除其惊恐之因而获效。

——江元振，张大炎.男性病误诊误治种种［J］.湖南中医杂志，1990（5）：52-53.

案11 肝郁血瘀误作肾虚

李某某，40岁。患阳痿5年。

始举而不坚，后逐年衰退，以致于对性生活索然乏趣。腰膝酸软，小便清长，大便稀溏，四肢不温，诸医均以肾虚论治，所进皆为参、茸之类。近因普查血吸虫病发现肝脏轻度硬化，诊为血吸虫肝病。症见两胁隐痛，精神抑郁，嗳气频频，舌质紫暗，脉小弦。此属肝郁血瘀之象，故病本在肝，其标在肾。治宜疏肝解郁，活血化瘀。方用"柴胡疏肝散"合"鳖甲煎丸"调治1月，阳事渐举，守方3月而收全功。

按 阳痿多为肾虚而起。然而，足厥阴肝经"布胁下，循少腹，绕阴器，入毛中。"亦直接影响性功能，临床上阳痿从肝论治者亦不乏见。故谓"阳痿非独肾也，五脏皆可致痿"。

——江元振，张大炎.男性病误诊误治种种 ［J］.湖南中医杂志，1990（5）：52-53.

案12　肝郁化火误用温补

李某某，男，40岁，已婚，干部。1993年1月16日初诊。

近期因抑郁焦虑，偶作房事，兴味索然，阴茎勃起无力，伴头晕、腰膝酸软。曾求诊于当地某医，诊为阳痿，治以补肾壮阳，药用红参、鹿茸等峻补之品，上药服7剂，阳痿似有起色，但举而不坚，且受情绪影响。伴头痛、眩晕、急躁易怒、心烦不寐、血压升高，遂停药转诊。刻诊：舌质红、苔薄黄，脉细弦略数。证属肝郁化火，气机不利，宗筋痿而不用，妄用温补，助阳化火。治当疏肝泄火，养血舒筋。方用丹栀逍遥散加减：丹皮10g，栀子6g，白芍10g，当归10g，云苓10g，郁金10g，煅龙牡各15g（先煎），泽泻10g，川牛膝10g，甘草3g，7剂。

药后头晕、头痛、失眠、烦躁诸症减轻，性欲增强，但同房尚不甚理想。舌淡红、苔薄黄而润滑，脉细弦，乃于上方去丹皮、栀子，加菟丝子10g、肉苁蓉10g，7剂。

三诊时患者欣然告曰，房事已正常，乃索药以巩固疗效。

按 足厥阴肝经起于大趾丛毛之际，循股阴，过阴器，抵少腹，布胁肋，若情志不遂，肝气郁结，肝木不能疏达，则宗筋痿而不用，导致阳痿，正如《素问·痿论》指出："思想无穷，所愿不得，意淫于外，入房太甚，宗筋弛纵，发为筋痿。"本案患者虽表现有阳痿，但前医忽视了情绪因素，遂致误诊。

——邹卫兵.阳痿误治辨析 ［J］.江西中医药，1994（1）：27-28.

案13　湿热下注，补虚遏邪，清利始缓

敖某某，男，30岁，已婚，机关干部。1993年2月18日就诊。

动辄鼻塞不通，举阳无力，伴肢体困倦、乏力、口干舌苦、会阴部潮湿不爽，舌质偏红、苔微黄腻，脉濡数。前医曾以素体表虚易感，肺肾不足论治，予大量黄芪、党参、仙茅、巴戟天之类调治1个月余，药后阳事易举，但举而不坚，追问病史，平素嗜酒佳肴，此乃过食膏粱厚味、肥甘酒酪，酿湿化热，郁蒸肝胆，伤及宗筋，致使宗筋弛纵不收而发生阳痿。如《灵枢·经筋》所云："热则筋弛纵不收，阳痿不用。"治当泻肝利胆、清热化湿。龙胆泻肝汤化裁：龙胆草6g，栀子9g，柴胡9g，黄芩9g，泽泻9g，木通9g，川牛膝9g，甘草3g。如此调治数月，症情渐缓，房事正常。后以健脾化湿、芳香通窍之品而收功。

按 本案患者虽常年鼻塞，又见体倦乏力，就此认为肺虚则不尽然。盖膏粱厚味，壅滞中焦，脾不健运，湿浊上泛鼻窍可见鼻塞，湿邪困脾亦可见体倦乏力。其治疗之法当以淡渗、清利为主。如华岫云《临证指南医案·阳痿》说："更有湿热为患者，宗筋必弛纵而不坚举，沿用苦味坚阴，淡渗去湿，湿去热清而病退矣。"前医但见阳痿便投以温补之剂，遂致失治。

——邹卫兵.阳痿误治辨析 [J].江西中医药，1994（1）：27-28.

案14 肝气郁结误用温补

李某某，61岁，已婚，退休工人。1997年3月4日初诊。

自诉阳痿半年。因母亲病逝、儿子下岗，终日郁郁不乐，心烦焦虑，失眠多梦，头晕耳鸣，腰膝酸软，口苦便干，服用全鹿丸、桂附八味丸5天后自觉咽干肿痛，耳鸣如蝉叫，目赤鼻衄，患者惶恐不安来我院门诊。症见：表情苦闷，时而烦躁不安，形体消瘦，耳鸣目赤，咽干鼻衄，胁肋胀痛，大便干结，舌淡红、苔薄黄，脉弦细。证属肝气郁结、肝火妄动致鼻衄，治以疏肝解郁，滋阴泻火。方用一贯煎合六味地黄汤加减。药用：知母12g，沙参15g，麦冬15g，生地黄20g，枸杞子12g，当归12g，柴胡10g，白芍15g，栀子12g，地骨皮12g，玫瑰花9g，甘草6g，7剂。药后目赤鼻衄除，咽干耳鸣、胁肋胀痛亦减。原方去栀子、地骨皮、玫瑰花、知母，加菖蒲、郁金各10g，酸枣仁12g，再服7剂。自觉欲念增多，阴茎已能勃起，但举而不坚。守原方服药21剂后精神日振，食欲增加，面色渐转红润，诸症悉除，性生活正常。

按 本例阳痿乃由情志不舒，肝气郁结，气血郁闭，宗筋失养所致。本应疏肝解郁治之，但因误服温补之药，犯了实实之戒。因肝气郁结，却治以温补，则肝郁不达，气郁化火，气逆则血乱，气迫血走，遂致鼻衄。肝木忌郁喜条达，今以疏肝解郁、滋阴泻火之法，以一贯煎合六味地黄汤加味治之，数剂之后病去其大半，后以此为基础随症加减，诸症渐平而愈。

——罗时宪.中老年阳痿误补致变验案举隅［J］.中医杂志，1999（11）：659.

案15　湿热蕴结误为肾阳不足

陈某，46岁，1997年3月12日初诊。

半年来性欲淡漠，阳事不举，临晨时有勃起，不坚，不久，房事不能成功，阴囊湿冷，下肢不温，舌红，苔黄微腻，脉滑。据阴囊湿冷、下肢不温，辨证为肾阳不足，治以温补肾阳。药用仙灵脾20g，肉苁蓉、巴戟天、仙茅、枸杞子、菟丝子、熟地各15g，补骨脂、锁阳、杜仲、山茱萸各10g。服10剂，阳痿依旧，阴囊湿冷，下肢不温无丝毫改善。原因何在？思之良久，患者虽阴囊湿冷、下肢不温，但舌红，苔黄微腻，阳痿是否因湿热引起？改投清热化湿剂：龙胆草、柴胡各8g，黄柏、苍术、泽泻、当归、厚朴各10g，生地、滑石（包）、白术、生薏苡仁各15g。10剂后，黄腻苔已化，阴囊湿冷，下肢不温锐减，性欲渐起，勃起功能增强。上方去龙胆草、厚朴，加茯苓15g，九香虫6g，续服10剂而愈。

按　阴囊湿冷、下肢不温不独见于肾阳虚衰，也可以见于湿热蕴结证。肾阳不足，温煦无力，固然可见外阴怕冷，形体不温，阳痿不举，湿热蕴结，湿遏热伏，阳气不得外达，也可出现阴囊湿冷、下肢不温，湿热蕴结，经脉阻滞，宗筋失养，则阴茎痿软不用。其鉴别要点是：舌质淡红、苔薄白，伴小便清长，属肾阳不足之阳痿；舌红、苔黄腻，伴口黏，口苦，尿黄，属湿热蕴结之阳痿。

——王祖贤.阳痿误治案析［J］.吉林中医药，2000（4）：20-21.

案16　阳痿温肾不效，疏肝得痊

杨某，38岁，1998年10月18日诊。

5月来阴茎不能勃起，亦有房事欲望，经刺激虽有短暂勃起，但瞬息即逝，舌红，苔薄白，脉弦。患者无腰膝酸软、形体不温，无口干、苔黄腻，似无症可辨，从温肾助阳治疗。仙茅、肉苁蓉、巴戟天各15g，仙灵脾20g，锁阳、补骨脂、枸杞子、菟丝子、杜仲、续断、熟地各10g，连服15剂，阳痿如故。详询病史，患者6月前晋升职称受挫，3月前12岁儿子溺水身亡，心情苦恼，情怀不畅，胸闷不舒。证属忧郁伤肝、肝失疏泄。治以疏肝解郁、调畅气机。柴胡、枳壳、当归、香附、茯苓各10g，白术、白芍、郁金各15g，九香虫6g，蜈蚣2条，甘草6g。嘱其畅情怀，以补药力之不逮。10剂后，欲念渐起，又6剂，欲念大增，阴茎坚举，房事成功。3月后随访，房事仍满意。

按　本案其阳痿显示肝气郁结引起。肝主筋，主疏泄，阴茎乃筋之所聚。肝气郁结，气机不畅，阳气郁遏，不得发越，宗筋失其充养，则痿软不用。正如《医述》说："苟志意不遂，则阳气不舒。阳气者即真火也。譬如极盛之火，置于密器之中，闭闷其气，不得发越……此非真火衰也，乃闷郁之故也。宣其抑郁，通其志意，则阳气舒而痿自起。"

——王祖贤.阳痿误治案析［J］.吉林中医药，2000（4）：20-21.

案17　心火亢盛误用助阳

郑某，24岁。2001年10月22日初诊。

婚前身心劳累，致婚后阳事不举。自购回春如意胶囊服用。服后整天恐惧不安，善忘，心烦寐劣，口苦口干，大便干燥，尿赤。舌尖红赤，脉弦细而数。处方：黄连、竹叶、炙远志、石菖蒲、生甘草各6g，生地黄15g，莲子心、枣仁各30g，柏子仁、麦冬各10g，10剂。并告以此症为暂时现象，移时必愈，以宽解其心。

按　婚前操劳过度，心阴暗耗，心火亢盛，以致阳痿，妄用补阳则病更增，经清心滋阴，作对证之治，则病自除。

——黄冬度.阳痿误用助阳案四则［J］.浙江中医杂志，2003（5）：27.

案18　肝火旺误用温补

俞某，45岁。

素肝火旺，脾气暴躁，动辄骂人。时下阳事不举，又难以启齿。适逢游医，遂购得强肾丸以补肾助阳。服用5天后，非但无效，反而出现睾丸肿痛，尿后滴白，胁肋胀满，小腹坠痛。今查前列腺液，示白细胞、卵磷脂小体（＋），诊断为前列腺炎所致阳痿。用龙胆泻肝汤加减：龙胆草、黄芩、焦山栀、当归、丹皮、泽泻、甘草各10g，生地黄、车前子各20g，土茯苓、平地木、忍冬藤、败酱草各30g，柴胡6g，10剂。服后诸症减轻。原方续进10剂后，症状消失，性生活正常，复查前列腺液正常，以龙胆泻肝冲剂善后。

按　肝经绕阴器，肝火亢盛，循经下注，致副睾及前列腺炎症而阳痿，误用温阳之物，无异火上加油。改治以苦寒直折，泻其肝火，肝火一清，炎症消除，阳痿自愈。

——黄冬度.阳痿误用助阳案四则［J］.浙江中医杂志，2003（5）：27.

案19 阴虚误用温阳

董某，26岁。

婚前有手淫史，自去年婚后房事不节，两个月来自感体力不支，举而不坚，伴眩晕健忘，失眠耳鸣，腰膝酸软，以为肾虚，自服鹿鞭酒半月有余。不但阳痿不用，且陡增五心烦热，面部潮红，口干咽燥。舌红赤无苔少津，脉来细数。用知柏地黄汤出入，处方：知母、黄柏、茯苓、丹皮、地骨皮各10g，怀山药、山萸肉、生地黄各15g，枸杞、龟甲、鳖甲各30g，青蒿3g，10剂。服后诸症明显减轻，惟仍举而不坚，上方去青蒿，加麦冬10g。又服10剂后，性生活恢复正常，嘱平时服用知柏地黄丸以巩固疗效。

按 本例体质阴虚，复加手淫及房事无度，肾阴更亏，宗筋失阴精之养而阳痿。鹿鞭为温补之品，酒性燥热，服鹿鞭酒则反劫其阴，致阴精更亏，虚火上炎。经大剂滋养阴液，佐以清虚火之味，终于恢复健康。

——黄冬度.阳痿误用助阳案四则［J］.浙江中医杂志，2003（5）：27.

案20 肝气郁结误用温补

李某某，男，39岁，公务员。2013年2月25日就诊。

近1年来阴茎勃起不坚伴早泄，甚至不能勃起，服用温肾壮阳之右归汤加减近半年，初服勃起功能改善但早泄频发，近1月来阴茎不能勃起，或勃起不坚而不能完成性生活。性欲正常，平素性情急躁，时感头晕口苦，因妻子时常埋怨而心情压抑，无腰酸腰痛，体型偏胖，血糖、糖化血红蛋白、肝功能、肾功能测定正常。刻诊：房事不举或举而不坚，情绪抑郁，喜叹息，头晕口苦，胸脘不适，食少便溏，舌质红、苔薄白，脉细弦。病属所愿不遂，肝气不舒，气血郁滞，宗筋失养，而致阳器不用。治以疏肝理气，调和气血，佐以益肾。药用逍遥散加减：柴胡、白术、茯苓、桃仁、补骨脂、郁金、仙灵脾、菟丝子各10g，薄荷、红花、甘草各6g，生地15g，白芍、白芷各12g。7剂。每日1剂，水煎分服。

7剂后复诊，述头晕口苦减轻，舌脉同前。守方再进7剂。7剂后再复诊，面有喜色，诉药后头晕口苦消失，饮食有味，大便成形，早晨阴茎有勃起，服药期间有1次性生活，尚满意。舌质淡红、苔薄白，脉弦滑。守方去白芷、郁金，加蜈蚣1条。继进7剂。嘱其节欲自好。后以逍遥丸合五子衍宗丸善后，调养3个月后随访，性生活正常，性情舒畅，精力充沛而停药。

按 经曰：肾者，作强之官，伎巧出焉。肝气郁结，气血郁滞，木失条达，宗筋失养，阳器不用；郁久及肾，肾郁则精伤，肾气不发而见阴茎不举。治以逍遥散加郁金疏肝解郁，顺其条达之势，发其郁遏之气，即所谓"木郁达之"之意。桃仁、红花、生地、白芍、蜈蚣、白芷活血养血化瘀，少佐补骨脂、仙灵脾、菟丝子益肾兴阳。如此肝气得舒，气血和顺，肾气得充。待肾气发动，阳升阴降，则阳道得舒，作强之职复，技巧出焉。肝郁之阳痿，非仅限于肝；肝肾同源，病可及肾；气血郁滞，木失条达；治肝之初即当顾及肾与气血，故疏肝之品中兼顾益肾与调气活血。前医用右归汤加减失效是不识肝郁阳痿。然辨识肝郁阳痿不难，往往通过询问病史可知，如夫妻不和或已离异，均有因果关系。肝郁阳痿补虚须注意：补要轻灵，不用熟地、山茱萸、鹿胶，宜疏导中行补益，补益中寓疏导。

——李芬如.男科病误治2例［J］.江西中医药，2014，45（10）：55-56.

七、阳强

案1　阴虚火旺误治其标

方某，27岁。

结婚3年不育。自诉因遗精、不育到某医院就诊，服药半年余，前症有增无减。症见面红耳赤，舌质红、苔黄，脉细数，大便结，小便赤，平素急躁易怒，性欲旺盛，阳强不倒而不射精。多梦，梦时遗精，此属心肾不交、相火妄动之证。以六味地黄丸合交泰丸滋阴降火，交通心肾，调治1月，阳强遗精治愈，半年之后，其妻怀孕。

按　此例不射精导致不育并非无精或精关不通，乃为肾水不济，君火太旺，灼炼精液而致不育。治宜泻南补北。阳强既倒，阴阳调和，水火相济，自然水到渠成。

——江元振，张大炎.男性病误诊误治种种［J］.湖南中医杂志，1990（5）：52-53.

案2　肾水亏、心火旺误用温补

徐某某，男，38岁。1991年12月6日初诊。

半月内流少量鼻血2次，色鲜红，欲念萌动，阴茎易举，初不以为意。前日忽鼻衄量多，阳具挺竖，举而流精，骇而就诊。询其房帏，云性欲素强，入房亦频，欲保持精力不衰，常购些全鹿丸、人参、鹿茸泡酒进补已近半年。现症见形瘦声宏，心烦口苦，胸腹燥热，脉弦细有力，舌红苔黄少津。证属肾水亏竭于下，心相火亢于上。治拟滋肾水，制相火，清君火。处方：生地20g，龟板15g，盐黄柏10g，盐知母10g，西洋参3g（兑服），丹皮10g，龙骨20g，牡蛎50g，川连5g，山茱萸10g，天麦冬各20g。5剂。嘱绝补阳之剂，远房帏之欢。

二诊：鼻衄止，烦热减，脉舌如前，守上方加莲子12g，10剂。诸症已平，予大补阴丸以资调理。

按 纵欲之人，必阴伤水亏，若复滥进补气助阳益火之品，无疑火上浇油，以致肾水亏竭于下，相火炎于上，盖阴虚而相火妄动，心神亦为之摇曳，故阳强精泄；"气有余便是火"，君火亢奋，火伤阳络则衄血燥热。治当"壮水以制亢阳"，然本例亢壮之热鸱张，仅与壮水犹难胜任，故须得苦以泄之、坚之，咸以滋之、制之，而火乃能退，阴乃得复，药中病机，取效较满意。同时清心寡欲守身亦当切切注意。

——孙义荣.误治验案3例［J］.江西中医药，1995（S3）：27-28.

小结

中医外科病证部分，共计误案68例，包括疮疡4例（疖、痈疽、唇疔、瘰疬各1例），乳房疾病3例（乳漏、乳癖、乳岩各1例），皮肤及性传播疾病17例（瘾疹7例，湿疮4例，蛇串疮2例，风瘙痒1例，接触性皮炎、猫眼疮、白疕各1例），肛门直肠疾病7例（肛瘘3例，脱肛2例，肛痈、锁肛痔各1例），泌尿男性疾病38例（阳痿20例，不育7例，精浊、精癃各3例，遗精、阳强各2例，血精1例）。其中泌尿男性疾病误案最多，尤其是阳痿病，几乎均为基于错误辨证的误治，其原因多属患者或者医生囿于"肾虚致痿"的成见，不懂辨证或辨证有误，继而误服、滥用、过用温补肾阳之药或保健品所致，说明此类问题的普遍性，值得引起重视。

第三章

中医妇科误案

第一节　月经病

一、崩漏

案1　血瘀误为虚证

张某，女，35岁，家庭妇女，1953年就诊。

初诊：经行淋漓不断月余，血色暗红，时多时少，少腹时痛，头晕目眩，疲惫乏力，面色晦滞，脉沉涩，苔白舌淡。病家曾多方求治，有予"逍遥"，有予"归脾"，有予"胶艾四物"以及"芩连知柏"等，然均未奏效。余查之病程月余，且有"虚象"议当补之，即拟十全大补去桂加阿胶汤。

再诊：次日患者言之服上药后，病势加剧，下血颇多，卧床不起。随查之，病人面色苍白，神疲，小腹时时作痛，每痛后即下血少许，夹有血块，尔后痛也缓解，脉沉涩无力，反复如此，彻夜未停。余沉思良久，何得如此？为挽救垂危，细细推敲，综前所治，按今之病，乃"瘀血不去，新血难安"之故，即拟祛瘀止血之法。处方：当归15g、川芎9g、灵脂9g、蒲黄9g、汉三七3g（冲），1剂水煎服。

三诊：1剂尽后，腹痛明显减轻，惟时下少量紫黑血水，脉略有力，继服前方2剂。

四诊：腹痛去，下血止，睡眠时惊悸不安，口干欲饮，少气无力，此乃气虚血少、血不养心之故，拟补气养血之治。处方：黄芪30g、当归15g、五味子9g、麦冬12g、白参9g、枣仁9g、甘草6g，3剂尽，又嘱其将息适应，病告痊愈。

——王国庆.误治失治案二例［J］.内蒙古中医药，1985（2）：42.

按　本案之误在于初诊辨证不细，查之病程月余，且有"虚象"即断为气血两虚而处以十全大补加味，却忽视了其经血色暗、面色晦滞、脉沉涩等可能的血瘀之征，未加全面分析即辨证处方，可谓疏矣。

案2　血热夹瘀误为脾虚不摄

花某某，女，18岁，学生。

11岁月经初潮以后，4年来阴道断续出血。注射黄体酮、丙酸睾丸酮能暂时止血，但不巩固。1956年曾在某院做诊断性刮宫，病理报告为子宫内膜增殖症。此次于1958年11月6日开始阴道出血，血量多，经激素疗法、少量输血10多天，出血仍不止，继发重度贫血，拟行子宫切除术，患者拒绝，1958年12月8日，来北京中医学院附属医院住院治疗。查Hb 4.59/dl，诊为功能性子宫出血，合并失血性贫血。

主诉阴道出血量时多时少，血量少时腹痛剧烈，小腹可触及一拳头大小包块，有压痛，待排出大血块后则腹痛缓解，包块消失，继而血量减少，约两小时后上述情况再次发作。查体：精神萎靡，面色㿠白，舌质淡嫩，脉细数，肢冷有轻度浮肿。BP 10.7/6.7 kPa，T 35.3℃，RBC 2.56×10^{12}/L，WBC 4.5×10^{9}/L，Pt 72×10^{9}/L。证属气虚不能摄血，用归脾汤3剂后出血不止。经会诊，认为此证系脾虚不能统血，改用黑归脾汤（即全药炒炭），并少量输血。3天后出血未见减少，Hb 3.8g/dl。后请王慎轩老师会诊。王老认为患者脉搏细数有力，腹痛、下大血块，应诊为"血热夹瘀证"，予犀角地黄汤加味服1剂后，血量较前增多；2剂后，血量减少；3剂后，血量又减。继以上方增桃仁、红花量，再服3剂后血止痛除。

按 本例误治的原因：①把气虚证的概念固定化。认为患者的症状都是气虚现象，应按虚证论治，以致把实证当成虚证；②对腹痛、下瘀血块和脉细数有力这一关键病征未予重视；③把次要病症视为主症。如主症为出血、腹痛、脉细数有力；次症为面色㿠白，舌质淡嫩，心悸肢冷等。治疗一开始就被一些表面现象所惑，而用益气摄血，犹如抱薪救火，结果出血未能制止，而使病症加重。

本例的误治提示我们，不能将证候概念固定化，出血本应有寒、热、虚、实之分，而本例没有认真审因论证；此外，不能将本末倒置，忽略本实而标虚这一前提，单纯补标，结果南辕北辙，适得其反，临床家不可不慎。

——许润三.误治一案辨析［J］.中日友好医院学报，1989（4）：221.

案3 肾精亏虚误为脾虚

周某，36岁，教师。1976年9月5日初诊。

月经过多，皮肤瘀斑两年，月经提前量多，甚或来势如崩，崩后淋漓不断，历时半月之久，或一月月汛两次；伴龈血，皮肤瘀斑，形寒短气，心悸自汗腰痛，舌淡脉细。查血红蛋白8g%，血小板 6.3×10^{9}/L。诊为脾虚、血不归经之崩漏。投归脾汤加阿胶、怀山药、藕节，5剂。

二诊：药后诸症依旧，考虑中焦虚寒，药不胜病，守方加干姜、熟附子，8剂。

三诊：服至6剂，即延余续诊，竟变漏为崩，昏倒在地，卧床不起，动则崩甚。诊毕，余内疚自愧，甚为棘手。窃思：患者崩漏，伴有心悸自汗，腰尻时痛，形寒便溏，舌淡脉细，且胎育、"人流"较多，势必久病及肾，冲任精血亏损。顿悟出叶桂温补下元、峻补奇经之训。于是拟方：阿胶、龟胶、鹿角胶各25g（均烊化兑服），盐炒补骨脂、金樱子、巴戟天、益智仁、枸杞子、荔枝核各15g，煅龙骨、煅牡蛎（先煎）各30g，熟地炭20g，紫石英（先煎）25g，小茴香、肉桂各3g，3剂。

四诊：崩止漏少，形寒已减，余知药中病机，嘱其续进8剂。

五诊：崩漏便溏均止，瘀斑见消，诸症好转。嗣后仿上方略作变易，调治3月余，共服60余剂，几次查血红蛋白10g%~10.5g%，血小板 90×10^9~98×10^9/L，月经正常，瘀斑未再见。

按 本案始诊，虽能权衡虚实，断为虚证崩漏，然病在何脏，但察一斑，不能穷源溯流。盖"经本于肾"，且本案已崩漏两年，又胎育"人流"较多，势必久病及肾，冲任精血亏损，故一、二诊补脾无效；尤其投干姜、附子、木香等香燥之品，俾点滴漏下之经水肇致崩下如决，昏倒在地，诚妄用大剂，动血耗血之过也。

——潘涢民.误诊误治省悟［J］.北京中医，1990（3）：29-31.

案4 热证崩漏误温补

何某，女性，48岁，工人。

患者为余之旧友。廿二岁时，即因两次宫外孕，失血再三，体质虚弱，素服皆参茸之属。1978年8月来诊，自诉年余以来，经量增多，至则不断，曾三次刮宫止血，过后又复如旧。因寻余求药。诊见：形体瘦削，面色不华，脉细，微有弦芤之象，舌质淡红，边尖有散在瘀点，舌苔白而少津。口干不饮，心烦不寐，自汗盗汗，少气懒言，腰酸腹痛。经至或多或少，淋漓已2月余未断，色红或紫，有小块。以其气血素亏，心脾不足，现又年近七七，肾气不固，冲任虚衰，故致崩漏，血不循经日久，兼夹瘀滞。处方以归脾汤加减：潞党参15g，黄芪15g，当归15g，白术12g，茯神15g，炒枣仁15g，炙远志6g，菟丝子15g，千张纸10g，炙甘草5g，元肉15g，大枣3枚，生炒蒲黄各3g。

服方3剂，腹痛增加，口干明显，脉象微数，苔面微黄，血下如注。此似有营阴不足而生热象，但羁于患者惯用温补，故未加以重视。反于上方中加用炒艾炭10g、炮姜炭10g、东阿胶15g、海螵蛸12g。

又服2剂，腹痛加剧，下血色红量多不止，乃收住院。连用止血剂无效，欲再次刮宫，而患者执意不从，坚持约余再诊。审其脉象细弦而数，舌质淡红，瘀点仍存，舌苔转黄，薄腻少津，经色红，出而灼热，有小块，腹痛，口干心烦，眠少，尿黄。至此，足见前二诊之谬！一诊已见心烦口干盗汗，且兼经色红紫、腹痛有块之象，即气血素亏之体，未必便不能生热？服归脾汤后热象更显。二诊又不加以重视，反拘泥于旧经验，且加燥血助热之品，致血热更甚，迫而下注，崩漏加重。非药之无效，实医之失误也。阴愈亏，郁热张炽。改拟清热凉血、清化瘀滞之方：生地20g，炒黄芩10g，地骨皮10g，粉丹皮12g，阿胶珠10g，焦栀炭6g，桑寄生15g，生炒蒲黄各3g，地榆炭10g，藕节10g，甘草3g，陈棕炭10g。患者素未服此凉药，颇多顾虑，多方破解，服之。

2剂后，经量即减，5剂后，流血渐止。唯心烦、口干、失眠、盗汗、腰酸仍存。舌转淡红而润，苔薄白，脉细。处方：生地15g，太子参15g，麦冬10g，柏子仁12g，地骨皮10g，焦栀炭6g，桑寄生15g，煅龙骨15g，茯神15g，甘草3g，浮小麦15g，小枣11枚。半月出院。以后每月均服此方数剂，年余后，经绝。

——姚克敏.误治病案四则探讨［J］.云南中医杂志，1982（4）：4-6+21.

案5　血瘀误从血热治

袁某某，女，29岁，1978年9月1日就诊。

月经淋漓50余日不断，色黑，量时多时少；腰腹疼痛，自感心热，口干，脉细数，舌尖红。按其脉证，乃属热伤阴络，损其冲任，法拟凉血止血，佐以益气养血，兼补冲任。方选胶艾知柏四物汤加减，处方：当归13g，生地15g，白芍13g，阿胶12g，黄柏12g，地榆炭15g，犀角10g，栀子炭12g，杜仲炭13g，黄芪13g，仙鹤草13g，黄芩10g。

服上方3剂，漏仍不止，腹痛益甚，经血色黑，如烂肉。脉舌如前。凉血涩补既无效，改以攻破。方选琥珀散化裁，处方：当归13g，赤芍13g，三棱10g，文术10g，延胡12g，乌药12g，丹皮10g，刘寄奴13g，红花10g，香附13g，桂枝6g，益母草13g，桃仁10g。服2剂后，瘀血涤尽，漏血止而诸症悉除。改服丹栀归脾汤，以竟全功。

按　初诊以清热止血益气，纯属失误，因为凉血使瘀血益塞，补气使气机更滞，故脉道不通，新血不能循其经，而见漏下不止，夹有血块，腹痛更甚。后改用活血破瘀法，祛瘀生新使血自归经而漏下止。

——魏以伦.崩漏误治的教训［J］.江苏中医杂志，1981（5）：66.

案6　寒瘀崩漏误为气血虚

程某某，女，26岁，1978年11月8日就诊。

月经淋漓20余日未断，色黑，量或少或多；伴有头晕，心悸，四肢乏力，面色萎黄。脉沉细，苔薄白，质淡红。

初拟益气摄血法，方选八珍汤加黄芪、阿胶、艾叶炭、地榆炭。服3剂后，月经更多，色黑质淡，有血块，腹转疼痛，余症如前。细察脉证，实属胞宫虚寒，气血阻滞，故益气摄血无效，改用温经散寒、活血化瘀法，方选温经汤加泽兰、益母草。服2剂后，漏下即止，腹痛亦除。后用归脾汤加味，以善其后。

按　该证属冲任虚寒，瘀血阻滞，并非补气养血药所宜，故误用补法后症状加重。后及时改用温经活血行瘀法，服药二剂即告愈。

——魏以伦.崩漏误治的教训［J］.江苏中医杂志，1981（5）：66.

案7　血瘀误为气虚

李某，女，28岁。1981年4月17日初诊。

1月前早妊人工流产后，出血如崩，半月后淋漓不止，初时色黑，有血块，现血色淡，暗红相兼，面色萎黄，头晕目眩，心悸气短，四肢乏力，舌淡苔白，脉沉细。脉证分析：乃气虚不能摄血故也，以补气止血为治：黄芪60g、党参30g、白术10g、云茯苓10g、当归10g、陈皮10g、升麻3g、柴胡3g、甘草6g、煅牡蛎30g、茜草根12g、藕节炭30g、血余炭（冲）10g、棕榈炭30g、贯众炭15g，药入6剂，诸症依然如初。详察患者血行不畅、色暗有块，块下后少腹疼痛稍减。"痛不通、气血壅"乃瘀血作怪也。"旧血不去，新血不生"，思索再三，投少腹逐瘀汤：小茴香3g、干姜2g、元胡3g、当归10g、川芎3g、边桂3g、赤芍6g、蒲黄10g、灵脂6g、益母草15g、三七粉（冲）6g。2剂后排出瘀血块数枚，腹痛消失，漏下遂止。后服八珍、归脾汤善后。

按　辨证施治乃中医学治病特色之一。本例之误在于只见患者面色萎黄、头晕目眩，四肢乏力，出血日久之虚，忽视了月经淋漓不止、色黑、有血块之瘀，未能深究其源，见虚补之，见血塞流，引起误治。临床上血瘀所致之漏证亦不乏其人，离经之血，阻于胞内，瘀血不去，新血怎生，单用补气止血，岂能获效！活血破瘀，虽在产后，亦不必顾忌，只要辨证明确，便可放胆用之，此乃经谓"有故无殒，亦无殒也"。

——孟庆树.误治案二则［J］.贵阳中医学院学报，1990（1）：61.

案8　血瘀误清误补

刘某，28岁，工人，1981年6月17日初诊。

平素月经周期尚准，月经来潮三至五日净，有经前小腹剧痛史。4个月前因与其夫发生口角，月经两月未潮，近两月经水来潮忽多忽少，轻则淋漓不断，重则突下如崩（每日可用两卷卫生纸），间或停止，4~12天复又来潮，妇科诊为"功能性子宫出血"，服中西药二十余日未效。现症：月经量多，色暗有块，小腹引腰作痛，心烦少寐，精神抑郁，面色少华，舌质暗红，苔薄黄，脉弦细。辨证为肝郁化火，迫血妄行。治以丹栀逍遥散：柴胡10g，白芍15g，白术10g，茯苓10g，当归10g，生姜6g，薄荷6g，栀子12g，丹皮15g，甘草6g，每日1剂水煎服。

初服3剂，病情似有缓和，继服则日趋加重，至第6剂经血突然量多如崩，周身倦怠乏力，面黄如纸，心悸头晕，脉细，血色素4.5g%，余症同前。遂改投归脾汤：炙黄芪30g，白术12g，当归15g，党参30g，甘草6g，龙眼肉10g，炙远志6g，广木香6g，炒枣仁15g，升麻炭6g，每日1剂水煎服。

服两剂经血量极多，伴有暗红色血块，小腹剧痛，舌嫩且暗，苔薄白，脉细涩。又拟血瘀胞宫治之，选桂枝茯苓丸：桂枝15g，茯苓15g，桃仁12g，赤芍30g，丹皮12g，伏龙肝100g。先煎伏龙肝，澄清后，取其液煎药。服1剂后下血较多，腹痛已止，血块减少。再剂月经停止。改投八珍汤出入进6剂，加之饮食调养而告愈，半年随访月经规律。

按　该例之所以一误再误，其关键就在于粗心大意，不求其本，未能详细审证求因而延误治疗，造成危候。初诊时，片面根据起病始于"郁怒"且伴有精神抑郁、心烦少寐、苔薄黄等症而选用丹栀逍遥散疏肝清热，虽病情一度略有抑制，只能说明郁火是一轻浅之标症，没有辨清"因瘀致崩"这个根本，及时改投活血化瘀之品，继续服用清凉之剂导致血瘀愈来愈烈，脉道进一步受阻则离经之血愈出愈甚。"瘀血不去，新血不生"，加之病延日久，失血过多，即表现出血色素4.5g%，周身乏力，面如黄纸，心悸头晕，脉细等标虚本实之见症，据此再诊时又误选重用参芪之归脾汤。因该例系瘀血阻滞、血不循经所致，用大剂参芪峻补，实为火上浇油，殊不知"气有余便是火"，愈补气则火愈旺，离经之血得热后，则愈加妄行，此即犯了"虚虚实实"之戒，故病情日趋加剧。三诊时经详析病史认为：患者有经前小腹剧痛宿疾及闭经史，且病中经色暗红有块、脉细或细涩、舌质暗，虑及《千金要方》"瘀血占据血室，而致血不归经"之论，《金匮要略方论·妇人妊娠病脉证并治》亦云："妇人宿有癥病，经断未及三月，而得漏下不止……为癥痼害……所以血不止者，其癥不去故也，当下其癥，桂枝茯苓丸主之。"故选用了桂枝茯苓丸以活血化瘀，体现了治崩"澄源"的根本大法。

——刘学禄.崩漏误治挽救记实［J］.山东中医杂志，1984（6）：37.

案9　血瘀误为气血亏虚

王某，33岁。1984年2月17日诊治。

1周前早妊人工流产后，出血淋漓不止，色淡红、暗红相兼，有时有血块。面色萎黄，头晕目眩，四肢疲怠，纳呆，舌苔正常，脉沉细。病机分析，患者流产后多虚，加之一派气虚血亏表现，遂以补气摄血止血为治：黄芪30g，太子参12g，煅牡蛎30g，茜草根12g，藕节炭30g，云南白药6g（冲），血余炭10g（冲），棕榈炭30g，侧柏炭30g，贯众炭15g。药入5剂，诸症依然如初。详询细察，患者血行不畅，色暗有块，块下后下腹痛稍减。痛者，瘀血之故也，踌躇再三，若攻逐恐出血益甚。补益止血又枉然无效。忽忆"瘀血不去，新血不得归经"之理，断然以桂枝茯苓丸加减：桂枝10g，茯苓12g，炒桃仁15g，赤芍12g，丹皮10g，酒大黄10g，三七粉6g（冲），川芎10g，益母草10g，水煎日3次服。2剂后排出瘀块数枚，腹痛消失，漏下遂止。予人参养荣汤善后。

按　初诊之误，在于只见崩漏所致的虚证表现，未能深究其根源，见虚补之，见血塞流，引起误治。

——赵法文.辨误案四则［J］.山东中医杂志，1987（1）：25-26.

案10　脾虚不摄误为肝肾不足

王某，女性，年16岁，学生。初诊时间：1984年7月20日。

主症：月经量多7日，甚则沿腿而下。曾服西药（止血药，不详）但血流不止，近日血下势猛，量多，不敢下床活动，邀余往诊。见面色苍白，少气乏力，纳谷不馨，二便如常，舌红少苔，脉象细数。证属肝肾不足、冲任失固、阴虚内热、迫血妄行而病崩漏。治宜滋阴清热，固冲止崩。拟方：生地30g，白芍30g，煅牡蛎30g（先煎），龟板30g（先煎），粉丹皮10g，地骨皮10g，黄芩6g，桑寄生15g，川断15g，地榆炭10g，3剂。

二诊：血量见少，大势已去，舌质转淡，寸口细弱。余认为药中病机，复进前方3剂。

三诊：漏下不已，淋漓不断，复迁7日，形衰气弱。其母愈病心切，要求重剂用药，余在前方基础上又加塞流之品续进2剂，血仍不止，因转诊于陈老大夫（本院中医科）。其辨为气随血脱，血失固摄，致漏血不净，形衰气弱等症。冲为血海，隶属阳明；脾统血，故血失气耗中焦首当其冲。辄用补中益气汤化裁以升提气机，固守血液。方药：炙黄芪30g，白术30g，党参30g，柴胡10g，补骨脂20g，升麻20g，阿胶15g（烊化），炙甘草10g，2剂。药进血止，迄今血脉调和。

按 陈老认为，服首方肝肾得补，虚热已除，二诊时则气随血陷，误用原方。今治以补中益气、养血止血收功。

——王九一.误治随笔［J］.河北中医，1988（3）：25.

案11 阳虚误为血热

郑某某，女，24岁，已婚。

诉说暴崩下血已3天，血色鲜红，量多，伴少腹隐痛，腰膝酸软，头晕眼花，神疲倦怠，咽干，面色潮红，脸面自觉有烘热感，时觉畏寒，舌质淡红，脉沉细数。西医诊断为"功能性子宫出血"。中医辨治：血色鲜红，面色烘热，咽干，脉数当属火热迫血致崩之证；虽兼见头晕神疲、畏寒脉沉之候，然当疑为"失血"过多所致。治拟凉血清热，止血固崩。处方：生地15g，丹皮12g，炒栀子10g，白茅根15g，白芍10g，藕节12g，茜草炭12g，旱莲草12g，水煎服。

二诊：服上方两剂后，流血反见增多，头晕眼花、神疲畏寒较前愈甚。血热致崩，法用凉血清热，何以不效，反见加重？追询之，乃知患者虽咽干而不欲饮，近半年来自觉神疲畏寒，月经淋漓不尽。因思"阴血虚寒而滑脱，阳气虚寒而不固"，脉沉当为阳气虚衰之候，面赤烘热当为虚阳上浮之象。改用益气温中、固涩冲任之法。处方：干姜炭10g，肉桂炭10g，党参15g，黄芪15g，山萸肉10g，熟地10g，白芍10g，阿胶10g（烊化），艾叶炭15g，炙甘草5g。水煎服。

三诊：服上方3剂，流血明显减少，面赤烘热、咽干畏冷也明显好转，唯尚感腰膝酸软，头晕神疲。继服上方2剂，流血已止，面赤烘热、咽干、畏冷消失。继以益气养血、滋补肝肾之剂调理其后。

——王振华.少妇血崩误治案［J］.江西中医药，1985（5）：63.

按 本案初治由于偏执"血证多为火热所致"之见，而被假热之象所惑，误以血热辨治，故反致流血增多。改用益气温中、固摄冲任法后，方达血止症平之效。

案12　血热血瘀误为脾虚

李某，女，30岁。已婚，农民。1985年1月20日初诊。

阴道不规则流血伴腹痛、腰酸2月。经B超等检查诊断为"子宫肌瘤"。曾用各种药止血少效，刻诊：自觉头面烘热，心悸烦躁，面白不泽，体倦乏力，时自汗出，纳食减少，阴道流血，色鲜红量多，夹有少许紫色血块；少腹痛，痛甚下血更多，腰酸如折。舌质红边有瘀点、苔薄微黄，脉细弱。诊断：崩漏。症因气不摄血所致。治法：健脾益气，凉血止血。拟归脾汤加减：黄芪、党参、白术、当归、茯苓、丹皮、侧柏叶、藕节、甘草。服3剂后崩漏如故。复诊思其不效乃辨证有误。肾阴不足故腰酸如折；阴虚血亏，虚火妄动，迫血妄行则崩漏鲜红，头面烘热；气随血行，血失气亦虚，故心悸、自汗、疲乏无力、脉细弱；离经之血日久成瘀，故少腹痛则下血增多，血中夹有瘀块。况瘀血不去则出血不能止，遂取仲景胶艾汤去其芎艾之温，药用：生地24g，女贞子15g，旱莲草15g，阿胶10g，益母草15g，茜草15g，炒蒲黄12g，炙黄芪30g，枣皮10g，白芍15g，服1剂，血减，2剂后血止，继以宁血补虚法善后，随访2个月未复发。

按　首诊被心悸、自汗、乏力等征象所围，未见崩漏的血热血瘀之本，本之不辨，用归脾汤治疗，则血热愈炽，崩漏亦然，后细察病机，改用胶艾汤，遂得疗效。

——苏宏文.临证治误实录［J］.湖南中医杂志，1987（3）：58-59.

案13　血瘀致出血妄用止血

一妇人，人工流产后阴道出血已半月，前医以出血为本，见血止血，用胶艾汤加炒侧柏、仙鹤草等止血药物，服后出血不止，反增腹痛，邀吾诊治。阴道出血半月余，色鲜紫相兼、且有黑块，小腹痛而拒按，脉涩。此瘀血阻于胞宫为本，阴道出血为标，瘀血不去，出血不止。用四物汤加失笑散、震灵丹、黄芪治之，排出紫黑色血数块，腹痛止，出血除。后用归脾汤调理而痊。

按　瘀血所致出血，出血为标，瘀血为本，权衡标本，标症尚不急迫，且已施止血不效，故宜活血以止血，瘀血去，出血自止。

——沈敏南.临床误治七种［J］.安徽中医学院学报，1988（3）：21-22.

案14 气血亏虚误为血瘀

黎某，女，23岁，丰城人，于1988年12月6日诊。

1年前，患者因与他人口角动武，打伤背部，终日疼痛不休。医者以伤药及外用药治疗。药后背部疼痛稍减，又出现闭经7月余，排除早孕，服上方十余剂，月经来潮，但淋漓不尽两月余。医者疑为血瘀崩漏，瘀血停留胞宫，投以桃红四物汤合丹参、三七、川牛膝、䗪虫等药3剂。不意服药后，竟出血如注，血色鲜红，发热不已。患者家人心情紧张，延余急诊。症见高热（体温39℃），汗出如水，头晕眼花，气促乏力，语声低微，烦躁不安，口渴欲饮，舌嫩红，脉洪大，重按如按葱管（芤脉）。此乃阴竭阳胜、真虚假实之症。治当益气固脱，用参芪龙牡合生脉汤加味。处方：正红参（另煎）、生龙骨、生牡蛎（均先煎）、仙鹤草各30g，黄芪50g，山楂炭、麦冬各20g，五味子10g，山萸肉、地骨皮各15g，浓煎，频频饮服。2剂后大效，热退血止。后以归脾汤加味调理数月，病渐痊愈，次年生一女婴。

按 该患者因口角，背部负伤，服伤药多时，气血暗耗。后因闭经，求子心切，医者以外伤血瘀投破血活血药多剂，使气血暗耗之体更虚，患虚虚之戒。虽勉强破血经行，却一错再错，误以为破血化瘀法奏效，竟效不更方，击鼓再进。无奈久伤之体，屡经攻伐，致阴竭阳胜。症见高热，口渴欲饮，舌红，脉洪大等一派表面实热之象。经仔细辨证：脉洪大，但重按无力，如按葱管（芤脉）；望其舌虽红，而现嫩红色；其形怯，头晕眼花，汗出如水，语声低微，气促乏力。综观脉症，乃亡血家津伤气脱之候，亦即至虚有盛候之症也。急当益气固脱止血为先，投参芪龙牡合生脉散，益气止血塞流。后以归脾汤加味，引血归经，以补虚虚之体，充生化之源。使气血足，冲任固，形体壮，水到渠成，大命不倾也。

——甘锡民.误补误攻治验两则［J］.新中医，1991（5）：22.

案15 血瘀误为肝郁

刘某，女，30岁。

患者月经不调，时有经闭，来潮先后不一，量多少不等，有时骤然下血，量多达数百毫升而昏倒，少腹疼痛拒按。适逢佳节宴会，饮酒数杯，翌日血涌如崩，内裤濡湿，临圊蹲下，血注盈碗，夹有黑色血块，舌质有紫点，舌下静脉瘀滞，脉弦。西医诊断：功能性子宫出血，曾用止血剂未效。来诊时，始以"肝经郁火，冲任失固"立论辨治，拟丹栀逍遥散参入生地炭、藕节炭、阿胶等止血之品。连服4剂，血未止。暗忖为何不效？细思其患者腹痛甚，血色暗红，夹有血块，当从瘀血阻滞论治，宜活血行气。仿少腹逐瘀汤加减。药用：炒丹参15g，生蒲黄（包）、五灵脂、当归各9g，川芎、没药各6g，延胡、乌贼骨、丹皮炭各10g，三七粉1g（吞服）。2剂后，血止，痛愈。

按 崩漏之证，通常以止血为常法，临证时往往习惯于以炭类或固涩之品止血，有的虽能奏效，然不效者亦屡见不鲜；对于行瘀治疗崩漏，唯恐加重出血，每每畏而不用。本例治验，领悟到逐瘀法疗瘀血致崩，确有疗效。实践证明：活血行瘀，不仅无促使出血之弊端，且止血甚速，盖瘀血不去，阻滞经脉，新血难安，血不归经，崩漏乃作。若瘀血得去，血自归经，不止血而血自止矣！

——陈启石，吴孝华.临证医案辨误实录［J］.江苏中医，1989（3）：23-24.

案16 肝肾阴亏误为气血亏虚

吴某，女，49岁，1992年2月20日初诊。

自述2年来月经先期量多，每因劳作、气恼而发。近2月，半月行经1次，血多，历时10余天，偶夹血块，全身无力，气短懒言，心悸怔忡，汗出不止，四肢不温，不思饮食。检查：精神欠佳，面色㿠白，爪甲、口唇色淡，舌淡暗少苔，脉沉迟细弱，尺浮无力。测血压：9/6kPa，血红蛋白80g/L。曾口服安络血片、肌内注射维生素K，无效。因见其脉证，思有血崩不止、气随血脱之象，遂予参附龙牡救逆汤加减，用药3剂，毫无验效。又合补中益气汤，再进5剂，非但无效，而且血崩之势更为凶险，伴心烦胸闷，口干苦，喜冷饮，手足心热，舌边尖红，脉滑。细析之，结合发病时间已久，久病虚损，气阴两伤；年届七七，肝肾阴亏，阴不能养阳；加之用药温热有余，重在固摄而澄源不足，故而失治，出现变证。思悟至此，遂易清热固经汤加减：地骨皮12g、龟板12g、牡蛎粉12g、阿胶（烊冲）9g、黄芩12g、藕节10g、棕榈炭10g、甘草6g、炒山栀10g、地榆10g、党参12g、生地12g，水煎服，3剂后，经血减少，滴沥未尽，诸症减轻，精神好转，守方再服3剂，血止。遂改归脾汤加减，调理15剂，复查血压10/7kPa，血红蛋白110g/L，告愈出院。

——王静芳.崩漏误治挽逆案析［J］.内蒙古中医药，1995（1）：22.

按 本案初诊，见一派气虚之象，又考虑患者久罹崩漏，气随血脱，故先予参附龙牡救逆汤救逆固脱，无效后认为药力不及，又合补中益气汤，结果助阳生热，使血崩更甚，并见热象。参考误治后的见症，结合其年届七七，正当肝肾阴亏之时，久崩气血受损、气阴两亏，方悟此乃阴亏血热之证。初诊见症或许阴虚之象不显，但总有医者先入为主而忽视了某些症状的因素存在，且并未据病史和年龄因素进行针对性辨证分析，故而致误。

案17 止血留瘀

于某，女，28岁，干部，1993年3月30日初诊。

患者于1周前行人工流产，其后出血似潮汛。经服桃红四物汤合十灰散加减2剂后，出现全身大范围紫斑，出血如旧，少腹硬痛，舌见大片瘀斑、边有齿痕，脉象细涩。经予少腹逐瘀汤加减送服云南白药6剂，血止斑消而告愈。

按 人流术后，一般多无长时间出血，反之则为胎盘组织残留，中医于此多按瘀而施，治以活血止血，单纯止血易留瘀为患，此例初治虽设桃、红活血之品，疑为量微而不足以祛瘀，且单纯补血、止血之味众多，故终致塞流而波涌，离经四溢而斑，教训可谓深矣！

——郑建民.中医误治3例临床分析［J］.江西中医药，1995（S4）：20-21.

案18 误服避孕药致崩漏

符某，女，57岁。

患者因阴道流血不止4月余，1996年7月9日就诊于我院。

患者49岁时绝经。4个多月前因牙痛，邻居告诉用避孕药治疗，服3片复方18甲基炔诺酮后，牙痛未除，而产生阴道流血不止。曾就诊于某县医院、某市医院、某医学院附属医院，经妇科、B超、CT等检查，均提示子宫大小正常，并排除了恶性病变，确诊为功能不良性子宫出血。西药用药不详，中医投用过八珍汤加炒艾叶以及清热凉血、补肾固涩之剂，治疗4个多月也未见效。初诊时阴道流血不止，时多时少，量中等，色鲜红，腹痛甚时流血量增加，头晕，面色萎黄，表情忧郁，口干苦，食少，心烦易怒，两胁胀痛，小腹胀痛拒按，大便干，小便黄，舌质红，苔薄黄，脉弦细而数。血常规：RBC 3.2×10^{12}/L，Hb 70g/L，WBC 3.8×10^9/L，N 0.68，L 0.32。西医诊断为功能不良性子宫出血，中医诊断为崩漏，证属肝郁化热，迫血妄行。治宜疏肝清热，凉血止血。方药用丹栀逍遥散加味：丹皮10g，焦栀子10g，炒柴胡12g，白芍20g，当归身15g，茯苓15g，白术15g，香附15g，生地20g，赤芍15g，地榆15g，茜草15g，白茅根30g，炒黄芩15g，炒荆芥12g，甘草6g。

服上方2剂后血止，两胁胀痛，小腹胀痛减轻。药已对证，守方再进2剂后，阴道未发生出血，两胁肋胀闷不适，口微苦，小腹微胀，小便变清，大便正常，失眠，心烦，食少，舌质红苔白，脉弦。治以疏肝健脾，佐以安神、止血。方选逍遥散加减：柴胡15g，白芍20g，当归身15g，茯苓15g，白术15g，香附15g，佛手15g，炒麦芽30g，酸枣仁15g，木香12g，炒荆芥10g，白茅根30g，甘草6g。上方服4剂，阴道一直未出血，两胁胀痛，小腹胀痛拒按，面部表情忧郁、失眠、口干苦、心烦易怒等症状已除，饮食正常，面色红润。血常规：RBC 4.0×10^{12}/L，Hb 110g/L，WBC 4.2×10^9/L，N 0.69，L 0.31。1996年12月30日随访，其病未复发，身体状况良好。

按　功能不良性子宫出血，系由内分泌失调所引起的子宫异常出血，属中医之崩漏。患者绝经8年，由于误服复方18甲基炔诺酮，打破了体内雌、雄激素的平衡，导致内分泌失调，而引起功能不良性子宫出血。"女子以肝为先天"，肝脏对内分泌具有促进作用。故调理肝气，可以纠正内分泌紊乱。本例患者一派肝郁化热、迫血妄行之象，用疏肝清热治其本，以调节内分泌紊乱；用凉血止血治其标来止血，当标除血止后则重在调理肝气。故治疗先用疏肝清热、凉血止血之剂，继用疏肝理气之药，药后疗效明显，从而治愈。

——赵鹏.绝经妇女误服避孕药致崩漏治验［J］.安徽中医临床杂志，1998（6）：396.

案19　房事不慎致崩漏误为脾肾双亏

邓某，女，25岁，2009年3月10日初诊。

主诉：阴道出血1月，加重2天。患者新婚后月经来潮，延日不止，已1月余，经妇科检查及B超诊断均无异常，曾服多种中西药效不佳。近2天血下暗红，时断时止，渐成崩漏之势，少腹不适伴腰酸，面色无华，舌淡红脉细弱。辨证：脾肾双亏，血不归经，加减四物汤立方。组方：当归15g，川芎5g，炒白芍10g，熟地30g，芥穗炭5g，山茱萸12g，川断6g，焦白术15g，生黄芪18g，升麻6g，海螵蛸10g，甘草5g。3剂，水煎服，日1剂。

二诊：患者仍出血不止，精神萎顿，六脉俱虚，舌淡苔白，笔者思用药辨证是否有误：其婚前月经正常，无经乱崩漏病史，而婚后出血不止，定与房事不慎有关。思之再三，以《傅青主女科》引精止血汤立方。组方：红参15g，焦白术30g，茯苓9g，熟地30g，山茱萸15g，炮姜炭3g，黄柏2g，芥穗炭9g，车前子（包）9g。5剂，水煎服，每日1剂。

三诊：服药后出血停止，效不更方。况《傅青主女科》云："十剂不再发"，故以原方再服5剂，以防复发。

按　患者婚后出血不止，经用傅氏引精止血汤而愈，方用补气补精之药，用参术以补气，用山茱萸以补精，精气旺则血管流通；加入茯苓、车前子可利水，水利则血管也利，加黄柏为引，直入血管之中，芥穗炭可引血归经，姜炭以加强止血也。

——王金亮.初诊错辨崩漏案二则［N］.中国中医药报，2014-04-23（4）.

案20 血瘀妄用止血

李某，女，32岁，2014年3月2日初诊。

主诉：阴道间断出血1月。患者今年2月初因避孕失败，行药流并清宫术，此后阴道出血不止，量时多时少，已1月余，故来求诊。

刻诊：少腹疼痛伴腰酸，精神不振，不思饮食，近几天出血量多伴紫黑块。观其消瘦，面色无华，少气懒言，切脉沉细而涩，舌淡苔白。辨证：流产后气血不足，统摄无权所致，以胶艾四物汤加减立方。组方：当归15g，川芎5g，炒白芍12g，生地炭10g，阿胶12g，艾叶炭6g，芥穗炭6g，地榆10g，海螵蛸12g，炒芡实15g，甘草3g。3剂，水煎服，每日1剂。

二诊：服药后症状无减，且出血量增多，少腹疼痛，腰酸无力。笔者定思之，此妇流产血下日久，久则必虚，况气血不足之象明显，何以止血固涩无功，而反成不涩不流、不止不行之势？细思其主症为腹痛出血，是否仍有瘀血作祟？《傅青主女科·跌闪小产篇》云："胞胎有伤则血室不足""盖胎已坠，血既脱而血室空虚，惟气存耳。"治则："必补气以生血，新血生而瘀血自散"。即以傅氏理气散瘀汤立方。组方：党参30g，黄芪30g，当归15g，炮姜炭15g，牡丹皮9g，茯苓9g，红花3g。水煎服3剂，每日1剂。

三诊：患者服药后，出血渐停，精神好转，饮食增加，嘱其加强营养以图食补，并服归脾汤3剂以善其后。

按 此患者流产后血下延日不止，用固涩止血之品不效，实乃因流产后胞络损伤，瘀血不去新血难安，傅氏创理气散瘀汤，则补气生血，可使瘀血去而新血安。方用参芪补气，气旺则可摄血，当归、丹皮以生血祛瘀，红花、姜炭活血止血。此外还妙在用茯苓以利水，水利则血易归经也。

——王金亮.初诊错辨崩漏案二则［N］.中国中医药报，2014-04-23（4）.

二、闭经

案1 肝肾阴虚误为痰湿

吴某，女，23岁。

经水半年未汛。初诊见其形丰体壮，据"肥人多痰湿"之理，按痰湿阻隔胞脉论治，用导痰汤加桃仁、红花、牛膝等除湿化痰、活血通经，治疗一旬，经乃无信。细询之，始知其18岁经至时，周期多有落后，昔有五心烦热，经前乳胀、咽干口苦、消谷善饥，近添头晕耳鸣，腰膝酸软，舌红少苔，脉细数。愚意属景岳论之血枯经闭，投药4帖，剂未尽，因经无动，思之方悟，此囿"肥人多痰湿"犯"竭泽而渔"之误，颇感赧然。遂翻然图新，撷实主虚，拟养阴疏肝法。遣药：生熟地各15g，生白芍15g，沙参10g，枸杞10g，淫羊藿10g，地骨皮10g，黄柏6g，青皮10g，橘叶10g。进药20帖，头晕耳鸣诸症悉减；继进8帖，月经来潮，经量偏少。嗣后，继用养血解郁通经法，选药：当归10g，熟地15g，枸杞10g，川芎10g，赤芍10g，丹皮10g，制香附10g，泽兰叶10g，柏子仁10g，生卷柏10g，牛膝18g，水煎服。治疗3月，月经由后期量少渐至正常，病愈。

——梁明达.误治救逆验案三则［J］.吉林中医药，1985（6）：23.

按　本案初诊，见患者形体壮实，即思"肥人多痰"之论而处以化痰活血之方，仲景所谓"相对斯须，便处汤药"，即此也。二诊细问病史，知其18岁经行，常愆期而至，五心烦热，头晕耳鸣，腰膝酸软，舌红少苔，脉细数，综合舌脉症，肝肾阴虚之证较为明确，奈何笔者从血枯经闭而治，直到患者服药不效，方才醒悟，辨证何其草率！

案2　经闭致泻，健脾无效，活血收功

姜某，女，21岁，未婚。

腹痛腹泻半年余，素日便溏，轻者日行2~3次，重者6~8次，间有黏液。经西医检查诊为"慢性结肠炎"。前后在当地医院及部队医院住院治疗月余，均以病情好转出院。出院后，病情时轻时重，于1981年10月29日来我院住院治疗。住院期间，经西药抗炎、解痉、收敛剂等治疗十余天，病无增损。11月13日请中医诊治。询问其现症，倦怠乏力，胃脘不适，纳差，大便日行4~5次，稀溏，间有少量黏液，小腹胀满隐痛，舌质略紫稍暗、苔白稍腻，脉细弦。认为脾不健运，湿邪留滞大肠所致。治宜健脾利湿，涩肠止泻。处方：怀山药、潞党参各20g，云茯苓、滑石粉、煨诃子、车前子各15g，炒白术、川厚朴各10g，罂粟壳12g，广木香、炙甘草各6g。3剂，水煎服。日1剂，2次分服。

二诊：症如前述，病情未见改善。追问病史，除上症外，得知近年来常因父母不和，性素沉默，抑郁不乐，两胁时有胀痛，其月事半年或四月方得一至。此次月事3月未行。既往经血暗红，带有血块。综上所述，此属肝郁气滞，血瘀经闭。拟疏肝行气、活血通经为治。处方：全当归、益母草各15g，白芍、

泽兰各12g，怀牛膝20g，延胡索、醋柴胡、生蒲黄、五灵脂、小茴香、川红花各10g。3剂，水煎服。日1剂，2次分服。

三诊：服调经药后大便次数减少，日行2次，其质呈糊状，且食欲有所增加。当药尽第二剂之后，病人一时突然少腹剧痛、胀满、拒按，当即请外科、妇科会诊，其结果排除了妇科、外科急症，随即给予肌内注射安痛定、鲁米那后症状缓解。余症如前。仍守前方3剂，舒肝行气，活血通经。

四诊：3剂药尽，月信已通，经量中等，带有血块，经色暗红。且大便日行1次，呈条状，无黏液，少腹已不痛，胀满明显减轻，饮食明显增加，诸症基本消失。为巩固治疗，仍守上方3剂，两天1剂，而善其后。此病前后共服中药15剂，自觉症状消失，临床治愈出院。随访2年上症未再复发。

按 本例为肝郁气滞血瘀经闭所致之泄泻。初诊为经闭致泻的外在表现所迷惑，同时忽视了妇女必须问经带之例。误认为脾不健运、湿邪停滞大肠致泻。故拟健脾利湿、涩肠止泻未能奏效。二诊细审病情，得知患者父母不和，性素沉默，抑郁不乐，两胁时痛，月事或半年或四月方得一至。据证审因，乃肝郁气滞、血行不畅之经闭。如《医宗金鉴》曰："血之凝结为瘀，必先由于气滞"。情志不畅，则气机郁滞，气滞而致血瘀，则冲任受阻，故月事闭止不行。而经闭又为何导致泄泻？因经闭一病，与冲任二脉的失调直接有关，而冲任又能直接或间接影响到正经与脏腑的活动功能。前人指出："正经犹如江河，奇经犹如湖泊""冲任隶属于阳明"。脏腑与经络关系密切，对机体各部起到相互调节的作用，生理上相互为用，病理上相互影响。此乃冲任失调而累及阳明脾胃功能失司，脾主运化，水湿内停，下注大肠而泄泻。由此可见，情志所伤，肝气郁结，经血不畅为病之本。其泄泻由肝郁经闭所致。在治疗上，以舒肝解郁、活血通经之法而治其先病。柴胡、延胡索疏肝解郁，行气止痛；当归调经，补血和血，行血中之气，尤为妇科之良药；白芍，苦酸微寒，敛阴平肝、缓急治痛；泽兰助柴胡、白芍舒肝气，和营血，又能活血通经，为妇科上剂；红花、益母草、茴香活血散瘀、温通经脉而调经；牛膝引血以下行，使月事畅通。脉症合参，方药适宜，药后使经脉通、不治泄泻而泄泻自愈。

——刘宗凯.纠误病案两则［J］.新中医，1986（3）：19-20+39.

案3 闭经后泄泻，通经而愈

陈某某，女，36岁。教师，1986年2月20日初诊。

因1985年1月26日停经后出现大便溏泄，每日少则二三次，多则五六次，色黄清稀，脘腹胀闷不适，食纳不佳，肢体重着无力，四肢欠温，经服土霉素、藿香正气丸、理中丸等中西药后，症无减轻。诊见神志清楚，精神萎靡，面色晦滞，肌肤萎黄不泽，形体偏瘦，肌肉瘦削，肝在肋缘下2cm，无压痛，舌质淡红，苔白厚微腻，边有6个紫斑，脉滑细。超声波检查：肝大2cm。

按常规分析：此例患者从发病至初诊时的主症是溏泄，色黄清稀，拖延年余，缠绵不愈，伴脘腹胀闷不适，食纳不佳，肢体重着无力，四肢欠温，舌质淡红，苔白厚微腻，脉滑细。辨为久泻脾虚，湿困脾阳，予温中健脾祛湿之剂，似无疑义。药用3剂，症无减轻，继服3剂，泄泻更剧。何以故？

笔者综合疾病的全过程，患者停经1年余，且大便溏泄出现在停经之后，停经是疾病的根本原因。本着这一观点出发，再从与血病有关的隐而易被忽视的症状中分析，寻找答案。从反复的思维当中，患者停经，与肝、冲脉瘀阻紧密相关，冲脉为"血海"，为总领诸经气血的要冲；肝主疏泄，使气机条达而血不致瘀滞。患者突然停经，可导致冲脉和肝经脉络的瘀阻，使自己的思维领域里产生了气血瘀阻的新概念。故从脾虚湿困，转变到气血瘀阻这一病机上来，在理性上产生新的认识。按照中医学"通因通用"之法，采用活血祛瘀，以通经为首务。方药：红花10g，桃仁20g，三棱15g，水蛭5g，泽兰10g，苏木10g，归尾10g，酒大黄6g，山楂15g。药用3剂后，患者感觉轻快，精神、食纳转佳，溏泄日一二次，照方服至6剂，月经来潮，精神恢复，肢体轻快，纳食增加，眼面及周身肌肤红活荣润，大便自调，舌质淡红，苔薄白，舌边紫斑消失，脉细缓，一切恢复正常。这就使自己的思维活动进入到一个新的高峰，活血祛瘀药多有通便之功，方中有破血峻猛的水蛭，泻下力猛的大黄，可使泄泻更甚，但服后溏泄反而痊愈。

——揭祖岸.从一例疑难杂症误治谈辨证思维［J］.湖南中医杂志，1987（4）：58.

按　此案与上案相似，泄泻按常法治疗无效，回顾整个发病过程，泄泻乃得之于闭经之后，故取治本之法，不治泻而泻自止，治病求本之效也。

案4　谬用大黄䗪虫丸治闭经

患者刘某，女，32岁，工人，已婚。

1986年8月20日因月经数月不行，平时稍有腹痛，去药店就医，坐堂医诊为经闭血瘀，选用大黄䗪虫汤治疗，用药基本是原方变通为汤剂，投以2付，水煎服。患者按医嘱煎服，第一剂煎至400ml，分两次服用。首服20分钟后，心悸，头胀而热，乳房胀痛，时有乳汁流出，少腹微痛，见有少量经血，自认为乃向愈之征，下午3时，再服第二次，15分钟后，心悸、头胀而热加重，经血增多，2小时后忽然血出如崩，并见乳汁滴流如注、头晕等症。此时病人心悸，自知不好，另请邻里医院之医诊治，但见病人面红如醉酒状，双眼通红，白睛红赤如鸠眼，病人置毛巾于双乳下，毛巾已浸透乳汁，两乳乳汁仍滴流不止。病人自觉心悸不可言状，头晕，视力模糊，口渴，舌诊苔白而干，脉洪数。印诊：大黄䗪虫汤坏病，医嘱停用大黄䗪虫汤，对症给予止血等药物，并静注5%葡萄糖、维生素C，4小时后症状缓解。微见少量经血，3日后痊愈。

按 本方虽为活血化瘀补虚的方剂，但方中破血逐瘀之品颇多，补益扶正药次之，所以用之当慎重，虽可用于久病正虚血瘀成癥积的妇女经闭证，但应必见血瘀之典型症状。以上所举病例确为坐堂医未能悉解仲景大黄䗪虫丸之证治，在未见羸瘦、肌肤甲错、两目暗黑等瘀症，未知确否有"内有干血"的情况下，只凭数月经闭、腹痛就投以大黄䗪虫汤，造成血脉妄行，使之出现经崩、鸠眼、乳汁滴流如注及面如醉酒状，险些危及生命。

——李洪志.谬用大黄䗪虫汤致坏病一例［J］.黑龙江中医药，1990（1）：31.

案5 瘀血误为气虚血少

车某，女，27岁。1988年11月5日初诊。

婚后4年未孕。近1年多来，经量逐月减少，终至闭经。然而妇科检查，并非怀孕。近则纳谷不香，体倦懒动，时而腰痛腹满。诊见：形体消瘦，少气乏力，心悸怔忡，夜寐不宁，面色晦滞，肌肤甲错，舌质淡，脉结代。查阅前服之方，有投炙甘草汤加减者，有用归脾汤加味者，亦有投八珍、十全之类者，观其大要，概以气虚血少，按化源不足论治，然则均无效验。余思之再三，结合病史及治疗过程，忽忆及仲景大黄䗪虫丸之治证，遂辨其为干血劳证，投以大黄䗪虫丸方，按原方剂量比例，改为汤剂，每日1剂，水煎顿服，黄酒为引。服至第四日，下黑色血块甚多，乃嘱其停药，以观动静。结果下血5日而止，自觉症状大减。因告其下次经潮之前，继服成药大黄䗪虫丸7日。

12月1日二诊：月经复潮，但量不多，色虽黑但无块。乃于经净后投桃红四物汤合失笑散：当归40g，熟地30g，川芎10g，白芍15g，蒲黄15g，五灵脂15g，桃仁12g，红花12g，每日1剂，水煎分2次温服。嘱其连服7剂，以观后效。

12月31日三诊：月经复来，量色正常，诸症悉除。遂嘱其继服八珍益母丸1个月，以图根治。

1989年8月9日登门欣告：自闭经愈后，一切良好，近停经两月，经妇科检查，诊为早孕。

按 综观此证，一派气虚血少之象，然则有"面色晦滞，肌肤甲错"见证，此乃"独处藏奸"也。亦正是这"独处"所"藏"之"奸"，揭示了病证的本质。《金匮》云："五劳虚极，羸瘦腹满，不能饮食，食伤、忧伤、饮伤、房室伤、饥伤、劳伤、经络荣卫气伤，内有干血，肌肤甲错，两目暗黑，缓中补虚，大黄䗪虫丸主之。"此例盖因婚后数年未孕，所欲不遂，必成忧伤；盼孕心切，难免房室之伤，继则饥伤、经络荣卫气伤等诸伤继之，遂成干血劳证。因其血瘀于内，故经闭；瘀血阻滞，经络不畅，营卫不和，故纳呆、体倦乏力，瘀血在里，不能外荣则躯体羸瘦，肌肤甲错，不能上荣则面晦舌淡；血脉瘀滞，心主失养，故心悸不寐；瘀血痹阻，脉道不利，故脉象结代。故先投仲师之大黄䗪虫丸方，下其瘀血，瘀血去则新血生，邪去正自安；继则以桃红四物汤合失笑散投之，既有活血化瘀之功，又有补血生新之用；终则用八珍双补气血，以收全功。至于闭经愈后，继之怀孕，此亦颇合种子先调经之道也。

——林治虎."独处藏奸"案例举隅［J］.山东中医杂志，1992（3）：50-51.

案6 只见血瘀未见肾阳不足

周某某，女，32岁，2000年10月7日就诊。

患者于半年前无明显诱因闭经，当时全身无任何不适。近1周自觉全身稍感憋胀，体重逐渐增加，颜面部有褐色雀斑渐增，舌淡红，苔薄白，脉沉细。曾就诊于某大医院，查：激素水平未见异常，子宫B超示：子宫内膜稍有增厚，双侧附件卵巢未见异常。观其整个病情，虚实不显，寒热不明，只见有瘀血内停、脉络不通之征，治宜：活血化瘀通经。以血府逐瘀汤加减治之，上方5剂水煎服，服后无明显反应，继用5剂，自觉少腹下坠不适，继服5剂少腹下坠感消失，经水仍未来。该患脉沉细，是否是阳气不足，推动无力，致气血瘀滞而致上述病症，治宜：温肾助阳，祛瘀通经，以右归丸加减治之：熟地20g、山药15g、山萸10g、枸杞子15g、鹿角胶12g、菟丝子12g、杜仲15g、当归15g、仙茅15g、仙灵脾15g、桃红各10g、香附12g、莪术12g、通草12g、桔梗8g、木瓜12g。上方5剂，炼蜜为丸，早晚各1次，每次20g，服药1月后，经水自来，但量少色淡，继服上方1月，经水如常，嘱其继用上方1月。随访1年，月经基本正常。

——高国俊.临证失治误治举隅［J］.内蒙古中医药，2003（6）：12-13.

按 初诊辨证缺乏足够症状体征，于是采用常规思路，活血化瘀而通经。前后服药15剂，经仍未行，念及其脉沉细，考虑可能存在肾阳不足之证，于是治以温阳活血而建功。一方面，某些患者确实缺乏辨证的阳性指标，另一方面，也可能医者收集信息不全，四诊有所遗漏导致辨证不准确。

案7　肝肾不足误为围绝经期反应

胡某某，女，45岁。2003年10月8日诊。

患者月经已3月未来潮。刻诊：无腹痛腹胀，食欲尚可，无厌食或恶心呕吐，间或腰痛，夜寐欠佳，舌苔薄，脉细。前医疑为其已届绝经期。今诊其脉细弱，且有腰酸之象，舌质较淡，面色少华，夜寐欠酣，无烦躁易怒，自感发热之象，不当属更年期绝经，乃属肝肾不足、血气亏虚之象。治拟补益肝肾、养血调经。处方：仙灵脾18g，仙茅12g，白芍20g，炒川芎10g，生熟地（各）15g，全当归10g，丹参10g，川断15g，益母草24g，制香附10g，白术15g，茯苓15g，夜交藤20g，炒麦芽15g，甘草8g。3剂。水煎，每日1剂分2次服。仅服1剂月经即来潮，患者大喜。

按　此症不属更年期绝经，因更年期妇女年龄一般多在45岁之后，且大多延后，这与人的寿命延长不无关系。且若是更年期，往往会见血压不稳定、烦躁不宁、自感发热等症状，今查其面色少华，腰酸乏力，舌质较淡，脉象细弱等，当属气虚不足、肝肾亏虚之证。治当补益肝肾、调任养血。因药证相投，故1剂而获经通。

——顾茂民，孙燕辉，孙燕萍，等.张浩良教授纠误医案3则［J］.
江苏中医药，2004（10）：45-46.

三、痛经

案　以虚作实

王某，27岁，1979年7月15日初诊。

19岁初潮，此后周期在4旬至4月之间，经前腹痛，乳胀连胁，胸闷，眩晕，少寐。平昔面色萎黄，腰酸，纳欠馨。脉缓，舌正红、苔薄。当时考虑，女子原本多郁，患者又因结婚三载未孕，多方求治罔效，以致家庭不和，抑郁寡欢而起，遂从肝郁气滞着手，以疏肝解郁、和血为法。方用柴胡疏肝散合四乌汤出入：醋炒柴胡、川芎各6g，全当归、京赤芍、江枳壳、青陈皮、台乌药、制香附各10g，粉甘草3g，橘叶15g。5剂。

复诊时病情未转机，月水愆期43日始潮，腹痛不减。以往乳胀轻微，为时短暂，仅一二日即消；但药后乳胀反增，且痛，胀期延长至5日。未予介意，仍用原方去枳壳，加延胡索10g。5剂。仍不效，此次经期错后48日，除经行腹胀痛外，又见口干不多饮。自述情绪尚稳定。

三诊时经进一步询问病史，知乃母现已七十二高龄。患者显系先天不足，是以年近"三七"而天癸方至，月水始通，尔后经期错后，经色淡而量少，两日即净。经前乳胀轻微，其少腹痛虽起于经行之初，但痛势悠悠而喜按，得热熨则适，待至经后两日方罢。结合其他见症分析后，修改诊断为：先天不足，精血亏耗，肝体有损于前，肝用独亢于后，且脾气亦伤，证属虚中夹实。法宗滋水涵木、柔肝和脾，略参理气解郁。取黑逍遥散合一贯煎意立方：熟地黄、朱茯苓各10g，当归身、杭白芍、甘枸杞、菟丝子、川楝子各6g，醋炒柴胡3g，冬白术5g，粉甘草2g。10剂，嘱经净20天后服。

四诊时知本次汛期仅错后19日，量仍少，但腹痛已减过半，乳胀仅一日，其势亦轻。药既应手，效方再大其制：熟地黄30g，当归身、菟丝子、仙灵脾、冬白术、川楝子、橘叶各10g，杭白芍、甘枸杞各15g，红花3g。10剂。

五诊时主诉：本次汛水愆期8日而潮，乳胀腹痛几近于无，此素所未有者也。药既应手，未便更张。再与四诊方10剂。7个月后来诊，据云经期无不适，故未再服药。现因停经64天来诊，审得厌食、泛哕，经查为早孕，是妊娠恶阻之象。

按 本例以虚作实，一二诊时从肝郁不达、气滞血瘀论治，忘却了"理气还防伤阴"的教导，其结果只能是辛温之品益加耗气伤阴，形成"香燥成胀"，其原本腹痛不胀者亦胀，胸乳已胀者增剧，加之口舌干燥。至此方知诊断不当。

——王少华，王卫中.女科腹痛误治剖析［J］.上海中医药杂志，1990（1）：14~17.

四、倒经

案1 倒经误为鼻衄

刘某，女，21岁，工人。1986年12月31日诊。

患者16岁月经初潮，每月一次，3~6/28~30日，色正常，量中等，经前经后无不适。1982年4月间，月经来潮前全身厥胀，脚手心热，继之鼻衄，其色鲜红，1日后月经始来，量少夹有血块，前症随之消失，未介意。嗣后，月月如此，且经前症状加重，遂到当地医院诊为"鼻衄"，曾服清热止血中药多剂，病情无改善，反增经前腹胀，泛吐酸水，大便燥结，数日一行，身体倦怠等症。1982~1985年间在外地经某医大诊治，经多种检查均无异常，仍诊为"鼻衄"。内服止血药，外用塞鼻疗法，屡治不效，返回当地后间断服中药，仍无寸功。

刻下：经期未至，经前诸症隐而未发，舌质微淡，苔薄略黄，脉弦细数。证属逆经，拟投舒肝清热、导血下行。药用：柴胡、黄芩、当归、川芎、赤芍、香附、丹皮、川牛膝各10g，生地、泽兰叶各12g，女贞子、旱莲草各15g，栀子、苏木各5g，药进3剂后，加桃仁、红花10g，助四物活血和血之力，继进8剂后，药尽经至，诸症顿失，经色、量正常。遂投养血和血之剂调理以善后。

——郭维一，郭补林.临证救误验案举隅［J］.辽宁中医杂志，1987（9）：37.

按 本案倒经，多年来均按"鼻衄"诊治，但均无改善，惜接诊诸医未从整体考虑，详细询问病史，参考之前诊断治疗无效的启示，既没有全面四诊，又违背了中医治病求本的理念，此误诊之因也。

案2 倒经误为咯血

李某，女，34岁，反复咯血2年再发2天。

系因2年前月事将至外感咳嗽，误服温热药物，咳痰带血，后致咯血，经治1周后咯血停止，以后每月或隔月咯血1次，持续3~10天，血量每天可达250ml，多次住院治疗。3家医院胸片检查4次为两肺纹理粗，未见结核及支气管扩张X线征，痰结核菌阴性。以抗炎、止血药物及桑菊饮、清金化痰汤、加减泻白散合黛蛤散等治疗，未能根治。双肺呼吸音清未闻啰音，血常规及出、凝血时间正常，胸片未见异常。再详询病史：每次咯血始发于月经前2~3天，自咯血病后，经量较前明显减少2/3，伴见头晕体倦、心烦，舌质淡，边尖红，苔黄稍干，脉细。诊断倒经（替代性月经）。治以凉血止血、引血下行，以茜根散加减。3天后咯血停止。调治3个周期，经前3~5天服药。治疗遵循经前清肝泻火引血下行，治以加减泻白散合黛蛤散加减：桑白皮10g，地骨皮10g，甘草5g，青皮6g，党参10g，茯苓12g，青黛3g，蛤壳12g，牛膝15g，柴胡6g；经前加强引血下行，凉血止血，以茜根散加减：茜草根15g，阿胶（烊化）10g，侧柏叶15g，甘草5g，生地15g，仙鹤草10g，牛膝15g，龙骨25g，牡蛎25g，黄芩10g；经后大补气血，益肺固肾，以八珍汤加减。追踪2年，病情稳定，不再复发。

——郑步青，谢明剑.反复咯血误诊误治案［J］.中国临床医生，2001（6）：51.

按 《十问歌》有云："妇女尤必问经期，迟速闭崩皆可见。"此案误诊之原因在于未全面收集患者病理信息，详细问诊病史，单纯见咯血即治肺，未考虑到咯血与月经的关系，因此治疗未能涉及根本，无效也是必然。

五、癥瘕

案 血瘀误为中气下陷

李某，女，29岁，已婚。

患者既往健康，月事正常。1984年春劳累过度，月经提前5日，量多色淡，经期第二天因抬重物，即感到小腹两侧针刺样疼痛，月经当日即点滴皆无。此后渐感小腹下坠、憋胀、腰酸腿软、头晕目眩，未予治疗，1月之后症状加重。诊时患者主诉阴道有下坠憋闷感，似有一物将脱出阴道口，小腹疼痛。观其面色淡白无华，神倦乏力，舌淡无苔，脉沉而无力。综合脉症一派虚弱之象，认为劳伤脾胃，中气下陷，导致阴挺。治以补益脾胃、升阳举陷。用补中益气汤加减3剂。药后症状未减，反而卧床不起，小腹两侧疼痛加重，左侧为甚，阴道内胀满下坠，憋闷难忍。病家恐慌急邀余诊视，余一时不能确诊何因，建议先去妇科检查。经妇科内诊查：阴道（－），宫颈糜烂（中），左侧穹窿能触及约2cm×1cm长形结节，有触痛，印象：宫颈炎＋左侧附件炎。经妇科内诊后，余又细辨其证，此证乃因经期剧烈劳动，损伤胞宫，气血骤伤，瘀阻胞宫，导致血瘀气阻，形成结块。遂乃改弦易辙，治以活血破瘀、通经止痛。取桂枝茯苓丸汤剂加减：川大黄15g，桂枝20g，茯苓10g，丹皮、桃仁、红花、赤芍各15g。服上药3剂后腹痛减轻，继服10余剂诸症缓解，月经来潮。继以桂枝茯苓丸连服2月，每日2次，每次2丸。两月后月经正常，经妇科复查，硬结及炎症均消失。

按 本例初诊时仅注意患者主诉阴道似有一物脱出的表面假象，及面色淡白无华、神倦乏力、脉沉无力等现象而未做全面细致的检查和询问发病经过，误辨为劳伤脾胃，中气下陷，引起子宫下垂。误用补法，造成误补益疾，闭门留寇，致使病情加重。后经妇科检查确诊及全面细致的辨证，猛悟此证实乃用力过度、损伤气血，瘀血阻滞于胞宫，形成癥痕。遂以活血祛瘀而获效。由此可见四诊结合、全面分析的重要性，同时，结合西医学检查也是医者不可忽视的。

——牛忻群.误补益疾案析［J］.山西中医，1990（6）：44.

六、经前泄泻

案 血瘀误为脾肾阳虚

王姓妇女，42岁，患腹泻3年，时作时愈，西医诊为"过敏性结肠炎"，用多种西药治之不应。中药则以温肾补脾着手，亦苦无疗效。于是详审病情，得知其经前1周腹泻更甚，经来少腹冷痛，经行夹有血块，行经后腹泻减轻。舌质暗红有瘀斑，脉弦涩。遂用王清任膈下逐瘀汤原方，连进5剂，经行腹中冷痛已罢，腹泻亦止，三载宿疾，竟告痊愈。

——陈继明，朱步先.临证辨误录［J］.中医杂志，1981（11）：20-22.

按 治病必求于本，故审因、辨证准确，治疗才能有效，不治泻而泻自止，即明证也。

七、绝经前后诸症

案 肝郁为因，误为肾虚

王某某，女，48岁。1986年4月24日入院。

经绝两年，焦虑抑郁，胸胁胀闷。半年前诸症加剧，并见头晕目眩，烦躁易怒，耳鸣不寐，时烘热汗出，时咽如痰梗，时身痒如虫行，苔薄黄，舌边红，脉细弦。诊断：绝经前后诸症。辨证宗其传统分型为肾阴亏虚，辄用常法，随投杞菊地黄汤加减，6剂后收效甚微。窃思此案，滋阴补肾，似无不合，然用之不效，必辨析有误。复询之，得知患者平素情志抑郁。忽有所悟，其病理变化乃肝郁在前，肾亏在后，病变重心在肝。"女子以肝为先天"，疏泄失常，气郁化火，肝阴亏损，肝阳上亢，故冲任失调而见诸症。遂改用滋水清肝饮，滋阴养血、清肝疏肝。处方：生地20g，山药15g，枣皮10g，丹皮15g，茯苓15g，泽泻12g，当归12g，白芍15g，炒栀子12g，柴胡10g，枣仁15g，龙胆草8g，甘草3g。6剂后病去之大半，唯耳鸣少寐未瘥，上方去龙胆草、栀子、泽泻，加旱莲草30g、石决明30g，续进10剂，诸恙悉平。

——鲜光亚.误治琐谈［J］.成都中医学院学报，1989（1）：34–35.

按 临床症状多端，医者有时收集不全，有时分析有误，故问诊十分必要和重要，盖某些辨证要素无法直接从舌脉症获取，甚至有可能为假象，所以必须结合问诊对病史、病因等进行全面考察，以确定标本、真假。

第二节 带下病

案 肝郁误为湿滞

沈某，27岁，1981年6月24日诊。

宿有带下阴痒腹痛之疾，今春予调和气血、清利湿热之剂而瘥。近旬余来，旧恙又起，带下量虽较少但连绵不断，色白夹赤，质黏，或觉阴痒，眩晕，口干而苦，不多饮，胸闷，胁腹作痛，时起时伏，胃纳欠馨，曾经小溲涩痛。脉弦而稍数，舌正红，苔淡黄。患者求治目的为带下，且春季曾投清利下焦之剂见效，于是仍步原法，用断下渗湿汤出入：茅术、炒黄柏各9g，六一散（包）、土赤茯苓各30g，木猪苓、建泽泻、川楝子各10g，地榆、延胡索、樗根皮各12g。3剂。考虑到患者胃呆少纳，恐苦寒过剂伤中，又采用丸剂吞服，藉以越过胃关，于泻下湿火有大利，于中州病变无大损，遂另用龙胆泻肝丸60g，每日3次，每次6g，吞服。

27日复诊，自述赤带已止，白带量未减，胸痞腹痛反增，胃纳更差。且素有梅核气痼疾，日前复发。此刻方知诊治有误，经细加问诊，得悉常有急躁病史，经前亦辄乳胀、易怒。其各种见症与情绪有关。腹痛时得矢气稍安。于是从木郁论治，予丹栀逍遥散合金铃子散以柔肝、清肝、疏肝。药用当归身、甘枸杞、茅白术、川楝子、橘叶各10g，杭白芍15g，醋炒柴胡5g，延胡索12g，黑山栀、粉丹皮各6g，土赤茯苓各30g。3剂。

三诊时知腹痛已止，胸痞、乳胀悉减，带下亦有好转。药既应手，于前方中去延胡索、柴胡，加怀山药15g。3剂。

四诊时除带下尚未根治外，已无自觉症状，予逍遥丸120g，每日3次，每次6g。

——王少华，王卫中.女科腹痛误治剖析［J］.上海中医药杂志，1990（1）：14–17.

第三节　妊娠病

一、恶阻

案　肝脾两虚误为胃失和降

潘某，24岁，1984年8月12日诊。

停经两月，心烦胸闷，不食，呕吐涎沫或苦水，呕之则舒。妊娠试验阳性。观舌质红，苔薄白微黄，按脉寸滑而尺小弱。初认为冲脉上逆，胃失和降，拟和胃降逆，给香砂六君子汤加减2剂，病情如故。

二诊时疑有肝火，加入左金丸，亦未奏功。于是反复思考，忽忆《金匮·妇人妊娠病脉证并治篇》："师曰：妇人得平脉，阴脉小弱，其人渴（呕），不能食，无寒热，名妊娠，桂枝汤主之。"联想到《伤寒论》中"……胸胁苦满，嘿嘿不欲饮食，心烦喜呕……小柴胡汤主之"等条文。细析诸症与二方所治有相同之处，即以柴胡桂枝汤加减治之。药用：柴胡12g，西党15g，桂枝9g，白芍9g，法夏、黄芩各6g，甘草3g，生姜3片，大枣3枚，竹茹10g，芦根15g。

服药3剂呕止，暂能进食。宗上方继进4剂，诸恙消失。

按 原常以益气健脾，和胃降逆法，但以此法治疗本例，查其恶阻之因，乃由胚胎初成，肝脾两虚，气血阴阳一时失调所致。

——刘炯夫.柴胡桂枝汤救误举隅［J］.江西中医药，1985（4）：40–41.

二、异位妊娠

案　宫外孕误为孕期阴道出血

李某，31岁，结婚2年多未孕。

13岁月经初潮，平素尚正常，唯量少色暗，余无不适。因阴道少量出血两天来诊。现病史：停经近50天，近期厌食，欲呕，反酸，倦怠，时而头晕心悸气短。于十多天前尿妊娠实验阳性，妇科检查似怀孕尚未确诊，令其肌内注射黄体酮液，连用5天，1星期后复查。用药第四天又因腹痛下坠，腹泻日数次，诊为急性肠炎，经用安痛定、磺胺嘧啶、庆大霉素而愈。近两日阴道见红，腹部不适，遂来中医门诊。观其面色暗淡无华，舌红苔薄，脉弦缓。治以补中益气、补血安胎，药用生绵芪、党参、白术、黄芩、苏梗、茯苓、姜半夏、芥穗炭、仙鹤草，艾叶引，3付。3天后言其血止体安，唯少腹胀满不舒。拟上方去芥穗炭、仙鹤草，加枳壳、陈皮、阿胶、炙草再服3剂。7天后家属来告：服药2天后病人突然腹痛剧烈，阴道大量出血，冷汗淋漓，四肢厥逆。急诊入院，诊断宫外孕，立即手术，现已告安。笔者听后深觉内疚，因诊断失误，造成病人巨大痛苦，此案失治成为多年来之憾事，故笔录于上，引以为戒。

按 中医药治疗宫外孕，至今国内外报道亦不少见。从临床看，多分急、慢性两种。若诊断正确，慢性宫外孕单纯用中药治疗，效果尚佳。急性则多数是配合手术后用中药改善症状。宫外孕又称为异位妊娠，发病部位以输卵管之壶腹部最为多见（偶尔也可发于腹腔内）。发病对象临床报道有多年不孕史者患病率较高。发生时间一般不超过停经3个月，以两个月左右为多见。发病特点是慢性，尤其是早期宫外孕，诊断较困难，极易与宫内先兆流产、急性输卵管炎相混淆，则更要求精细的诊断。上记失误病案，若做少腹触诊检查，许会通过触痛发现包块，不致误诊失治，可不慎哉！

——王秀兰.宫外孕误诊失治一例［J］.中医药研究，1987（4）：44.

三、妊娠腹痛

案　血虚气弱误为寒湿

张某，23岁，1980年5月18日初诊。

妊娠4月余，近3月来，眩晕头疼，寝食俱废，强纳之辄呕哕，形体益瘦，还是恶阻之象，乃怀麟之后讳疾忌医使然。月前感寒而腹痛，刻下痛无虚日，得热熨稍适，下肢肿，小溲量少，大便溏薄。脉象细弱，舌正红、苔薄白、根部腻。寒湿内蕴，枢机不利，升降失职。法当温化寒湿、调和中州。附子理中汤主之，干姜人参半夏丸亦主之。止腹痛在斯，治恶阻亦在斯。淡附子、淡干姜各5g，潞党参15g，茅白术、上广皮各10g，制半夏6g，炙甘草、淡吴萸、西砂仁（后下）各3g，炮姜3片。3剂。

21日二诊：呕哕渐减，便溏亦止，腹痛稍缓，惟眩晕头痛依旧，初以为已获小效，遂于原方中去吴萸，加茯苓15g。3剂。

三诊时诉下肢浮肿渐消，惟腹痛未减，头晕疼尤剧，口干欲饮。望诊舌边尖转红，知温热太过，有化热生风趋势。当时考虑：《内经》谓"诸风掉眩，皆属于肝"，且"脾主大腹"，今头晕疼而大腹痛，加之肢肿，便溏，肝脾见症颇显。《金匮》有"妇人怀娠，腹中疠痛，当归芍药散主之"的记载，该方药性平和，无寒热偏颇倾向。遂列方如下：当归身、冬白术、赤猪苓、建泽泻、上广皮各10g，杭白芍、赤茯苓各20g，潞党参15g，炙甘草、西砂仁（后下）各3g，淡黄芩6g。2剂。

26日四诊：前议肝风扰于上，脾湿注于下，阴血亏于内，以致头为之晕痛，足为之浮肿，大腹亦为之作痛。予仲师当归芍药散合芍药甘草汤增损。药证相对，以致腹痛十去其七，足肿亦消十八，且呕哕未作，渐思纳食矣。前方去赤猪苓，加桑、菊各10g，嫩钩藤12g。3剂。

五诊时自述腹痛已止，除稍觉眩晕、体力未复外，他无所苦。最后处方为：潞党参15g，杭白芍20g，炙甘草3g，上广皮6g，苎麻根30g。3剂。

按　本例为腹痛喜热熨、大便溏、下肢肿等因血虚、气弱、湿盛而形成的病变，却又有类似寒湿的表面现象所惑，此失误之一。其二，聆听了感寒的现病史，而忽略了妊娠血聚养胎，以致相对血虚，与夫恶阻后3月余进食甚少，气血生化乏源的因素。迫至三诊时不仅腹痛未减，反而眩晕头疼日增，且口干欲饮、舌红等火热之象渐露，始知辨证有误。经过推敲，认识到目前病机应该是气血双亏，脾湿不行，虚风上扰，于是选用了当归芍药散合芍药甘草汤，藉以养肝缓痛、健脾利湿，至于掺入黄芩之意，一则因前此误投温热之姜、附刚剂，以致化热动风，用之以凉解清肝，再则配白术安胎，以防不测之变。四诊时主症轻减，于是又参入息风之品。五诊时大局已定，仅予调理之品而愈。

——王少华，王卫中.女科腹痛误治剖析［J］.上海中医药杂志，1990（1）：14-17.

四、激经

案1　激经误为妇科肿瘤

何某，女，44岁，农民。

1972年3月，发现小腹有块，但月经仍按月而至，色鲜红，量中等，二三天干净，精神、饮食如常，无明显不适，故未予介意。至同年6月，腹中包块日见增大，时有攻动，如怀孕状。然月汛仍如期来潮，加上已8年未孕，又近更年，自思实无怀孕可能，唯虑患子宫恶性肿瘤，遂往人民医院外科门诊，经初步检查，并请妇产科会诊，诊断为卵巢肿瘤，建议手术治疗。患者因畏惧开刀，犹豫未决。至9月10日，又来本院妇产科门诊，当时根据人民医院之诊断收住院手术治疗，竟取出一7个月左右男性胎儿，未发现有肿瘤。迄今，随访8年一切正常。

按　①"激经"之名，出《脉经》，又名"垢胎""盛胎"。是指孕后按月行经并无损于胎儿和产妇。在64年版中医学院《妇科学讲义》载"或早期有恶阻""有孕而月经不停，到妊娠四五月自止"。然此例无任何早妊反应，而月经延续到孕后七八个月。可见，激经至四五个月自止之说不足为训。②本例之所以误诊、误治，是因为"激经"在临床上比较少见，而妇科肿瘤已被人们极度关注，加上此例情况特殊，故易被忽视。所以临证时必须详加鉴别。

——董汉良.激经误诊误治案［J］.江西中医药，1981（3）：64.

案2　激经误为胎漏

李某，女，24岁，已婚，农民，于1983年10月4日诊治。

患者近日来阴道出血，色鲜量少。妇检：子宫增大60天。尿检：妊娠试验阳性。诊断为妊娠胎漏。用张锡纯《医学衷中参西录》寿胎丸化裁（菟丝、桑寄生、续断、阿胶）加仙鹤草、侧柏、牛角䚡治之。3剂后，流血未止，少腹胀痛，邀吾诊治。其体质素壮，婚前月经准时，经量偏多，无不适。前两月月经仍正常，精神尚可，饮食如常，舌质红苔薄白，脉小滑。此乃激经误治的坏病，气血流行失畅，以致少腹胀痛。治以逍遥散加减：柴胡、甘草、薄荷叶、川芎各5g，当归、白芍、陈皮、制香附、台乌药各10g。服5剂后，少腹胀痛已除，阴道出血已无。11月4日又有少量阴道出血，后未发现阴道出血。后来足月分娩一男，身体健壮。

按 此原属激经，是体壮妇人，怀孕初期月经如期而至，无不适感，胎儿渐大月经自然停止，毋须服药。前医把激经误为胎漏，混淆了生理、病理之区别，误服寿胎丸加固涩之药，以致气血郁滞，反而成病。笔者用逍遥散疏通气机，兼以和血，再加香附、乌药、川芎增其理血和气之功。药中肯綮，疾病痊愈。

——沈敏南.析误治病例五则［J］.江西中医药，1988（1）：27-29.

第四节 产后病

一、恶露不绝

案1 阴虚误为血瘀

杜某，女，28岁。1976年10月8日诊。

产妇于10月5日分娩，产时失血较多，当地有产后喜服"生化汤"习俗，故家人索方，遂与之：当归15g，川芎9g，桃仁、炮姜各6g，炙甘草3g，以黄酒与童便各一半煎服3剂。不料1月后产妇来诊云：药后至今月余，恶露仍不尽，量多，色鲜红，伴头晕耳鸣，低热口干，喜冷饮，心急心烦，五心烦热，小便色黄，乳房不胀，乳汁甚少，舌尖红苔薄黄，脉细数，体温37.7℃。证属阴虚血亏、血热妄行。治宜养阴清热，补血凉血，通乳。方用保阴煎加味：生地、熟地、白芍、通草、王不留各9g，山药、续断、黄柏、黄芩各6g。水煎服，3剂知，6剂瘥，与杞菊地黄丸善后，随访3月未发。

按 病家闻"生化汤"是民间流传产后必服良方，孰不知该方系温经化瘀之剂。用于产后受寒，胞宫瘀血内停，恶露不行或不尽确有佳效。本例误在余囿于陈习，未曾辨证，冒然给方，本产后失血阴亏，阴虚则内热，又复温化之剂，致血热妄行而恶露不尽。《金匮》曰："新产妇人有三病，一者病痉，二者病郁冒，三者大便难……"。以上产后三大证虽病情殊异，但其病机为血虚津伤则一。治当处处顾护津液，故取养阴清热、补血凉血一法，方用保阴煎加味，六剂而愈。病家昧之，索方要药不为怪；医者当谨慎详询，辨证施治，可与者即与，不可与者断不可与。

——钱光明.误治辨析八例［J］.辽宁中医杂志，1987（3）：40-43.

案2　产后误补

王某，女，25岁，社员。1980年9月27日初诊。

产后1月恶露仍多，色鲜红，少腹隐痛，自云食鸡十余只，桂圆七八斤，鸡蛋无数，又服某医补药多剂无效，且无乳汁，大便如算盘珠，十分艰行，舌红唇焦口渴甚，脉滑数，此血热妄行也，拟生地15g，大黄3g（后下），当归、白芍、火麻仁、地榆、侧柏叶、藕节、黄芩、仙鹤草、血余炭各10g（3剂）。10月3日复诊，大便畅行，恶露已净，改治缺乳等症。

按　产后宜温补之说不可一概而论。本案产后恶露过多，并非气不摄血、冲脉不固之类，前医以意推测，不加认真辨证，错投温补伤津耗液，徒增血热妄行。至于产后用大黄、黄芩等苦寒药，乃不得已之变法，不可视为常法也。又，病后、产后有曰"药补不如食补"论者，吾认为此说亦应一分为二，盖人体自有一种抗病力与恢复力，只需适当注意休息与营养，自可归阴阳于平衡而康复。

——胡大中.误补验案［J］.湖北中医杂志，1981（6）：25-26.

二、产后外感

案1　产后外感过汗伤阳，温补太过复伤肾阴

张某，女，48岁，门诊日期1978年7月26日。

患者畏寒肢冷8年整。正值夏天仍穿棉衣裤。病起产后大出血，不慎感寒，发热身痛，经服中西药发汗热解后，大汗不止，动则汗出淋漓，此后留下全身怕冷之患，随着年龄增长，怕冷日益加重，乃至四季离不开棉衣裤，尤其双腿冰冷如站水中，面色㿠白，周身乏力，舌淡苔白，脉沉细。脉症参合，属于肾阳虚衰、阴寒内盛之证，予金匮肾气丸加味治之。方中桂附3g渐增至15g，共进6剂后畏寒如故，反增口燥咽干，心烦燥热，渴欲饮水，每晚需喝2暖瓶水，病人不快，此为何故？

按　产后血虚，虽然感寒，治疗不应过汗，今而过之，造成伤阳，且连连失治，又值绝经之际，肾阳日益虚衰，阴阳失调，治疗应遵《景岳全书》之旨："善补阳者，必于阴中求阳，则阳得阴助而生化无穷。"故用药必须在补阴

药的基础上，配伍少量补阳之品，以求阴阳协调，渐生人体的阳气。然本案错在求愈心切，只顾一味用温热药助阳生火，而忽略了阴阳互根、互相为用的整体观念，温补太过，反助邪热伤及肾阴，病不得解，反增口渴饮水，心烦不寐之症。

——朱桂茹.临证误案三则［J］.北京中医，1992（2）：43-44.

案2　暑热外感误为中寒

陈姓，女，25岁。

初暑之日生产，产后14日，觉胃脘部空豁，冷若怀冰。前医进理中汤、八味地黄汤加炮姜而无效。余诊时见：头痛，微恶寒，目赤，面红觉热，喉疼，口渴不饮，恶露未净，少腹时痛，饥不欲食，舌红苔白，脉沉细微数。证属外邪未解，里热阴伤之候。投银翘散加减：银花、石斛各12g，连翘、豆豉、麦冬、赤芍各10g，沙参20g，丹皮、芦根各6g，薄荷（后下）10g，益母草20g，生甘草6g。服2剂后前症顿失。

按　本症初起，乃产后失血，外感暑热。前医惑于腹冷，误用辛温大热之药，致使邪热郁遏不得外出，幸其头痛、微恶寒等表证仍存，是邪未入里，尚有外出之机。故用银翘散参伍清营养胃之品，外散内清，使病邪外达，郁热内解，其病自愈。

——周世明.产后误温治验［J］.四川中医，1985（3）：25.

三、产后发热

案1　外感误为血瘀

刘某，女，24岁，1980年9月20日诊。

产后7天，脉浮弦而数。初认为产后体虚，虽感寒邪，但不能妄事疏泄，如《傅青主女科》说："凡新产后营卫俱虚，易发寒热，身痛，腹痛，决不可妄投发散之剂，当用生化汤为主，少佐发散之药。"余宗之以生化汤加减服2剂未效。复诊认为产后"百脉空虚"，腠理疏松，卫阳不固，当宗丹溪"产后必大补气血，即有杂证，以末治之"之论，乃用甘温除热法，投当归补血汤2剂，不仅无效，且病情增剧，出现呕逆、不食，考虑再三，呕逆、不食为肝邪乘脾之象，似可用小柴胡汤。头痛、发热、汗出、恶风，为邪在体表、营卫不和之象，似可用桂枝汤。通过辨析，改用柴胡桂枝汤。药用柴胡10g，桂枝7g，白芍7g，黄芩、法夏各6g，太子参15g，甘草3g，大枣3枚，生姜3片。2剂，热退，呕止，食增。唯精神尚差，投益气活血之品，数剂而安。

按 本例之误，误在"套法"。总认为产后发热，多属瘀血或血虚。血瘀常用生化汤；血虚常用当归补血汤。此案用两种"套法"失灵，因而周密辨证，得知分娩5天后，因沐浴而引起发热，可知其发热实由外感而来。进而按六经辨证，诊断其为太少二阳合病，改用柴胡桂枝汤和解表里，调和营卫，而奏桴鼓之效。

——刘炯夫.柴胡桂枝汤救误举隅［J］.江西中医药，1985（4）：40-41.

案2 气虚误用清利伤阳

谭某，女，26岁，农民。

1982年4月5日行剖腹产，婴儿死亡。产后发冷发热已5天，体温维持在38.5℃~40℃之间，头痛，咽部不痛，胸透正常，乳房无异常，切口无特殊，恶露不臭且甚少。血象：白细胞总数15.3×10⁹/L，中性粒细胞0.86，淋巴细胞0.14，西医用氯霉素、红霉素每日各1g静脉滴注，并肌内注射青、链霉素，高热未能控制。又因小便不能自解，保留导尿而邀中医会诊。症见时寒时热，出汗较多，口苦纳呆，心烦。舌质略红，苔薄黄，脉滑数。诊为热入血室，兼膀胱气化不利。治以和解少阳，并佐化气利湿，方予：柴胡、桂枝、甘草各6g，川楝子、党参各12g，黄芩、半夏9g，车前子18g，萹蓄15g，1剂。另以琥珀6g，沉香3g，研末分3次冲服。

次日小便已能自解，但仍有尿频、尿道不适感，体温仍为39℃左右，口渴、汗出、心烦，断为热毒内盛，故予前方去桂枝、半夏、琥珀、沉香，加竹叶、蒲黄、赤芍、生地各9g，连翘、蒲公英各15g，并加服土霉素。

1周后患者仍午后高热40℃，出汗不止，多次查血称血象高，疟原虫阴性，并出现腹泻稀水，内夹黄绿色黏液，每日数十次，腹不痛。恶露呈屋漏水样，且量甚多。面色无华，心悸气短，头晕纳少，小便空坠，口大渴喜热饮，此乃误服寒凉之剂，致成阴不敛阳、阳无所依、气随阳脱之危候，急予益气生血、温中回阳为治，方仿四逆汤、四君子汤、当归补血汤化裁，处予红参（另炖）15g，干姜20g，附子12g，肉桂、白芍、当归各6g，五味子、甘草、焦术各10g，茯苓15g，黄芪、煅龙牡各30g，并嘱停用西药。1剂后，发热减轻，午后仅为35.6℃，出汗、口渴、腹泻及恶露均减，再3剂，前述诸症续减。后以八珍汤加炮姜10g，阿胶、鸡血藤各12g，黄芪15g，调治1周痊愈出院。

按 本例因产时伤气，膀胱失于气化，以致癃闭不通，产后气血不足，阴阳两虚、营卫不和而致寒热往来；阴不维阳，故周身汗出；气不化津，血脱阴伤发燥，故大渴引饮，又因胃气虚故喜热饮。本应大补气血，扶阳以配阴，佐以苦辛温通论治。首诊以小柴胡加清利之品，已非贴切，岂可再而误投寒凉之味。古人早有告戒，如《女科经纶·卷六·产后证下》引楼全善曰："产后发热，多属虚寒。"朱丹溪曰："产后发热，此热非有余之热，乃阴虚生内热。"薛生白谓："产后虚烦发热，乃阳随阴散，气血俱虚，故恶寒发热。若误作火证，投以凉剂，祸在反掌"。上引文献均说明产后发热不能囿于热毒为患，更不可为血象高、体温高等所惑，而当重在辨证论治。奈笔者不借鉴于古人，以致因误治而更遏阳伤气，酿成阴盛格阳危笃之证。幸喜后期紧扣益气回阳固脱大法治之，使其由危境转入坦途，再以大补气血调理而瘥。

——蒋运祥.产后感染囿于热毒误治案［J］.安徽中医学院学报，1982（3）：33.

案3 肝郁误补

江某，30岁，产后20天。

近10日来，身热心烦，热势时高时低，间或汗出怕风，饮食乏味，神疲懒言。曾服解热去痛片未效，又服中药4剂热亦不退，于1985年11月21日求余诊治。观前医之治乃效甘温除热之法，方施补中益气汤化裁。此治尚合脉症，但为何不效？余疑为气虚血涩，瘀血内阻化热。于前方中加桂枝、赤芍、白芍、香附以增活血之功。服3剂药后，患者病情无分毫转机。症见身热（体温38.6℃）心烦，口苦口干，胸闷不舒，神乏懒言，善叹息，不思饮食，恶露已净。舌苔薄而微黄，脉弦数。详询病由，始知其孕产4胎，皆系女孩，举家不悦，自叹命薄，是以情怀不畅，肝气不舒，志郁化火而致肝经郁热。投丹栀逍遥散加减：柴胡、黄芩、绿梅花、甘草各6g，白芍、当归、白术、炒山栀、丹皮各9g，茯苓、茯神各12g。3剂。并嘱其至亲好友多予开导。药后热退，诸症消失，仍以逍遥丸以巩固疗效。

——汪国圣.产后误补医案三则［J］.安徽中医学院学报，1988（1）：22-23.

按 本案之误，在于前医虽然考虑到了产后气血不足的普遍性，没有见热退热，但忽略了患者个人存在的情志致郁的特殊性，并未切合辨证论治、三因制宜等原则。

案4 血瘀致狂误作热毒

患者段某，女，24岁，农民。躁狂求治。

该患者于1986年2月7日足月临产一男婴。产后小便不通，即行导尿。于

2月9日午前开始寒战，继之高热，头痛，下午6时许，突然神志失常，狂乱躁动，惊呼骂詈，喧扰不宁，即求医诊治。症见：神昏躁狂，壮热面赤，恶露极少，大便3日未行，腹部胀满，按之不柔，脉虚大而数。辨证：产后正气未复，又染邪毒，毒热炽盛，上扰神明，故发为"狂"证。热势鸱张，已成燎原之势，急用大剂清热泻火剂治之，以白虎汤加减：生石膏40g（先煎），知母30g，黄芩10g，甘草6g，粳米一把，水煎，每3时1服。

第2天再诊，病势未减，神志时清时昧，时狂时静，是乃热毒炽烈，恐只用白虎，为杯水不解车薪之火，即于上方加金银花、连翘、黄连、水牛角、丹皮之类以清热泻火、凉血解毒。

第3天三诊，药后诸症未减，后据其恶露极少辨证入手，辨为瘀血内阻、瘀热发狂之证，又兼大便未行，阳明浊气留积，故予破血逐瘀、荡涤阳明浊热，以桃仁承气汤加减：桃仁30g，赤芍12g，红花6g，大黄10g，桂枝10g，木通10g。

过2日四诊：药进2剂，恶露骤多，恶臭有块，大便畅泻两次，腹胀满大减，神清脉静身凉，唯小便不利，前方去大黄加滑石，又进3剂，小便自利，后据证调理而愈。

——阎聚禄.产后病误治一得［J］.山西中医，1990（4）：50.

按 前二诊之误，在于见热治热，仅从火热毒致狂的常规认识去处方用药，而忽视了辨证论治的基本精神，盖此证乃因瘀致狂，治病未及其本，自然无效。

案5 血虚误为外感

邹某，女，25岁。

产后8天，恶露已尽，因感外邪，头痛发热，汗出恶风，某医投银翘散加减3剂，发热退而恶风更甚，全身漏汗不止。邀余诊之，症见面色㿠白不华，全身汗出不止，头痛恶风，小便短少，舌淡苔白，脉浮而虚。辨为血虚伤风、营卫不和、阳虚漏汗，乃解表失度所致。改投解表和营、扶阳止汗之桂枝加附子汤：桂枝10g，白芍10g，熟附子8g，炙甘草8g，生姜3片，大枣5枚。4剂而缓。

——黄炳初.临床救误三则［J］.江西中医药，1988（4）：38.

按 产后外感，当考虑到患者失血的体质特点，不可径用、过用寒凉之剂，否则极易如本案一样，造成阳虚坏病。

案6 血瘀发热误为外感

张某，女，27岁，2000年9月18日初诊。

主诉：产后7天，感恶寒发热，于村卫生室服"感冒药"及"散风寒"中药3天，未效。今仍发热、口渴、纳呆、乏力，体温37.8℃。产妇由于分娩失血较多，多为气血虚弱，拟八珍汤补益气血，服药3剂，患者发热更甚，再次要求出诊。追问病史，寒热时作，口干而不欲饮，恶露少而紫暗有块。查体：少腹疼痛拒按，舌体两侧有瘀点，脉细涩。此为产后血瘀发热，治宜活血化瘀，方用生化汤加味，药用当归20g，川芎10g，桃仁6g，炮姜、炙甘草各3g，丹参15g，丹皮10g，益母草15g，每日1剂。服药2剂，病减大半，原方再进3剂，诸症皆失。

按 《医宗金鉴·妇科心法要诀》云："产后发热之故，非止一端。"《女科经纶》引吴蒙斋曰："新产后伤寒，不可轻易发汗，产时有伤力发热，有去血过多发热，有恶露不去发热。"指出了产后发热的病因及治疗注意事项。患者病初于村卫生室服"发散风寒"药物，虽非所宜，但余初诊只考虑到"产后多虚"，而未考虑产后另一个特点"多瘀"，特别是未加细诊，即拟以方药，以致误治。

——刘益南，周雪芸.误治匡正取效病症3例［J］.
浙江中西医结合杂志，2002（3）：56-57.

案7 温热误为表寒

2010年5月7日，有邻妇产后百日患寒热身痛，自诉：因今春气候趋冷而感寒，症见恶寒发热，发作有时，时有汗出，脉不甚急。余信其为一般风寒表证，而以其为表寒证，处以桂枝汤2剂。但药后非但前症未减，反现双目红赤，发热更盛，口渴脉急。余详诊之，见其恶寒而栗，热势甚高，舌质红，苔黄厚，此乃温热病之证而误作寒治之。全身检查观其咽部红肿，颈部淋巴结肿大，乃断以温热证。急投以重剂银翘散并结合抗生素治疗。服药3剂，热退身凉，调理1周而愈。

按 余忆临证寒热多复杂，热证见寒象，多表现初为憎寒，继则发热甚高，而非桂枝汤之淅淅恶寒、翕翕发热。古训云："恶寒非寒，明是热证"，足可信也。

——侯红霞.临证误辨得失三则［J］.山东中医杂志，2011，30（5）：353.

四、产后气喘

案 气血不足误作痰浊阻肺

郭某某，女，26岁。1985年11月25号入院。

患者自诉1983年11月足月正产，因失血多，于产后第三天即出现气喘、咳嗽，胸闷如窒而到本市某医院住院治疗，经肌内注射青、链霉素二十余天，并结合内服中药，病情好转出院。此后，气喘反复发作，因感冒而加甚，且一经感冒则久久难愈。经中西医综合治疗，亦难控制发作。此次因不慎受寒后，气喘发作已1月余，动则为甚，伴咳嗽无痰，胸闷，头晕眼花，神疲倦怠，畏寒肢冷，大便溏，小便清长，舌淡苔薄白腻，脉沉细滑。血检：Hb10g%，RBC 3.64×10^{12}/L，WBC 3.1×10^{9}/L。DC：N0.58，L0.40，E0.02。胸片：两肺野尚清晰，肺纹理增粗，心膈影正常。辨证：痰浊阻肺、肾不纳气。立法：化痰降浊，纳气定喘。处方：苏子降气汤加减：苏子10g，陈皮10g，法夏10g，茯苓10g，厚朴10g，冬花10g，甘草3g，肉桂3g（泡服），熟附子6g，杏仁10g。水煎服。

服药5剂后，病情如故，续进4剂后，气喘反见加重，头晕眼花较前愈甚。痰浊阻肺，肾不纳气，因证立方，何以不效，反见加重？余思之，傅青主说："妇人产后气喘……谁知是气血两脱乎！"即用救脱活母汤：党参10g，当归6g，熟地20g，枸杞10g，枣皮6g，麦冬10g，阿胶6g，肉桂3g（泡服），黑芥穗6g。服3剂而喘平，头晕眼花依然如初。遂于原方中加入黄芪18g，续进5剂，病告痊愈。继服十余剂身健如产前。即予人参蛤蚧散加冬虫草做蜜丸，每服9g，日2次以巩固之。随访半年余未再发作。

按 本案咳喘为主症，初治由于偏执"痰浊阻肺"之见，易被假象所惑，误以化痰降浊为主辨治，故反伤乎气血，以致病情加剧。改用傅青主救脱活母汤以救血补气，大补肝肾之精气方达气旺喘平之效。

——梁华庚.产后气喘误治案［J］.江西中医药，1987（2）：43.

五、产后纳差

案 产后误补致脾胃损伤

陈某，女，32岁，2012年6月初诊。

患者产后1月余，食欲不振，头晕恶心，四肢倦怠乏力，脘腹不适，经服药治疗未果。时有亲戚送来红参，其自认为产后体虚，服而补之，以求康复，以红参30g分两次炖服。服后出现心烦、易怒、失眠多梦、大便干结、胁肋胀痛。观其唇红口干，双目充血，舌红苔黄，脉细弦数。此实乃滥服人参之故。误补反受其害，故嘱其停药，即投以柔润清泄之剂。药用生地20g，沙参9g，麦冬10g，枸杞子12g，川楝子6g，茵陈12g，神曲10g，菊花9g，丹皮9g，栀子9g，甘草3g。患者服药3剂，诸症缓解。后用平胃散加减，以调和脾胃，病向愈。

　　　　　　　　——王金亮.产后误补案一则［N］.中国中医药报，2015-05-11（5）.

　　按　产后诸症，未必全然属虚，然百姓不知，以补为常，多致偾事。盖虚分气血阴阳，且有虚不受补之说，非可一概而论，当由医者斟酌权衡。

六、产后泄泻

案　湿热误为虚寒

　　汪某，24岁，1983年6月17日初诊。

　　产后1天，腹痛肠鸣，大便日解七八次，泻下清稀粪便，且夹未消化之物，肛门有坠迫感。曾服氯霉素等西药未效，而求中医诊治。余据《张氏医通·产后门》"产后泄泻……其致泻之由虽异，一皆中气虚寒，传化失职之患。并宜理中汤为主"之说，投理中汤加吴茱萸、五味子、肉豆蔻。服药2剂后，腹泻减而未除，仍日解五六次，腹痛及肛门坠迫感加重，且肛门伴有灼热感。复诊见舌苔厚腻微黄，脉滑数。详询得知尚有午后发热，微汗出，心烦胸闷，纳呆食少等症。《内经》云："暴注下迫，皆属于热""湿胜则濡泻"。参合脉症，此证应属湿热泄泻。此时正值夏季，暑湿当令，邪气乘产后正虚，侵伤脾胃，下注肠道，致使传化失常而发为此病。遂投清热化湿之剂为治，方选葛根芩连汤加味：煨葛根、焦山楂、神曲各12g，黄芩、苍术、木香、白芍、白豆蔻各9g，黄连、甘草各6g。2剂。服药后泄泻告失，唯纳呆食少，体倦乏力，苔白厚，脉濡滑。此系湿热虽去，脾胃运化之能未复故也。疏六君子汤加白豆蔻、藿香各9g。连服4剂后，诸症尽瘥。

　　　　　　　　——汪国圣.产后误补医案三则［J］.安徽中医学院学报，1988（1）：22-23.

　　按　临证切不可未查症征、未辨病机即抱定见，而处套方，盖普遍规律不能包括特殊情况，病同证异者多矣，何况还有患者年龄、体质、发病季节、地理环境等不同，故务必亲自望闻问切，审证处方。

七、产后腹胀

案 痰盛误作气陷治

1962年，余在小碧公社卫生院时，院邻严某某，系中年经产妇，第三胎。产后10余日，自觉下腹坠胀，似子宫脱出，求治于余。当时，候诊者众，未加详察。考虑中年产后少腹坠胀，且本人素体肥胖，切脉短滑，病为中气下陷似乎不疑，随拟补中益气汤，嘱服2剂。次日，家人呼诊，言昨服药1剂，今晨起来即不识人，妄言乱语。余即往视，见患者端坐于堂中，询服药情节，一概否认，语无伦次，呈似狂非狂之状。惟精神兴奋，全无病容。诊毕自知用药不当，恐一时不识错拟，故日内三诊，而未拟方。幸病家信任，知我为之细察深思，未急求方药。次日凌晨往视，患者未醒，轻开帐帏，见侧卧于床，口角及枕布，满布痰涎。至此，余才恍然大悟，肥人多湿多痰，古有明训，脉短滑，乃痰也，非气虚，误用补中益气汤，升提痰火，窜扰神明，遂致神志不清变生斯疾，法当涤痰开窍醒神，改拟达痰丸加减，服1剂神志好转，继进1剂，清醒如常。旁人笑述病时所说，如梦初醒而自感羞愧。再诊时，言少腹胀痛如故，此为气滞血瘀。拟投生化汤合失笑散化裁。2剂后诸症悉除。

——梁雨初.产后误补致狂［J］.湖南中医杂志, 1987（6）: 51.

按 初诊之误，即仲景所云"相对斯须，便处汤药"所致，拘于定见，审证不细，故有"实实"之弊。

八、产后眩晕

案 痰湿上扰误为气血虚弱

王某，23岁，1986年10月8日初诊。

产后2周，头晕眼花，不能睁眼视物已5天，兼有体倦乏力，神疲多寐，饮食乏味，舌质淡、苔白，脉濡。张景岳曾谓："无虚不能作眩，当以治虚为主。"窃思此论与本例患者病机甚恰，乃投十全大补汤，以补气益血。服药3剂后病情未见好转，且口苦心烦，泛泛欲呕。余又臆断为气血不足，肝阳上扰。于前方中去肉桂、川芎，加钩藤、石决明、白蒺藜以增平肝潜阳之功。再投3剂。13日复诊，诸症依然如前，察其舌苔腻、中部微黄，脉濡滑，前两次治疗均无效果，今投何药？难以下手，只得借故去查阅方书。见严用和云："眩晕之症，……体感六淫，内伤七情，皆能眩晕，当以脉证别之。……当随其因治之。"乃再度脉症，认定此证是产时劳倦太过，伤及脾胃，产后恣食甘肥，以致痰湿内生，停阻中焦，化热上扰清窍为患。遣温胆汤加减：淡竹茹、竹沥半夏、枳壳、陈皮、黄芩各9g，菊花、茯苓、茯神各12g，甘草6g。服药3剂后，眩晕减去大半，余症亦减。于前方去菊花，加白术、天麻各10g。继服5剂而病愈，至今未发。

按 本案误治乃囿于产后多虚、失于四诊周详所致。因此，对于产后病的治疗，不可视补虚为其准绳，偏执一端，盲目滥投。应重视辨证求因，审因论治，方能提高疗效。

——汪国圣.产后误补医案三则［J］.安徽中医学院学报，1988（1）：22-23.

九、产后身痛

案 产后身痛误服大量麝香致自汗

高某，女，28岁，因产后关节疼痛，服麝香后出汗不止半年，于2002年6月23日就诊。

患者半年前小产后出现周身关节疼痛，曾服用"布洛芬""鱼肝油"等药物，效果不佳。后偶闻中药麝香止痛效佳，遂自购麝香1个（约45g），分几次服用。服后疼痛不但没有减轻，反而关节疼痛加重，畏风寒，汗出不止。伴有心悸、失眠。经多方治疗不见好转，遂来诊。现症：畏寒肢冷，虽时值炎夏，仍身着棉袄棉裤，全身出汗不止，动则尤甚，不分昼夜。心悸，失眠，周身关节疼痛，口淡乏味，渴喜热饮，小便量少，大便5~6日一行。舌质淡、边有齿痕，少苔，脉细数无力。中医诊断：自汗。辨证：阳气虚弱，营阴失守，兼感风邪。治法：益气养阴，固表止汗，祛风止痛。方药：玉屏风散加味。生黄芪30g，党参10g，白术10g，防风10g，浮小麦30g，莲子心10g，怀山药10g，陈皮10g，首乌藤30g，生地黄20g，石斛30g，生甘草10g。7剂。

二诊：服上方7剂后，汗出减少，睡眠好转，饮食渐增，体力增加，但仍畏寒肢冷，关节疼痛，舌质淡、苔白，脉沉细。此为久病伤阳所致，必须加用温阳之品。治法：益气温阳，滋阴生津，佐以祛风止痛。方药：生脉散合参附汤加减。太子参10g，麦冬10g，防风10g，五味子30g，浮小麦30g，黑附子10g，怀山药10g，牡蛎30g，白术10g，荆芥15g。7剂。

三诊：服上方后，畏寒肢冷、关节疼痛减轻，汗出明显减少，睡眠每日可达6~8h，面色转红润。后以此方加减调理两个月，诸症消失。

按 本例患者由于产后血虚，外感风邪，痹阻经络，而产生肢体关节疼痛，本应养血祛风为治。然患者自以为麝香可以止痛而用之，却不知麝香辛温，气极香，走窜之力甚烈，有极强的开窍作用，用于此时本不适宜，况且又用量极大，所以焉能不毛窍大开，津液大泄，而风邪乘虚入侵出现关节疼痛？据现代药理研究，麝香小剂量能兴奋中枢神经系统，而大剂量则产生抑制作用，又能促进各种腺体的分泌，有发汗和利尿作用。中医学认为，汗为津之所化，津血同源。患者本来就有产后血虚，兼感风邪而致痹证，怎能再用芳香开窍之品？用大剂量麝香开其毛窍，必致大汗，耗气伤阳，犯"虚虚实实"之戒。阳气受损则其卫外固密作用减弱，不能固摄津液，而致汗出不止。盖汗为心之液，肺主一身之气，外合皮毛。由于心肺气虚，表卫不固，腠理不密，营阴不能内守，而致自汗不止。然脾为气血生化之源，肾为元气之根。津气受损，日久势必累及脾肾，造成阳气的不足。《素问·生气通天论》说："阴者，藏精而起亟也；阳者，卫外而为固也。"卫气宣发于上焦，滋养于中焦，根源于下焦。脾肾阳虚，卫气失养，不能发挥其"温分肉、充皮肤、肥腠理、司开合"的作用，故见汗出肢冷，不分昼夜，虽炎夏之季，仍着厚衣被，畏风寒。脾虚运化无力，水谷精微无从化生，故见乏力、纳差。血虚不能养心宁神，故见失眠。津液不足，故见小便量少、大便秘结等症。治疗应首先益气摄津，固表止汗，佐以祛风止痛。因有形之津不能速生，无形之气当须急固。故一诊用生黄芪、党参、白术、怀山药益气；陈皮和胃；生地黄、石斛滋养阴液；首乌藤、莲子心安神；浮小麦敛汗益气阴；防风祛风解表而止痛，生甘草调和诸药。二诊时气阴渐复，故加温补肾阳、散寒止痛之黑附子；用太子参、白术益气健脾；麦冬、五味子益阴敛液；怀山药补益肺脾肾三脏；牡蛎、浮小麦敛汗液；荆芥、防风祛风解表而止痹痛。如是调理，阳气得固，阴液得复，风邪得除，气血得通，诸症自然得解而痊愈。

——王见宾，唐海燕，张毅.产后误服大剂量麝香致严重自汗症1例报告［J］.
北京中医药大学学报（中医临床版），2003（3）：44.

十、产后血虚

案　血虚误补致湿热内蕴

张某，女，28岁，1995年8月2日初诊。

1月前行人工流产后出血较多，始感头晕，身困神疲，继则面目浮肿，两下肢痿软无力。在某医院求治，疑为肾脏之疾，经查小便常规正常而否之，遂肌内注射维生素B₁₂及维生素B₁半月余罔效，转诊于余。诊见面色萎黄不华，颜面轻度浮肿，神疲倦怠，步履蹒跚，语细声低，气不接续。诉头晕目眩，周身乏力，纳差，双下肢沉重，两足软弱无力，行走艰难，脉濡弱。综合病因及四诊所见，诊为血虚足痿证。拟人参养荣汤重用熟地黄，加阿胶等血肉有情之品，3剂以大补气血。嘱其加强营养，药服完后即再诊。

3天后忽见患者由家人搀扶来院复诊，询其服药后情况，述诸症依然如故，且增纳呆腹胀，口中发甜，时有泛恶欲吐之感，见油腻之品则恶心呕吐。闻此窃惊，遂感初诊有失，患者产后饮食必膏粱厚味滋之，且时值长夏，暑湿蕴蒸，必湿热内蕴。令其张口察舌，果见苔微黄而厚腻。忆初诊唯以脉症为是，忽略舌诊，主观臆断，误入歧途。即改弦易辙，治以利湿清热，仿三妙散意。处方：怀牛膝18g，薏苡仁30g，白术、茯苓各12g，防己10g，丝瓜络15g，滑石25g，甘草、藿香各6g，黄柏、厚朴各9g，2剂。

8月8日再诊时，诉服药后即呕吐止纳增，颜面浮肿消失，头晕目眩缓解，双足痿软明显好转，自觉身体轻松，气力增加。察舌见黄厚腻苔已退大半，脉见细弦之象。虑湿热之邪，黏滞缠绵，仍当守法再进，上方去滑石、甘草加车前子12g，又服3剂后病情继续好转。后拟参苓白术散加减，调理1月，诸症悉除，随访至今体健。

按 产后多虚，此其常也，知之者众；而产后亦有夹瘀或夹湿热为患者，临床亦不鲜见，故须详察，万不可拘泥于虚而概以补之，唯有四诊合参，详细辨证，方可无失，否则会闭门留寇而遗害。为医之道须慎之。

——杜修明.临证误辨话医道［J］.新中医，1997（9）：52-53.

十一、产后腹痛

案 血瘀误为血亏寒凝

陈某，27岁，1979年2月27日初诊。

患者一贯身体瘦弱，有胃痛病史。刻下大产两朝，临盆时出血量多，腹痛1日余，得热熨稍安。面色苍白，心悸，神疲乏力，形寒怯冷，谷食不思，恶露量少。脉沉细，舌淡苔白。从血亏气弱寒凝论治，方用当归建中合十全大补出入：当归身、大黄芪各10g，杭白芍30g，肉桂心3g，炙甘草5g，潞党参、茯苓、熟地黄各15g，生姜3片，大红枣5枚。2剂。

28日复诊，诉云昨午服头煎后情况尚好，晚服二煎不久，腹痛转增，尚有1帖药不敢再服。触之脐下有一硬块，其大若拳，拒按，恶露几无。已知为儿枕痛，遂以生化汤合桃红四物汤出入：桃仁泥、当归尾、京赤芍、制香附各

10g，熟地黄、延胡索各12g，川芎6g，炮姜5g，肉桂、红花各3g。2剂。

上药服后下紫瘀块，腹痛即缓解，按之已柔软，能进食，转用初诊方去白芍，加赤芍12g、柏子仁10g。3剂。

四诊时诸恙悉减，谷食日增，仍投三诊方3剂而瘥。

按 本例气血亏损，已成虚寒状态的诊断不应排除，遗憾的是对新产血瘀的可能未加考虑。其失误之处在于：①未曾触诊，不知小腹有硬块，以致将极普通的儿枕痛忽略；②判断欠妥，以得热熨稍安为喜按；③为失血过多而出现的各种虚象所迷惑，放弃进一步了解病情。在二诊时因药未尽剂而招致腹痛转增，且原本不多的恶露又近于无，此刻方知有误，乃修正诊断为虚中夹实，虚为本而实为标，"急则治其标"，先用《傅青主女科》治"新产块痛未除"的生化汤合桃红四物汤以暖宫逐瘀，腹痛缓解后，仍用十全大补以竟全功。这里也体现出辨证论治、标本缓急的灵活性和优越性。

——王少华，王卫中.女科腹痛误治剖析［J］.上海中医药杂志，1990（1）：14-17.

十二、产后缺乳

案 误投补剂致痰火

张某，女，29岁。1977年9月6日诊。

患者怀孕后期，因形体瘦弱，恐产后奶量不足影响婴儿生长，要求给予补养，余明其意，投其所好，方疏十全大补汤煎服。初服数剂，效果明显，孕妇及其家属皆大欢喜，故产后继续服用该方，至5剂时，产妇精神亢奋，烦躁不安，食欲减退，腹满胀甚，口干舌赤苔少，脉洪而数，易惊恐。婴儿哭闹不休。再邀笔者诊治，又误诊为中风。投药2剂症状不减，延误2日，束手无策，遂请吾师黄中槐老中医会诊。取莱菔子15g，皂荚9g，陈皮6g。连进2剂，俟其痰火散，再经甘润滋养、调理气血之剂调治，方使母子平安。

按 此案因补之过甚，使湿邪留恋，湿热搏结，痰邪难去。故取莱菔子下气利痰为君；佐以皂荚性味辛散走泄，既生发胃气，又不伤脾留邪；陈皮理气。共促痰消火散，再经甘寒滋养调理气血之剂调治而收捷效。

——韩先知.误治辨析三则［J］.四川中医，1991（12）：12-13.

十三、产后癃闭

案 肺气失养误为肾气不足

张某，女，27岁，1984年8月6日会诊。

患者剖腹产后25天，一直不能自主排尿，曾用中西药及封闭治疗均无效，故长期保留导尿管，特请中医会诊。见患者面色苍白，形瘦神疲，腰背酸痛，浑身乏力，舌质淡红、舌苔薄白，脉象沉弱。诊为肾气不足，气化无能，然给予补肾利尿之品6剂，却丝毫不见动静。细问病人，总感心悸气短上下气难以接续，惟以长吸为快。余恍然有所悟，此乃剖腹产后，损伤气血，以致胸中大气下陷，肺气失养，肺为水之上源，肺虚开阖不利而致尿闭，治当求其所属，宜升阳举陷法，用张锡纯升陷汤加味。处方：黄芪40g，知母12g，桔梗12g，升麻10g，柴胡12g，白术20g，苏叶10g，通草2g，每日1剂。服药6剂后，小便即通，守方再进6剂，诸症皆失，痊愈出院。

按 产后癃闭证，乃产后常见病之一。其病因多系产后劳伤气血，肺脾气虚，或因肾虚，亦有因肝郁者，然产后25天仍不能自主排尿者较为少见。余先按肾虚不能化气施治不效，此乃辨证之误也。因患者短气不得以息，乃大气下陷之明证也。用张氏升陷汤加味，方为药证合拍，于是一举奏效。临床并非见闭用通，治病宜求其本也。

——程广里.误治匡正取效病例3则［J］.中医杂志，2001（5）：272.

第五节 妇科杂病

一、脏躁

案 脏躁误为热入血室

王某，女，24岁，于1976年9月10日就诊。

代诉：7月22日顺产一子，颇为高兴。半月后眠不能实，情绪易激动，时望其孩子痴笑，呵欠频作。于8月18日月经过后，哭笑无常，手舞足蹈，牙关紧闭，手足轻度僵直，甚则不省人事，每日发作2~3次，其他尚可。延医数人，均诊为"热入血室"，曾服小柴胡汤和竹叶汤之类药物25剂，效果不显。余诊见面色无华，表情淡漠，答非所问，舌质红嫩，苔薄黄，脉弦细。诊为脏躁，此病由于情志激动，引起君火不宁，相火妄动，燔灼心、肝、脾三脏阴液而致。治宜甘润滋补，方用甘麦大枣汤主之。甘草9g，大枣15g，浮小麦12g，四剂，水煎服。每次送服磁朱丸30粒。

9月15日再诊：药后病祛脉平，又予养神宁心之药巩固善后，1979年10月又生一胎，其病未发。

按 尤在泾曰："血虚脏躁，则内火扰而神不宁，悲伤欲哭，有如神灵而实为虚病。"余据尤论，析本案为脏躁，故投仲景甘麦大枣汤甘润滋补养脏增液，使其君相火安其位，撤其燔、平其躁，配磁朱丸镇静安神，药中病机，其病乃愈。

——彭元成.误治后遵仲景法补救案5例［J］.吉林中医药，1984（5）：20-21.

二、不孕症

案1 湿热内蕴误为肝郁气滞

盛某，女，32岁，已婚。初诊日期：1987年2月17日。

患者15岁月经初潮，7年前、5年前各早产一死婴（均为7月左右），尔后5年未孕，曾在某医院做输卵管通水试验提示：双侧输卵管通而不畅，经多方治疗未效，故至我院门诊，末次月经87年1月26日至1月30日，刻下经净后第16天，经前乳房胀痛，经行小腹疼痛，心烦口苦，舌质偏红，苔薄白腻，脉细弦。诊断：不孕症。辨证：肝郁气滞，瘀血内阻，胞脉失养，拟法疏肝理气、益肾化瘀，药用柴胡、金橘叶、当归、丹参、炒蒲黄、炒灵脂、佛手、小茴香、制没药、山药、杜仲，7帖。药后月经来潮，乳胀、小腹疼痛诸症未见改善，并分别于经净后第8、10、11天做黏液结晶检查，未见羊齿状结晶。

1987年3月7日诊：经净后第16天，详询病史，知患者两次早产后均发热多天，平素带下量多，经色紫暗，结合辨病（输卵管不通），改从湿热内蕴、瘀阻胞宫论治，药用：蒲公英、丹参各15g，黄柏、赤芍、炒丹皮、路路通、怀山药各10g，车前子（包）、三棱、莪术各12g，醋柴胡6g，7帖。87年3月24日、3月27日、3月30日做黏液结晶检查，分别见I型羊齿状结晶、II型羊齿状结晶及少许椭圆体。

1987年4月2日诊：药已中的，原方7帖。

1987年5月13日诊：经行第四天，轻度腰酸，苔腻化薄，脉细，证情同上，原方略事化裁，药用：柴胡6g，黄芩、路路通、车前草、丹皮各10g，赤芍、蒲公英、炙鳖甲、生薏仁各15g，10帖。

1987年6月25日诊：停经45天，尿TT阳性，妇检：子宫水平位，40⁺天大小，证实已经怀孕。

按　初诊之误在于问诊粗糙，病史不详，次诊在市中医院高淑华主任指导下，抓住产后发热、带下量多、经色紫暗、心烦口苦、舌红苔腻等主症，结合西医辨病，从湿热夹瘀论治，三诊时即见到明显效果。患者带下量多，为湿盛之体，小产之后，湿邪乘虚而袭，同气相求，蕴而生热，故见早产后发热，湿热久羁，夹瘀痹阻胞宫，冲任不利，两精不能交合，导致不孕，这与输卵管阻塞致不孕的机制是一致的。

——雷耀晨.临证救误案析［J］.南京中医学院学报，1990（4）：32-33.

案2　输卵管堵塞误为附件炎

邓某，女，28岁。1993年9月18日初诊。

自述婚后夫妻同居4年，未孕。男方检查正常。患者长期腰膝酸痛，少腹胀痛，经期加重，经量较多，色紫暗，经期延长，白带量多，色黄黏稠。多次到医院就诊，按"附件炎"久治无效。笔者疑有输卵管阻塞，予子宫输卵管造影检查，提示双侧输卵管阻塞。诊为慢性输卵管炎性阻塞性不孕。其舌紫暗、苔黄腻，脉濡数。中医辨为湿热瘀滞胞脉，伤及冲任及肾而致不孕。治以清热利湿，活血化瘀通络，破积消癥通管。方用自拟红酱穿通汤，药用红藤、败酱草各30g，苡仁、续断、怀牛膝、丹参、益母草、鸡血藤各20g，虎杖、黄柏、苍术、香附、三棱、莪术、穿山甲、皂角刺、路路通各10g，每日1剂，水煎3次分服。连续治疗两月，患者自觉症状及黄腻苔均消失，经带恢复正常。予子宫输卵管造影复查：双侧输卵管通畅。上方去黄柏、虎杖、败酱草、三棱、莪术、山甲、皂刺、路路通。加黄芪、熟地各20g续服。两月后患者来诉，已经停妊娠。

按　长期治疗炎性不孕无效，医者不查输卵管通畅与否，是诊断上的失误，应引以为戒。红酱穿通汤中红藤、败酱草、虎杖、黄柏、苍术、苡仁清热利湿效强，丹参、红藤、鸡血藤、益母草活血化瘀通络功著，三棱、莪术、穿山甲、皂角刺、路路通破积消癥通管力猛，更兼香附畅达气机，牛膝引药直达病所，因而具有较强的抗菌消炎作用和较强的改善血液循环，促进炎症的吸收，软化炎症的黏连，促进输卵管复通的作用。管通后妊娠是先攻后补之效。

——季科夫.不孕与不育临证辨误录［J］.云南中医中药杂志，1996（4）：23-24.

三、干血痨

案 功血误治成干血痨

患者，女，52岁，农民。

因生育过繁（已生10胎），曾于6年前患功能性子宫出血2周余，出血总量超过1500ml。限于条件及经济状况未能及时补充原血促进康复，只给予代血浆、糖盐水、水解蛋白等补充治疗，后以中药调补，故恢复缓慢。留有失眠、纳差、困倦、无力、记忆力减退等多种后遗症。近由外感引发厌食、畏寒、肢冷、眩晕等，多方求治不验，反致体质日衰、反应迟钝甚至卧床不起，昏迷不醒，家人求予火速救治。

一诊：形消骨瘦，面无血色，四肢无力，声细息微，毛发脱落，舌淡苔白，神情痴呆。脉细弱而有神，色虽白而不枯，诊断为席汉综合征，类似中医之干血痨，误诊误治酿成险候。中医辨证认为：病久阴阳俱损，脏腑功能失调，加之众医调治，各有侧重，用药杂乱，脾胃先伤。医治失误，错过转机及致濒危。脉症合参，外虽孱弱，内存生机，救治无误，可望生还，但需缓慢调治，不可急切求功。处方：人参须7g，阿胶珠5g，红花5g，山萸肉5g，炒山药7g，炒白术5g，云苓7g，焦三仙7g，丹皮7g，泽泻7g，荷叶3g，当归5g，甘草3g。水煎服10剂，隔日1剂，频频饮服以图缓缓取效。配合西药补液、增加能量、补充维生素等。

二诊：胃纳有增，脉见有力，睡眠安稳，余症依然。处方：人参须19g，当归10g，红花7g，麦冬、五味子、山药、山萸肉、阿胶珠各10g，黄芪15g，淫羊藿30g，甘草5g。水煎服10剂，隔日服，继续配合西药能量合剂常规量治疗。

三诊：胃纳有增，但消化受阻，腹胀肠鸣，舌有苔垢，眨眼不实，夜间尿频，大便不畅。脉见细数，元气渐复，燥热尤生，药增病减，乃康复之转机。稍加减遵方继进。处方：太子参30g，当归、阿胶珠、炒白术、麦冬、五味子、莲子、制香附各10g，红花7g，鸡内金12g，建曲15g，淫羊藿25g，河车粉5g（另冲），川大黄3g（另冲），水煎服10剂，隔日服，依前量常规补液。

四诊：面有血色，饮食大增，脉细弱而均匀，气不衰怯而有神，已能起坐自如，扶墙移动。考虑其经济条件，嘱其出院归家养护，切忌过劳。培本护胃，忌食油腻厚味，注意营养调摄，谨防外邪侵扰。在前方的基础上加河车3具（约150g），淫羊藿50g，鹿茸30g，配5剂研面为丸10g，每日2次，每次1丸。3个月后随访，已见气足神爽，肤色明润，操持家务不觉困倦。

按　本病例虽不完全由于分娩大出血引发，但已具垂体萎缩、功能减退的症状。在前医误诊失治的情况下出现险候，在辨证与辨病相结合的基础上用中药调理，西药辅助，中西互补两相合力，竟在短期内挽回险候，获得满意疗效。实属中西医结合之范例。

——甄义，张田武.中药治疗席汉综合征误诊误治濒危1例［J］.
中国社区医师，2006（18）：41.

四、热入血室

案　热入血室误为外感热病、狂证

李某，女，17岁，未婚，利川市一中学生，1991年5月8日初诊。

其母代诉一天冒雨回家后，发热怕冷，小腹部疼痛，因就近到住处一个体诊所按"感冒"服一剂荆防败毒散后，入夜发热加重，身疼、腹痛、胡言乱语，自称周围有异人怪物活动，惊恐不安，恰月经又至，家长守护到天明方安静，白昼如常人，到晚上证再现。笔者初以热入营血用透营转气法选清营汤，再用犀角地黄汤、清宫汤合方加龙牡，三以痰火并治处以生铁落15g、胆南星10g、贝母10g、橘红10g、石菖蒲10g、远志9g、朱砂6g、竹茹一团、竹沥适量、连翘12g皆不效。

至此，患者已病7日，饮食少进，其间西药奋乃静、安定交替使用，支持疗法亦属必然，症状毫无改善。苦思这一病案不符合外感热病和癫狂痫规律，属少阳否？于是，茅塞顿开。经曰："妇人中风，七八日续来寒热，发作有时，经水适断，此为热入血室，其血必结……小柴胡汤主之"。又曰："妇人伤寒发热，经水适来，昼日明了，暮则谵语，如见鬼状者，此为热入血室，治之无犯胃气及上二焦，必自愈"（《妇人杂病脉证并治第二十二》）。遂用柴胡12g，法夏12g，党参10g，黄芩12g，甘草10g，生姜3片，大枣4枚即小柴胡汤原方一剂。服一二煎后，安详入睡。次日唯感口干，脉弦细，守方加麦冬12g。二剂而愈。

——丁玉春.纠误血证病案2例［J］.恩施医专学报，1996（2）：49-50.

按　正如作者在文中总结失治误治的根源，"一是知识的局限，二是知常不能达变，三是思维不恰当"，因冒雨受凉后出现外感症状，故按感冒论治，却忽视了腹痛、经行；因发热、神乱而从热入营血、痰火扰神论治，依然未能将此证与女子月经联系起来。直至药无寸功后，方才打开思路，忆及热入血室之论。可见正确诊治的基础必须是有扎实的理论功底及开阔的思路，同时四诊资料收集的全面性也关系到诊断的准确性，万万不可忽视。

小结

中医妇科疾病共分五大类：月经病、带下病、妊娠病、产后病及杂病，误案共65例。

月经病误案中分崩漏、闭经、痛经、倒经、癥瘕、经前泄泻、绝经前后诸症七类，共33例。崩漏误案最多，共20例，闭经次之，共7例，以病机证型的诊断含混不清的误治原因最多，可见崩漏、闭经为月经病中较多见疾病，病因较为复杂，故辨证困难、证型混杂，难以判断准确，易造成误诊误治。

带下病中误治病案共1例，误治原因是四诊收集片面不全。

妊娠病误案分恶阻、异位妊娠、妊娠腹痛及激经四类，共5例。其中以激经误治案最多，为2例，分别以病情病势的错判、病机证型的诊断含混不清为误治原因，因为激经较为少见，易误诊为其他妇科疾病，而且误治后可能会造成不良后果，因此必须注意。

产后病种类较多，有产后恶露不绝、产后外感、产后发热、产后气喘、产后纳差、产后泄泻、产后腹胀、产后眩晕、产后身痛、产后血虚、产后腹痛、产后缺乳、产后癃闭十三类，共21例。因产后气血大伤，多虚多瘀，易致外邪侵袭，调养不当则诸症蜂起。其中以产后发热为主，共有7例，以病情病势的错判为主要误诊原因，共3例。

妇科杂病误案分脏躁、不孕症、干血痨、热入血室四类，共5例。疾病种类较多，病案实例较少，各种误诊原因均存在。

65例误案中，多数误诊误治原因为病机证型诊断含混不清和四诊收集的片面不全，即医者在望闻问切采集病史以及辨证论治时失误，造成误诊误治。在临床中，最重要的就是详询病史及辨证论治，这不但是医者的基本素养，也是对患者认真负责的表现。医生有扎实的中西医基本功，才能保证辨证的准确性，有高度的责任心才能细致全面地进行诊断，避免失误，防止误案、错案的发生。

第四章

中医儿科误案

一、黄疸

案 痰热闭肺误治转惊风

吴某，男，2个月，1998年10月3日初诊。

患儿生后第二天面色开始发黄，日渐加深，大便灰白，薄软，尿深黄（其母及家人均无肝炎史）。查体：皮肤巩膜黄染，心肺正常，腹软，肝脏肋下2cm处可触及，质软，脾未触及。实验室检查：总胆红素93.2μmol/L，直接胆红素56.8μmol/L，GOT306U/L，GPT196U/L，AKP360U/L，甲胎蛋白阴性。肝胆B超示：肝脏肿大，胆囊发育不良。诊断为先天性胆道闭锁。症见：身目俱黄，颜色晦暗，神倦，腹胀，大便灰白，小便深黄，鼻塞，轻咳，苔白，指纹红。系脾虚不运、肝胆湿热熏蒸所致，用茵陈蒿汤加减。处方：茵陈6g，栀子（炒黑）3g，大黄1g，厚朴3g，苍术3g，陈皮2g，麦芽5g，防风3g，茯苓6g，赤芍6g，甘草2g，4剂。

再诊身黄好转，但咳嗽痰鸣加重。守上方加麻黄、浙贝母再服2剂。

三诊：昨日起突发阵发性抽搐，烦躁不安，气促痰鸣。考虑此惊风为本病变证，患儿鼻塞咳嗽，肺失肃降，气机不畅，加之脾胃失运，则痰浊闭阻肺络，郁而化热，引动肝风。急宜清热化痰，润肺开窍。药用：丹参3g，栀子3g（炒黑），代赭石8g，竹茹4g，枳壳3g，半夏4g，陈皮3g，茯苓6g，僵蚕3g，玄参6g，天冬3g，杏仁2g，郁金4g，白矾0.5g（冲服），甘草2g。服上方2剂后，抽搐停止，身黄继减，大便转黄。后继用参苓白术散加减十余剂，诸症悉除，2个月随访身健。

按 病有发展，不同阶段不同辨证，不能固守不变。此证引发惊风，应紧紧抓住"肺主肃降""诸风掉眩，皆属于肝"，痰浊闭肺，清肃失职，气机不畅，则引动肝风这一病机，疾病才可治愈。

——王素月.儿科误治纠治病案4例［J］.吉林中医药，2001（4）：54-55.

二、发热

案1 太阴寒湿误从暑热辨治

陈某某，男，4岁。初诊日期：1972年7月12日。

患儿发热已2天，曾用抗生素及解热药无效，转门诊中医科治疗。患儿头痛发热，上午体温37.6℃，午后体温逐渐升高，到薄暮体温在39℃左右，脘闷腹胀，不饥不食，心烦口渴，舌质红无苔，脉数。诊为暑温兼湿。拟黄连香薷饮加味：黄连，香薷，青蒿，银花，连翘，佩兰，薄荷，扁豆，厚朴，滑石，甘草。

二诊：上方服2帖，午后体温39.6℃，夜半温度升至40℃，手足微抽搐，烦躁口渴腹胀，大便3日不行，舌仍红无津。诊为暑伤阳明，腑气不通，仿银翘白虎加升降散，经腑同治：银花，连翘，青蒿，佩兰，石膏，知母，竹叶，蝉蜕，僵蚕，大黄，姜黄。

三诊：上方服1帖，午后体温升为39.8℃，烦躁不安，口渴思热饮，腑气仍不通，腹胀加重，举家惶惶不安，夜间到家求治。细询家长起病原因，得知病前2日，曾吃大量油腻之品，同时吃3支冰糕（患儿平素喜吃冰糕，每日必吃一二支）。患儿腹胀不坚硬不拒按，喜人按摸，腹内有水鸣音，口虽烦渴，但喜热饮，饮亦不多。余恍然大悟，此寒湿油腻，郁阻太阴，遏伏化热，当拟柴胡达原饮加味，温化太阴之寒湿，宣透遏阻之热。药用草果仁、槟榔、厚朴、藿香、姜半夏、陈皮、苍术、知母、赤芍、柴胡、石菖蒲等。当夜急煎，频频喂下，体温即提前下降，下半夜烦躁大减，安睡到次日上午，体温接近正常，下午体温减至38℃，腹胀略减，药已中病，再进原方，傍晚大便2次，泻出物为褐黄色臭粪，当夜9时体温降至正常，腹胀大减，知饥。

四诊：体温正常，舌质微红，出现黄白薄苔，胃呆好转，腹胀大减。暑热夹寒湿郁阻之邪，已将祛尽，拟甘露消毒丹加减以除余邪：白蔻仁，藿香，茵陈，滑石，木通，石菖蒲，黄芩，连翘，薏苡仁，厚朴花，甘草。

五诊：服上方2剂，诸症痊愈，精神好转，以健脾扶正，仿香砂六君收功。

按 本病属暑温伤阳明，油腻冷饮凝滞太阴，由于暑热症状掩盖太阴寒湿，因而致误。初诊从发热，心烦口渴，舌质红无苔，认为系阳明暑温兼湿之证，而未详询病因，遗漏吃冰糕油腻而致病之因，同时因舌红无苔，掩盖太阴寒湿，此一误也。二诊因服药无效，体温继续上升，手足微抽搐，烦渴便秘，诊为阳明经腑合病，用银翘白虎升降诸方，处理似属合拍，但寒湿郁阻之病因不明，故而再误。三诊从问诊上找出病因，从症状渴思热饮，腹诊腹胀不坚、不拒按、不大便等诊断出不是纯阳明实热证，而是兼寒湿凝滞太阴，改用柴胡达原饮加味1剂生效，再剂基本控制症状。腑气不通用大黄不泻，用温燥寒湿之剂，反而通下，证明寒湿阻滞，非温燥不能化其阴凝之邪，亦审因论治之收获。根据临床辨证，达原饮治温疫邪入募原及太阴寒湿，诊断要点为舌苔多白厚腻。此例则舍舌从因，选用达原饮。由此可知中医辨证应全面思考，灵活掌握选方用药方能取效。

——郑惠伯.临床救误案辨析［J］.中国医药学报，1991（4）：38.

案2 伏暑发热误为新感

江某某，女，8岁，住芜湖市康复路。1978年10月8日初诊。

患儿发育营养均好，发热3月不退，体温达39.8℃，不咳不泻，不畏寒，自觉无事，照样玩耍。家长因其高热而带来就诊，首用银翘散加减1剂。药后热不退，前来复诊，视色按脉，一派高热象。面红，大汗，脉洪大，舌质红，舌苔黄薄，舌面起芒刺，大渴引饮。至此才悟，证属伏暑，气营同病，拟以白虎汤与清营汤加减：石膏30g，知母9g，甘草6g，银花10g，玄参10g，丹皮10g，生地10g，麦冬10g，绿豆衣15g。2剂药后热退。

按 对小儿发热症，一定要分清是新感还是伏气，若是伏气而用新感轻辛之剂必无疗效。此伏暑症，首用辛凉轻剂不效，后重用清热泻火、解暑凉血之剂而愈。

——汪德云.三例儿科误治案［J］.江西中医药，1986（4）：45.

案3 寒郁肌表证未配合通阳透表

张某，男，5岁。某中学教员之子。1988年1月27日初诊。

发热伴咽痛咳嗽1天。症见身热无汗，口微渴，时恶风寒，鼻流清涕如水，鼻内出气烘热，唇红口干，舌边尖红、苔薄白，脉浮数。查：体温39.7℃，两侧扁桃体红肿，心肺听诊无异常。化验：白细胞7.2×10^9/L，中性粒细胞0.68，淋巴细胞0.32。余据发热、微恶风寒、咳嗽咽痛之症，辨证为风温外薄、邪袭肺卫。遵叶天士"在表初用辛凉"之旨，予银翘散，为汤剂服用，窃以为药证契合，取效必然。孰知翌日症无稍减，体温39.6℃，身灼热无汗，仍咳嗽流涕，唇红口干。虑其温邪有传里入气之势，复投银翘剂合柴、葛、知、膏，服药2天，体温仍徘徊在39℃~39.6℃之间，又自服安乃近，热退一时，继而复起，诸症依旧。余告不敏，遂持方并携病儿请教我院中医老前辈杨慎斋医师（杨老，年八旬，垂五十年临床经验，擅温病）。杨老诊后曰："风温犯卫，药投辛凉，对则对矣，奈何患儿病起于大寒之后（1月21日大寒），时值阴气司令，寒遏肌表，热郁于里，前方透表势单，后方清里有余，燔热不去实因未能汗解耳！建议用银翘散合葱豉汤（《肘后方》），通阳发汗、辛凉清解并投。"当即商定银翘散加黄芩8g、淡豆豉10g、葱白3枚。（前银翘散方中未用淡豆豉）药进1剂，患儿体温降至37.1℃，竟自行外出、嬉戏如常，仍咳嗽，后以沙参麦冬汤佐马兜铃、蜜枇杷叶2剂收功。

按 陈平伯谓："风温为燥热之病，燥则伤阴，热则伤津。"故风温初起，邪虽在表，但已具化热之机，治宜辛凉，银翘散原为对证之方，然冬月感受风温，寒遏肌腠太甚，辛凉轻剂难济于事。章虚谷特言："始初解表用辛凉，须避寒凝之品，恐遏其邪，反不易解也。"杨老一语指悟，巧用辛凉清解与通阳发汗配合，1剂而汗解。盖因葱豉汤药性平和，虽辛温而不燥热，有发汗解表之能，无伤津耗液之弊，温病学家亦多推崇。费伯雄曾言："本方解表通阳，最为妥善，勿以其轻而忽之。"本极轻极易之证也，因用方欠当，则两诊不效，药扣病机，则覆杯获愈，医道之难，固如是矣。

——胡学刚.治误病案剖析［J］.湖南中医杂志，1988（3）：47–50.

案4 外感寒邪误为热

夏某，男，9个月。1996年6月2日初诊。

3天前，其母抱患儿避暑乘凉，猝遇大雨，随后受凉发热，经用消炎退热西药，其病不解，逐来我院就诊。刻诊：体温39℃，皮肤灼热，无汗，唇干，咳嗽，喉间有痰声。断为邪热壅肺，投麻杏石甘汤合泻白散1剂。越日复诊，患儿药后发热未减，反增腹泻之症。深察细审，乃见患儿虽是发热，但时值暑夏之季，尚衣着较厚，喜偎母亲怀中，其唇干却不欲饮，且伴鼻流清涕，再望舌淡白，指纹浮青。此乃寒邪束表，肺气郁闭，邪迫大肠所致，改用葛根汤辛温散寒，解表和里：葛根9g，麻黄3g，桂枝6g，白芍6g，甘草3g，生姜3g，大枣3g，1剂，水煎服。并嘱患儿母亲勿荤油食腥腻之物和其他中西药物。2日后再诊，其母喜形于色，诉患儿服药后，翌日即得微汗，热退身凉，咳嗽减轻，腹泻亦止。逐以止嗽散化裁止咳化痰，尽搜余邪。嗣后以六君子汤调理善后而完全康复。

按 本案初诊失误在于未详察病情。小儿不言，古称哑科，医者诊病时，须望形色，审苗窍，从细微处察询病情。而本案初诊时，只注意到体温升高、皮肤灼热的发热症状，却疏忽了盛夏之季，患儿衣着较厚，且喜偎母怀的畏寒表现，余如唇虽干而不欲饮，鼻流清涕，以及舌象、指纹等征象均未详察，从而使可供辨证的临床资料搜集不全，造成了误诊的直接原因。其次辨证用药失误。本案初诊时，由于受经验思维的影响，只着眼于夏季外感高热多属热证的一般规律，丝毫未从暑夹寒，寒易化热的角度去考虑，从而既忽略了畏寒、清涕等外感寒邪之证，又在辨证论治时颠倒了发热与咳嗽的主次关系，寒邪壅肺之证，用麻杏石甘汤合泻白散治疗，结果南辕北辙，用药后非但咳嗽不减，发热未退，反因外邪较盛，内郁于肺，邪迫大肠而增腹泻之症。此外，在外寒较盛、内无里热的情况下用桑白皮清泻肺热，亦有引邪下陷之弊。《伤寒论》第32条曰："太阳与阳明合病者，必自下利，葛根汤主之。"本案再诊时，即与此证相符，发热、恶寒、无汗，太阳证具；腹泻下利，是兼阳明。故用葛根汤外散寒邪以解热，表解则里和，里和则腹泻自止，此不治腹泻而腹泻自已之理。

——马文红.小儿外感发热误治一得［J］.湖南中医杂志，1997（6）：11.

三、咳嗽

案1　治咳苦寒太过损伤脾胃致呕

高某，女，4岁。1997年8月8日初诊。

患儿1周前因感冒咳嗽，自服感冒清等中成药，咳未止。2天前到某医院中医科门诊，服药后咳反加剧，呕吐不止，日数十次，伴厌食，腹胀，大便稀溏，夜咳更甚，咳则呕，心神不安，小便清畅，患儿面色青黄少华，形体偏瘦，倦怠欲卧。舌质淡，苔白腻、微黄，脉细数。观前医处方（银翘各15g，桑菊各12g，桑皮30g，黄芩15g，桔梗15g，枇杷叶30g，白蔻仁20g，款冬花15g），一派清热止咳之品，苦寒太过，小儿胃气被伤，1剂未尽咳加剧而呕吐不止，此咳嗽误治成呕吐之证。予以和胃止呕、宣肺止咳，药用：陈皮6g，姜竹茹9g，苏叶12g，荆芥6g，橘络15g，炙旋覆花15g，蜜炙麻黄10g，黄连3g，木通10g，车前草30g，白蔻仁6g，炒二芽（各）10g。2剂，水煎分早晚服。嘱忌食生冷。

复诊：服药1剂，呕吐即止，咳嗽亦减，舌苔转薄白，脉转和缓。2剂服后，呕吐未作，咳嗽基本痊愈，舌淡，苔薄白，脉平缓，饮食增加，面色转红润，仅喉中时有痰鸣，原方加前胡，再服2剂，剂尽而诸症愈，至今未发。

按　患儿身体瘦弱，脾胃素虚，虽患咳嗽，前医不予考虑，用大量清热止咳之药，且用量特大，如桑皮量至30g，银翘、桑菊、黄芩、桔梗，皆苦寒清热之品，合用则胃气被伤，故发呕吐。方中少宣肺之药，肺气不得宣通，故咳不止。肺气壅则气上逆，咳嗽甚则呕吐不止。皆前医误治之过，医者应慎之。改用和胃止呕、宣肺止咳之方，一诊症减，二诊而愈，可见辨证准确，选药适当，是临证取效之关键。

——刁本恕.小儿咳喘救误四则［J］.江苏中医，1999（9）：28-29.

案2　湿热咳嗽误为寒咳

刘某，女，5岁。1997年11月12日初诊。

患儿素体瘦弱，食欲欠佳，偏好糖食。半月前感冒，食火锅、冷饮后咳嗽即发。曾到某医院打针，服西药无效。3日前服中药，1剂未完咳嗽加剧。咽部疼痛，吞咽困难，发热恶寒。观其面色萎黄，形体消瘦，咳声嘶哑，痰咳不爽，咽部红赤，有黄白分泌物，大便秘结，小便黄少，口干不欲饮。舌质红、苔白黄厚腻。细审前医处方（麻黄10g，细辛9g，五味子10g，杏仁10g，桃仁10g，羌活10g，川芎6g，苏木16g），为误治之方，此为湿热咳嗽，而误用辛温，致热毒上冲咽喉而成乳蛾，湿为热灼，煎熬成痰，肺气闭而不宣，咳反加剧，救治以清热解毒、除湿祛痰、利咽止咳。药用：银花30g，腊梅花10g，胖大海15g，木通10g，滑石30g，黄连10g，蜜炙麻黄15g，桔梗10g，炙旋覆花15g，橘络15g，前胡10g，天花粉30g，苏叶12g，芦根30g，炙百部10g。2剂加梨同煎，蜂蜜兑服。水煎分早晚服。另：紫雪丹2瓶，每晚8、9时各服半瓶。

复诊：服药后咽痛顿减，咳嗽基本痊愈，舌苔薄白，脉如前。前方去天花粉，加二芽各10g，2剂，再服。

三诊：药后咽喉红肿消除，咳嗽痊愈，仅食欲差。予健脾和胃之法以善其后。观察至今未复发。

按 本例患儿素体脾虚，运化失常，湿从内生，过食辛辣，邪热内蕴，湿热相合，上阻肺窍，肺失宣降，发为咳嗽。理应清热除湿宣肺，则咳嗽可止。前医不辨其因，不顾小儿柔弱之躯，用大剂羌活、川芎、细辛、干姜、麻黄等辛温之品，致热邪更为炽盛，化火为毒，上冲咽喉而致红肿化脓；又用五味、桃仁、杏仁收涩滋润之品，致使湿痰凝固不化，肺气闭阻，咳嗽加剧，而生变证。笔者细审其误变之证，救之以清热解毒、利咽止咳、除湿祛痰法，故一诊症情大减，二诊则痊愈。由此可见，医者不可见恶寒发热，即予麻、辛、羌、芎之类，以辛温发散；亦不可见咳嗽不止，即予五味、杏仁之类以收敛止咳。医者切应慎之。

——刁本恕.小儿咳喘救误四则［J］.江苏中医，1999（9）：28-29.

案3 阳虚痰咳误为肺热

杨某，男，16个月。

1月前患咳嗽发热，经服退热片、抗生素、清开灵口服液等，热退咳减，其母虑其体素虚，未再继续服药，咳嗽则缠绵未尽。近见咳嗽加重，遂到某院行X胸透检查，结果示：支气管肺炎。予以青霉素、链霉素肌内注射4天未效，转诊某中医，诊为肺热。拟麻杏石甘汤加鱼腥草、黄芩、桑白皮、川贝母等，服2剂，咳嗽加剧而来就诊。症见：患儿神呆，喉间痰鸣，咳多泡沫，自汗，纳差便溏，舌淡、苔薄白。两肺可闻痰鸣音。证属脾阳不足，运化失司，痰液泛肺。治以温阳健脾、温肺化痰。处方：桂枝6g，白术、法半夏各10g，茯苓12g，炙甘草、陈皮、白芥子各5g，细辛3g。并拟温肺咳喘膏（自制）贴两侧肺俞穴，上方稍加减，共服6剂，咳止而愈，后以香砂六君子汤加黄芪、五味子善后。

按 本例患儿体素虚，以脾阳虚为主，致咳嗽缠绵。前医见支气管肺炎，不审证求因，以"炎"套热，不知"炎"症寒热皆能致之之理，便以"肺炎"为"肺热"，径投辛凉宣泄、清热化痰之麻杏石甘汤加味，乃致脾阳更伤，痰泛更甚，气道闭塞，咳嗽加重。后析病机，从脾阳不足、肺失宣降论治。拟苓桂术甘汤温阳健脾以治其本，燥湿温肺化痰以治其标，标本兼顾，药证相符，故能病愈。可见中医治病，贵在辨证。

——曹是褒，曹静.儿科误治3则［J］.新中医，1997（12）：46.

案4 湿热咳嗽误治延为痰热哮喘

朗某，女，6个月，1998年7月12日初诊。

宿疾咳嗽，近因高热而咳嗽再作，虽热退而咳喘哮鸣加重。曾经某医院诊为毛细支气管炎，用必嗽平、咳快好、止咳糖浆等诸症不减，又用中药后咳嗽反而加重，入夜气紧，喉中哮鸣，呼吸困难，咳痰不爽。不能平卧，通夜不能安寐。诊见患儿咳喘，喉中痰声辘辘，颧面红赤，发热38.9℃，口渴，咽喉红赤，唇红，舌质红，苔黄腻，脉滑数，指纹紫过气关。观前医处方，多以止咳之品，诸如紫菀、款冬花、马兜铃、百部、白前、浙贝母、川贝母等。此为痰热哮喘，由湿热咳嗽误治而成，予清热祛痰、宣肺平喘，药用：黄连6g，姜夏3g，瓜蒌皮6g，银花15g，苏叶9g，芦根6g，苏子6g，葶苈子6g，蜜炙麻黄6g，桔梗10g，前胡6g，橘络15g，炙旋覆花6g。上药先用冷水浸泡半小时，水煎3次，每次10分钟，取汁500ml，每日服4次，每次50ml。另以紫雪丹1瓶，分3次于晚7、8、9时服。

复诊：前方1剂方尽，咳嗽大减，夜能平卧，安静入睡。次日大便泄下数次，咳喘哮鸣明显缓解。2剂尽，咳喘基本痊愈，仅食欲稍差。前方去紫雪丹及苏、葶，加炒二芽各30g，白蔻仁6g，再服2剂。

三诊：服药后咳喘止，诸症悉除。予调和脾胃之方参苓白术散4剂以善其后，观察半年余，至今未复发。

按 本证系小儿咳嗽湿热型，前医不细辨其证，见咳止咳，虽用诸多止咳之药，湿不得去，反留邪为患，湿蕴痰生，热邪内闭，肺气不宣，痰浊中阻，气道壅塞，而成哮喘。今一改前医之法，救之以宣肺平喘、清热涤痰之剂。方中橘络为橘类果皮内层的筋络。《纲目拾遗》载其性甘苦、平，专能宣通经络滞气，善治卫气逆于肺所致咳喘。《四川中药志》谓其化痰通络，治肺劳咳痰、咳血及湿热客于经隧等症；旋覆花善治胸中痰结，咳喘，唾如胶漆。二药合用除湿祛痰之力更强。药证合拍，故取速效。所幸救治及时，否则痰热内阻，蒙闭心窍，可成危候。

——刁本恕.小儿咳喘救误四则［J］.江苏中医，1999（9）：28-29.

案5 湿热咳嗽误为阴虚

姜某，女，5岁。1998年10月6日初诊。

患儿素好甘肥之品，半年前因泄泻、呕吐住院治疗，虽吐泻止，但食欲不振，体质减弱，经常感冒咳嗽，遍服多种抗生素、止咳糖浆，咳嗽不止，家属中有稍懂中医者谓久咳不止者属阴虚，予养阴止咳方，方中用玄参、麦冬、知母、川贝、浙贝、枇杷叶、紫菀、款冬花等，初服似有效，咳声稍减，继服则咳如前，咳声重浊，喉中痰声辘辘，痰咳不爽，食欲更减，入夜咳嗽尤甚。如此延绵半年，近1周来咳嗽加剧。详观其症，患者面色萎黄，消瘦，倦怠少神，腹部胀满，口干不欲饮，大便秘结，小便黄少，咽部红赤，舌质淡、苔黄厚腻，脉滑数。此乃湿热咳嗽，予以清热除湿、祛痰止咳。药用：木通1g，滑石30g，黄连9g，银花15g，腊梅花10g，胖大海10g，蜜炙麻黄10g，桔梗10g，苏叶10g，芦根30g，炙旋覆花15g，橘络15g，炙百部10g，前胡根10g，炒二芽各30g。2剂，水煎分早晚服。嘱忌油、蛋、甜食等。

复诊：2剂药后，大便泻下数次，小便量增多，黄腻苔稍退，脉转平静，仅食欲尚差。于前方中去滑石、腊梅花，加白蔻仁6g，再服2剂。

三诊：前方服后咳嗽大减，舌、脉转正常，饮食稍增加。前方白蔻仁加量到10g，去胖大海，加车前草30g，再服2剂收功。半年咳嗽经三诊而愈，观察至今未复发。

按 本例患儿素好肥甘，故湿热内生，脾失健运，水湿内蕴，痰浊化生，阻滞气道，肺失宣降，发为咳嗽。前医不审病因，仅以病程日久必为阴虚，误予养阴止咳之品。滋阴虽可润燥，令津生肺润，但咳嗽不止，乃系湿热之邪未除，养阴则邪气更加留恋，故咳嗽缠绵难愈。应注意辨证细微，详问病因、病史、症状、体征。辨证非阴虚咳嗽，而为湿热咳嗽，予除湿清热、宣肺祛痰之法以救治，一诊而效，三诊则半年咳嗽顿除。

——刁本恕.小儿咳喘救误四则［J］.江苏中医，1999（9）：28-29.

案6 痰热咳嗽误辨为寒咳

凌某某，男，6岁。

患咳嗽，反复1个月，用西药抗炎及中药止咳不瘥。患儿就诊时，亦未见其咳嗽，无流涕及感冒症状，察舌红苔薄白，脉浮紧，作风寒袭肺，余邪不解。予辛温透邪，润肺化痰法，暂拟止嗽散化裁。处方：荆芥6g，薄荷5g，防风9g，百部15g，前胡12g，桑叶10g，紫菀12g，浙贝10g。5剂，咳嗽如故，夜咳剧，观患儿咳而不频，其母曰其咳时剧，咳甚则似有气逆不转，舌苔薄白滑，脉滑偏数，系痰热壅肺，肺气不宣，寒热错杂，表有寒里有热，拟投麻杏石甘汤化裁。处方：代赭石15g（先煎），百部15g，前胡12g，苏子10g，葶苈子10g，鱼腥草20g，僵蚕10g，焦山楂10g，麦门冬10g，黄芩10g，生石膏20g（先煎），紫菀12g，蜈蚣1条（先煎），薏苡仁18g，杏仁8g，南沙参10g，陈皮10g，5剂，咳嗽明显好转，再服5剂得瘥。

按 本案初囿于舌苔薄白滑，以风寒表证，余邪恋肺，肺失清润，投止嗽散化裁无效，后细辨患儿咳不频，咳时剧，甚则气逆不转，辨为痰热阻肺，肺失清润，升降失调，投滋润、清热降气化痰而获效。

——章新亮.3例咳嗽案白苔误辨分析［J］.江西中医药，2007（3）：56.

四、疳证

案 疳证见热、咳、呕，解表无效

患者女性，1岁。

重度营养不良（干疳），发热，体温高达40℃。症见干疳，发热甚，手足心热，烦躁啼哭不安，少汗，颧红，口干，咽红，弄舌，大便干结五日未行，小便二日未行，兼见呕吐，咳嗽，舌尖有芒刺，舌短萎缩，脉细数。诸医认为发热，咳嗽，呕吐，皆用发汗解表法治之，无效，求余救之。吾认为胃阴、肾阴将绝。予大剂益胃汤、加减复脉汤、六味地黄汤、生脉饮洗之，3次/天，2天后体温恢复正常，且大便通畅。48小时后方见小便，5天后发热不复存在。烦躁啼哭不复存在。

按 本例呕吐，服药亦呕吐拒药，经消化道给药不行。疳疾严重，血管细小，输液也没有办法。而且有肠梗阻及肾功衰竭之征。吾思虑良久，唯有洗之，方可救之。营养不良，乃喂养不当、后天因素所致，需要细心调养。处方得当，洗法得巧，不然，死路一条。

——云杰，范仲毓.中医误治四则［J］.中国医药指南，2009，7（23）：112-113.

五、泄泻

案1 腹痛误用辛热峻下致泻

赵某某，男，7岁。1955年10月就诊。

病史：二三日来自觉脘腹疼痛，食欲不佳，大便干结，其父赴某药店，叙述病情，购回"白玉饼"十余包（该药含巴豆霜）。不意患儿自行1次服下，当夜10时许，即恶心呕吐，腹泻频频，先下水样便，继则混有黏血便，口渴多饮，彻夜未停。次日前来就诊。查体：面赤唇红，口舌干燥，目陷神疲，脐腹拒按，脉沉数，溲赤，余诊为"药物中毒血痢症"，治以解毒清肠、和血止痢。处方：黄连4g，地榆炭9g，黄芩9g，甘草6g，两剂水煎服。隔日家长来述，服药后腹痛递减，下痢渐缓，过几日随访已愈。

按 "白玉饼"（《局方》），其主要成分有巴豆等。巴豆味辛性热，有大毒，入胃、大肠经，能除肠胃积滞、宿食痼冷等，为峻下药，由于大量误服，乃致毒热大作，灼伤肠腑，损及络脉，故下痢血便，口干多饮，脉数唇红，一派伤津耗液里热之象。方中以芩连清肠除热，佐以地榆、生地凉血止血，毒热得解，下痢自止。

——王国庆.误治失治案二例［J］.内蒙古中医药，1985（2）：42.

案2 寒热虚实夹杂误用温中

患者，男，6岁。1985年8月4日就诊。

患者十余日前晚间食饺，翌晨腹痛肠鸣，呕泻交作，经某医院治疗十余日未效。阅前处方，皆作伤食治，所服均为消导化滞、涩肠止利之药。诊见：面色萎黄，精神倦怠，四肢不温，纳则作恶，脘腹胀满，泻后不减，按之空松，日利10~20次，便色淡黄，质稀如水，有腥臭气，夹有泡沫和少量黏液，小便短少，舌淡苔黄腻，脉沉细而微数。初辨证为泻利日久，脾肾阳虚，运化无权，升降失常。治以补脾益气、温阳散寒，拟附子理中汤加味治之，处方：红参（炖冲）、熟附子、补骨脂各6g，焦白术、怀山药、炒扁豆各10g，干姜、甘草各3g。两剂服后，腹满稍减，余症减不足言。继进两剂，未见进退。后辨为虚实夹杂，湿热之邪内伏，留恋不解。宗原法佐以清热祛湿，于原方中加黄芩6g、黄连3g，连进3剂，大便渐成形，小便通利，胃纳亦佳，腹痛胀满等症均除。

按 本例患儿泄泻，前医作伤食治，似无大错，但一经呕泻，宿食均无，况十余日迭进消导化滞之药，脘腹虽胀满但按之空松，神倦脉细皆为虚象，服附子理中汤加味未见显效，盖因本证颇似附子理中证而非独附子理中能治愈。细析其证，大便虽稀如水而有少量黏液和腥臭气，舌虽淡而苔黄腻，脉虽沉而微数。乃悟证属湿热之邪内伏，留恋不解，虚中夹实，寒中有热也，遂用附子理中汤加芩、连扶正以祛邪，方中芩、连合干姜，苦辛通降以清肠胃之湿热，芩、连合附子祛邪而温阳，参、术、草补脾益气，利升降之枢。药证合拍而获效。

——陶政燮.泄泻辨误挽治举隅［J］.天津中医，1986（5）：36-37.

案3 泄泻初期急投固涩致闭门留寇

张某，男，20个月。1994年11月16日初诊。

患儿昨晚开始呕恶，继则腹泻，先为糊状，续泻米泔样便，病势急骤。泄约每小时1次，量多。症见患儿神清，营养发育中等，轻度脱水，无发热，口渴，腹微满，小便少，苔薄白。证属湿邪侵及胃肠，治以利湿收涩止泻，处方：茯苓12g，苍术6g，泽泻、白术、赤石脂、诃子各10g，石榴皮8g，罂粟壳5g，水煎服。维生素K_3 8mg加山莨菪碱8mg分双侧足三里穴位注射，并给口服补液。药后下午泻止，但发热39℃，烦躁，哭闹，腹胀，时以手捶腹。细辨证审方，乃收涩止泻药过早且量大，致闭门留寇，邪无出路，使病情加重。处方：藿香、柴胡、大腹皮、枳实各10g，紫苏叶、厚朴各6g，槟榔8g。1剂，水煎服。

17日复诊：药后泻出淡黄色稀水样便极多，发热退，腹胀减，呕吐止，精神转佳，索食稀粥。处方：青蒿、藿香、茯苓各10g，紫苏叶6g，苍术8g，陈皮、厚朴各5g，车前子15g，甘草3g。服3剂病愈。

按 小儿秋季腹泻，大多为轮状病毒引起，病始来势急骤，泻下量多，脱液快，易伤阴伤阳，变生恶候，须掌握病机，辨证施治。本例初起，频泻量多，恐其脱水，急投固涩止泻之品，泻虽暂止，乃因闭门留寇，邪无出路，变生发热、腹胀腹痛诸症。复诊以行气化湿导下，开闭祛邪，以救前误，后以运脾分利、治湿祛邪以收全功。从本例失误切记该病初期，重在邪实，应以化湿祛邪为治。切莫轻投收涩止泻之剂，免生坏症。

——曹是褒，曹静.儿科误治3则［J］.新中医，1997（12）：46.

案4 湿困脾阳误为风寒外感、饮食内伤

吴某，男，1岁，1998年12月27日初诊。

日排水样便十余次，进食即吐，尿少、口干已3天。在某医院常规补液，同时予中药藿香正气散加减、保和丸加减等治疗5天，但疗效不佳，补液量越多则腹泻更剧。诊见：吐已止，但仍腹泻水样便，日7~8次，尿少，口干不欲饮，神倦，手足冷，脉微弱，舌质淡红，苔白厚腻。综合脉症，初属湿困脾阳，继因泻久脾阳衰败，正气虚损。治宜补气健脾，佐以利湿之品。处方：党参9g，黄芪6g，升麻2g，白术5g，茯苓6g，砂仁2g，陈皮3g，厚朴3g，炒白芍2g，2剂。再诊腹泻已止，尿多，能大量饮水，精神好。照上方去黄芪、升麻，加炒山药2剂，病愈收功。

按 时值冬季，误以为此时腹泻多为外感风寒、内伤饮食所致，而忽略了初属湿困脾阳，补液量越多而腹泻更剧之征，泻久正气虚损而难愈。

——王素月.儿科误治纠治病案4例〔J〕.吉林中医药，2001（4）：54-55.

六、虫证

案1 囿于见症，虫证误作便血，错温补摄血

花某，男，8岁。1984年5月26日诊。

患儿因解柏油样便2天，于本月19日入院。入院诊断为上消化道出血（①胃、十二指肠球部溃疡？②胃肠道肿瘤？）。入院后经予补液、输血、止血治疗1周，症情未见好转，遂邀中医会诊。症见头晕，心悸，神疲乏力，面色萎黄，唇甲色白，面、肢浮肿，舌质淡、苔薄，脉细软。检查：神清，精神萎靡，重度贫血貌，面部及下肢呈凹陷性水肿，心脏向左侧扩大，心尖部可闻及Ⅱ$^+$级收缩期杂音。血常规：Hb5.5g，WBC 7.8×10^9/L，N 0.64、L 0.31、E 0.05，大便隐血试验（++++）。诊为便血。拟补气摄血止血法。方予黄土汤加减：灶心土20g，炒黄芩10g，阿胶（烊化和服）10g，生地10g，焦白术10g，党参10g，制附子3g，地榆炭10g，仙鹤草10g，乌贼骨（先煎）12g，炙甘草3g，继续支持疗法。服3剂后精神有转机，出血量较前减少，守方再进，冀收全功。

续3剂后，便血依然，且呕吐1次，为咖啡色液体。三诊复询病史，复习文献，恍然顿悟，患儿自能走路，常由家长带至田间，月前曾患哮喘，不药

而安，显示虫邪感染所致，遂立即进行粪检钩虫卵，提示强阳性，确诊为严重钩虫感染。改拟化湿杀虫法，处方：苍术10g，茯苓10g，槟榔10g，榧子10g，陈皮6g，川朴4g，煎汤送服雷公丸粉3g，日2次。另予左旋咪唑（1mg/kg，每日1次）连服7天，并配合补液止血，旬余便血见止，复查大便隐血试验转阴，再拟健脾养血善后，痊愈出院。

按　本例按中医辨病辨证似无不当之处，其失误在于初诊对钩虫病可引起上消化道大出血认识不足，而忽视了必要的辅助检查和对病史的详细询问。后通过对病史的反复了解，同时结合应用现代科学检查手段，辨病按虫证论治取得良好效果。可见辨证与辨病结合，借用现代科学技术手段，为我所用，对于扩大临床思路，提高疗效，是大有裨益的。

——姜润林.小儿虫证诊误［J］.湖南中医杂志，1991（3）：56–57.

案2　惑于病名，虫疳误作痫证，妄豁痰开窍

王某，男，7岁。1986年9月3日诊。

其父代诉：患儿近年来常于夜间发病，始齘齿惊啼，继转目睛上吊，手足抽搐，呼之不应，终见口角流涎，移时方苏，醒即索饮。平素时言腹痛，间或便下蛔虫二三条，曾在本地区医院及某市医院诊断为："癫痫小发作"，予抗癫痫药物，治未见效。是夜患儿恙情发作，翌日至我院门诊。症见神情呆滞，头晕乏力，纳差食少，舌质淡红、苔薄白腻，脉弦滑。按西医"癫痫"属中医学"痫证"范畴，属风痰上逆，闭阻窍络。治以豁痰开窍、息风定痫之法。方用定痫丸加减：钩藤10g，制半夏10g，制胆星6g，川贝母10g，石菖蒲6g，茯神6g，陈皮10g，炙远志6g，全蝎3g，甘草3g。予5剂，嘱水煎分2次服。药服未终，症情又作，虑其口渴多饮，目赤明显，疑为痰水内遏之征，遂于前方增入黄芩10g，礞石10g，以加强清热涤痰之功，3剂尽服，症情未见转机，且夜夜频发，再诊建请王玉玲老中医会诊。检视患儿形体消瘦，肚大筋青，轻按脐周即显痛楚，面颊可见钱币样白斑，舌红、苔薄腻微黄，脉沉弦滑数，指纹紫滞。修正诊断为虫证。改拟杀虫驱蛔、消食导滞之法，处方：使君子10g，芜荑10g，槟榔10g，熟大黄6g，木香6g，煎汤送服宝塔糖7粒。药进1剂，患儿开始便下蛔虫，连续3次，竟达30余条之多，是夜未见复发，惟出汗较多，腹软神疲，食少饮多，乃虫郁久积，气血耗损之故，续予健脾养胃、补益气血调理月余。年后随访，身体健康，神识如常。

按　本例之失误在于初诊为西医病名所惑，辨证又落于痫证"风、火、痰、气"病因说之窠臼，按图索骥，致误投豁痰开窍、息风定痫之剂而未效。

后经王师指点，该患儿证虽似痫证，但实为蛔虫作祟，其面见虫斑，夜间龂齿，时有腹痛，便下蛔虫，便是明证。正误后改予杀虫驱蛔先其剂，调理脾胃善其后，果服而安。可见勿为西医病名所惑，严格遵守辨证施治的原则是提高疗效的关键。

——姜润林.小儿虫证诊误［J］.湖南中医杂志，1991（3）：56-57.

七、痫病

案1　久病脾阳不足误用祛风

陈某某，男，14岁。

患痫年余，每月发作3~5次，每次约5~10分钟。曾经当地中医治疗无效，遂由母亲伴同来诊（1982年1月20日）。据诉：发作时，两目上窜，牙关紧闭，手足抽搐，口吐涎沫，时有啼声。认为系风火交炽，肝风夹痰，上蒙清窍，予风引汤一料。服药半月，痫发愈来愈剧，因而仔细诊察，询知四肢沉重，胃纳欠佳，内心怯冷，痫以夜发为甚，观面色暗淡，神态迟滞，反应迟钝，舌苔白滑，按脉弦滑而缓，始知证属脾阳不足，酿湿生痰，肝风夹痰，蒙蔽清窍。然而病久体虚，不宜专从祛邪为治，应在消痰祛风的基础上佐以养血益气之品，填其空窍，此即《内经》所谓"塞其空窍"也。故予侯氏黑散加减：菊花40g，白术、防风、西党参、牡蛎各10g，细辛、桔梗各3g，云茯苓、法半夏各6g，黄芩、川芎、桂枝、胆星、干姜各5g，当归、礞石各9g，共研细末。每服6g，1日2次，开水调下。服药1月，其痫停发。

按　本例初诊时，囿于风引汤治痫的成效。孟浪予以此方，未能击中要害。其主要失误之处在于只注意到痫发抽风，而忽视了面色暗淡、神态呆滞、舌苔白滑、脉弦而缓的虚寒象。至于"四肢沉重，内心怯寒"，尤为"虚寒"的明证。经再三思考，回想到《金匮》"治大风四肢沉重，心中恶寒不足者，用侯氏黑散治之"所述证情，与本案情节基本相吻，故师法仲景，予侯氏黑散而奏效。《外台》亦有用侯氏黑散主"治风痫"的记载，皆足为本案借镜。

——刘炯夫.三例痫症的辨误［J］.上海中医药杂志，1985，11（5）：18-19.

案2　心肝热炽风阳上扰误用涤痰

艾某某，男，12岁。于1982年10月20日诊。

其母代诉：5年前曾患乙型脑炎，治愈后无任何后遗症。发作时突发跌仆，不省人事，四肢抽搐，口吐涎沫，约10分钟逐渐苏醒，大为所苦。余按其脉弦滑，察其舌苔薄黄，认为系痰热上蒙清窍，治以清热涤痰，予涤痰汤。药用法半夏、胆星、橘红、枳实、云茯苓、菖蒲、竹茹、甘草、生姜、大枣。8剂后，病情如故。继进5剂，病情增剧。询知性情急躁，观舌红苔黄，按脉弦数，乃悟证属"肝风掣引"的热痫，故改用风引汤。药用石膏、寒水石、滑石、赤石脂、紫石英各25g，牡蛎、龙骨、干姜、甘草各10g，桂枝12g，大黄15g，共研细末。每服6g，1日3次，分12天服完1剂。药后发作次数减少，守原方继服1月，自后未见复发。

按　本例初诊之时，口噤涎流，是由痰蒙清窍所致，予涤痰汤，本无不合，可是服药后不见寸功。缘用药乏效，乃反复推敲，脉症合参，始知本案重点在于心肝热炽，风阳上蒙，燔扰神明。虽有痰，但不属主要矛盾。若论致痰之由，系热炽熏蒸，熬煎津液成痰。其痫抽搐发作，系由热炽风动所致。改用风引汤清热息风，重镇安神，恰到好处。我用此方治痫，系借鉴于前人的经验，如《外台秘要》风痫门引崔氏云："疗大人风引，少小惊痫瘛疭，月数十发，医所不能疗，除热镇心，紫石汤（方与本方同）。"从中得到启示。

——刘炯夫.三例痫症的辨误［J］.上海中医药杂志，1985，11（5）：18-19.

案3　阴虚风动误作风痰食滞

王某某，男，2岁。1993年夏诊。

患痫证2个月，服中西药未效。因其祖母夙患癫痫经我用中药治愈，10余年未发，故其父又邀余诊治。病孩肥胖，面红润，活泼可爱，饮食正常，喜啖水果、糕点，发病时，目直视，手握固，口流涎，微作响声，2~3分钟苏醒，稍有倦意，旋则活动如常。日夜发数次至10余次，无寒热，脉浮滑微弦，苔白夹黄，指纹稍青，两便调。爰以祛风消食、豁痰止痉之剂投之：苏叶3g、天麻3g、白僵蚕6g、法半夏5g、橘红3g、蝉蜕3g、焦楂6g、炒六曲5g、炒谷麦芽各6g、钩藤6g（后下）、生姜2片。5剂后，病依然。原方加全蝎1.5g、生龙牡各9g，嘱服5剂。数日后访之，其祖母云患孩病不惟未减，且举发益频，已赴景德镇市某医院就医矣。旬日后，其父又来予家，谓景市治疗1周未效，嘱往大城市医疗。限于经济，仍恳予治。余感其诚，且怜其贫，冒暑以往，视病孩清瘦，神态亦较滞，舌色淡，食欲减退，脉虚弦，指纹淡青，双目连剳不已。筹思良久，顿悟小儿稚阳稚阴之体，阴阳易于失调，久病致虚，目为肝窍，《幼幼集成》《审视瑶函》均指目剳为肝有风，今木失水涵，肝风蠢蠢而动，故病频发而目连剳也。宗钱氏六味丸加味为汤剂：熟地9g、白芍6g、山茱萸

6g、茯苓6g、丹皮3g、山药6g、泽泻3g、天麻3g、钩藤6g（后下）、僵蚕6g、全蝎1.5g、生姜2片、红枣3枚。服3剂病减半，守方加黄芪9g、当归6g，先后服10余剂而痊。迄未复发。

按 小儿痫证，多风痰夹食滞为患，投以祛风痰、消食滞之剂，多能应手取效，此例无发热，故不用苦寒之品；非惊而致，故不入镇坠之药，似无差误。然不收寸效，复诊未顾及体虚之一面，仍守原方加味，致病加剧，犯虚虚之戒。辗转治疗，渐至沉困。终赖认真辨证，以补肝肾为主，定痉之品为佐，卒获良效。钱仲阳氏创六味丸，谓主小儿诸疾，前贤信其卓识，然亦"在于用之之妙"（借陈修园氏评时方语）耳。

——郎革成.误治反思2例［J］.江西中医药，1997，28（4）：27.

案4 脾虚风痰壅窍误为肝风内动

林某，男，7岁，1997年8月15日初诊。

以反复抽搐3年、症状加剧1年为主诉入院。代述：3年前无明显诱因突然出现全身抽搐，双眼凝视，四肢抽动，口吐白沫，约10分钟后自行缓解，每隔3~4天发作1次。近1年发作频繁，入院前1天又出现抽搐1次，症状同前。3年前经某医院检查脑电图诊断为癫痫。先后予苯妥英钠、苯巴比妥等药物治疗，症状有所缓解，但1个星期仍有发作1~2次。诊见：抽搐已止，面色苍白，形体消瘦，恶心呕吐，烦躁不安，舌淡红，苔薄白，脉细弦。查体：心肺正常，腹软，肝脾未触及，神经系统未见异常。血常规：WBC 7.0×10^9/L，N 0.654，L 0.346。脑电图复查：广泛中度异常。予平肝息风、祛痰开窍之柴胡龙骨牡蛎汤合白金丸加减治疗。处方：柴胡6g，黄芩9g，半夏6g，龙骨、牡蛎各15g(先煎)，桂枝3g，桃仁6g，大黄3g，白矾1.5g（研冲），郁金6g，2剂。

二诊：患儿病情无明显变化，昨日又抽搐1次，诉脐周疼痛，有进食红薯史。追问病史，患儿平素常诉腹痛，每因过饱或饥饿时抽搐易发。此应属脾虚痰生、风痰壅窍所致。拟：健脾豁痰法，处方：党参10g，白术6g，茯苓8g，半夏6g，陈皮4g，川贝母4g，葶苈子6g，胆南星6g，白矾1.5g（冲服），郁金6g，甘草3g。

三诊：抽搐未再复发，腹痛停止，精神好，但仍有恶心感。继守上方7剂后抽搐未发，改用补中益气丸带药出院2个月后复查脑电图已正常，随访2年未再发病。

按 治病宜治本，小儿常饮食不洁，脾胃易伤，水谷不化聚而成痰，痰阻气机，升降失调，痰蒙清窍则发痫，用健脾豁痰法达到治愈本病之效。临证时不能片面囿于"诸风掉眩，皆属于肝"，应具体问题具体分析，详问病史，才能达到治愈疾病的目的。

——王素月.儿科误治纠治病案4例［J］.吉林中医药，2001（4）：54-55.

八、遗尿

案1　肺气失司遗尿误为肾气不足

刘某某，女，12岁，1979年10月19日来诊。

主诉：近3年来，每于夜间尿床，几乎天天如此。近1年来，白天亦觉尿频，甚以为苦。余初诊以为该证乃系少年肾气未充、统摄失职以致水液泛滥，遂用补肾固摄法治，然服9剂罔效。细查患者，见其面红气促，咳嗽气急，舌质稍红、舌苔黄白相兼，脉象浮洪稍数。余恍然醒悟，此乃邪热壅肺，肺气不利，以致三焦气化失司，膀胱开阖失职。遂改弦易辙，用麻杏石甘汤加味治疗。药用：炙麻黄10g，杏仁10g，生石膏12g，炙甘草6g，炙苏子6g，龙齿9g，石菖蒲9g，每日1剂。10剂后，3年疾苦竟告痊愈。追访半年，未再复发。

按　麻杏石甘汤一方，原用于邪热壅肺作喘证，临床用于治疗急性肺炎及急性气管炎等属于肺热者有良好效果，为什么用其加味可以治疗遗尿证呢？笔者认为，人体水液的代谢主要依赖肺、脾、肾、三焦的联合作用，《金匮翼》云："水虽主于肾，而肾上连肺，若肺气无权，则肾水终不能摄。"如果邪热壅肺，肺失肃降，影响到肾与膀胱的气化功能，导致膀胱开阖失常。若开之太过，则出现遗尿、小便失禁、尿频；若阖之太过，则出现小便不利、尿闭之症。因此用麻杏石甘汤加味，不仅可以治疗邪热壅肺所致的遗尿症，也可以用它治疗邪热壅肺而致小便不利引起的浮肿诸症，笔者在临床上就曾用麻杏石甘汤加味治疗肾炎水肿而获良效。治虽相反，其理则一。因此临床务求精细，以防误诊。

——程广里.误治匡正取效病例3则［J］.中医杂志，2001（5）：272.

案2　肝热脾虚误为脾肾亏虚

郭某，男，6岁，1998年5月8日初诊。

患儿夜间遗尿1年余，近日病情加重。查发育正常，平时爱挑食，大便时溏时结，玩耍不知疲倦，夜间常梦呓、惊醒，舌淡红、苔薄白，脉弦缓。诊为脾肾虚亏、下元虚冷。方用缩泉丸加味。药用：乌药6g，益智仁10g，白术10g，五味子10g，山药10g，炒枣仁15g，甘草6g。每日1剂，水煎服。连服5

剂，纳食稍好，但遗尿未减。细思：小儿肝常有余，脾常不足。改为逍遥散加味，药用：柴胡5g，当归5g，白芍10g，白术10g，茯苓10g，钩藤10g，太子参10g，甘草3g。每日1剂，水煎服，并嘱其母限其活动量，睡前控制饮水。1周后复诊，夜间梦呓、惊惕明显减轻，服药期间仅遗尿1次，效不更方，上方继进8剂，遗尿已失，随访半年未见复发。

按 小儿脏腑娇嫩，形体未充，且肝常有余，脾常不足。该例患儿夜间常惊惕、梦呓，知其肝有余热；挑食、大便时溏时结，知其脾常不足。故治予柴胡、白芍、当归、钩藤以疏肝健脾；太子参、白术、茯苓，健脾益气；笔者开始按常规从脾肾亏虚辨治，而忽略了肝热症状，药证不符而未获显效。改用逍遥散加减，治疗半月而诸症皆失。故临证在辨病的同时更要辨证施治，方可收事半功倍之效。

——李聚梅.临证辨误医案3则［J］.山西中医，2001（4）：36.

九、麻疹

案 麻疹辛温过汗致风动

1976年春节，余返里过节，邻村大吕庄王某某言其小儿病重，症甚危恶，邀余出诊。入室，见患儿（男，6岁）躁扰不宁、扬手掷足，面赤谵语，狂呼狂叫，哭闹不止，声音嘶哑。其母强握其手足，方可视诊。检查：六脉洪大有力，高热40.5℃，舌燥质红，鼻干，面红目赤，耳后、腋下及前胸上部隐隐有红疹出现。其家长代诉："前日起发热头痛，咳嗽呕吐，鼻涕常流，眼泪汪汪，自言身冷，疑为感冒。昨晚服中药1付，覆被取汗，汗出甚多。约1小时许，即哭闹不止，咳嗽加重，口渴，烦躁不眠。半夜后，忽然坐起，狂呼狂叫，自搔自打，有时咬牙，脚手抽搐。"余索方视之，乃九味羌活汤加味。显系麻疹误用辛温过汗之剂，招致劫津动风之变。治当以清热生津、育阴潜阳、息风透疹为原则。乃仿白虎汤与二甲复脉之意，方用：生石膏60g，肥知母12g，鳖甲24g，龟板24g，生地黄9g，玄参9g，麦门冬12g，紫草12g，僵蚕6g，鲜芦根30g，甘草3g，水煎，徐徐服之。尽1剂，狂止神宁，诸症悉减，疹已透发，细密红润，遍及全身。根据"已出清解勿饮热，没后伤阴养血痊"的治疹原则，给以清热解毒、滋阴养血之剂，调理而愈。

按 麻疹的病因，为温热病毒，其病的趋势乃由内而外，法当用辛凉宣透，托毒外出，因势利导，使其早日透出，方为正治。而误用辛温燥烈之品，以致劫津动风。方用白虎汤者，意在清其有余之邪热；用二甲复脉者，意在滋其不足之真阴，真阴复邪热退，则内风平息、神宁狂止；更佐僵蚕、紫草，以辛散之性宣毒透疹，更能寓动于静，以防大队甘寒遏郁之弊；再使鲜芦根清肺胃、生津液、解肌透疹。总观方义，能使热清津回，风息疹透。

——杨毓书.麻疹误汗劫津动风致狂案［J］.河南中医学院学报，1979（1）：45.

十、紫斑

案 急性紫斑血热风盛误从虚治

女，5岁，下肢出现紫斑两天而就诊。

诊为过敏性紫癜，给予玉屏风颗粒合复方芦丁片内服。次日因紫癜加重，小腿肿胀，行走疼痛来诊。诊见双小腿密集针帽大紫斑点，压之色不褪，双侧踝部至足背明显肿胀，患儿属首次发病，伴咳嗽，舌质红脉细数。

按 过敏性紫斑，俗称血衄，属3型变态反应，发病前1到3周往往有呼吸道感染史。急性发病者多属血热内盛，外感风邪。病程久者气阴两亏，可用玉屏风散合他方补虚扶正。此患儿急性发病，一派阳证而用温燥药，表证未解里未虚却施以固本法，置辨证施治法于不顾，造成病情陡重。

——许芳.玉屏风颗粒误治皮肤病举案［J］.内蒙古中医药，2011，30（21）：65-66.

十一、中毒

案 小儿人参中毒误为虚证

张某，男，9个月，1994年12月6日初诊。

其母诉：因见其儿身体瘦弱，自购红参15g，每日5g炖服。服后口干，唇红，烦躁，就诊于某医院。辨为气阴虚，拟生脉散。处方：红参5g，麦冬10g，五味子3g。连服2剂。未好转。以为药轻不济于病，将原方红参改为6g，再服2剂，服后患儿时哭闹，睡眠不宁来诊。症见神清，发育营养较差，面色微红，食纳尚可，大便2日未行，小便短少，舌尖红，苔薄黄，指纹稍红。证属气阴虚象，拟益气养阴之生脉散，似无可非议，缘何病反加剧？思之良久，忽悟及文献报道有人参中毒之说。嘱停用前方，改拟处方：浮小麦20g，甘草3g，大枣、龙齿、百合各10g，钩藤6g，淡竹叶5g，白芍8g，连服4剂，症渐消失。

按 人参为补益药，然其毒副作用，虽为医者，亦未尽知。据报道长期服用人参会产生人参滥用综合征，国内亦有小儿人参中毒的报告，其毒副作用，主要为不同程度的神经系统兴奋现象。诸如易激惹、烦躁、焦急、不眠、惊跳、抽搐、精神错乱等。急性病重者，应作综合应急措施处理。本例见症是人参毒副作用无疑，但症状较轻，而未作特殊处理，仅停其药。中医辨证，给予镇静养心、清热安神施治而愈。

——曹是褒，曹静.儿科误治3则［J］.新中医，1997（12）：46.

小结

中医儿科病证部分，共计误案27例，其中咳嗽6例，发热、泄泻、痫病各4例，虫证、遗尿各2例，黄疸、疳证、麻疹、紫斑、中毒各1例。关于小儿咳喘、泄泻的误案较多，主要是因为辨证失误或用药不当造成。小儿脏腑娇嫩、形气未充，故易感外邪且传变迅速；此外小儿常饮食不洁与不节，脾胃易伤，易作泄泻。诊断时务必分清标本虚实，辨病与辨证相结合，避免误诊；治疗时，在祛邪的同时应注意保护正气，避免药证不符、过剂伤正，戕害小儿生阳。

第五章 中医五官科误案

第一节 耳部病证

一、耳鸣

案 中气不升误为肾精亏虚

留某某，女，56岁。1983年9月5日诊。

耳鸣4月余，经多个医院诊治罔效。某中医以耳聋左慈丸加味，予服四十余剂，不但耳鸣未效，且见纳食日益减退，特来院求诊于余。刻诊：面色㿠白，少气乏力，脘空时悸，身疲肢倦，头晕眼花，便溏不实，舌淡苔白，脉浮无力。

此乃中气本虚，因久服滋腻之药，戕伤中阳，脾运失健，清气不升之证。治拟温中健脾，益气升清，拟补中益气汤加味。处方：潞党参15g，炙黄芪30g，炒白术10g，陈皮5g，绿升麻、软柴胡各10g，全当归15g，炙甘草、淡干姜、广木香各5g，炒谷芽10g。5剂。药后纳谷渐增，精神稍振，诸恙依然，苔薄白，脉虚大。乃中运日健，气虚渐复之兆，守方继服10剂。耳鸣大减，诸症好转，原方略为增损，再进10剂，已获痊愈。

按 本案本为中气不足、清阳失升之耳鸣，医者失察，误诊为肾精亏虚，不能上濡空窍，以致久服滋腻之剂，反造成损伤中阳，脾运失司，清气下陷。补中益气汤乃益中气升清阳之良剂，再增干姜、木香、谷芽温中助运，因治法相宜，脾阳健运，中气得复，清阳上升，故耳鸣等症自除。

——叶益丰.五官疾病辨误挽治案［J］.江苏中医，1985（11）：29-30.

二、耳聋

案1 湿热误从肾虚治

王某，男，52岁，1982年7月10日就诊。

1月前，感受寒湿之邪，而致头痛，鼻塞，身重，耳聋。服用速效感冒胶囊等药，头痛鼻塞虽减，但耳聋依然。后又连服杞菊地黄丸5瓶，耳聋一症逐日加重，乃转诊我处。诊见：耳聋，头晕困重，胸脘痞闷，食纳乏味，咳嗽声重，咯痰不爽，烦躁失眠，苔黄腻，脉滑数。

患者素嗜酒食，太阴内伤，湿饮停聚，痰浊内生，蕴久化热，加之淋雨涉水，客邪再至，内外相引，湿热痰浊上犯，蒙蔽清窍，故现耳聋之症。本病初误发汗，继又滋补，导致湿邪不化，郁热益炽，痰浊胶凝。当务之急，宜宣通气机、清化湿热、涤痰开窍，首推三仁汤化裁，治用：杏仁10g，苡仁30g，滑石15g（鲜荷叶包煎），白蔻仁（后下）、淡竹叶、通草、川厚朴、远志、郁金各6g，法半夏、胆星、石菖蒲各10g。服5剂，耳聋见好转，头目清爽，胸脘痞闷见减，食纳渐馨，咳时痰易咯出，黄腻苔渐退。又服8剂，耳聋诸症若失，再以香砂六君子汤加减调理。随访4年未见复发。

——何顺华.三仁汤纠误举隅［J］.陕西中医，1988（6）：268-269.

按 本案误在患者不懂中医辨证，擅自凭"经验"用药，外感寒湿，服用速效感冒胶囊发散风寒，外寒祛但湿仍在，耳聋认为乃肾虚，口服杞菊地黄丸滋补肾阴，致湿郁化热，清窍失养，耳聋愈重，经辨证用药处理，耳聋乃愈。

案2 久聋清泻化痰无效

患者女性，20岁，体胖，耳鸣耳聋伴头痛3年，反复发作，现见行走不稳，需人搀扶，气短乏力，懒言，记忆力差，月经八九日不干净，昏愦神疲，五心烦热，脉虚细。诸医皆误用龙胆泻肝汤、凉膈散、三黄泻心汤等清泻肝胆实火，无效。

吾见其形体胖，风华正茂，认为百病皆因痰作祟，用温胆汤等化痰清热亦无效。二诊余思之，久病多虚，五脏所伤，久必及肾，肾气通于耳，肾和则耳能闻五音矣，髓海不足则脑转耳鸣，3年之疾久治不愈，所见诸症亦是气虚精亏之象。形虽胖亦应用益气升清、滋肾健脑之法，用耳聋左慈丸合益气聪明汤及生脉饮等3剂而愈。

按 张三锡谓："耳鸣耳聋须分新久，虚实"，诚如是也。《仁斋直指方论·耳论》认为"风为之疏散，热为之清利，虚为之调养。邪气屏退，然后以通耳调气安肾之剂主之"。《中医内科学·耳鸣耳聋》认为："若热病后期，或反复感冒后，耳聋不愈者，此病后脾胃肝胆余热，不可多事清降，可与养阴和胃。"临证者不可不知。

——云杰，范仲毓.中医误治四则［J］.中国医药指南，2009，7（23）：112-113.

第二节 鼻部病证

一、鼻鼽

案 祛邪不效，扶正建功

王子轩，男，5岁，2009年4月12日就诊。

1年前患儿因感受风热出现发热、流脓涕、喷嚏、咽痒、咳嗽、咯痰、大便干、数日一行、纳差、口臭等症状，当地中药治疗后上述症状缓解，后每因季节天气变化鼻塞、流涕、喷嚏、鼻干、鼻痒症状复出，伴纳差、面色萎黄无华、精神差、大便干、舌质淡嫩苔薄白、脉细。已在某诊所反复就医半年，饮中药汤剂数十余剂。整理处方如下：荆芥10g，细辛6g，白芷6g，薄荷10g，辛夷花15g，苍耳子15g，黄连6g，黄芩15g，薏苡仁30g，金银花30g，牛蒡子10g。（随证加减）解读方义：感受风寒热湿邪，久蕴化火，风为百病之长，善行数变，上先受之，故处方以疏散外邪，通窍利咽，清热泻火，除湿排脓。

刁老诊治：黄芪10g，炒白术10g，防风10g，玉竹12g，白薇10g，蝉蜕30g，黄连3g，黄芩15g，炒山楂15g，神曲15g，炒麦芽30g，炒稻芽30g，鸡内金30g，白豆蔻6g，2剂。

2剂后，患儿饮食得增，精神可，大便调，鼻干、鼻痒症状缓解。第二次复诊后上方去黄连，加龙胆草30g、细辛3g、石斛30g、玉竹10g。3剂后上述症状痊愈。再予六君子汤加减以善调理，使病不得复之效。

——吕霞.刁本恕论治小儿"过敏性鼻炎"救误心法［A］.中华中医药学会儿科分会.第二十九次全国中医儿科学术大会暨"小儿感染性疾病的中医药防治"培训班论文汇编［C］.中华中医药学会儿科分会：中华中医药学会，2012：3.

按 前医诊治之误在于缺乏细致辨证和全面分析，仅从经验论治，见鼻塞、流涕、喷嚏、鼻痒即予辛夷、苍耳子、白芷、荆芥、细辛等祛风通窍，佐以黄连、黄芩、金银花、薏苡仁等清热解毒化湿，虽符合部分病机，但就医半年仍未愈病，说明治疗并未切中肯綮。刁氏重视患儿正虚之本，以调理肺脾为主，佐以祛风、清热、通窍、养阴等药，步步为营，标本兼治，终获全功。

二、鼻渊

案1　本为肾阳虚，辛散自无功

孟某某，女，32岁。1981年3月12日诊。

患鼻渊时已9年，近来益甚，终日头晕头痛，鼻涕清稀，两眼干涩，多方求医，效果不显。某医给服辛黄散3剂，服后反见鼻流清涕不止，头痛眩晕益剧，竟卧床不起，来邀余往诊。当时除上症外，尚见面色不华，腰背酸楚，足膝寒冷，腹中气攻，食欲不振，夜寐不宁，舌质淡胖，六脉沉细。此乃肾精亏乏，阳气衰微，气不化精，不能上承清窍之证；误服辛散寒凉之剂，阴精益虚，阳气更损，脾失温煦，肺失濡润。治宜益精壮阳、阴阳双补，以右归饮加味。处方：熟地黄、菟丝子各30g，怀山药20g，枸杞子、山萸肉各10g，炒杜仲20g，鹿角片10g，淡附子、安南桂（冲）、炙甘草各5g，辛夷花10g。5剂。药后鼻涕渐少，头目已清，诸症好转，继以原方加当归，再进10剂，久患之鼻渊，从此告愈。

按　本案鼻渊9年，久病及肾，正气虚衰，法本宜扶正补肾，却反用辛散寒凉，致使阴精更虚，肾阳益微，阴精阳气俱下亏，不能上承诸清窍。治用右归饮补肾壮阳以固根本，俾下源得充，命火壮旺，阳能化精，脾土温运，化源资生，真阳上煦，金寒解除，清窍得滋，诸症自除。

——张正理.中气虚弱证误治两例［J］.江西中医药，1989（5）：22-23.

案2　鼻渊辛散无功，盖因脾胃气虚

董某，男，15岁。因鼻塞流黄浓腥臭鼻涕来诊，发病前曾患感冒，现兼有两眉棱骨痛，无寒热，舌脉正常，饮食两便自调。诊断为"鼻渊"，投以辛黄散加减，配合使用青霉素。治疗3天，症状不见减轻，鼻涕反见增多，不知香臭。

老药工董文华示意有验方可治，系从其岳父（老中医）处得之，即请为之书方：黄芪25g，党参12g，升麻3g，薄荷3g，黄芩9g，银花9g，白芷9g，辛夷9g，细辛2g，苍耳子10g。服两剂后，症状大大减轻，续服两剂，其病若失。

按　此案以补气升阳、疏风清热3剂获效，反推其证当为中气虚弱、阴火升腾，兼夹风热邪毒。李东垣著《脾胃论》有"脾胃虚则九窍不通论"一篇，谓"脾胃为阴火所乘，谷气闭塞而下流，即清阳不升，九窍为之不利"。可见言之有据。然而本例明明从外感得之，病程不长，何以演成虚实错杂？追问病

史，原来病人经常有脐腹疼痛，大便不实，间或排虫的情况发生，可以推测患者虫寄腹中，耗伤气血，损害脾胃，邪之所凑，其气必虚，本例虽从外感中得病，而其素体中气虚弱之因不可忽视，辨证亦当有整体观念。

——张正理.中气虚弱证误治两例［J］.江西中医药，1989（5）：22-23.

案3　鼻渊发热误为瘾疹

李某，男，11岁，2014年7月初诊。

患者主诉皮疹时起时落伴发热2月余。2014年5月某日，患儿突然出现皮疹、瘙痒，发无定时，退后不留痕迹，反复间断发作，伴随发热持续不退、稍流涕。患儿入某大医院治疗1个多月，因发热持续不退又转入北京某儿童医院，又住院治疗1个多月，发热仍持续不退，服西替利嗪片，皮疹消退，临床体征消退，但体温异常升高。出院诊断为"瘾疹"（荨麻疹）。患者现持续发热（37.5℃~38.5℃），经常口服布洛芬混悬液退热。流涕，色黄而稠，触诊鼻窦（额、筛、颌）均压痛，鼻黏膜红肿，鼻腔内有少量脓液。舌红苔薄黄腻，脉浮数。X线鼻窦摄片有阳性表现。

诊断：西医诊断：鼻窦炎。中医诊断：鼻渊，属风热犯窦夹湿证。

治法：疏风、清热、祛湿、宣肺、通窍。

方药：白芷6g，薄荷6g，苍耳子6g，辛夷（纱布包煎）3g，金银花20g，连翘20g，川贝6g，赤小豆20g，冬瓜子10g，薏苡仁20g，甘草3g。用法：7剂，每日1剂，水煎。第一煎取药汁150ml，每日分3次，饭后30分钟服。第二煎熏鼻至头汗出为度。

二诊：低热症状明显改善，鼻腔检查鼻黏膜充血、红肿等表现减轻。X线鼻窦摄片有明显改善。舌红苔薄色淡黄，脉浮。处方：白芷6g，辛夷（纱布包煎）3g，苍耳子6g，金银花20g，连翘20g，川贝6g，冬瓜子10g，14剂。用法：同上。

三诊：体温正常，症状消失，X线鼻窦摄片无异常。

按　本案之误，一者只考虑瘾疹可出现发热，忽视鼻渊亦可致发热。二者从患儿家长处了解到，过去从入院到出院，始终没有对患儿进行过体格检查。然做过许多辅助检查，均未发现明显异常。故出院诊断"瘾疹"（荨麻疹）。患者来我处就诊后，患者家长提供了一本200多页复印辅助检查报告，当时也感觉头痛，心想辅助检查是不能再做了。运用中医四诊结合体格检查，见舌红、苔薄淡黄腻，脉浮数，鼻黏膜红肿，鼻腔内有少量脓液，鼻旁窦压痛。X线摄片阳性。故诊断"鼻渊"成立。对证治疗，发热好转，直至痊愈。此案说明一个问题，前诊注重辅助检查，忽视体格检查，未获得全面诊断，可能是导致本案发生误诊主要因素。以此案为戒，"前事不忘，后事之师"。

——牛凤景.鼻渊发热误为瘾疹案［N］.中国中医药报，2014-11-03（5）.

三、鼻衄

案 阴虚误用温阳药

程某，男，64岁。主诉：患糖尿病5年余，高血压、高脂血症3年余。经常服用降糖降压、降脂中西药物，症状基本控制，惟有时头晕、耳鸣、乏力。近1个月来因事所扰，心情郁闷，饮酒增多，遂出现阳痿、尿赤涩、失眠、烦躁及头晕耳鸣加重。经服男宝、海狗丸等药效果不佳，随自泡药酒（人参25g，鹿茸15g，海马20g，不老草20g，于白酒500ml泡7天）服用。每日2次，每次约50ml，后渐加至每次100ml。服药5天后，突发双侧鼻衄，流血约100ml。经中西药治疗后血止，但停药3~5天则复发，2个多月来衄血发作8次，每次2~6天，且有愈发愈重之势而来诊。头晕耳鸣，目赤口苦，面部烘热，烦躁失眠，阳痿，尿赤涩痛，大便干，舌暗红，苔黄腻，脉弦细数。

证属阴虚阳亢，肝郁化火，湿热下注，误用温补，致肝火妄动，迫血上行而发鼻衄。治宜滋阴疏肝，泻火止血，利湿清热。方用一贯煎合龙胆泻肝汤加减。药用：生地30g，当归15g，沙参15g，枸杞子15g，柴胡15g，香附15g，川楝子15g，龙胆草9g，栀子9g，黄芩15g，泽泻15g，车前子20g（包），白茅根30g，淡竹叶15g，炒蒲黄6g，小蓟15g，牛膝18g，大黄15g，甘草6g。停服药酒。服药2剂衄止，上方继服6剂，鼻衄未发，阳痿等症亦减，并见大便稀，日1次。予上方减量再服9剂，惟耳鸣轻发，余症悉除。停药后随访半年未复发。

按 本例患者久患消渴、高血压等证，本以阴虚为甚。其病情虽经长期用药控制，但病本未除，近因情志伤肝，气郁化火，湿热下注，致宗筋弛纵而发阳痿、失眠等证，并以参、茸、海马等温补之品与白酒泡饮，致其火热更甚，阴液更伤，犯虚虚之戒。其阴伤则阳无以制，气火上逆，迫血妄行，则发鼻衄。治以滋阴疏肝，泻火止血，清热利湿。方以一贯煎合龙胆泻肝汤加减，方中加入大黄、牛膝、淡竹叶协助龙胆草、栀子、黄芩以清热利湿，引火下行，使湿热从二便分消。加入白茅根、蒲黄、小蓟凉血止衄，而无留瘀之弊。

——张甲岭，于化君.药酒误补致反复鼻衄治验［J］.中国临床医生，2001（7）：51.

第三节　咽喉口齿病证

一、喉痹

案1　阴虚误作实热

余某，男性，40岁，原地区重工业局干部，1975年6月就诊。

主诉：近2~3月来咽喉不适，经常干痛，咽痒咳嗽，又无痰液咳出，且引起胸闷不舒。睡眠较差。二便正常，饮食尚好，经本市各医院诊断为慢性咽炎。中西医应用抗菌、消炎剂，久服清热解毒的水煎剂（如银、翘、芩、连之类，喉症丸、六神丸等），症状不见好转，反而日见加剧，且出现咽干灼痛、口苦、舌干、头晕乏力，故来我院就诊。检查发现：咽部黏膜较为干燥，咽后壁有散在性淋巴滤泡，扁桃体不大。自诉无明显吞咽疼痛，发音、呼吸均正常。舌质暗红，无舌苔，脉象浮数无力。西医诊断为慢性咽炎，中医诊断为阴虚喉痹（血瘀气滞型）。治疗：西医给予维生素A+D、B$_2$及C等。中医按滋阴补肾/疏肝理气/活血化瘀治之。

方药：生地、沙参、麦冬、当归、川芎、枸杞子、川楝子、知母、茯苓、柏子仁、酸枣仁、甘草。

方解：生地、沙参、麦冬、枸杞滋阴补肾；当归、川芎疏肝理气、活血化瘀；知母、茯苓清热健脾，枣仁、柏子仁养血安神；甘草补虚缓急为引和。

连服中药6~9包后，咽部不适、咽干口苦等症基本消除。为巩固疗效，防止复发，嘱继续服用知柏地黄丸以滋阴降火，调补肝肾。并嘱加强体育锻炼，增加营养，以善其后。随访数年未再见复发。

按　喉痹者乃咽喉肿痛之总称，为咽喉闭塞不通之意。查历代有关喉科专著，广义的喉痹，包括喉风、喉痈、乳蛾、白喉在内。狭义的喉痹是指咽喉吞咽不利、微红、微肿等，这种喉痹的形成多与气、血、痰浊瘀阻有关。朱丹溪云："夫喉风喉痹皆由痰火而成。"狭义的喉痹相当于西医所指的咽喉炎，急性者多因外感风热、风寒所致，慢性者多由内伤原因所致。由于病人多因咽部作痛、咽喉不适、吞咽不利等而求医。检查常发现咽喉黏膜红肿或滤泡增生等炎症变化。因此，临床上不论中、西医多按清热解毒和抗菌消炎法治之。若系外感邪毒侵袭而发病，相当于西医的急性感染性咽峡炎，中医辨证属风、热型者，这种治疗是有效的。但因内伤原因致病者，多系肝、肾阴津亏耗，无以制火，虚火上炎而发病，如不按中医辨证论治原则治疗，不分虚、实、寒、热一律给予清热泻火或抗菌消炎治之，其结果不但无效，反而贻误病机，造成病情恶化，给诊治增加困难。

——李咸珠.论喉痹误治［J］.赣南医专学报，1982（00）：56-59.

案2 血虚气滞误用苦寒泻火

陈某，女性，55岁，军分区家属，1980年8月就诊。

主诉：半年前因咽喉干痛、午后低热、头晕、耳鸣等症，于信丰县医院门诊，诊断为慢性咽炎（急性发作），据说曾注射消炎针及服用中西抗菌消炎剂，用药后咽痛稍见好转，但低热、头晕未见改善。以后就诊于中医，服用苦寒泻火凉药10余包后，出现口苦咽干、心悸、气短、头晕、眼花等。经检查血象发现有轻度贫血，按西医方法给予补血剂，治疗1~2月后，心悸、头晕改善，但咽部不适、口苦咽干、胸前痞满不舒等症状未见好转。中医就诊后又给予苦寒泻肝火的中药，连服5~6包后，上述症状反而加重，且出现手足心热、心烦失眠、头晕脑胀等症，故来赣州求治。先于市医院和中医院诊治，效果不明显，故来我院诊治，病情如上述。检查发现：咽黏膜淡红，咽后壁菲薄，表面光亮，干涩，鼻腔黏膜较苍白，双下鼻甲瘦小。舌质淡白，胖嫩无苔，唇淡颧红，脉象沉细无力。西医诊断：慢性单纯性咽炎，干燥性鼻炎。中医辨证属阴虚喉痹（血虚气滞型）。治疗：西医给予多种维生素、硫酸低铁片、肝膏片等。中医按滋阴润燥、行气补血治之。方药：生熟地、山萸肉、怀山、泽泻、丹皮、茯苓、白芍、当归、酸枣仁、玄参、沙参、生甘草。

方解：六味地黄滋阴补肾，当归、芍药补血养肝，酸枣仁养血安神，玄参、沙参滋阴利咽，甘草补脾和中，上方连服10~15包后，西药连服半个月，上述诸症显著减轻，嘱再按上法用药2~3周后，症状基本消除。最后，嘱服柏子养心丸和天王补心丹以善其后，随访迄今，未见复发。

——李咸珠.论喉痹误治［J］.赣南医专学报，1982（00）：56-59.

按 此案误治，乃前医没有细致全面检查与辨证所致，见"炎"即清热，却未考虑到患者的体质特征与误治后对病证的影响。

案3 痰湿气滞误作实热

谢某某，男性，41岁，系地区药材公司干部，1981年2月就诊。

主诉：因感冒后引起咽喉部异物堵塞感，咽干不适，吞咽不利，有时胸闷气憋。平素身体健康，早年是田径运动员，一般不易患病，这次患病在地、市各医院多次就诊用药，经服各种特效抗菌消炎药，均无明显效果，自疑已患"咽喉癌"，因此，思想顾虑重重。自诉经服各种清热解毒、苦寒泻火药达1~2月之久，咽喉不适等症，不但未见减轻，反而有日渐加重之势。经朋友介绍，特来我院求治。经全面细致检查，除发现咽黏膜暗红充血及声带轻度肥厚外，其他无异常发现，血象及肝功能均正常。西医诊断为慢性咽喉炎。中医根据口苦咽干、吞咽不利等症状，舌质暗紫、舌苔白腻、脉象弦滑等，辨证属阴虚喉痹（痰湿气滞型）。西药用维生素B$_{12}$、维生素B$_1$、维生素C、利眠宁、谷维素等。中医按化痰降逆、行气解郁治之。方药：厚朴、苏叶、法夏、茯苓、香附、川芎、栀仁、神曲、生甘草。方解：厚朴、苏叶行气解郁，法夏、茯苓化痰降逆，香附、川芎疏散活血，栀仁清热泻火，神曲健脾化食。经服上述中西药10天左右，咽喉不适症状基本消失，从而解除了思想顾虑，精神振奋，心情舒畅。为防止复发，嘱继续服用中成药越鞠丸和逍遥散，以巩固疗效。随访观察至今未见复发。

——李咸珠.论喉痹误治［J］.赣南医专学报，1982（00）：56-59.

按　一例普通的慢性咽喉炎，经多地多家医院反复诊治，没有明显效果，而治疗思路却未见任何改变，可叹医者不仅缺乏辨证论治的基本素质，同时更是责任心的缺失，因其病小而不细致对待，见其西医诊断而径自套用中药，当戒之。

案4　虚火喉痹误诊梅核气

李某，女，58岁，退休工人，1983年11月5日就诊。

患者自觉咽中不适，如有物梗，已两月。咽红微肿，无疼痛，不碍饮食，舌红苔薄，脉细弦。诊为：梅核气。半夏厚朴汤加玄参、丹参、山豆根、马勃。服药五剂，毫无寸效。详察病情，此属虚火上攻之喉痹，予养阴清火利咽治之。药用：生地15g，麦冬15g，炒白芍10g，玄参12g，丹参15g，牛蒡子9g，丹皮9g，南北沙参各12g，桔梗6g，甘草3g。服6剂后，自觉症状好转，续治十余剂而愈。

按　梅核气与虚火喉痹两者均有咽中异物感，前者多由情志抑郁起病，故其症状每随情志波动而变化，时轻时重，检视咽喉，多无异常；而后者咽部红肿，常伴咽痛干痒等阴虚之征。本例误在忽略了与虚火喉痹具有鉴别意义的"咽红微肿"之征。

——黄云.误案3例浅析［J］.江西中医药，1990（4）：32.

案5　风热过用苦寒致虚阳上浮

陈某，男，12岁，学生。反复咽部疼痛6个月，自觉咽喉灼热疼痛，吞咽不适。经五官科检查诊断为咽炎，经青霉素、先锋霉素等抗菌素治疗十余天，疗效不佳，后改用中药清热解毒、滋阴润燥之类，如银翘散加马勃、射干、山豆根、板蓝根等治疗十余天，疗效仍不佳。诊见：咽喉疼痛，口唇灼热干燥，头晕重痛，身倦乏力，舌淡，苔白腻，脉沉缓，体温正常，咽部不红、不肿，舌润多津，心肺正常，实验室检查血常规正常。

综合病史及体征，认为此证当属初起于风热，过用苦寒损伤脾肾，痰湿内生，虚阳上浮之证。治宜温经通阳、祛散寒痰。处方：麻黄附子细辛汤加减。药用：麻黄4g，附子6g，细辛2g，桔梗6g，甘草3g，3剂。再诊诸症基本消失，用芍药甘草附子汤扶阳益阴3剂，咽痛未见复发。

按　本例误诊的原因主要是咽喉灼热疼痛、口干等症状掩盖了疾病的真相，不仔细分析兼症，明辨火之虚实。本病辨证要点：咽部不红不肿，口舌津液满布，应有服苦寒之药而疼痛加剧史。

——王素月.儿科误治纠治病案4例［J］.吉林中医药，2001（4）：54–55.

二、乳蛾

案1　虚火上浮误用清热解毒

曾某某，女，48岁。1986年7月28日初诊，双侧扁桃体溃脓近1月。治之初，惑于化脓性炎性病变而予以清热解毒重剂及抗生素，治疗5天罔效。细察之，脓液清稀灰白，溃面凹陷淡红，痛而不甚，不发热反见腰冷，苔白润，脉沉。

此乃元阳虚衰，虚火上浮客于咽喉。治宜温阳安宅，导龙入海。处方：制附子（先熬）15g，肉桂（后下）6g，鹿角霜（先熬）30g，熟地20g，山萸萸15g，山药20g，茯苓15g，丹皮12g，细辛5g，生牡蛎（先熬）30g，甘草5g。4剂后脓液消失，加黄芪30g续进5剂，溃面愈合。

按　合理引进现代医学知识，经过消化，西为中用，无疑是可取的。但是，惑于西医诊断和检查，混淆两种不同的概念，生搬硬套，对号入座，不作具体分析，忽视中医基本理论和思维方法，往往弄巧成拙，每有因之而偾事，不可不引以为戒。本例治之初，把西医的"炎"同中医的"火"两种不同体系的概念完全等同起来，故药而无效。其实，两者并无必然的联系，"炎"可属"火"而又非"火"也，有时恰是中医的虚寒证。幸复诊能宗中医辨证详审证候，方才迷而知返，改弦易辙，治以温潜而收功。

——鲜光亚.误治琐谈［J］.成都中医学院学报，1989（1）：34-35.

案2　咽痛过用寒凉

陈某，女，6岁，2013年3月6日因咽喉肿痛就诊，7天前在当地人民医院诊断为急性扁桃体炎，Ⅱ度扁桃腺肿大。阿奇霉素静脉滴注6天，疗效不显，反不欲食。刻诊症见：咽喉肿痛，喑哑，检查呈Ⅱ度肿大，表面无脓点，色红、面色㿠白，纳差，不欲饮食，夜间睡眠躁动不安，二便调。舌质红苔白，脉两寸有力，弦数。

西医诊断：急性扁桃体炎伴Ⅱ度肿大。

中医诊断：乳蛾（凉遏阴阻，气机郁闭）。

处方：生麻黄6g，生石膏25g，炒杏仁9g，芦根30g，桃仁9g，川芎6g，赤芍15g，桔梗10g，炒枳壳10g，苎麻根20g，生甘草6g，3剂，水煎服，日1剂，温服。

二诊：咽喉肿痛、喑哑明显好转，检查扁桃体呈Ⅱ度肿大，表面无脓点，色淡红，面色趋于红润，饮食正常，夜间睡眠踏实，二便调。舌质红苔白，脉两寸有力，弦数。

处方：生麻黄6g，生石膏25g，炒杏仁9g，芦根30g，桃仁9g，川芎6g，赤芍15g，桔梗10g，炒枳壳10g，苎麻根15g，炒白术15g，生甘草6g，3剂，水煎服，日1剂，温服。

三诊：咽喉肿痛、喑哑已愈，面色红润，余无不适。检查扁桃体呈Ⅱ度肿大，表面无脓点，色淡。舌质红苔白，脉两寸有力，弦数。

处方：生麻黄3g，生石膏15g，炒杏仁6g，芦根20g，桃仁6g，川芎6g，赤芍15g，桔梗10g，炒枳壳9g，苎麻根15g，生白术30g，生山药20g，鸡内金9g，生甘草6g，6剂，水煎服，日1剂，温服。

四诊：诸症已愈，面色红润，余无不适。检查扁桃体呈Ⅱ度肿大，表面无脓点，色淡。舌质红苔白，脉两寸稍缓和，弦数。上方继服，后以上方加减调理3月余而愈。

按　治疗扁桃腺肿大，当有轻重缓急。病机为过用寒凉，热邪郁闭。初始治病当侧重于祛邪，用药要专，3天为一观察期。一诊、二诊遂用麻杏石甘汤合排脓散透邪外达，散寒清热。《本草正》云："川芎，其性善散，气中之血药也。"《本草衍义补遗》云："芷，大补肺金而行滞血，故表而出之。"遂加川芎、苎麻根一行一清，使凝结于阴分的伏邪能够顺势而解。三诊之后，寒凝开，热邪清之后，此时治病侧重于扶正，祛除凝结于阴分的伏邪，麻杏石甘汤合排脓散行势疏达力量可减，加入生白术、生山药、鸡内金用以资健脾阴、扶正祛邪。陈修园言："生白术之效重在其油脂，养脾阴，行脾气。"魏龙骧先生亦喜用大量生白术治疗脾虚便秘正是此意。生山药合用鸡内金出自《医学衷中参西录》，张锡纯喜用此药对健脾阴，行脾滞。张锡纯更赞鸡内金有消凝化瘀之功效，治疗妇科癥瘕每喜用之，此处可以消喉咽之瘀。此时用药当缓，六天为一观察期。方证对应，遂以此方加减治疗三月余而愈。

——柳红良.误治引起的扁桃腺肿大的思考［A］.中华中医药学会、北京中医药大学.第二次全国温病学论坛——暨辨治思路临床拓展应用高级研修班论文集［C］.中华中医药学会、北京中医药大学：中华中医药学会，2014：8.

三、喉喑

案　风热证过用寒凉伤阳

袁某，女，32岁，1993年初诊。

患慢性咽喉炎10余年，加重伴声音嘶哑2周。患者10余年来咽喉疼痛反复发作，服中西药治疗时轻时重，未能根治。2周前因感冒咽喉痛加重，伴声音嘶哑。经消炎抗菌治疗咽痛好转，但仍音哑，喉痒，干咳，咽干，口渴，舌淡红，苔薄黄，脉细数。观其咽部红肿、充血。初诊辨为风热束肺，方选银翘散清热宣肺、解毒利咽：金银花、连翘各30g，牛蒡子、桔梗、山豆根各12g，玄参15g，薄荷、竹叶各9g，荆芥、甘草各6g。服药3剂后突感音哑加重，语言难出，表情倦怠，脉沉细无力。

四诊合参，初诊辨证虽无原则错误，但用药过于寒凉，致使证从寒化，寒邪直中少阴而成失音重证。急以温经散寒治其本，宣肺利咽治其标。方用麻黄附子细辛汤加味：麻黄9g，制附子12g，细辛3g，青果、苏叶、半夏各12g，甘草6g。3剂后音哑明显好转，已能发出声音，畏寒、背冷、便溏、倦怠等均减轻。上方加玉蝴蝶6g、蝉蜕9g，又进5剂，声音恢复正常，余症皆除，仍感乏力，食纳欠佳。嘱服补中益气丸以善后。

按　失音为喉证中常见症状，又称"喑""暴哑"。《景岳全书》曰："音哑之病，当知虚实。实者其证在标，因窍闭而喑也，虚者其证在本，因内夺喑也。"本例因过用寒凉，伤伐阳气，寒邪犯胃，肾阳受损而成失音重证。麻黄附子细辛汤具宣肺散寒、温肾通阳、开窍启闭之功力。肺气宣则表里透达，窍隧顿开，肾气通则真阳鼓动，阴寒自散。

——秦新婷.口腔病纠误案4则［J］.四川中医，2000（12）：46-48.

四、口疮

案1　中气不足误用苦寒

叶某某，男，1981年4月诊。

患者因口舌疼痛影响进食来院门诊。检查见口腔颊部黏膜和舌面发生多处绿豆大圆形或椭圆形的溃烂点，周围有微突起的鲜红色边缘，舌深红，舌面有纵行和斜行裂纹。自诉疼痛剧烈，食热、辣、咸、酸等食物时疼痛加重。眼目干燥眵多，胃部不适（有胃痛史）。初诊为"维生素缺乏症"，用维生素B（一天30mg）、复合维生素B溶液、鱼肝油丸治疗。服药3天无效，再诊加用庆大霉素（每天8万单位）、牛黄解毒片（12片），续治3天仍无效。三诊时患者谓，病发1个多月，时好时歹，口舌痛时则胃不痛，胃痛时则口舌痛减轻。

原用苦寒药无效，根据舌质红、目干涩，考虑为虚火上炎，投六味地黄汤加肉桂以滋阴壮水、引火归元，外用验方细辛5g研未调蜂蜜敷脐（笔者理解这也是引火归元之意），药后不知结果。半月后路遇患者，询其病状。患者出示某医生为其处补中益气汤加黄柏、银花一方，并说服两剂疼痛大为减轻，再服3剂，口疮即愈，且饮食增加，胃痛减轻。检视溃疡点全部消失。我嘱其可购补中益气丸，多服调理以固其本。以后胃痛亦愈，至今未见复发。

——张正理.中气虚弱证误治两例［J］.江西中医药，1989（5）：22-23.

案2　虚火口疮误作胃热

李某，女，32岁。1981年7月21日诊。

患者口腔糜烂，口干舌燥，渴欲饮水，但喜热饮，入夜灼痛，睡寐不宁，时已年余，屡经医治罔效。某中医见其口疮，渴饮灼痛，误认为胃经火毒上攻，给服白虎合黄连解毒汤，药后口燥更甚，灼痛益剧，夜不得眠，来院求诊。时见面色不华，两颊、齿龈、舌面、咽喉等溃疡多处，但不甚红，且不流脓，不出血，无口臭，面常烘热，腰酸膝软，口渴不欲多饮，舌光无苔，脉细数无力。

诊断为肾阴亏损，虚火上浮，误服苦寒，其阴更伤，迫使龙雷之火不安其宅而上越。治之之法，急宜大滋真阴、引火归元，以六味地黄汤加减。处方：生地黄30g，怀山药20g，牡丹皮、福泽泻、白茯苓各10g，女贞子30g，润玄参15g，天麦冬各10g，安南桂（冲）2g，3剂。药后诸症大减，溃疡面缩小，夜间已能安眠。继服5剂，病即霍然。

按 本案乃虚火口疮，法本宜壮水制火，医者失察，虚实未分，误用苦寒，以实治虚，非但不效，却使虚者益虚，迫使下焦龙雷之火不安其宅，飞越上腾，口中干燥益甚，灼痛急烈，彻夜不得安眠。此等证，当速滋其真阴，引火归元。以六味加肉桂，使真阴充足，火安其位，则诸症除、口疮愈。

——叶益丰.五官疾病辨误挽治案［J］.江苏中医杂志，1985（11）：29-30.

案3 脾肾阳虚误用苦寒

张某，男，54岁。1994年8月7日初诊。

患者反复口疮发作3年多，曾自服维生素B_2、牛黄解毒片等有所好转，但终不能尽愈。此次发作3天，自服三黄片等罔效。现症见：口舌疼痛，满布溃疡，头痛头晕，五心烦热，面部潮红，口干口苦，二便正常，舌淡苔白，脉弦细。辨证为肝肾阴亏，虚火上炎。药用：知母12g，黄柏8g，生地15g，熟地15g，丹皮12g，木通4g，淡竹叶5g，生甘草7g，炙鳖甲12g，泽泻9g，黄连3g。3剂，水煎服。

8月11日复诊：口疮未轻，且出现腹泻，今日已泻3次。再观患者：炎热之天，衣物厚重。询之始知畏寒肢冷，双足发冷，方恍然大悟。此元阳亏虚，阴不敛阳，无根之火上扰。滋肾温阳、引火归元实为正治。拟：黄连4g，肉桂1g，益智仁12g，白芍18g，生甘草6g，知母10g，熟地10g，制附子8g，砂仁7g，山药15g。共9剂，霍然而愈。随访1年未发。

按 误有三：心有定见，按图索骥，一见口疮，便谓火邪，以为"诸痛痒疮，皆属于火"，此一误；病情反复，常服苦寒之品，却置脾肾阳虚之可能于不顾，此二误；患者原有畏寒肢冷，双足不温，舌淡苔白，而未加详细询问和细辨，属问诊不足，此三误。

——宋生祥.临床误治心得［J］.辽宁中医杂志，2008，35（12）：1919-1920.

案4 真寒假热证误用滋阴药

杨某，女，29岁，1996年5月初诊。

口舌生疮5年余，反复发作，缠绵不愈，屡服中西药治疗效果不佳。诊见其口内有3处绿豆大溃烂，上覆以白膜，伴口干咽痛，心烦失眠，溲黄便干。

舌淡红,苔黄润,脉沉细。曾服多种抗生素及中药龙胆泻肝汤、导赤散之类苦寒清热之剂,效果欠佳。初诊辨证为肾阴不足,虚火上炎。用知柏地黄汤滋阴降火,药用生地、麦冬各15g,知母、黄柏、丹皮、茯苓、泽泻各9g,玄参、山药、山萸肉各12g。服药5剂未见效果。细观患者口疮周围暗红微肿,疼痛不甚,口干欲热饮,小便虽黄反长,苔黄但润而多津,且面色㿠白,神疲倦怠,畏寒肢冷。

此乃久病损及肾阳,虚阳浮越之真寒假热之证。治当温阳养阴、引火归元。方用桂附八味丸加减,上方去知母、黄柏,加制附子12g,肉桂3g(后下)。3剂后口疮渐收敛,口干咽痛、畏寒神疲等减轻。上方加白及12g、三七参6g,以增强祛腐化瘀、敛疮生肌之效。又进5剂,口疮基本愈合,余症皆好转。依上方加减10余剂而愈。随访半年,口疮未发。

按 口疮临床以火热证多见。此患者口疮日久不愈,伴心烦失眠、口干咽痛、溲黄便干等虚火上炎之象。然服知柏地黄汤滋阴降火却不效,可见辨证有误。病延日久,阴损及阳,肾阳虚微,虚阳不守其舍,浮越于外而呈内真寒外假热之象。清·吴仪洛云:"凡口疮用凉药无效者,乃中气不足,虚火上炎,宜用反治之法,甚者加附子或肉桂,引火归元。"然阴阳互根,善补阳者,当于阴中求阳,故仍以六味地黄汤滋补肾阴,加入附子温补肾阳,肉桂引火归元,药仅两味之差,意义大不相同。辨证精确,药到病除。

——秦新婷.口腔病纠误案4则〔J〕.四川中医,2000(12):46-48.

案5 气虚口疮误作实热、阴虚

孙某某,男,14岁,1999年9月10日就诊。

口舌生疮,反复发作3年余。该患于3年前无明显诱因始发口舌生疮,疮面呈多发性,大的如黄豆,小的如米粒,不能饮食,舌面有裂纹,疼痛难忍,伴有大便秘结,经服"三黄片""牛黄解毒片""黄连上清片"及维生素药物好转,但频繁发作,并逐渐加重。本次又发作较前为重,服上药后无效,且难以张口,舌暗红,苔少薄黄稍腻,脉和缓有力。

虑其病程较长,且火热之邪较甚,伤及阴津而致。治宜:滋阴清热,敛疮生肌,以知柏地黄丸加减治之,服上方3剂无明显改变,继用3剂也无效,且疮面较以前增大,又有小的出现,纵观整个病程,患者年少,且多服苦寒之品,必致脾胃受损,气虚不足,运化失司,水湿内停,蕴久化热,熏蒸于上,灼伤肌膜而致。治应:益气升阳,清热利湿,敛疮止痛为法,以升阳益胃汤加减治之:炙芪10g,党参8g,当归6g,炒白术8g,青陈皮各5g,泽泻6g,黄连

6g，防风6g，羌活5g，葛根5g，半夏8g，白芷5g，皂刺6g，桔梗5g，枳壳5g，槟榔8g。上方5剂水煎服后，破溃面痊愈，嘱其继服补中益气丸早晚各1丸1月，随访1年未发。

——高国俊.临证失治误治举隅［J］.内蒙古中医药，2003（6）：12-13.

按 本案口疮初发时以清热解毒中成药治之好转，但频繁发作且渐重，说明并非实热。笔者初诊考虑病久伤阴，但滋阴清热亦无效，故从患儿年幼、久服苦寒之品伤中、气虚湿热内生立法，治之得痊。整个过程，体现了从治标到求本的转化。

案6 湿蕴毒生误作热

李某，女，53岁，因多发性口疮来诊。患者口腔及舌边尖有多处口疮，疮面淡红，口腔黏膜满布白膜，不思饮食，纳谷无味。曾自服甲硝唑、复方新诺明等，症状不减，转求中医。前医被"口疮"二字所惑，认为炎症为热证居多，遂投苦寒清热之剂。服药3剂，不仅口疮未愈，更增恶心、头晕肢重。

考虑患者本系湿浊蕴阻、毒邪内生，但医者误为热证，妄投苦寒，以致脾阳受伤，脾不健运，湿浊更盛，故增头晕肢重、恶心等，治宜利湿化浊、解毒敛肌，用三仁汤加减。服药4剂，诸症有减，口疮好转。继以上方加减进治3剂，口疮愈。

按 苦寒清热法是治疗温病的常法，用之得当效如桴鼓，用之不当为害不浅。因此，正确使用苦寒清热治疗温病，避免失误，是临证时必须弄清的重要问题。

——黄琴.议温病误用苦寒［J］.湖北中医杂志，2002（3）：17-18.

五、口腔干燥症

案 阴虚津亏证滋腻伤中

叶某，女，61岁，于2008年6月9日就诊。

患者自述口干舌燥，整日杯不离手，两目干涩，皮肤干燥，大便秘结3~4天一行，胃脘痞胀，舌红绛，苔剥而滑，脉沉细数。曾在西医院诊断为干燥症多年，为求诊治四处求医，我院一位退休专家按照阴虚火旺处以如下方药：生地、麦冬、沙参、玄参、玉竹、枸杞、天花粉、桑椹、黄精各30g，知母、茯苓各15g，太子参20g，炙甘草5g。1周后，患者不但口干舌燥未减，反增大便溏泻，一日4~5次，神疲乏力，后求余诊治。

辨证：中阳已伤，阳不化阴。处以：上方去知母、玄参、天花粉、桑椹，加干姜15g，1周后便溏自愈，口干舌燥明显减轻。

按 本证前医辨证未错，纯属阴虚津液不足之证。但胃脘胀满，服滋阴清热药后，便溏泄泻，中气已现不足。所用之药阴寒无阳，无以蒸化，伤及中阳故见大便溏泻。阴阳虽相互对立制约，但亦互根互用，阴阳未交合之前，阳性直上，阴性直下，阳动阴静，动则浮，静则沉，彼此孤立。阴阳交合后，则彼此相随，由静而动则升，由动而静则降，遂成圆运动。升降浮沉一周，则方生中气，生命才得以存在。若二者彼此分离，则孤阴不生，孤阳不长，生命停止。此证前医只考虑阴阳的相互制约，而未虑及二者互根互用，相互转化，唯有阳气蒸化，中气始生，阴液始生，此阳中求阴之理法。

——寇吉友.基于临床误治案例论阴证辨治规律［J］.中国医药科学，2015（5）：186.

六、牙痛

案1 郁火误用清泻

陈某，女，48岁，1981年3月3日就诊。

素有牙痛宿疾，本次发病已有7日，自服六神丸数支不愈。诊时上下牙俱痛，牵引头痛难忍，口渴欲冷饮，口气微臭，大便秘结，舌红无苔，脉滑数。此为足阳明胃中有积热，治宗东垣清胃散加减：当归、黄连、生地黄（酒制）各12g，牡丹皮6g，大黄6g，栀子12g，牛膝12g。1剂后，痛未止，反增颊腮肿痛。余以为此系病重药轻，无力直折上腾之火，遂在原方中加石膏30g，黄芩12g，板蓝根12g，蒲公英6g，服1剂之后，肿痛仍未减。

乃请家父会诊。书方如下：柴胡12g，升麻10g，羌活6g，防风12g，荆芥12g，葛根12g，白芍15g，甘草8g，蝉蜕3g，僵蚕6g，半夏6g。患者服药1剂，疼痛顿减，再进1剂，肿痛俱消，病告痊愈。

按 尔后父教诲曰："斯病虽为胃中积热而致牙痛，但服六神丸无效，是知药物过分寒凉，火被寒郁，寒热格拒，已成'郁火'之证。此证非是苦寒沉降之剂可治，本《内经》'火郁发之'之旨，初诊当投清胃散原方，更加防风、柴胡，以疏散郁火，亦可取效。尔去升麻是误也，复诊再误。今投以升阳散火汤加减，以发其内郁之火，因势利导，故能取效也。"

——史伟.牙痛误治［J］.四川中医，1984（3）：14.

案2　牙痛祛风泻火不效，扶阳活血立止

患者，男，32岁。

左下牙痛，时痛时止，痛剧不能食，口不渴，牙龈不肿胀，痛时木胀，已5天。1992年5月3日来我处就诊。脉象细软无力，舌苔薄白，认为阴虚内热，与知柏地黄汤加蝉蜕，是壮水制阳、滋阴祛风法，服2剂无效，再从脉症仔细审辨，左属肝血，血凝则痛，时痛时止，为正虚邪轻，齿为骨之余，属肾，足阳明胃经络于上龈，手阳明大肠经络于下龈，肾阳虚衰，火不生土，能致牙痛；脉细软无力，乃气血虚；牙龈不肿胀，是肠胃经络寒盛。故与附子理中汤加当归、川芎、升麻。处方：乌附子9g，炮干姜9g，白术9g，党参9g，炙甘草9g，当归12g，川芎9g，升麻6g。嘱服1剂，服药后牙痛立止，3年未复发。

按　后在临床治虚寒牙痛，用此方无不应手而愈。此案初诊拘守牙痛属于风火实热者多，而阳衰虚寒者少，故与知柏地黄汤加蝉蜕法，不效，详细审脉辨证，方悟乃肾阳虚衰，血凝气滞，虚寒牙痛，与附子理中汤加味效果迅捷。即合《素问·举痛论》说："经脉流行，环周不休，寒气入经而稽迟，涩而不行，客于脉外则血少，客于脉中则气不通，故卒然而痛。"因知牙痛之因是寒邪客于少阴肾和手足阳明经脉。成功的经验宜推广交流，失败的教训亦引为戒鉴。上述医案是初诊未确，施治无效，又详加审辨施治，方获效机。因此深感辨证论治，不能稍有疏忽。

——孙崇恕，孙崇娟.临床误治医案［J］.包头医学，1997（4）：173.

案3　过用寒凉损伤脾肾

李某，男，68岁，1994年7月初诊。

牙痛10余年，加重1月。10多年来右侧磨牙时常疼痛，自觉松动，不敢咀嚼。服消炎止痛、清热解毒中西药，初尚有效，但停药仍复发。1个月来牙痛加重，服中西药治疗无明显效果，并见口气臭秽，渴欲饮水，溲黄便干，舌质红，苔薄黄，脉缓滑。因考虑有口臭、渴欲饮水、溲黄便干等胃经蕴热之象，故拟玉女煎清热养阴：生石膏30g，麦冬、生地各15g，知母、黄芩、牛膝、玄参各12g，黄连、丹皮各9g。5剂。3剂后牙痛虽减轻，但出现大便溏薄，肢冷乏力，四肢厥冷，腹泻每日5~6次，呈水样便，伴腹痛下坠，少气懒言，脉沉细无力。此乃过用寒凉清热之品，伤及脾肾阳气而致一派中阳虚衰、阴寒内盛之象。急投附子理中汤合补中益气汤：制附子15g，党参、黄芪、白术各12g，干姜9g，陈皮、柴胡、炙甘草各6g，升麻3g。3剂后腹泻止，畏寒等明显减轻，

精神好转。上方附子减至12g，继服3剂，诸症渐愈。牙齿偶有疼痛，改服六味地黄汤加减调理月余而愈。

按 患者年老体虚，牙痛经久不愈，虽有口渴欲饮，口臭便干等胃经蕴热之象，但肾中元阴不足、虚火上炎是其根本。故生石膏、芩连等寒凉之品不可过用。初诊辨证不当，过用寒凉而致中阳受损，脾失健运，进而肾阳亦衰不能温煦而见腹泻不止、畏寒厥冷等变症。所幸纠误及时，未酿大祸，此深刻教训，终生难忘。

——秦新婷.口腔病纠误案4则［J］.四川中医，2000（12）：46-48.

第四节 眼部病证

一、聚星障

案 病起于风热，清肝泻火不效

陈某某，男，60岁。1983年7月5日诊。

患目疾3月余。初起恶风，右眼红赤、羞明、流泪作痒。西医用抗菌消炎药治疗月余，症情反而加剧，改服中药龙胆泻肝汤清泻肝火，病却日益增重。经某医院眼科检查确诊为病毒性角膜炎，用西药治疗效亦不佳，辗转数月后求余诊治。时见右眼黑睛生翳如云，白睛红丝充目，两眦红赤干燥，视物模糊，常流泪且灼痛，心烦不寐，急躁易怒，饮食二便如常，舌尖红赤，苔白黄干，脉象浮数。

此乃右眼为外感风热之邪所侵，失于清散，风热病毒侵及心、肝、肺三经，郁而不达。外邪不去，病终难除，治宜疏解风热、清心肝肺三经之火。

处方：蝉蜕10g，薄荷、荆芥各5g，菊花、桑白皮、地骨皮、木贼草、黄连、丹皮、白蒺藜各10g，生地20g，甘草5g。5剂。药后灼痛减轻，情绪略安，症情好转，继服30剂，两眦白睛红赤渐退，黑睛云翳缩小，视力渐增。再以原方出入，又服药月余，视力复原。

按 本案初起恶风，右目红赤羞明，流泪作痒，乃风热病毒侵袭所致，治当疏散风热之邪为法。西医用抗菌消炎之药，中药服清泻肝火之剂，看似对症，实为有误。因专清不疏，外邪不去，病因未除，则病情缠绵，症情益剧。此时辨证，应抓住风热之邪未除之病因，再以五轮学说判别：黑睛云翳为肝火，白睛红丝属肺火，两眦干赤乃心火，烦躁不眠是热扰神明之故，舌尖红赤，苔白黄干，乃其三经热盛之征，虽久病三月有余，脉尚现浮数，是风热未去之兆。脉症合参，乃系风热之邪郁于心肝肺三经所致，故以桑白皮、地骨皮清肺火；生地、黄连清心火；丹皮、菊花、蒺藜、木贼清肝火；薄荷、荆芥、蝉蜕疏解风热；甘草清热解毒，调和诸药。俾风热之邪外达，心肝肺火清彻，则目疾除，视复明矣。

——叶益丰.五官疾病辨误挽治案［J］.江苏中医杂志，1985（11）：29-30.

二、白睛溢血

案　肺热目赤误诊为肝火

李某，男，47岁。1983年7月6日初诊。

患慢性支气管炎16年，近日咳、痰、喘加重。昨晚一夜剧咳之后，醒来发现右眼白睛溢血，白睛全部被鲜红色血斑弥漫性覆盖，并有痰黄黏难出、胸闷、气急、舌红少苔、脉细数。药用生地、丹皮、犀角粉、赤芍、红花、当归、甘菊，服3剂，诸症无减，白睛溢血变为青紫色，漫及胞睑。

常法治疗不能应效，乃追根溯源：白睛为气轮，肺所主，肺热火盛，血热妄行，不泄其火，其血不宁，不清肺热，病因难除。辨证既明，处方更为：黄芩12g，桑白皮12g，玄参12g，葶苈子6g，黄连6g，杏仁6g，生地18g，丹参30g，知母10g。服药3剂，血斑全部消退，频繁剧咳随之亦平。

按　轮为标，脏为本，标本互应。初诊舍本求末，未知病源在何脏，见血投凉，见瘀活化，病安能愈？五轮学说在眼科诊疗中的重要指导意义，确是验之可证。

——赵法文.辨误案四则［J］.山东中医杂志，1987（1）：25-26.

三、瞳神散大

案　血瘀误用清热、滋阴、补益

何某某，女，25岁，宁乡县剧团。1978年3月就诊。

自诉左眼瞳神散大、视物模糊1年余，在某医院检查，诊断为麻痹性瞳孔扩大症（原因不明）。经用缩瞳剂、维生素类等药物，只能暂时缩小，尔后又扩大，如此治疗3月之久未效。改服清肝泄热、滋阴降火、补益气血等中药治疗，仍然罔效，前来诊治。详察病情，无明显全身症状，仅觉视物模糊，左眼视力0.6，瞳孔散大约10mm，对光反应消失，舌质稍暗，脉微弦而细。

前后合参，脉症分析，以病程较长，质稍暗为据，试投血府逐瘀汤加味（干地黄15g，归尾5g，桃仁10g，红花6g，枳壳10g，白芍15g，柴胡10g，牛膝10g，桔梗6g，五味10g，枣皮10g，鸡血藤30g）。服10剂后，瞳孔缩小至8mm，视力增至0.8，守方继进10剂，瞳孔恢复正常，后以逍遥散加味调理月余，视力恢复1.5，至今两年余，依然正常。

按 瞳孔散大一证，有因肝胆郁热熏蒸，有因虚火上扰为患，亦有因气血不足所致，前医照此医治，理应有效，但却徒劳。乃虑其患者久病多郁，郁久多瘀，经络被阻，黄仁呆滞，失其舒展收缩之能，试用活血祛瘀，却收意想不到之功，这可能是活血祛瘀确具有改善微循环、激活病变组织功能的疗效。

——喻干龙.血府逐瘀汤治愈顽固症二例［J］.成都中医学院学报，1980（5）：36.

小结

中医五官科病证部分，共计误案29例，其中耳部病证3例（耳聋2例，耳鸣1例），鼻部病证5例（鼻渊3例，鼻衄、鼻䶖各1例），咽喉口齿病证18例（口疮6例，喉痹5例，牙痛3例，乳蛾2例，喉喑、口腔干燥症各1例），眼部病证3例（聚星障、白睛溢血、瞳神散大各1例）。关于咽喉口齿病的误案最多，主要是因为辨证失误或用药不当造成。五官科疾患常惑于西医诊断和检查，把西医的"炎"等同于中医的"火"，混淆两种不同的概念，忽视中医基本理论和思维方法。西医所谓的"炎"，有时反而是中医的虚寒证，故临证治疗应分清寒热虚实，对证治疗。